KB143787

BIOLOGICAL CHILD PSYCHIATRY

생물소아정신의학

조수철 외 공저

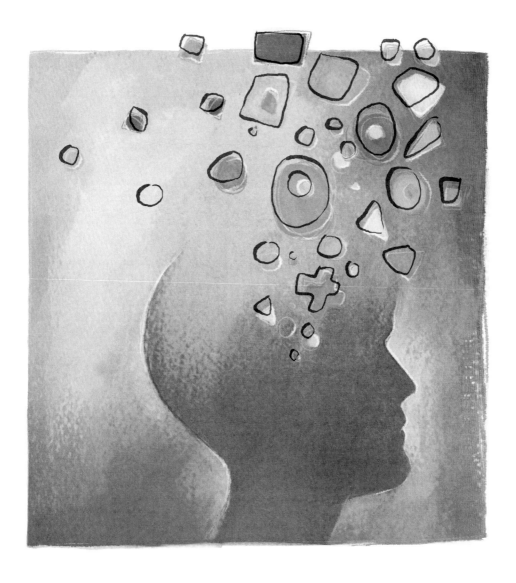

Σ 시그마프레스

생물소아정신의학
Biological Child Psychiatry

발행일 | 2014년 6월 14일 초판 발행

저자 | 조수철 외 공저
발행인 | 강학경
발행처 | (주)시그마프레스
편집 | 차인선
교정·교열 | 남혜주

등록번호 | 제10-2642호
주소 | 서울특별시 영등포구 양평로 22길 21 선유도코오롱디지털타워 A401~403호
전자우편 | sigma@spress.co.kr
홈페이지 | http://www.sigmapress.co.kr
전화 | (02)323-4845, (02)2062-5184~8
팩스 | (02)323-4197

ISBN | 978-89-6866-183-9

• 저자와의 협의하에 인지는 생략합니다.
• 이 책의 내용은 저작권법에 따라 보호받고 있습니다.
• 잘못 만들어진 책은 바꾸어 드립니다.

* 책값은 책 뒤표지에 있습니다.

저자 서문

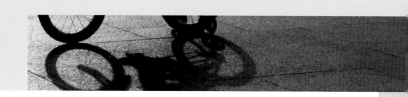

의학 영역에서 병리학의 효시는 Morgagni(1682~1771)의 기관병리학(organ pathology)
이라고 할 수 있다. 뒤 이어 Bichat(1771~1802)에 의하여 조직병리학(tissue
pathology)이 확립되고 Virchow(1821~1902)에 의하여 세포병리학(cell pathology)
이 열리면서 새로운 전기를 맞게 된다. 정신의학에서의 생물학 분야는 Kraepelin
(1856~1926)을 원조로 삼는다. Kraepelin은 신경병리학(neuropathology)에 기초를
두어 임상정신의학의 체계를 마련한 학자이다. 20세기 초·중반에 정신분석학의 대
두로 주류에서 일시 밀려났지만 20세기 후반 분자생물학의 출현으로 생물학 분야
가 다시 각광을 받기 시작하였다. 그리하여 생화학(biochemistry), 신경심리학
(neuropsychology), 신경생리학(neurophysiology), 뇌영상학(brain imaging), 유전학
(genetics), 정신약물학(pscyhophamacology) 등이 급속도로 발전하였으며 이를 전
공하는 학자들을 Neo-Kraepelian이라 부른다.

성인정신의학의 생물학 분야의 발전과 더불어 소아정신의학에서도 이 분야의 연
구가 급격히 증가되기 시작하였으며 소아정신의학 분야에서 아주 중요한 부분을
차지하기 시작하였다. 특히 유아자폐증, 주의력결핍·과잉운동장애, 틱장애 등은
생물학적인 요인이 가장 중요한 원인 중의 하나로 밝혀지기 시작하였다. 이에 이
책에서는 소아정신질환의 다양한 원인 중 특히 생물학 분야를 중점적으로 다루고
있다.

이 책은 크게 5개 부로 나누어 다루고 있다. 제1부에서는 생물학적 연구방법론을

다루고 있다. 유전연구 등 생물학적 분야에서의 대표적인 연구방법론을 다루고 있으며 일부 환경연구도 함께 다룸으로써, 환경적인 요인과 생물학적 요인의 상호작용이 어떤 결과를 낳는가를 다룬다. 제2부에서는 자폐증과 전반적 발달장애 등 발달장애의 생물학적 요인을 다룬다. 제3부에서는 사고 및 정서장애를 다루는 부로서 우울장애, 조울장애, 불안장애 등을 다룬다. 제4부에서는 주의력결핍·과잉운동장애, 행위장애, 틱장애 등 행동 및 충동조절장애에 대하여 기술하고 있다. 제5부에서는 섭식장애, 수면장애, 신체화장애 등 신체생리조절장애를 다루고 있다.

저자들은 세부질환마다 각 질환에 대하여 가장 연구를 많이 수행한 전문가들이 집필을 담당하였으며 각 장마다 세부 책임자를 두어 각 장의 통일성을 유지하도록 하였다. 이런 점에서 이 책은 상당히 전문성을 유지하고 있으나 동시에 친절한 설명을 가함으로써 의과대학 학생들이나 전공의들도 비교적 쉽게 접근할 수 있게 배려하였다.

무엇보다도 소아정신의학의 가장 큰 특징이라고 할 수 있는 생물학 분야에서의 발달학적인 측면이 자세하게 기술되고 강조된 것은 가장 큰 장점이라고 할 수 있다.

비록 소아정신의학 분야에서의 생물학적인 연구가 연구윤리의 엄격성으로 성인의 생물학 연구에 비하여 많은 제한이 따르고, 또한 생물학 분야의 연구발전의 속도가 엄청나게 빨라 이런 종류의 저서가 많은 시간적인 제한이 있기는 하지만 소아정신의학의 주요 질환들의 원인, 치료, 또는 예후에 대한 중요한 정보를 제공하고 있다는 점에서는 가장 중요한 분야 중 하나라고 할 수 있다.

그 동안 바쁘신 중에도 소중한 원고를 써 주신 후배 선생님들께 감사를 드리고 특히 김붕년, 홍순범 두 분 교수께는 각별한 감사의 말씀을 드리고 싶다. 두 분의 헌신적인 노력이 없었더라면 이 책의 출판이 불가능하지 않았을까 싶다.

아울러 여러 가지 어려움 중에서도 이 책의 출판을 흔쾌히 허락해 주신 강학경 사장님 이하 시그마프레스의 직원들께도 심심한 감사의 말씀을 드린다.

집필진

대표저자	조수철	서울대학교병원 소아정신과
책임 편집인	김붕년	서울대학교병원 소아정신과
	반건호	경희대학교병원 정신건강의학과
	유희정	분당서울대학교병원 소아정신과
	이영식	중앙대학교병원 정신건강의학과
	신윤오	충남대학교병원 정신건강의학과
집필진	강제욱	인제대학교 부산백병원 정신건강의학과
	구영진	마인드닥터소아청소년클리닉
	김봉석	인제대학교 상계백병원 정신건강의학과
	김붕년	서울대학교병원 소아정신과
	김승곤	조선대학교병원 정신건강의학과
	김예니	국립서울병원 소아정신과
	김재원	서울대학교병원 소아정신과
	김효원	서울아산병원 정신건강의학과
	박민현	가톨릭대학교 성빈센트병원 정신건강의학과
	박수빈	국립서울병원 소아정신과
	박은진	인제대학교 일산백병원 정신건강의학과
	박재홍	동아대학교병원 정신건강의학과
	박태원	전북대학교병원 정신건강의학과
	방수영	을지대학교 을지병원 정신건강의학과
	손정우	충북대학교병원 정신건강의학과
	신민섭	서울대학교병원 소아정신과
	양영희	국립서울병원 소아정신과
	유희정	분당서울대학교병원 소아정신과
	이정섭	인하대학교병원 정신건강의학과
	이철순	경상대학교병원 정신건강의학과
	임명호	단국대학교 심리학과
	정운선	경북대학교병원 정신건강의학과
	정재석	서울아이정신건강의학과의원
	최진숙	서울의료원 정신건강의학과
	한덕현	중앙대학교병원 정신건강의학과
	홍순범	서울대학교병원 소아정신과

차례

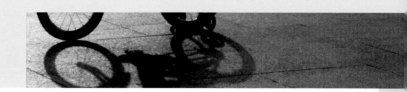

제 **1** 부

생물학적 연구방법론

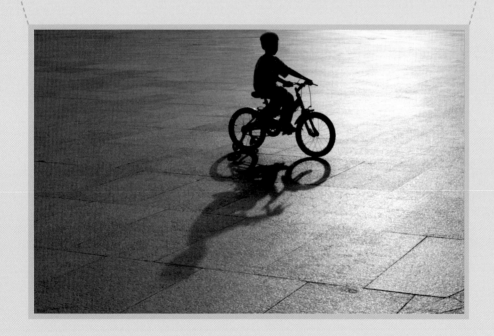

제01장

유전연구

김효원
서울아산병원 정신건강의학

서론

소아·청소년기에 발생하는 신경발달장애의 발병에서는 유전자의 이상이나 다형성에 의한 뇌의 구조나 기능, 발달궤도(trajectory)에 미치는 영향은 특히 중요한 역할을 한다(Epstein, Erickson & Wynshaw-Boris, 2004). 따라서 소아·청소년기 정신장애의 병태생리를 이해하는데 유전연구는 중요하다.

소아·청소년 정신의학 영역에서 유전연구는 지난 수십 년 간의 진보를 거듭해 왔으나 여전히 급변하고 있으며, 분자유전학적 분석기법, 유전적 역학연구 등의 발전으로 인해 유전자를 규명하는 방법론이 나날이 발전하고 있다. 특히 뇌의 발달과 연관된 유전학, 세포생물학 기초지식과 뇌 영상학의 발달로 인해 유전적 요소가 뇌 발달과 정신장애의 발병에 미치는 영향에 대한 이해를 더욱 도모할 수 있는 계기가 되고 있다.

소아·청소년 정신장애들 중 많은 질환들, 예를 들어 뚜렛장애(Tourette's disorder) 및 주의력결핍·과잉운동장애(attention-deficit/hyperactivity disorder, ADHD), 자폐장애(autistic disorder)는 과거 가족연구(family study)나 쌍생아연구(twin study)를 통해 유전율(heritability)이 매우 높은 것으로 알려져 있다(Gupta & State, 2007; Lombroso, Pauls & Leckman, 1994; Thapar, O'Donovan & Owen,

2005). 그러나 많은 정신장애가 그러하듯 대부분의 소아·청소년기 정신장애가 단순히 멘델의 유전법칙을 따르지 않으면서 다수의 유전자가 복합적으로 작용하는 다요인 유전질환(polygenic disease)이므로 보다 정확한 유전적 기전을 밝히기 위하여 새로운 연구방법들이 지속적으로 도입되고 있다.

본론

유전연구의 분석방법

소아·청소년기 정신장애의 병태생리와 연관된 유전자를 발견하고 위치를 정하며, 이 유전자들의 기능을 밝히는 데 연관(linkage)과 연합(association)연구는 중요한 도구이다. 이 두 가지 방법은 상호보완적으로 작용하며 지금까지 유전연구의 발전에 핵심적인 역할을 해왔다. 질병과 그 질병을 일으키는 대립유전자가 가계 내에서 함께 전달되는지를 분석하는 것이 연관분석(linkage analysis)이고 가계가 아닌 일반 인구 집단에서 질병과 대립유전자가 어떤 관련성을 가지고 함께 발견되는지를 보는 것이 연합분석(association analysis)이다(Lander & Schork, 1994).

1) 연관분석

연관분석은 두 개의 유전자가 물리적으로 서로 가까이 위치해 있어 멘델의 독립유전법칙을 위반하였을 때, 결과적으로 나타나는 재조합, 비재조합형의 비율의 변화를 기초로 이루어진다. 인간에서의 연관분석은 the method of maximum likelihood인 lod score 분석으로 가장 적합한 재조합률을 추정하게 된다. 이를 통하여 그 표지자와 질병유전자가 연관되어 있는지를 판단할 수 있다.

연관분석은 단일유전자가 작용하는 멘델의 유전형질을 따르는 유전질환을 분석하는 데는 유용하나, ADHD나 자폐장애와 같이 다수의 유전자가 작용하는 것으로 생각되는 복합유전질환의 유전적 배경을 밝히는 데는 한계가 있을 수밖에 없다.

연관분석은 parametric method와 non-parametric method로 분류할 수 있다. Parametric method로 분석하기 위해서는 유전의 양식, 작용하는 유전자의 수, susceptibility gene의 frequency와 penetrance 등의 정보가 필요하다. 그러나 대부분의 소아·청소년기 정신장애에서 이러한 요소들을 알기 어렵기 때문에, non-parametric method가 더욱 현실적인 방법으로 주목 받고 있으며 대표적으로 affected sib pair method가 여기에 해당한다. 일반적으로 한 유전자 위치에서 형제

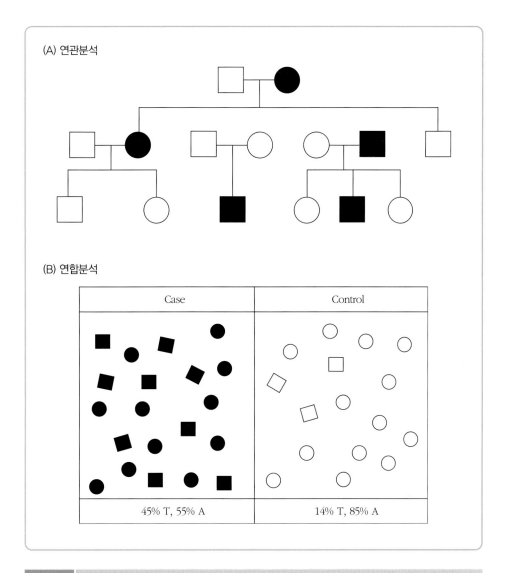

(A) 연관분석

(B) 연합분석

Case	Control
45% T, 55% A	14% T, 85% A

그림 1.1 연관분석과 연합분석의 비교

간에 같은 유전형을 가질 확률이 25%, 하나의 대립유전자는 같고, 다른 하나는 서로 다를 확률이 50%, 두 대립유전자가 모두 다를 경우가 25%이다. 만약 같은 표현형을 보이는 형제들 간에 어느 유전자 위치에서 대립유전자를 공유하는 정도가 평균치인 50%를 통계적으로 유의하게 넘어선다면 우리가 관찰한 표현형과 대립유전자의 공유를 보인 유전자 위치 사이에 연관이 존재한다고 해석하는 것이다.

2) 연합분석

연합분석은 의학연구에서 흔히 시행되는 환자-대조군 연구와 비슷한 형태로, 후보유전자(candidate gene)의 대립유전자(allele) 빈도가 환자군과 대조군에서 차이가 있는지 비교하는 연구이다. 후보유전자란 어떤 질환의 병태생리학적 기전, 치료약물학적 기전뿐 아니라 염색체 상의 위치 등에 근거하여 그 질환의 발생에 관여하리라고 기대되는 유전자이다. 연합분석은 아래의 몇 가지 점에서 유용하다. 첫째, 여러 개의 유전자들이 발병에 관여하며 개개의 유전자가 질병의 발현에 영향을 주는 정도가 적을 때에는 각각의 유전자를 찾아내는 방법으로서 연합분석이 연관분석에 비해 유용하다. 둘째, 연관분석에서 연관이 매우 높은 염색체 부위를 찾아낸 후 보다 구체적으로 유전자의 위치를 찾아나가게 되는데 그중 한 가지 방법이 후보유전자들을 대상으로 연합분석을 하는 것이다. 이론적으로 연관분석에서 lod 값이 아무리 높게 나와도 해당 유전자를 바로 찾아낼 수는 없고 후속 절차로서 연합분석을 필요로 한다(Risch & Merikangas, 1996).

최근 소아·청소년기 정신장애의 분자유전학적 연구를 수행함에 있어 최근 가장 많이 행해지고 있는 방법도 연합연구이다. 특히 ADHD에 관한 연구에서는 도파민 수용체 4형(Dopamine Receptor D4, DRD4), 도파민 수용체 5형(Dopamine Receptor D5, DRD5), 도파민 전달체(Dopamine Transporter, DAT/Solute Carrier Family 6 Member 3, SLC6A3), 도파민 대사효소(Dopamine beta- Hydroxylase, DBH; Dopa decarboxylase, DDC)와 같이 도파민계와 관련된 유전자들이나 노르에피네프린 전달체(Norepinephrine Transporter, NET/SLC6A2), 에피네프린 수용체 2A형(adrenergic alpha-2A receptor, ADRA2A), 에피네프린 수용체 2C형(ADRA2C) 등 노르에피네프린계와 관련된 유전자들, 세로토닌 전달체(Serotonin Transporter, 5-HTT/SLC6A2), 세로토닌 수용체 1B형(5-hydroxytryptamine receptor 1B, HTR1B), 세로토닌 수용체 2A형(HTR2A), 세로토닌 대사효소(Tryptophan Hydroxylase 2, TPH2)와 같은 신경전달물질 시스템과 관련된 유전자, Brain-Derived Neurotrophic Factor(BDNF), Nerve Growth Factor(NGF), Glial cell-Derived Neurotrophic Factor(GDNF), Neurotrophin-3(NTF3) 등과 같이 신경가소성(neuroplasticity)에 영향을 미칠 수 있는 유전자들과의 관련성이 보고되어왔다(Elia et al., 2012).

그러나 이러한 환자–대조군 연합에는 몇 가지 제한점이 있다. 첫째, 연합분석은 오직 그 표식자가 취약유전자와 매우 가까이 있어야 발견된다. 둘째, 연합분석에서는 인구층화(population stratification)로 인한 위양성 결과가 나타날 수 있다. 인구층화 현상은 동종 교배의 산물로 비슷한 유전자 구성을 가진 개체 간에 일어나는 교배로 인하여, 어떤 인구집단 내에서 유전자 빈도와 유전자형 간에는 일정한 관계가 세대를 거치면서도 유지된다는 법칙에 위배되는 현상이다. 이러한 연관연구의 단점을 보완하기 위하여 가족기반 연합분석(family-based association analysis) 방법이 등장했다. 첫째, Haplotype Relative Risk(HRR) 방법(Falk & Rubinstein, 1987)은 가족기반 연구의 하나로서 1명의 환아와 2명의 부모를 검사하여 환아는 질병군으로, 부모는 대조군으로 가정하여 비교하는 것이다. 둘째, 전달불균형검정(Transmission Disequilibrium Test, TDT)은 Spielman 등(Spielman, McGinnis & Ewens, 1993)에 의해 개발된 방법으로서 부모의 대립유전자들 중 특정 대립 유전자가 질병을 가진 자녀에게 선택적으로 자주 전달되고 있는지를 통계적으로 규명하는 방법이다. 이 방법은 특히 연관을 보이는 범위가 어느 정도 확실히 밝혀진 후에 질병취약성 부위(susceptibility locus)를 보다 상세히 찾는 데 알맞은 방법으로 인정받고 있다. 국내에서도 ADHD(Cho et al., 2008)나 자폐장애(Kim et al., 2008)에서 TDT를 이용한 연구들이 시행된 바 있다(표 1.1).

3) QTL

양적형질 유전자좌우(Quantitative trait loci, QTL) 분석(Aitman et al., 1999; Mu et al., 1999)은 고혈압, 당뇨, 비만, 동맥경화증과 같은 내과적 질환의 loci를 밝히는 데 사용된 모델이다. 이 방식은 연관과 연합분석의 방법을 정성적인 것에서 정량적인 것에까지 더 확장시키는 것으로서 질병의 유무와 같은 범주적 변수(categorical variable)와의 비교가 아니라 질병의 심각도 또는 어떤 특성의 정도 등 차원적 변수(dimensional variable)와의 비교를 통해 이러한 변수와 유전형과의 연관성을 분석하는 것이다. 이러한 QTL 분석은 다음의 두 가지 측면에서 장점이 있다. 첫째는 지능이나 주의력, 사회성과 같은 정상 발달과 관련된 요소들이나 우울·불안과 같은 정신과적 증상들이 정상에서 얼마나 벗어나 있느냐의 정량적인 문제이기 때문이고, 둘째는 연속변수의 분석에서 유의성을 찾기 쉽다는 통계적 검정력과 관련된 이유이다. 실제로 이러한 QTL 분석을 이용한 유전연구도 흔히 시행되고 있으며 〈표 1.2〉에서와 같이 특정 유전형에 따라 신경심리검사와 같은 정량적 형질을 비교하는 연구(Cho et al., 2010)뿐 아니라 신경심리검사와 유전체 전체의 연관성을 평가하는 연구(Doyle et al., 2008)도 흔히 시행되고 있다.

표 1.1 자폐스펙트럼장애에서 NOS-IIA 유전자의 transmission disequilibrium test

SNP	Overtransmitted allele	T	NT	x^2	p
rs8068149	A	86	61	4.252	0.039
rs1060826	G	77	53	4.431	0.035

NOS-IIA : inducible neuronal nitric oxide synthase, T : transmitted, NT : non-transmitted(Kim et al., 2008에서 수정하여 인용함)

표 1.2 주의력결핍·과잉운동장애 소아·청소년의 neurotrophin-3 rs6332 SNP 유전적 다형성에 따른 연속수행력검사 결과 비교

rs6332 genotype	GG (n = 63)	AG (n = 85)	AA (n = 25)	F	p
Omission errors	74.7(33.4)	79.8(39.9)	84.2(33.5)	0.75	0.474
Commission errors	81.6(33.7)	80.3(32.4)	102.2(52.0)	3.15	0.045[a]
Response times	50.9(18.6)	54.3(19.9)	48.6(19.1)	1.09	0.338
Response time variability	81.8(31.7)	83.0(40.7)	81.8(27.9)	0.05	0.950

ADHD : attention-deficit/hyperactivity disorder, SNP : Single Nucleotide Polymorphism,
[a] 사후검정에서 AA 유전형을 가진 소아·청소년의 점수가 AG 유전형을 가진 소아·청소년에 비해 유의하게 높았음[(Cho et al., 2010) 등에서 수정·인용함]

유전연구의 표지자

이러한 연관분석, 연합분석, QTL 분석의 대상이 되는 표지자(marker)로 흔히 사용되는 것은 단일염기 다형성(Single Nucleotide Polymorphism, SNP)나 유전자 복제수 변이(Copy Number Variation, CNV)이다.

1) 단일염기 다형성

SNP란 특정 집단에서 정상인의 DNA상에 존재하는 염기서열 하나의 변이로서 그 빈도가 1% 이상인 것을 말한다. SNP는 전체 인간 유전변이형의 약 90% 이상을 차지하고 있는 가장 흔한 형태의 유전자변이형이다. 보통 1,000개의 염기당 평균 1개의 빈도로 매우 흔하게 발생하며, 인간 전체 유전체에서 약 1,100만 개 정도 있을 것으로 추정하고 있다(이종극, 2010). 〈표 1.3〉에는 유전체에서의 위치에 따른 SNP의 종류를 보여주고 있다. 이 가운데 기능적으로 중요한 SNPs(functional SNPs)은 유전자의 발현을 조절할 수 있는 rSNP와 아미노산의 서열을 변경하여 단백질의 기능을 변화시키거나 stop codon이 되어 단백질 합성을 저하시킬 수 있는 cSNP일 가능성이 높다. 유전자 구조를 근거로 하여 전체 인간 유전체를 구분하면 exon이 차지하는 비율이 1~1.5%이고 intron 영역이 약 24% 그리고 대부분(약 75%)은 intergenic DNA로 구성되어 있어 기능적으로 중요한 SNPs는 매우 적은 비율이 될 것으로 생각된다.

2) 유전자 복제수변이

CNV는 수백 bp~약 1Mb에 이르는 염기서열이 결실되거나 증폭되는 변이로서 이

표 1.3 단일염기 다형성(Single Nucleotide Polymorphisms)의 종류

> **rSNP** : 유전자가 mRNA로 발현되는 데 있어 중요한 방아쇠 역할을 하는 전사조절인자 영역에서 발견되는 SNP를 regulatory SNP라고 한다.
>
> **iSNP** : 유전자 사이사이에는 mRNA로 전사되지 않은 인트론(intron)이 존재하며 유전자나 단백질 형성에 직접적으로 관여하지는 않지만 엑손들 가까이에서 중요한 역할을 하는 것으로 알려져 있다. 여기에 존재하는 SNP를 intron SNP라고 한다.
>
> **cSNP** : 단백질 코딩영역에 염기변이를 일으킴으로써 아미노산 변화를 야기하는 SNP라고 하여 coding SNP(non-synonymous SNP)라고 한다.
>
> **sSNP** : 단백질 코딩영역에서 발견은 되나 아미노산 변화를 야기하지 않는 SNP를 synonymous SNP라고 한다.
>
> **gSNP** : 유전자와 유전자 사이의 intergenic region에 위치하는 SNP를 genomic SNP라고 한다.

변이에 의하여 유전체의 특정 유전자의 숫자가 사람마다 달라진다(Redon et al., 2006). CNV를 포함한 유전체의 구조적 변이는 몇 가지 기전을 통해 질병발생 및 증상발현에 영향을 미칠 수 있다(McCarroll et al., 2006). 구조적 변이가 유전자 복제수에 변화를 일으키거나 유전자의 손상(disruption) 또는 융합(fusion)을 유발하기도 하며 주변에 위치한 유전자의 조절에 영향을 주기도 하고, 결손이 되면서 남은 쪽 대립유전자(allele)에 위치한 열성유전자나 SNP의 작용을 유발하기도 한다. 이 외에도 인구집단의 1% 미만에 존재하면서 정상 개체 간 표현형의 다양성이나 질병에 대한 감수성 차이에 기여하는, 비교적 흔한 구조적 변이도 존재하는 것으로 보고되고 있다(McCarroll et al., 2006).

3) 전장유전자연구(Genome-wide study)

2000년대 후반부터 유전체 전체에 걸쳐 유전적 다형성을 분석하는 유전체 분석 기술이 발달하면서, 특정 유전자가 아니라 염색체 전체에 걸친 SNPs나 CNVs과 소아 · 청소년기 정신장애의 관련성을 평가하는 전장유전자 연관분석(genome-wide linkage scan, GWLS) 및 전장유전자 연합분석(genome-wide association study, GWAS) 등이 시행되고 있다.

ADHD의 경우 5p13, 6q12, 9q22, 14q21, 17p11 등이 두 가지 이상의 GWLS에서 유의한 연관을 보였으며, Zhou 등은 2008년 이전까지 발표된 7개의 GWLS의 결과에 대한 메타분석을 시행하여 16q23-q terminal에 이르는 부위가 ADHD와 연관되어 있음을 보고하였다(Zhou et al., 2008). 그러나 아직까지 전장유전자 연관분석의 다수 연구에서 일관되게 관련성을 보인 염색체 부위는 없었다(Banaschewski,

Becker, Scherag, Franke & Coghill, 2010; Zhou et al., 2008). ADHD에서 최초의 GWAS는 International Multicenter ADHD Genetics(IMAGE) 연구그룹에서 909가족을 대상으로 이루어졌는데, ADHD와 관련된 정량적 특징과 CDH13 유전자, glucose-fructose oxidoreductase domain containing protein 1(GFOD1) 유전자와의 연관성을 보였으나(Lasky-Su et al., 2008), ADHD와 특정 유전적 다형성 사이에 통계적으로 유의한 연관성을 보이지는 못하였다(Neale et al., 2008). 이후에 ADHD 소아(Mick et al., 2010; Neale, et al., 2010)나 성인(Lesch et al., 2008)을 대상으로 시행된 전장유전자 연합분석도 모두 통계적으로 유의한 결과를 보이지 못하였다. Neale 등은 이제까지 시행된 GWAS들에 대한 메타분석을 시행하였는데 2,064 trios, 896 cases, and 2,455 controls를 대상으로 한 분석에서 역시 유의한 상관성을 보이지 못하였다(Neale, et al., 2010). 전체 게놈을 대상으로 CNV을 평가하는 연구에서도 통계적으로 유의한 결과를 얻지 못하였다(Elia et al., 2010). 이렇게 통계적으로 유의한 결과를 얻지 못한 것은 과거 정신분열병이나 키, 체질량지수 등과 유전적 다형성의 연관성을 보인 전장유전자 연합분석들에 비해 대상 수가 적기 때문일 가능성이 높은 것으로 생각되며(Bergen & Petryshen, 2010), 향후 보다 많은 수의 ADHD 환자를 대상으로 전장유전자연구를 시행하는 것이 필요하다.

4) 차세대 염기서열분석(next generation sequencing)

전장유전자 분석에 사용되는 microarray들이 유전체 전체에 걸쳐 일정한 간격으로 떨어져 있는 SNPs이나 CNVs을 분석하는 데 비해[affimetrix 6.0의 경우 906,600개 이상의 SNPs와 946,000 이상의 CNVs를 분석(McCarroll et al., 2006)], 차세대 염기서열분석은 인간의 유전체 전체의 염기서열을 분석하는 것이다. 최근 유전체 전체를 분석하는 whole genome sequencing(Shi et al., 2013)이나 exon 부위에 있는 염기서열 전체를 분석하는 whole exome sequencing(Sanders et al., 2012) 등의 방법을 이용하여 자폐증의 발병에 기여하는 유전자변이를 규명하는 연구들이 시행된 바 있다.

소아·청소년기 정신장애의 최근 유전연구 동향

1) 중간표현형

중간표현형(intermediate phenotype)은 표현형과 유전형 사이에 있는 형질을 의미한다. 정신장애의 발병에 영향을 미칠 수 있는 몇 개의 중요한 생물학적 기초를 가지는 특성들이 복합적으로 작용하여 질병의 임상양상을 결정한다면, 진단이나 표면적으로 관찰되는 표현형보다 중간표현형과 유전적 다형성의 연관성을 평가하는 연구가 질병의 병태생리에 보다 근접할 가능성이 있다(Castellanos & Tannock, 2002). Castellanos 등이 제안한 바와 같이 중간표현형은 ① 지속적으로 측정 가능해야 하며, ② 한 개체 내에서 안정적이고, ③ 질병 자체보다 유전적 원인에 더 가까우면서, 질환과 연관되고, ④ 질환의 유무를 예측할 수 있으며, ⑤ 질병이 발병된 가족 내에서 군집되어 나타나고, ⑥ 발병된 환자의 이환되지 않은 친척에서도 관찰되고, ⑦ 뇌과학에 입각해서 질환과의 연관성이 설명 가능해야 한다.

현재까지 소아·청소년기 정신장애의 중간표현형일 가능성이 가장 높은 것으로 생각되고 있는 것은 신경심리검사나 뇌의 구조적·기능적 이상과 같은 뇌 영상학적 소견들이다. 현재까지 다양한 종류의 신경심리검사와 뇌영상 소견과 유전형과의 관련성에 대한 연구들도 다수 시행된 바 있으며, 최근에는 전 세계 70개 기관에서 24,997명의 GWAS 결과와 뇌영상 결과를 분석하는 메타분석이 진행되고 있다(Thompson et al., 2014).

2) 약물유전학

약물유전학(pharmacogenetics)과 약물유전체학(pharmacogenomics)은 환자 개개인의 약물치료를 하는 데 있어 적절한 약물 사용과 맞춤식 약물 개발을 추구하는 분야이다. 약물의 치료 반응 여부에 따른 개인의 유전적 다양성을 보는 학문이 약물유전학이라면(Weber, 1997), 약물유전체학은 유전체로부터 약물의 대사 등과 관련한 약동학(pharmacokinetics) 및 약력학(pharmacodynamics) 관련 자료들을 대량으로 찾아내고 약물에 대한 치료 반응뿐만 아니라 부작용과 관련된 유전적 변형을 파악함으로써 최소한의 부작용을 갖는 개인 맞춤식 치료 약물 개발을 앞당길 수 있어 최근 큰 주목을 받고 있는 연구분야이다(Meyer & Gut, 2002).

소아·청소년 정신과 영역에서 약물유전학 연구 또한 최근 2000년도 이후 전 세계적으로 매우 활발하게 이루어지고 있다. 특히 ADHD와 methylphenidate 치료 반응 사이의 관련성을 규명하는 다수의 연구가 시행된 바 있다(Park et al., 2013). 유전형과 약물치료 반응의 관련성뿐 아니라 신경심리검사나 뇌영상 소견의 변화와 유전형의 연관성을 평가한 연구들도 활발히 진행 중이다(Kim et al., 2013; Park et al., 2013).

결론

현재까지 소아·청소년 정신과 영역에서의 분자 유전학적 연구는 ADHD, 뚜렛장애, 자폐스펙트럼장애와 같이 진단 체계가 명확하고 병태생리에 대한 증거가 비교적 잘 확립되어 있는 주요 질환에 국한되어왔다. 그러나 아직 이런 질환에 대한 유전연구에서는 어느 후보유전자와도 일관된 연관성을 연속적으로 보여주고 있지 못한 실정이다. 그러나 다국가·다기관 연구를 통한 표본수의 증가, 유전연구 방법론의 발달 등으로 향후에는 ADHD의 병태생리에 기여하는 유전적 요인을 밝힐 수 있을 것으로 생각된다. 또한 이러한 유전연구들의 결과는 추후 소아·청소년 정신장애의 진단과 치료, 예방에 대한 중요한 의미를 제공할 것으로 생각된다.

참고문헌

이종극. (2010). *질병 유전체 분석법, 2.* 서울: 월드사이언스.

Aitman, T. J., Glazier, A. M., Wallace, C. A., Cooper, L. D., Norsworthy, P. J., Wahid, F. N., et al. Scott, J. (1999). Identification of Cd36 (Fat) as an insulin-resistance gene causing defective fatty acid and glucose metabolism in hypertensive rats. *Nat Genet*, 21, 76-83.

Banaschewski, T., Becker, K., Scherag, S., Franke, B. & Coghill, D. (2010). Molecular genetics of attention-deficit/hyperactivity disorder: an overview. *Eur Child Adolesc Psychiatry*, 19, 237-257.

Bergen, S. E. & Petryshen, T. L. (2010). Genome-wide association studies of schizophrenia: does bigger lead to better results? *Curr Opin Psychiatry*, 25, 76-82.

Castellanos, F. X. & Tannock, R.(2002). Neuroscience of attention-deficit/hyperactivity disorder: the search for endophenotypes. *Nat Rev Neurosci, 3*, 617-628.

Cho, S. C., Kim, H. W., Kim, B. N., Kim, J. W., Shin, M. S., Cho, D. Y., . . . Son, J. W. (2010). Neurotrophin-3 gene, intelligence, and selective attention deficit in a Korean sample with attention-deficit/hyperactivity disorder. *Prog Neuropsychopharmacol Biol Psychiatry, 34*, 1065-1069.

Cho, S. C., Kim, J. W., Kim, B. N., Hwang, J. W., Park, M., Kim, S. A., . . . Park, T. W. (2008). Possible association of the alpha-2A-adrenergic receptor gene with response time variability in attention deficit hyperactivity disorder. *Am J Med Genet B Neuropsychiatr Genet, 147B*, 957-963.

Doyle, A. E., Ferreira, M. A., Sklar, P. B., Lasky-Su, J., Petty, C., Fusillo, S. J., . . . Faraone, S.V. (2008). Multivariate genomewide linkage scan of neurocognitive traits and ADHD symptoms: suggestive linkage to 3q13. *Am J Med Genet B Neuropsychiatr Genet, 147B*, 1399-1411.

Elia, J., Gai, X., Xie, H. M., Perin, J. C., Geiger, E., Glessner, J. T., . . . White, P. S. (2010). Rare structural variants found in attention-deficit hyperactivity disorder are preferentially associated with neurodevelopmental genes. *Mol Psychiatry, 15*, 637-646.

Elia, J., Sackett, J., Turner, T., Schardt, M., Tang, S. C., Kurtz, N., . . . Borgmann-Winter, K. (2012). Attention-deficit/hyperactivity disorder genomics: update for clinicians. *Curr Psychiatry Rep, 14*, 579-589.

Epstein, C., Erickson, R. & Wynshaw-Boris, A. (2004). *Inborn errors of development: The modecular basis of clinical disorders morphogenesis.* New York: Oxford University Press.

Falk, C. T. & Rubinstein, P. (1987). Haplotype relative risks: an easy reliable way to construct a proper control sample for risk calculations. *Ann Hum Genet, 51*, 227-233.

Gupta, A. R. & State, M. W. (2007). Recent advances in the genetics of autism. *Biol Psychiatry, 61*, 429-437.

Kim, B. N., Kim, J. W., Cummins, T. D., Bellgrove, M. A., Hawi, Z., Hong, S. B., . . . Han, D. H. (2013). Norepinephrine genes predict response time variability and methylphenidate-induced changes in neuropsychological function in attention deficit hyperactivity disorder. *J Clin Psychopharmacol, 33*, 356-362.

Kim, H. W., Cho, S. C., Kim, J. W., Cho, I. H., Kim, S. A., Park, M., . . . Yoo, H. J. (2008). Family-based association study between NOS-I and -IIA polymorphisms and autism spectrum disorders in Korean trios. *Am J Med Genet B Neuropsychiatr Genet, 150B*, 300-306.

Lander, E. S. & Schork, N. J. (1994). Genetic dissection of complex traits. *Science, 265*, 2037-2048.

Lasky-Su, J., Anney, R. J., Neale, B. M., Franke, B., Zhou, K., Maller, J. B., . . . Faraone, S. V. (2008). Genome-wide association scan of the time to onset of attention deficit hyperactivity disorder. *Am J Med Genet B Neuropsychiatr Genet, 147B*, 1355-1358.

Lesch, K. P., Timmesfeld, N., Renner, T. J., Halperin, R., Roser, C., Nguyen, T. T., . . . Jacob, C. (2008). Molecular genetics of adult ADHD: converging evidence from genome-wide association and extended pedigree linkage studies. *J Neural Transm, 115*, 1573-1585.

Lombroso, P. J., Pauls, D. L. & Leckman, J. F. (1994). Genetic mechanisms in childhood psychiatric disorders. *J Am Acad Child Adolesc Psychiatry, 33*, 921-938.

McCarroll, S. A., Hadnott, T. N., Perry, G. H., Sabeti, P. C., Zody, M. C., Barrett, J. C., . . . Altshuler, D. M. (2006). Common deletion polymorphisms in the human genome. *Nat Genet, 38*, 86-92.

Meyer, U. A. & Gut, J. (2002). Genomics and the prediction of xenobiotic toxicity. *Toxicology, 181-182*, 463-466.

Mick, E., Todorov, A., Smalley, S., Hu, X., Loo, S., Todd, R. D., . . . Faraone, S. V. (2010). Family-based genome-wide association scan of attention-deficit/hyperactivity disorder. *J Am Acad Child Adolesc Psychiatry, 49*, 898-905 e893.

Mu, J. L., Naggert, J. K., Svenson, K. L., Collin, G. B., Kim, J.H., McFarland, C., . . . Paigen, B. (1999). Quantitative trait loci analysis for the differences in susceptibility to atherosclerosis and diabetes between inbred mouse strains C57BL/6J and C57BLKS/J. *J Lipid Res, 40*, 1328-1335.

Neale, B. M., Lasky-Su, J., Anney, R., Franke, B., Zhou, K., Maller, J. B., . . . Faraone, S. V. (2008). Genome-wide association scan of attention deficit hyperactivity disorder. *Am J Med Genet B Neuropsychiatr Genet, 147B*, 1337-1344.

Neale, B. M., Medland, S., Ripke, S., Anney, R. J., Asherson, P., Buitelaar, J., . . . Group, I. I. C. (2010). Case-control genome-wide association study of attention-deficit/hyperactivity disorder. *J Am Acad Child Adolesc Psychiatry, 49*, 906-920.

Neale, B. M., Medland, S. E., Ripke, S., Asherson, P., Franke, B., Lesch, K. P., . . . Psychiatric, G. C. A. S. (2010). Meta-analysis of genome-wide association studies of attention-deficit/hyperactivity disorder. *J Am Acad Child Adolesc Psychiatry, 49*, 884-897.

Park, S., Hong, S. B., Kim, J. W., Yang, Y. H., Park, M. H., Kim, B. N., . . . Cho, S. C. (2013). White-matter connectivity and methylphenidate-induced changes in attentional performance according to α2A-adrenergic receptor gene polymorphisms in Korean children with attention-deficit hyperactivity disorder. *J Neuropsychiatry Clin Neurosci, 25*, 222-228.

Park, S., Kim, B. N., Kim, J. W., Shin, M. S., Cho, S. C., Kim, J. H., . . . Han, D. H. (2013). Neurotrophin 3 genotype and emotional adverse effects of osmotic-release oral system methylphenidate (OROS-MPH) in children with attention-deficit/hyperactivity disorder. *J Psychopharmacol*.

Redon, R., Ishikawa, S., Fitch, K. R., Feuk, L., Perry, G. H., Andrews, T. D., . . . Hurles, M. E. (2006). Global variation in copy number in the human genome. *Nature, 444*, 444-454.

Risch, N. & Merikangas, K. (1996). The future of genetic studies of complex human diseases. *Science, 273,* 1516-1517.

Sanders, S. J., Murtha, M. T., Gupta, A. R., Murdoch, J. D., Raubeson, M. J., Willsey, A. J., . . . State, M. W. (2012). De novo mutations revealed by whole-exome sequencing are strongly associated with autism. Nature, 485, 237-241.

Shi, L., Zhang, X., Golhar, R., Otieno, F., He, M., Hou, C., . . . Hakonarson, H. (2013). Whole-genome sequencing in an autism multiplex family. *Molecular Autism, 4,* 8.

Spielman, R. S., McGinnis, R. E., & Ewens, W. J. (1993). Transmission test for linkage disequilibrium: the insulin gene region and insulin-dependent diabetes mellitus (IDDM). *Am J Hum Genet, 52,* 506-516.

Thapar, A., O'Donovan, M., & Owen, M. J. (2005). The genetics of attention deficit hyperactivity disorder. *Hum Mol Genet, 14,* R275-282.

Thompson, P., Stein, J., Medland, S., Hibar, D., Vasquez, A., Renteria, M., . . . Drevets, W. (2014). The ENIGMA Consortium: large-scale collaborative analyses of neuroimaging and genetic data. *Brain Imaging and Behavior,* 1-30.

Weber, W. W. (1997). *Pharmacogenetics.* New York: Oxford Press.

Zhou, K., Dempfle, A., Arcos-Burgos, M., Bakker, S. C., Banaschewski, T., Biederman, J., . . . Asherson, P. (2008). Meta-analysis of genome-wide linkage scans of attention deficit hyperactivity disorder. *Am J Med Genet B Neuropsychiatr Genet, 147B,* 1392-1398.

제02장
소아기 정신질환에서 환경요인

임명호
단국대학교 심리학과

서론

ADHD와 자폐장애 등을 포함한 소아기의 대표적인 정신질환은 현대사회에서 모두 유병률이 증가하는 추세이다. 이러한 유병률의 증가는 여러 가지 요인의 영향으로 볼 수 있을 것이다. 첫째는 질환의 유전적인 특성이 확장되고 있는 것으로 볼 수 있으며, 둘째는 정교한 진단도구의 개발로 인해서 민감도가 증가되었을 가능성이 있다. 셋째로 환경적인 유해요인이 더욱 증가함으로써 이러한 유병률의 증가를 나타낼 수 있을 것이다.

ADHD의 유전율은 60~80%, 자폐장애는 60~90% 정도로 추정되고 있는데 이로 미루어보면 주요 소아기 정신질환의 10~40% 정도는 환경적인 요인의 영향을 받고 있음을 추정할 수 있다(Biederman et al., 2005; Smalley et al., 1988; Bristol et al., 1996). 모든 복합적인 질환이 그렇듯이 소아정신질환도 여러 가지 유전요인과 환경요인의 상호작용을 통하여 질환이 발생하는 것으로 생각되고 있다.

소아기 정신질환에 영향을 줄 수 있는 환경요인은 매우 다양하다. 주요 환경요인은 크게 산전요인, 주산기요인, 산후요인으로 나눌 수 있다. 산전요인으로는 임신 중 모성흡연 및 음주, 약물 및 환경독성물질 노출, 모성의 건강이상 및 심리사회적 스트레스 등이 있으며, 주산기요인 중에서는 임신 중 출혈, 난산, 저체중 혹은 미숙

표 2.1 Environmental risks that have been most commonly been studied in relation to attention deficit hyperactivity disorder

Pre- and perinatal factors	Environmental toxins	Dietary factors	Psychosocial adversity
Maternal smoking, alcohol and substance misuse	Oraganophosphate pesticides	Nutritional deficiencies eg zinc, magnesium, polyunsaturated fatty acids	Family adversity & low income
Maternal stress	Polychlorinated biphenyls	Nutritional surpluses eg sugar, artificial food colorings	Conflict/parent-child hostility
Low birth weight and prematurity	Lead	Low/high IgG foods	Severe early deprivation

아, 낮은 APGAR 점수 등의 주산기 합병증 등이 있으며, 산후요인으로는 감염, 환경 독성물질 노출, 영양요인 및 식품 유해물질, 심리사회적 요인 등이 있다(Banerjee et al., 2007). 〈표 2.1〉은 ADHD의 여러 가지 환경요인에 대한 기술을 보여주는 예이다(Thapar et al., 2013).

소아기의 대표적인 질환들인 자폐장애(임명호, 권호장, 2011), ADHD(김재원, 2011), 틱장애(정용우, 박태원, 2010), 그리고 소아기 우울장애의 환경적 요인에 대한 종설 연구(이문수, 2010)가 각각 보고된 바 있다.

본론

음주

임신 중 음주는 정신지체, 비정상적인 안면 이상, 작은 머리 등의 특징을 나타내는 태아알코올증후군을 유발하는 것으로 알려져 있다. ADHD와 태아알코올증후군은 서로 다른 질환이지만 태아알코올증후군의 행동 증상은 ADHD와 유사한 양상을 나타내기도 하며 이 때문에 태아알코올증후군이 ADHD와 어떤 유사성을 가질 수도 있을 것으로 보인다. 산전 알코올 노출은 뇌 구조―특히 소뇌―에 영향을 주는 것으로 알려져 있다(Sowell et al., 1996). 산전 알코올 노출은 행동적으로는 과잉행동, 파괴적 행동, 비행, 충동적 행동 등을 나타내며 정신질환 및 심리사회적 결핍의 위험도를 증가시킨다. 또한 인지적으로는 전체 인지 수행능력, 학습과 기억, 언어,

집중력, 반응시간과 시공간 능력, 실행 능력, 세부 혹은 대기능 운동 능력, 적응 사회기술 등의 손상을 야기한다(Huizink et al., 2006). 부(父) 알코올 남용과 그 자녀의 ADHD 연관성은 OR 2.04, 모(母) 알코올 의존과 그 자녀의 ADHD 연관성은 OR 3.19로 나타났다(Knopik et al., 2005).

흡연

흡연과 우울증 사이에는 강한 상관이 있으며 우울증의 정도가 심하면 흡연의 빈도 및 흡연 시작의 가능성도 증가하고 금연의 가능성도 감소되는 것으로 생각된다 (Saban & Flisher, 2010). 또한 알코올을 포함하는 약물 의존이 있는 청소년에게서 유사한 연령대의 다른 청소년에 비해 우울증의 빈도가 3배 정도 높았다고 한다 (Deykin et al., 1992). 국내에서도 음주나 흡연과 같은 중독성 물질 사용이 청소년 우울과 밀접한 연관성이 있다는 보고가 있었다.

환경성 흡연 혹은 간접흡연 노출은 소아의 지적 능력 결함, 학업 성취저하, 주의 집중력의 감소, 과잉행동 등과 연관이 있는 것으로 알려져 왔으며 임신 중 모성 흡연이나 간접흡연 노출은 ADHD의 위험률을 높인다는 것이 여러 연구를 통하여 보고되어 왔다(OR 2.39)(Langley et al., 2005). Gusella 등(1984)은 산전에 흡연에 노출된 소아가 13개월의 운동 점수의 감소 및 언어 이해의 감소를 초래하였다고 보고하였다. 납 노출과 마찬가지로 니코틴 노출에 있어서도 신경행동발달에 미치는 부정적 영향에 있어서 정해진 역치가 없으며 혈중 코티닌(cotinine) 농도 1ng/mL 미만의 지극히 저농도에서도 부정적인 결과가 관찰된다(Yolton et al., 2005). 산후 노출의 경우에는 그 정도가 작기는 하지만 산전 노출이 뇌신경 발달에 미치는 영향과 유사한 영향을 미치는 것으로 보고되고 있다.

동물실험에서는 산전에 니코틴에 선행 노출된 경우에서 저체중이 나타남을 일관적으로 보고하고 있는데 저체중은 여러 소아정신질환의 위험요인 중 하나로 잘 알려져 있다(Thapar et al., 2003). 또한 동물실험에서 산전에 니코틴에 노출되면 인지기능저하를 초래하는 것으로 보고되었다. 흡연은 정상적인 태반기능을 저해하며 자궁 혈류를 감소시킨다. 태아는 양분과 산소가 감소되어 저산소증, 허혈, 영양부족을 초래한다(Suzuki et al., 1980). 또한 자궁 내 태아 성장지연을 초래하게 된다. 담배의 일산화탄소와 타르 물질은 직접적으로 태아의 뇌에 영향을 미친다. 니코틴은 아세틸콜린의 니코틴 수용체에 직접적으로 작용하며, 태아 뇌의 니코틴에 작용하여 세포 증식과 분화에 이상을 초래할 수 있다. 또한 산전에 니코틴에 노출된 이후 도파민과 노르아드레날린 시스템이 외부의 자극에 대해서 반응의 저하를 나타내거나 저활성을 나타내었다고 보고되었다(Slotkin et al., 1998). 산전에 니코틴 투여는 이후 니코틴에 의한 노르아드레날린의 유도반응을 약화시켰으며, 이러한 결과는 ADHD 혹은 틱장애 등에서 카테콜아민의 이상상태를 나타내고 있는 것과 부합되는 유사한 결과라고 보인다.

임신 및 주산기 환경요인

자폐장애의 주산기 위험 환경요인으로 보고된 것은 40세 혹은 35세 이상의 부(父) 연령, 자폐 소아의 형제자매인 경우, 모(母)의 정신과적 병력, 도시 출생, 모의 출생 대륙이 소아와 다른 경우, 모의 고연령, 모의 높은 교육상태, 다산아, 남성, 저체중 및 낮은 성장속도, 낮은 APGAR 점수, 낙태 과거력 등이 각각 보고되었다. 그 외에 도 일반 대조군 연구에서 태아 골반위, 낮은 5분 혹은 1분 APGAR 점수, 35주 미만 의 재태기간, 조현병 등의 부모 정신병력, 부모 고연령, 첫아이, 모성 절박임신, 경 막외 미골마취, 제왕절개, 저체중, 선천성 기형 등이 보고되었다(Kolevzon et al., 2007).

ADHD와 연관된 출산 합병증의 요인으로는 임신중독증 혹은 자간증, 모성건강의 빈곤, 산모연령, 태아성숙, 출산시간, 태아곤란, 저체중, 산전출혈 등이다. ADHD 혹은 뚜렛증후군과 연관성이 많은 기저핵은 저산소증에 특히 취약한 뇌 부위로 알 려져 있다(Banerjee et al., 2007).

출산 시 저체중, 출산 후유증, 낮은 APGAR 점수와 부모 고연령 등이 뚜렛증후군 의 발병 위험요인으로 보고되었다(Sullivan et al., 2000). 출산 시 저체중, 임신기간 첫 3개월 동안의 스트레스 혹은 심한 오심, 출산 후유증, 부의 고연령 등은 뚜렛증 후군의 발병 위험요인뿐만 아니라 틱증상의 심한 정도에도 영향을 주는 것으로 보 고되었다(Krishnan & Nestler, 2008).

약물

1970~80년대에 ADHD에서 사용되는 중추신경자극제가 틱증상을 유발하거나 악화 시킨다는 보고가 있었다. 그러나 이후의 통제된 연구에서 결과가 확인되지 않았고 암페타민계열과 달리 메칠페니데이트계열 약물은 틱증상에 대한 효과가 미약하며 오히려 틱증상을 개선시킨다는 보고도 있었다(Erenberg, 2005; Castellanos et al., 1997).

틱증상을 유발했던 중추신경계의 감염으로는 대상포진, 단순포진, HIV 감염 등이 포함되며 주로 기저핵과 관련되는 대뇌부위에 뇌졸중, 외상, 감염 등이 발생했을 때 틱증상이 발생하는 것으로 보고되었다(Mejia & Jankovic, 2005).

독소와 음식

수은은 일본 미나마타 해변에서의 노출이 대표적인 사건이며 뇌성마비, 과다반사, 인지발달 저해와 같은 부작용을 보이는 것으로 알려져 있다(Kozantzis et al., 1976). 미국 텍사스의 대규모 연구에서 자폐장애의 유병률과 산업공해로부터 유출된 수은의 양이 직접적인 연관성을 나타낸다는 결과보고가 있었다(Palmar et al., 2007). 자폐소아와 백신 접종과의 연관성 연구는 많은 논란이 있었다. 백신의 보존제로 사용되는 티메로살(thimerosal) 내에 함유된 메틸수은의 노출이 연관성이 있을 것으로 주목되었지만 2001년 이후 미국에서 백신에 티메로살을 사용하지 않았음에도 불구하고 자폐장애의 유병률은 감소하지 않았다(Myers & Johnson, 2007). 자폐장애와 중금속과의 연관성에 대해서 옹호하는 연구자들은 중금속의 노출이 일반군에 비해서 적음에도 불구하고 자폐장애를 나타내는 이유에 대해서 자폐 소아는 정상 소아에 비해서 중금속의 탈독성화 능력이 손상되어 있기 때문이라고 추론하기도 한다. William 등(2003)은 자폐 소아의 85%에서 구리 대 아연의 비율이 감소되어 있다고 보고하였으나 재차 시행한 후속연구에서는 이러한 결과가 확인되지 않았다. 자폐장애 소아에서는 오메가-3 지방산의 농도와 불포화 지방산의 농도가 정상군에 비해서 낮았다고 보고되었다. 자폐 소아를 대상으로 한 소규모 연구에서 오메가-3/오메가-6 등의 투여 후에 언어기술의 개선 혹은 행동증상의 개선을 보고한 바 있다(Amminger et al., 2007).

납 오염은 몇몇 연구에 의해서 주의산만, 과잉행동, 안절부절, 지적 기능 감퇴 등의 ADHD 유사증상을 유발시키는 것으로 보고되었다(Needleman et al., 1982). 특히 5세 이하 소아의 뇌는 발달과정 중에 있으므로 납의 유해효과에 취약하다.

미국에서의 혈중 납 농도의 정상 기준치는 10ug/dL이고, 평균 혈중 농도는 2ug/dL 이하로 유지되고 있다(Bellinger, 2008). 그런데 혈중 납 농도 10ug/dL 미만에서도 지능의 저하나 ADHD 증상들이 생길 수 있는 것으로 지속적으로 보고되었으며 현재로서는 중추신경계의 발달에 미치는 독성에 있어서 정해진 역치가 없다는 것이 지배적인 의견이다(Rogan & Ware, 2003). 여러 연구자들은 혈중 납 농도의 정상 기준치를 2ug/dL 미만으로 낮출 것을 주장하기도 한다. 최근의 한 연구에서는 5세 소아에서 혈중 납 농도가 1ug/dL에서 10ug/dL으로 증가되면 지능점수는 7.4점이 감소되며, 2ug/dL 이상인 경우 2ug/dL 미만인 경우에 비해 ADHD 위험률이 4배 이상 높아진다는 연구결과가 제시되었다(Lanphere et al., 2000; Braun et al., 2006).

한편 혈중 납 농도 15ug/dl 이상에서 대조군에 비해 유의하게 높은 문제행동증후군 총점, 외현화 문제 그리고 우울증상 등을 포함한 내재화 문제를 나타내었다 (Sciarillo, 1992).

수은과 망간은 ADHD의 증상발현에 연관을 나타내는 것으로 보고된 바 있었다 (Collipp et al., 1983). 수은은 일상적인 음식물에서 메틸수은의 형태로 자주 노출될 수 있으며 뇌신경발달에 영향을 미치는 것으로 잘 알려져 있다. 뉴질랜드에서의 연구보고에 의하면 산모가 수은에 오염된 생선 섭취로 인하여 모발 농도 8.3ppm의 수은 농도를 나타낼 때 소아에서 지능, 언어발달, 시공간 기능, 대운동 기능, 그리고 기억과 집중력의 저하를 나타내었다고 보고했으며, 페로섬(Faroe islands)의 보고에 의하면 산모의 수은 모발 축적농도가 4.3ppm의 경우에서 역시 같은 후유증을 나타내었다고 보고하였다(Needleman, 1982). 최근 국내 연구에서 Ha 등(2009)은 ADHD의 코너스 척도 점수와 납의 농도가 양적으로 연관성을 나타냈으나 수은과는 연관성을 나타내지 않았다고 보고한 바 있다.

신경발달에 영향을 미치는 또 다른 중금속은 폴리염화바이페닐(polychlorinated biphenyls, PCBs)이다. PCBs는 열 저항 전기절연체, 브레이크 라이너, 페인트, 밀봉 재료 등에 널리 쓰이는 물질로서 209개의 이성체 합성물질이다(Miller et al., 1985). PCB는 매우 안정적이며 지용성으로 음식물에 포함되어 인체에 들어가면 쉽게 흡수된 후 잘 대사되지 않으며 지방조직에서 지속되어 수유 등으로 소아에게 전이된다. 선천성 PCB 중독은 자궁내 성장지연, 피부, 점막, 치아의 황색증, 시상면 봉합 및 천문의 개방, 잇몸의 과잉성장 등의 병리적 증상을 나타내었다(Schantz et al., 2003). PCBs의 신경발달에 미치는 영향은 결과적으로 PCBs의 산전노출이 집중력 혹은 초점 주의력의 저하와 수행능력의 정확성 감소 및 반응시간의 지연을 나타내는 것으로 보고되었다. 마우스, 쥐, 원숭이 등의 여러 동물실험 등에서 PCB에 노출된 경우 뇌의 감소된 도파민 농도를 나타내는 것으로 보고되었다.

플라스틱 연화제로 사용되는 프탈레이트(phtalate)는 내분비 교란물질의 일종으로 에스트로겐 유사기능을 나타내며 뇌신경발달에 부정적인 영향을 미친다. 프탈레이트 대사산물은 동물실험에서 도파민 수용체나 운반체의 유전자 발현에 변화를 가져옴으로써 과잉행동이나 충동성 증상을 유발할 수 있는 것으로 제시되었다 (Masuo et al., 2004). 국내에서 김붕년 등(2009)은 뇨의 프탈레이트 농도와 ADHD 증상의 연관성을 보고하였다.

일산화탄소, 말벌 독, 수은 등이 틱증상을 유발했다는 보고가 있었으며 음식요인으로는 마그네슘, 니코틴, 알코올, 비타민 등이 뚜렛증후군의 틱증상을 호전시켰다는 보고가 있었지만 체계적인 연구결과로 보기는 어렵다(정용우 & 박태원, 2010).

지난 세기 동안 ADHD와 음식의 관련성은 많은 논란이 있었다. 1975년 알레르기 의사인 Benjamin Feingold는 그의 저서에서 학습장애 및 과잉행동이 인공 색소 및 향료와 관련이 있다고 소개하였다. 이후 Feingold diet는 미디어에 의해서 많은 홍보가 있었으며 많은 ADHD 부모에 의해서 지지되었으나 이후의 메타분석 보고에서는 음식 첨가물에 의해서 ADHD가 유발되지는 않는 것으로 밝혀졌다(Kavale et al., 1983; Conners et al., 1980). 그러나 최근 연구보고에서 타르트라진(tartrazine) 등의 식용색소와 프로피온산칼슘(calcium propionate) 등의 방부제가 ADHD의 증상과 관련이 있다는 결과가 다시 보고되고 있다(Pollock et al., 1990; Dengate et al., 2002).

면역학적 요인

자폐장애에서 면역학적 환경요인으로는 연쇄구균 혹은 대장균 등 위장관의 세균총 이상(Rosseneu, 2003), 지속적인 설사(D'Eufemia et al., 1996), 글루텐과 카제인 단백질 이상 등(Levy & Hyman, 2008)이 보고된 바 있다. 또한 락토글로불린, 카제인, 베타락토글로불린 등의 특정 음식에 대한 IgA, IgG, IgM 항원특이항체 등이 보고되었다(Lucarelli et al., 1995).

A군 베타용혈성연쇄구균은 자가면역기전을 통해서 류마티스열이라는 자가면역질환을 유발하는 것으로 알려졌는데, 일부 틱장애와 강박장애에서도 이 균과 연관이 있는 것으로 보고되었다(Swedo et al., 1998).

사회심리적 환경요인

Rutter 등은 1975년 런던의 두 지역에서 소아기 정신질환에 대한 심리사회적 위험요인을 연구조사하였으며 결과적으로 6개의 위험요인을 가족내 환경에서 소아기 정신장애와 연관이 있는 것으로 보고한 바 있다. 정신장애의 유병률과 연관성을 나타낸 6개의 환경요인으로는 심각한 결혼 불화, 낮은 사회경제적 상태, 대가족, 부모의 범죄력, 모성 정신질환, 양육 상태 등이었다. 이 연구에서는 심리사회적 요인 중에서 결정적인 하나의 요인이 정신장애를 초래하는 원인으로 작용하기보다는 여러가지 요인이 함께 작용함으로써 결과를 초래하는 것으로 나타났다. 소아학대 혹은 정서적 충격 또한 소아기 정신장애와 많은 연관성을 갖는 것으로 알려져 있다. 그외에 횡문화적, 종적 연구에서 결혼불화, 가족 기능부진, 낮은 사회경제적 상태, 만성적 갈등, 감소된 가족응집력, 모성 정신병리 등이 소아기 정신병리 및 기능 부진의 위험요인으로 보고되었다(Biederman et al., 1995).

틱장애는 스트레스에 민감한 질환으로 알려져 있다. 스트레스나 생활사건 등이 발병원인으로 작용하는지에 대한 연구는 많지 않으나 지금까지의 결과를 보면 이러한 요인들은 틱장애의 발병에 관여하기보다는 증상을 악화시키거나 완화시키는 요인으로 보인다.

사회적 환경요인이 우울증에 미치는 영향에 대해서 많은 연구들이 있었다. Goodyer의 보고(2008)에 의하면 청소년기 우울증의 50%는 어떤 급성 생활사건 없이 발병하였지만, 청소년기 우울증의 95%에서는 12개월 이상의 장기적인 심리사회적인 스트레스가 있었다고 보고하였다. 우울한 어머니의 신생아는 증가된 코티졸, 낮은 도파민/세로토닌 농도 및 상대적으로 더 큰 우측 전두엽의 뇌파 활성화 그리고 더 낮은 미주신경 긴장도를 보인다.

유전자와 환경요인 간의 상호작용

유전적인 소인은 아마도 환경적인 인자들과 상호작용하여 우울증과 같은 질환을 발병시키는 것으로 보인다. 현재 우울증에서 환경의 중요성을 이야기하게 될 때에 같은 환경하에서도 개인에 따라서 발병 여부가 달라지기 때문에 이러한 차이를 이해하기 위해서는 내재한 유전적인 특성과 환경과의 연관관계를 보는 것이 중요하다. 이러한 유전자-환경 상호작용을 다룬 대표적인 연구로는 Caspi 등(2003)의 우울증과 환경인자의 연관성 연구를 들 수 있다. 과거의 연구는 주로 우울장애에서 5-HTT 유전자의 ss 형태에서의 유전자 다형성에 대한 연관성을 보고한 것이었는데, Caspi 등은 5-HTT 대립유전자의 ss 형태를 갖고 있는 군을 다시 과거 심한 스트레스 사건을 경험한 세부 군과 스트레스 사건을 경험하지 않은 세부 군으로 나누어서 비교한 결과 과거 심한 스트레스를 경험했던 세부 군만이 유일하게 우울장애와 연관성이 있음을 보고하였다. 이러한 결과는 과거 우울장애의 유전자-환경 상호작용의 대표적인 가설이었던 스트레스-취약가설(stress-diathesis model)을 뒷받침할 수 있는 유전연구라고 하겠다.

Thapar 등(2005)은 ADHD에서 품행장애를 동반한 경우에는 COMT 유전자가 연관성이 있으며, 이러한 소아는 또한 저체중의 후유증에 더 취약하다고 보고하였다. Newman 등(2007)은 DAT1 440 대립유전자를 갖고 있는 소아에서 산전 흡연 노출과 ADHD 복합형의 연관성이 2.9배 높다고 보고하였다. 또한 Kahn 등(2003)은 480 DAT1 대립유전자가 모성의 산전 흡연 노출 시에 소아의 과잉행동과 충동성에 연관성이 있다고 보고하였다. Brooks 등(2006)은 영국과 대만에서 동시에 시행한 연구에서 DAT1 유전자형과 ADHD가 임신 시 모성 음주의 경우에서 연관성이 높게 나타난다고 하였고 Jacobson 등(2006)은 모성의 ADH_1B_3 대립유전자가 없는 경우에 산전 음주 노출과 ADHD 증상이 높은 연관성을 나타낸다고 각각 보고하였다.

결론

소아정신과 임상의 주요 질환과 연관성이 있는 여러 가지 환경적인 요인을 종합적으로 살펴보고자 하였다. 환경요인은 그간 소아정신과 영역에서 비교적 연구가 많이 이루어지지 않은 분야이다. 자폐장애 혹은 자폐스펙트럼장애에 영향을 미칠 수 있는 많은 환경요인들이 존재하고 있고 또한 요인과 유전의 상호작용 및 요인 간의 상호작용 등이 나타나므로 경우의 수는 더욱 많아질 것이다. 또한 대사장애, 아프가(Apgar) 점수, 미숙아, 부모의 정신과 병력, 선천성 기형과 같은 요인은 환경적 요인과 유전적 요인이 복합되어 있을 것으로 추정된다. 이렇게 복잡다단한 방법의 어려움을 갖고 있지만 그럼에도 불구하고 요인 하나하나마다 세밀하고 주의 깊은 연구가 필요할 것이다. 최근 요인연구에 대한 여러 가지 방법적인 발달이 이루어지고 있으므로 향후 국내에서도 소아·청소년기 정신과 장애와 환경요인에 대한 체계적이고 복합적인 연구가 필요할 것으로 생각된다.

참고문헌

김재원. (2011). 주의력결핍 과잉행동장애의 환경요인과 임상적 의미. *소아청소년정신의학, 22*, 10-15.

이문수. (2010). 소아청소년 우울증에서의 환경적 위험 인자들과 임상적 의미. *소아청소년정신의학, 21*, 141-146.

임명호, 권호장. (2011). 자폐 스펙트럼장애의 환경요인. *소아청소년정신의학, 22*(1), 3-9.

정용우, 박태원. (2010). 틱장애의 환경적 요인. *소아청소년정신의학, 21*(3), 133-140.

Amminger, G. P., Berger, G. E., Schäfer, M. R., Klier, C., Friedrich, M. H., Feucht, M. (2007). Omega-3 fatty acids supplementation in children with autism: a double-blind randomized, placebo-controlled pilot study. *Biol Psychiatry, 61*, 551-553.

Banerjee, T. D., Middleton, F., Faraone, S. V. (2007). Environmental risk factors for attention-deficit hyperactivity disorder. *Acta Paediatr, 96*, 1269-1274.

Biederman, J., Milberger, S., Faraone, S. V., Kiely, K., Guite, J., Mick, E. et al. (1995). Family-environment risk factors for attention-deficit hyperactivity disorder. A test of Rutter's indicators of adversity. *Arch Gen Psychiatry, 52,* 464-470.

Bellinger, D. C. (2008). Very low lead exposures and children's neurodevelopment. *Curr Opin Pediatr, 20,* 172-177.

Bristol, M. M., Cohen, D. J., Costello, E. J., Denckla, M., Eckberg, T. J., Kallen, R. et al. (1996). State of the science in autism: report to the National Institutes Health. *J Autism Dev Disord, 26,* 121-154.

Braun, J. M., Kahn, R. S., Froehlich, T., Auinger P., Lanphear B. P. (2006). Exposures to environmental toxicants and attention deficit hyperactivity disorder in U.S. children. *Environ Health Perspect, 114,* 1904-1909.

Brookes, K. J., Mill, J., Guindalini, C., Curran, S., Xu, X., Knight, J. et al. (2006). A common haplotype of the dopamine transporter gene associated with attention-deficit/hyperactivity disorder and interacting with maternal use of alcohol during pregnancy. *Arch Gen Psychiatry, 63,* 74-81.

Caspi, A., Sugden, K., Moffitt, T. E., Taylor, A., Craig, I. W., Harrington, H., et al.(2003). Influence of life stress on depression: moderation by a polymorphism in the 5-HTT gene. *Science, 301,* 386-389.

Castellanos, F. X., Giedd, J. N., Elia, J., Marsh, W. L., Ritchie, G. F., Hamburger, S. D., Rapoport, J. L. (1997). Controlled stimulant treatment of ADHD and comorbid Tourette's syndrome: effects of stimulant and dose. *J Am Acad Child Adolesc Psychiatry, 36,* 589-596.

Collipp, P. J., Chen, S. Y., Maitinsky, S. (1983). Manganese in infant formulas and learning disability. *Ann Nutr Metab, 27,* 488-494.

Conners, C. K., Goyette, C. H., Newman, E. B. (1980). Dose-time effect of artificial colors in hyperactive children. *J Learn Disabil, 13,* 512-516.

Dengate, S., Ruben, A. (2002). Controlled trial of cumulative behavioural effects of a common bread preservative. *J Paediatr Child Health, 38,* 373-376.

D'Eufemia, P., Celli, M., Finocchiaro, R., Pacifico, L., Viozzi, L., Zaccagnini, M. et al. (1996). Abnormal intestinal permeability in children with autism. *Acta Paediatr, 85,* 1076-1079.

Deykin, E. Y., Buka, S. L., Zeena, T. H. (1992). Depressive illness among chemically dependent adolescents. *Am J Psychiatry, 149,* 1341-7.

Erenberg, G. (2005). The relationship between tourette syndrome, attention deficit hyperactivity disorder, and stimulant medication: a critical review. *Semin Pediatr Neurol, 12*, 217-221.

Goodyer, I. M. (2008). Emanuel Miller Lecture: early onset depressions--meanings, mechanisms and processes. *J Child Psychol Psychiatry, 49*, 1239-1256.

Gusella, J. L., Fried, P. A. (1984). Effects of maternal social drinking and smoking on offspring at 13 months. *Neurobehav Toxicol Teratol, 6*, 13-17.

Ha, M., Kwon, H. J., Lim, M. H., Jee, Y. G., Hong, Y. C., Leem, J. H., et al. (2009). Low blood levels of lead and mercury and symptoms of attention deficit hyperactivity in children: A report of the children's health and environment research (CHEER). *Neurotoxicology, 30*, 3136.

Huizink, A. C., Mulder, E. J. (2006). Maternal smoking, drinking or cannabis use during pregnancy and neurobehavioral and cognitive functioning in human offspring. *Neurosci Biobehav Rev, 30*, 24-41.

Jacobson, S. W., Carr, L. G., Croxford, J., Sokol, R. J., Li, T. K., Jacobson, J. L. (2006). Protective effects of the alcohol dehydrogenase-ADH1B allele in children exposed to alcohol during pregnancy. *J Pediatr, 148*, 30-37.

Kavale, K. A., Forness, S. R. (1983). Hyperactivity and diet treatment: a meta-analysis of the Feingold hypothesis. *J Learn Disabil, 16*, 324-330.

Kim, B. N., Cho, S. C., Kim, Y., Shin, M. S., Yoo, H. J., Kim, J. W. et al.(2009). Phthalates exposure and attention-deficit/hyperactivity disorder in school-age children. *Biol Psychiatry, 66*, 958-963.

Kahn, R. S., Khoury, J., Nichols, W. C., Lanphear, B. P. (2003). Role of dopamine transporter genotype and maternal prenatal smoking in childhood hyperactive-impulsive, inattentive, and oppositional behaviors. *J Pediatr, 143*, 104-110.

Knopik, V. S., Sparrow, E. P., Madden, P. A., Bucholz, K. K., Hudziak, J. J., Reich, W., et al.(2005). Contributions of parental alcoholism, prenatal substance exposure, and genetic transmission to child ADHD risk: a female twin study. *Psychol Med, 35*, 625-35.

Kolevzon, A., Gross R., Reichenberg A. (2007). Prenatal and perinatal risk factors for autism: a review and integration of findings. *Arch Pediatr Adolesc Med, 161*, 326-333.

Krishnan, V., Nestler E. J. (2008). The molecular neurobiology of depression. *Nature, 455*, 894-902.

Langley, K., Rice F., van den Bree M. B., Thapar A. (2005). Maternal smoking during pregnancy as an environmental risk factor for attention deficit hyperactivity disorder behaviour. A review. *Minerva Pediatr, 57*, 359-371.

Lanphear, B. P., Dietrich, K., Auinger, P., Cox, C. (2000). Cognitive deficits associated with blood lead concentrations < 10 microg/dL in US children and adolescents. *Public Health Rep, 115*, 521-9.

Levy, S. E., Hyman, S. L. (2008). Complementary and alternative medicine treatments for children with autism spectrum disorders. *Child Ado-lesc Psychiatr Clin N Am, 17*, 803-820.

Lucarelli, S., Frediani, T., Zingoni, A. M., Ferruzzi F., Giardini O., Quintieri F. et al.(1995). Food allergy and infantile autism. *Panminerva Med 37*, 137-141.

Masuo, Y., Morita, M., Oka, S., Ishido, M. (2004). Motor hyperactivity caused by a deficit in dopaminergic neurons and the effects of endocrine disruptors: a study inspired by the physiological roles of PACAP in the brain. *Regul Pept, 123*, 225-234.

Mejia, N. I., Jankovic, J. (2005). Secondary tics and tourettism. *Rev Bras Psiquiatr, 27*, 11-17.

Miller, R. W. (1985). Congenital PCB poisoning: a reevaluation. *Environ Health Perspect, 60*, 211-214.

Myers, S. M., Johnson, C. P. (2007). Management of children with autism spectrum disorders. *Pediatrics, 120*, 1162-1182.

Needleman, H. L. (1982). Lead and impaired abilities. *Dev Med Child Neurol, 24*, 196-198.

Neuman, R. J., Lobos, E., Reich, W., Henderson, C. A., Sun, L. W., Todd, R. D. (2007). Prenatal smoking exposure and dopaminergic genotypes interact to cause a severe ADHD subtype. *Biol Psychiatry, 61*, 1320-1328.

Palmer, R. F., Blanchard S., Stein, Z., Mandell, D., Miller, C. (2006). Environmental mercury release, special education rates, and autism disorder: an ecological study of Texas. *Health Place, 12*, 203-209.

Pollock, I., Warner, J. O. (1990). Effect of artificial food colours on childhood behaviour. *Arch Dis Child, 65*, 74-77.

Rogan, W. J., Ware, J. H. (2003). Exposure to lead in children--how low is low enough? *N Engl J Med, 348*, 1515-1516.

Rosseneu, S. (2003). *Aerobic gut flora in children with autism spectrum disorder and gastrointestinal symptoms.* Presented at: Deafeat Autism Now Conference. San Diego: (CA).

Rutter, M., Cox, A., Tupling, C., Berger, M., Yule, W. (1975). Attainment and adjustment in two geographical areas. I-B the prevalence of psychiatric disorder. *Br J Psychiatry, 126*, 493-509.

Saban, A., Flisher, A. J. (2010). The association between psychopathology and substance use in young people: a review of the literature. *J Psychoactive Drugs, 42*, 37-47.

Schantz, S. L., Widholm, J. J., Rice, D. C. (2003). Effects of PCB exposure on neuropsychological function in children. *Environ Health Perspect, 111*, 357-376.

Sciarillo, W. G., Alexander, G., Farrell, K. P. (1992). Lead exposure and child behavior. *Am J Public Health, 82*, 1356-1360.

Slotkin, T. A. (1998). Fetal nicotine or cocaine exposure: which one is worse? *J Pharmacol Exp Ther, 285*, 931-945.

Smalley, S. L., Asarnow, R. F., Spence, M. A. (1988). Autism and genetics: a decade of research. *Arch Gen Psychiatry, 45*, 953-961.

Sowell, E. R., Jernigan, T. L., Mattson, S. N., Riley, E. P., Sobel, D. F., Jones, K. L. (1996). Abnormal development of the cerebellar vermis in children prenatally exposed to alcohol: size reduction in lobules I-V. *Alcohol Clin Exp Res, 20*, 31-34.

Sullivan, P. F., Neale, M. C., Kendler, K. S. (2000). Genetic epidemiology of major depression: review and meta-analysis. *Am J Psychiatry, 157*, 1552-1562.

Suzuki, K., Minei, L. J., Johnson, E. E. (1980). Effect of nicotine upon uterine blood flow in the pregnant rhesus monkey. *Am J Obstet Gynecol, 136*, 1009-1013.

Swedo, S. E., Leonard, H. L., Garvey, M., Mittleman, B., Allen, A. J., Perlmutter, S. et al. (1998). Pediatric autoimmune neuropsychiatric disorders associated with streptococcal infections: clinical description of the first 50 cases. *Am J Psychiatry, 155*, 264-271.

Erratum in: *Am J Psychiatry, 155*, 578.

Thapar, A., Cooper, M., Eyre, O., Langley, K. (2013). What have we learnt about the causes of ADHD? *J Child Psychol Psychiatry, 54*, 3-16.

Thapar, A., Langley, K., Fowler, T., Rice, F., Turic, D., Whittinger, N. et al. (2005). Catechol O-methyltransferase gene variant and birth weight predict early-onset antisocial behavior in children with attention-deficit/hyperactivity disorder. *Arch Gen Psychiatry, 62*, 1275-1278.

Walsh, W. (2003). *Metallothionein and autism.* Proceedings of the Defeat Autism now Conference. San Diego.

Yolton, K., Dietrich, K., Auinger, P., Lanphear, B. P., Hornung, R. (2005). Exposure to environmental tobacco smoke and cognitive abilities among U.S. children and adolescents. *Environ Health Perspect, 113*, 98-103.

제03장

신경생화학 및 신경생리학 연구

박수빈
국립서울병원 소아정신과

서론

신경계의 기본적인 기능적 단위는 신경원(neuron)으로서 뇌는 약 1,011의 신경원을 함유하고 있다. 각 신경원의 수상돌기(dendrite)는 인접 신경원으로부터 신경신호를 받아 신경세포체(soma)에 전달하고, 세포체에서 통합된 신호는 축삭(axon)을 따라 이동하여 시냅스(synapse)에 이른다. 세포 외의 유출(exocytosis)과정을 통해 축삭말단(axonal terminal)에서 시냅스 틈새(synaptic cleft)로 유리된 신경전달물질이 시냅스 후 수용체와 결합하면 상응하는 효과기(effector)가 작동되어 생물학적 신호가 다음 신경세포로 전달되거나, 그로 인해 흥분성 혹은 억제성 시냅스 후 전위(excitatroy or inhibitory postsynaptic potential)가 형성된다. 이와 같이 신경신호전달은 전기적·화학적 신경전달을 통해 이루어지는데, 이러한 신경전달을 전기-생리학적·생화학적 방법으로 측정함으로써 정상적인 발달과정 동안 뇌기능과 소아기 정신질환에서 정상 뇌기능의 변화를 이해할 수 있다.

신경세포의 전기적 신경전달은 두피에 전극을 부착하여 전위를 측정하는 비침습적인 방법으로 측정할 수 있다. 뇌의 전기장을 측정하는 뇌파(electroencephalography, EEG)나 사건 관련 전위(Event-Related Potentials, ERP)는 수면 중이나 영아에게서도 나타나는 수천 분의 일 초에서 몇 시간에 이르는 다양한 신경원의 활동도를 측정할 수 있다(Picton et al., 2000). EEG/ERP는 뇌의 기능적 활동도를 보여주는 다른 방법들과 비교할 때 비침습적이며, 시간해상도가 높고(high time resolution) 방사능 노출의 위험성이 없다는 장점이 있다. 두피에서 전위를 측정하므로 뇌의 전기 생리적인 면과 직접적으로 연관성을 보거나 정확한 대뇌 국재화를 시키기가 어렵다는 점이 제한점이었으나, 최근에는 정량화 뇌파 분석을 통해 기존의 종이뇌파(paper EEG)에 포함되어 있는 정보보다 더 많은 정보를 추출할 수 있게 되었으며, 뇌지도화(brain mapping)와 근원 추정(source estimation)을 통해 뇌의 활성화 패턴을 보다 정확하게 국재화시킬 수 있게 되었다. 계속적인 분석방법의 발달을 통해 현재는 EEG 기반의 기능적 뇌영상 촬영도 가능하다(Banaschewski & Brandeis, 2007).

한편 정상발달과 이상발달에서 신경전달물질의 차이를 조사하는 방법 중 하나로 뇌척수액, 혈액, 소변에서 신경전달물질과 그 대사물들을 직접 측정하는 신경생화학적 연구가 이루어져왔다(Rogeness et al., 1992). 최근에는 양전자방출단층촬영(positron emission tomography, PET)을 통해 뇌에서 특정 신경전달물질계를 직접 평가하고 시각화하는 것이 가능해졌는데(Badgaiyan, 2011), 이는 기능적 뇌영상 연구방법론 장에서 다룰 것이다.

이 장에서는 뇌기능에 대한 최근의 신경생리학적·신경생화학적 연구가 소아와 청소년의 정상발달과 정신과적 상태에 대한 이해에 어떻게 실질적인 기여를 해 왔는지에 대해 논하고자 한다.

본론

신경생리와 소아정신장애

1) 뇌파검사(electroencephalography, EEG)

전기장(EEG)과 자기장(MEG)의 기록은 광범위한 인지 처리과정과 연관된 신경활성화 패턴의 시공간적 역동을 실시간으로 모니터하는 것을 가능하게 한다. 이러한 방법은 수천 분의 일 초(예 : click-evoked brain stem, activity)에서 몇 시간(예 : 수면 단계와 주기)에 이르는 다양한 뇌의 광범위한 처리과정과 연관된 신경활성화의 측정을 가능하게 한다. 신경심리학적 검사자료만으로는 숨겨진 뇌의 처리과정에 대해 단지 간접적인 단서 밖에 얻을 수 없다. 실제로는 서로 다른 숨겨진 신경기전들이 겉으로는 구분하기 어려운 유사한 모습의 신경심리학적 수행을 이끌어낼 수도 있고 드러나지 않은 뇌 처리과정의 이상이 명백한 신경심리학적 수행 상 이상에 선행하거나, 심지어 정상범위의 수행을 이끌어낼 수도 있다(Banaschewski et al., 2005). 따라서 신경심리학 검사의 구성타당도는 종종 명확하지 않다. 뇌혈류나 물질대사를 바탕으로 한 뇌영상학적 촬영 기술은 훌륭한 공간해상도를 갖지만, EEG/ERP의 높은 시간해상도에 의해 보완되지 않는다면 숨겨진 뇌의 정보처리의 정확한 시점과 순서를 알 수 없으므로 뇌기능을 충분히 이해할 수 없다(Banaschewski & Brandeis, 2007).

EEG는 두피에 전극을 부착하여 뇌의 전기적 활동을 측정한다. 그것은 신경원의 대규모 활동성(mass action)을 직접적으로 반영하고, 주로 대뇌피질(cortex)의 추체 세포(pyramidal cell)와 같은 정렬된 신경세포의 시냅스 후 전위를 동기화한다. 두피 기록의 뇌 근원은 근원 모델화(source modeling)를 통해 EEG 또는 MEG 지형도 (topograpy)로부터 정확하게 추정할 수 있다. 휴지기 EEG(resting EEG)는 보통 눈을 감은 채, 이완된 각성상태(relaxed wakefulness)에서 기록된다. 임상적으로 이완된 각성상태는 통제된 주의와 각성의 특히 중요한 상태를 반영하는데, 이러한 상태에서 보다 느린 주파수(frequency)는 일반적으로 더 낮은 각성 또는 미성숙(immaturity)과 연관되어 있다. EEG는 또한 수면 단계와 주기의 중요한 지표이고, 정신장애에서의 변화된 수면 생리기능에 대한 고유한 정보를 제공한다(Banaschewski & Brandeis, 2007).

EEG 주파수의 분석은 높은 시간해상도를 높은 주파수해상도(high frequency resolution)로 바꾼다. 수많은 연구들이 이러한 주파수해상도가 특정한 뇌의 상태나 임상적 특성을 특징적으로 기술함을 입증해왔다. 예를 들어 약물복용력이 없는 초발 성인 조현병 환자는 서파의 활성증가와 중등도 주파의 활성감소를 특징적으로 나타내며, 이러한 두 가지 주파수 변화는 전두엽 신경망에 국재화된다(Pascuak-Marqui et al., 1999). EEG 연구는 또한 ADHD와 같은 발달장애의 뇌전기적 특성들을 밝혀왔고, ADHD의 아형들을 발달모델과 관련지었다. ADHD 소아의 휴지기 EEG는 어린 아이들에게서 나타나는 것과 같이 종종 증가된 서파 활성과 감소된 속파 활성으로 특징화되는 반면에, 충동성과 증가된 전두엽 β 활성이 특징적으로 나타나는 ADHD의 최소 한 가지 아형은 ADHD의 일반적인 발달지연 모델과 부합하지 않는다(Clarke et al., 2001).

결론적으로 EEG는 정상적·비정상적인 각성과 영아기부터 노년기에 이르는 광범위한 연령에 걸친 상태 조절에 대한 신뢰성 있는 측정을 비침습적인 방법으로 가능하게 한다. EEG 연구는 또한 임상적 이상행동 혹은 정신질환이 종종 복합적인 EEG 주파수대에 영향을 미친다는 것을 보여주며, 이는 한 가지 임상양상의 기저에는 여러 다른 신경네트워크에서의 기능적 결핍이 있음을 시사한다(Banaschewski &

Brandeis, 2007).

2) 사건 관련 전위

전기생리학적인 연구방법론은 감각·인지 자극에 대한 신경계의 반응을 측정하는 데 오래 전부터 활동해왔는데, 크게 두 가지의 전기적 활동을 측정할 수 있다. 한 가지는 외적인 자극에 반응하여, 자극 후 수 밀리초(milisecond)에 나타나는 전기활 동도로 이를 외인성 활동이라고 하며, 이는 유발전위(evoked potential, EP)라고 부른다. 다른 한 가지는 인지적–정서적 처리과정과 연관되고 자극 후 수백 밀리초에 나타나는 내인성 활동이며, 이는 자극이 없는 상태에서도 발생하므로 내인성 사건 관련 전위(event-related potential, ERP)라고 부른다. ERP도 일반 뇌파 측정과 동일 하게 두피에 전극을 부착하여 측정한다. ERP는 특정사건에 반응하는 일군의 신경 원 탈분극의 합으로 나타난다고 생각되며, 진행 중인 EEG로부터의 신호를 평균 내 는 방식으로 추출된다.

ERP는 매우 작지만 일정한 자극 후 일정한 시간대에(time-locked)(예 : 동일한 잠 복기) 일정한 형태(phase-locked)(예 : 동일한 진폭)로 나타나는 EEG에서의 변화로, 진행 중인 EEG로부터의 신호를 평균 내는 방식으로 추출된다. 이때 평균은 자연발 생적인 background EEG '소음(noise)'을 제거하는 것뿐만이 아니라, 사건 관련 EEG 동기화 및 탈동기화(Event-related EEG synchronization, desynchronization)와 같은 phase-locked되지 않은 사건 관련 EEG 변조(modulation)를 제거한다. ERP는 자극의 물리적인 특성에 의해 결정되는 초기 활성(잠복기 범위 100~250ms)과, 자 극의 물리적 특성보다는 인지적 특성에 의해 좌우되는 후반 활성(잠복기 범위 > 250ms) 사이에 연속선상으로 걸쳐져 있는 특징적인 요소들의 배열로 이루어져있 다. 이들 구성요인들은 각자의 형상(topography), 진폭(amplitude), 잠복기(latency) 에 의해 특징 지어진다(Brandeis & Lehmann, 1986).

청각기억의 흔적(trace)은 차이가 나는 소리자극이 있을 때 유발되는 120~250ms 사이의 전두엽 부위에서 가장 크게 나타나는 음성 ERP 요인인 mismatch negativity (MMN)를 통해 측정된다. MMN은 소리자극을 구별해 내는 것과 관련이 있으며, 영 아나 소아에게서도 나타나는 매우 초기의 전 주의적 청각 변별과 감각 또는 '반향' 기억을 탐색하는데 매우 가치 있는 수단이다(Cheour et al., 2000). 의미적 (sementic), 통사적(syntactic) 수준에서 언어의 처리과정은 여러 ERP 요소에 의해 나타난다. 예컨대 전측 내측 측두엽에 국재화된 N400은 문맥으로의 의미적 통합의 신경기전을 반영하는 민감한 지표로 간주된다(McCarthy et al., 1995). ERP 연구들 에 따르면 이와 같은 의미적 처리과정의 기전은 이미 19개월 때 나타난다고 한다

(Friedrich and Friederici, 2004). N170은 후두-측두엽에서의 안면 인식과 관련되는 지표로(Henson et al., 2003), 출생 후 안면 인식에서의 발달학적 변화를 평가하는 데 사용될 수 있다(Taylor et al., 2001).

단서나 목표자극 후 300~600ms에서 큰 진폭으로 발생하는 P300은 표적 선택 및 파악, 의사결정, 기억처리 등의 과제와 연관될 것으로 생각된다. 발달학적 연구에서 소아는 성인에 비해 낮은 진폭과 긴 잠복기를 갖는 것으로 알려져 있다(Polich & Herbst, 2000). P300 진폭(amplitude) 감소는 조현병(Bramon et al., 2004), 알코올 과 물질 남용의 위험도(Carlson et al., 1999; Porjesz et al., 2005) 및 ADHD (Brandeis et al., 2002)를 포함한 다양한 정신장애에서 관찰된다. 10~12세의 P300 진폭은 19세까지의 약물남용 위험을 예측할 수 있다(Habeych et al., 2005). 부주의, 충동성, 반응제어의 손상 등의 근저를 이루는 특정 뇌기능이 적합한 ERP 과제로 변별될 수 있다. 예를 들어 cued continuous performance test를 통해 단서, 목표자극 그리고 NoGo 자극에 대해 서로 다른 P300을 산출해낼 수 있다.

정신장애에서 나타나는 통제결여는 또한 수행오류와 피드백에 대한 변화된 ERP 활동을 통해 명백하게 알 수 있다. 운동 개시(motor onset) 이후에 100ms에 정점을 기록하는 초기의 error-related fronto-central negativity(ERN)은 수행감시 (performance monitroing), 모순억제(conflict inhibition) 및 오류처리(error processing)와 관련되며, 전측 대상회로에 국재화되어 나타난다(Carter et al., 2000). ERN 진폭은 기분과 성격 특성에 민감한데 이는 정서적, 동기적 처리과정이 수행감 시 및 모순 처리과정에 유의한 영향을 미친다는 것을 시사하는 소견이다(Luu et al., 2000).

ERP parameters는 유사한 과제 수행에도 불구하고 서로 다른 정보 처리과정이 나타나게 한다. ERP는 품행장애나 틱장애를 동반한 ADHD 소아와 동반하지 않은 ADHD 소아를 구분하는데(Banaschewski et al., 2003; Rothenberger et al., 2000; Yordanova et al., 2006), 이는 ADHD에서 공존질환의 존재가 드러나는 수행 수준 에 영향을 미치지 않더라도 뇌의 전기적 활성을 변화시킬 수 있음을 시사한다. 최 근의 ERP 연구는 좁은 표현형(narrow-phenotype)의 양극성장애를 가진 소아와 심 각한 기분 조절 장애(severe mood dysregulation)을 가진 소아 간의 ERP에서의 차 이를 보여주고 있으며, 이것은 과민함의 병태생리가 두 집단 간에 다를 수 있음을 시사한다(Rich et al., 2007). ERP 연구는 또한 특정한 인지 처리과정의 서로 다른 발달 경로를 나타낸다(예 : 반응억제 response inhibition vs. 실행처리 executive processing)(Johnstone et al., 2007).

3) 소아정신장애에서의 적용

ADHD에 대한 EEG/ERP 연구는 전측·후측 주의력 네트워크(attentional networks)에서 초 미만 범위의 다양한 활성화 결핍의 순서를 드러낸다. 초기지향(orienting) 및 자극 평가와 관련된 초기 정보 처리단계에서부터 변화가 관찰된다. 뇌지도화는 ADHD 소아들이 다음의 처리단계에서 충분한 주의 자원을 할당하는데 실패(감소된 P300, central processing, motor output)하기 이전에 이미 초기의 자동적인 정향주의(attentional orienting) 증가(증가된 N1)를 나타냄을 보여준다(Brandeis et al., 2002; Prox et al., 2007). ADHD 소아는 또한 Stop task 시에 100ms 근처의 초기 청각 ERP의 짧은 잠복기(Oades, 1998) 및 200ms 근처의 visual N1의 이상형상(Pliszka et al., 2000)을 나타내는데, 이러한 결과들은 초기지향 실패가 뒤따르는 처리과정에 결정적인 영향을 끼칠 수 있음을 보여주는 것이다. ADHD에서의 주의력 손상은 다음 자극이 목표물일 것이라는 신호가 되는 단서에 대한 P300의 감소를 통해 나타난다(Brandeis et al., 2002; Banaschewski et al., 2003; van Leeuwen et al., 1998). 공병 집단에서의 보다 심각한 정신병리에도 불구하고 이러한 드러나지 않는 주의력 결핍은 외현화된 행동 문제와의 공병이 없는 ADHD 소아에게서 더 두드러진다(Banaschewski et al., 2003; Albrecht et al., 2005). 한편 감소된 NoGo P300으로 드러나는 억제 통제 결여 또한 ADHD에서 발견되는데(Fallgatter et al., 2004), 이것은 드러나지 않는 주의력 결핍과는 달리 다른 외현화 장애를 동반한 ADHD 소아에게서 보다 두드러진다(Banaschewski et al., 2004). 또한 ADHD 소아는 Go 시도와 비교하여 NoGo 시행에서 N2의 정상적인 증가를 보이는데(Banaschewski & Brandeis, 2007), 이와 대조적으로 ADHD 성인에서는 뒤이은 NoGo-P300의 감소를 보인다(Fallgatter et al., 2004). ERN으로 반영되는 인지적 통제 과정 또한 ADHD 소아에게서 일탈되게 나타난다(Liotti et al., 2005; van Meel et al., 2007). 요약하자면 ERP 연구는 ADHD 소아에서 최초 150ms 내의 빠른 지각 기능과 주의 기능의 이상이 있고, 이러한 이상이 주의 및 반응 통제와 관련된 후반의 결핍을 이끈다는 것을 보여준다.

자폐스펙트럼장애(ASD)를 가진 어린 소아에 대한 ERP 연구는 성인 ASD 환자들과 유사한 얼굴 처리과정(face processing)의 지연을 보여주었다(McPartland et al., 2004; Webb et al., 2006). 이러한 소아의 ERP 진폭은 친숙하고 친숙하지 않은 물체를 감별하는데는 성공하였으나 친숙한 얼굴과 친숙하지 않은 얼굴을 감별하는 것에는 실패하였고, 이는 자폐가 생애 초기의 얼굴 인식 손상과 관련되어 있음을 시사한다(Dawson et al., 2002). 이와는 대조적으로 fMRI 연구는 안면처리 과정 동안의 fusiform gyrus 활성에서 ASD를 가진 성인과 정상 통제군 간의 차이를 발견하지 못했고, 성인 ASD 환자에게서 나타나는 안면처리 장애는 fusiform 영역에서의 기능 장애 때문이 아니라고 결론내렸다(Hadjikhani et al., 2004). 이러한 예는 비록 관련 처리과정의 타이밍이 손상될지라도, 구조와 전반적 활성도는 기본적으로 손상되지 않을 수 있음을 시사한다.

ERP 연구는 발달성 난독증에서 단어 인식의 신경생리학적 연관인자들이 약화되어 있음을 나타낸다(Brandeis et al., 1994; Schulte-Korne et al., 2004). 청각 ERP는 또한 초기 언어 습득 기전을 연구하고(Baldeweg et al., 1999; Leppanen and Lyytinen, 1997), 특정 언어 장애의 위험도를 가진 소아를 선별해내는데 사용되어왔다(Bishop & McArthur, 2005). MMN의 변화는 초기 음운 단계에서의 선택적 처리 결핍을 나타내는 음운 체계의 손상 정도와 연관되어 있다(Baldeweg et al., 1999; Kraus et al., 1996). 난독증의 위험이 있는 영아에서 언어음(speech sound)에 대한 청각적 ERP를 연구한 결과 집단 간 차이가 지속적으로 보고되어 왔으며, 종단 연구는 언어음에 대한 영아의 ERP가 5세 때 언어 기억이나(Guttorm et al., 2005), 8세의 읽기 능력(Molfese, 2000)과 같은 뒤이은 언어 발달을 예측할 수 있음을 보여주었다. 한편 ERP 기록은 활자(printed word)가 읽는 사람에게 200ms 내에 특화된 시각 기능을 활성화시킨다는 것을 보여주는데(Maurer et al., 2005), 활자에 대한 이와 같은 시각적 tuning의 초기 지연은 난독증의 발생에 기여한다(Maurer et al., 2007).

신경생화학과 소아정신장애

1) 신경생화학 이론

소아의 인지, 정서 및 행동 발달 과정을 이해하기 위해서는 신경전달물질과 수용체의 상호작용과 발달학적 변화에 대해 이해할 필요가 있다. 신경계는 신경전달물질에 의해서 서로 의사소통을 하게 되는데, 성인에서와 달리 소아기에는 신경전달물질의 상호작용이 뇌의 구조적·기능적 발달을 이끌고 조절하는 데 결정적인 역할을 한다(조수철, 2000). 뇌신경계에는 수십 종류의 신경전달물질이 존재하지만, 이 장에서는 소아기 정신장애에서 특히 중요한 신경전달물질인 노르에피네프린, 도파민, 세로토닌계의 기능과 발달학적 변화, 임상적 의미에 대해 살펴보고자 한다. 〈그림 3.1〉에서 보듯이 세포체로부터 축삭은 뇌의 거의 전 영역으로 향하고, 노르에피네프린, 도파민, 세로토닌계는 뇌의 많은 공통 영역에 신경분포하며 서로 긴밀하게 상호작용한다. 이 계 간의 균형 조절이 행동의 조절과 발현에 결정적인 역할을 한다.

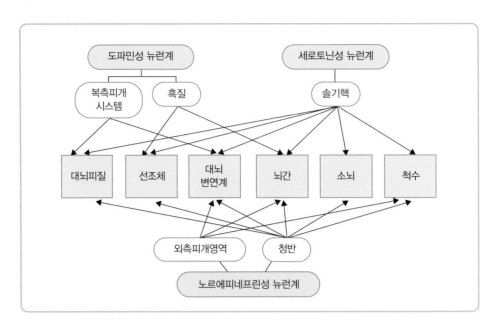

그림 3.1 도파민, 노르에피네프린, 세로토닌계의 공통 뇌영역으로의 신경분포

  정상발달과 이상발달에서 신경전달물질의 차이를 조사하는 방법으로 뇌척수액, 혈액, 소변에서 신경전달물질 혹은 그 대사물질들을 측정할 수 있다. 보통 노르에 피네프린에서는 3-methoxy-4-hydroxyphenylglycol(MHPG), vanillymandelic acid(VMA), 노르메타네프린(NMET)이 측정되고 도파민은 homovanillic acid(HVA) 와 dihydroxyphenylacetic acid(DOPAC) 그리고 세로토닌은 5-hydroxyindoleacetic acid(5-HIAA)의 대사물질들이 측정된다. 그 외에 효소의 측정, 약물학적 탐침 (probe)를 쓰는 방법 등이 있다(Rogeness et al., 1992). 최근에는 양전자방출단층 촬영(PET)을 통해 뇌에서 특정 신경전달물질계를 직접 평가하고 시각화하는 것도 가능해졌으나(Badgaiyan, 2011), 방사능 물질 노출의 위험 등으로 영유아에게 사용하기에는 한계가 있다. 이러한 생화학적 측정방법들의 장단점을 〈표 3.1〉에 기술하였다.

2) 발달학적 변화

도파민계와 세로토닌계의 발달학적 변화는 연령증가에 따른 뇌척수액 HVA와 5HIAA의 감소를 통해 볼 수 있다(Gillberg & Svennerholm, 1987; Kruesi et al., 1990; McDougle et al., 2005; Oades, 2002). 그러나 노르에피네프린 대사산물인 뇌 척수액 3-methoxy-4-hydroxyphenylglycol(MHPG)는 출생 8~9개월 이후 연령에 따른 변화를 보이지 않는데, 이는 도파민, 세로토닌계에 비해 노르아드레날린계의 상

표 3.1 신경생화학적 측정

A. 체액		
	장점	단점
뇌척수액 (CSF)	① 신경전달물질의 뇌 물질대사를 보다 직접적으로 측정가능하다.	① 침습적이다. ② 한 번에 오직 한 지점에서만 측정가능하다. 수액 채취를 반복하기 어렵다. ③ MHPG와 같은 몇몇 대사물질에 대해 CSF와 혈장간의 교환이 일어난다.
혈장 (Plasma)	① 상대적으로 비침습적이다. ② 반복적인 샘플 획득이 가능하다. ③ HVA와 MHPG의 상당 비율이 중추신경계 대사로부터 유래한다.	① 중추신경계 물질대사에 비해 지엽적인 부분을 반영한다.
소변 (Urine)	① 비침습적이다. ② 많은 샘플의 양은 모든 대사물질을 측정하고 대사물질 간의 관계를 조사하는 것을 가능하게 한다. ③ 24시간 측정으로 신경전달물질과 대사물질 생산의 양적측정이 가능하다.	① 보다 지엽적인 물질대사를 반영한다. ② 정확하고 완전한 샘플을 수집하는 것이 어렵다.
B. 효소	DβH, COMT, MAO와 같은 효소들을 혈액 샘플로부터 측정할 수 있다. ① 장점 : 쉽게 채취할 수 있고 효소 활동들이 유전적으로 결정되며 상대적으로 시간에 따른 변화가 없다는 것이다. ② 단점 : 효소의 활동이 신경전달물질의 기능적 활동과 직접적인 관계가 없을 수 있다는 것이다.	
C. 탐침 (Probes)	약물은 특정한 신경전달물질의 수용기를 자극한다. ① 특정 agent를 사용하여 agent에 대한 기능적 또는 화학적 반응을 평가함으로써, 특정 신경전달물질계가 한 개인에게 어떻게 기능적으로 작용하는지를 알 수 있다. ② 단점 : 소아에게는 상대적으로 침습적인 방법 수 있고, 하나의 탐침이 한 개 이상의 계에 영향을 미쳐 결과 해석이 어려울 수 있다.	
E. 뇌영상	뇌영상은 중추신경계에서 특정 신경전달물질계의 평가를 가능하게 한다.	

대적 활성은 연령에 따라 증가함을 시사한다. 수용체 밀집도 역시 연령에 따라 변화한다. 0~104세까지의 인간의 뇌를 사후부검하여 D1과 D2 수용체의 결합도를 연구한 결과, 두 수용체의 밀집도는 모두 생후 2세까지 급속도로 증가하다가 생후 3~10세에 이르는 기간 동안은 급격한 감소를 보이며, 10세부터 성인기까지는 점진적인 감소를 보이는 것으로 나타났다(Seeman et al., 1987).

신경전달물질계의 발달을 변화시키는 요인들이 개체의 행동에 영향을 미칠 수 있고, 이러한 영향은 개체의 발달학적 연령에 따라 서로 다를 수 있다. 영장류 연구는 정신사회적 인자들이 신경전달물질계의 발달에 영향을 미치고, 이러한 변화는 영구적일 수 있고, 결국 성인기의 행동에 영향을 미칠 수 있음을 밝혀냈다. Kraemer 등(1989)은 어머니가 직접 양육한 영아와 모성박탈이 있었던 영아에서 각각 뇌척수액 아민을 반복측정한 결과, 모성박탈이 있었던 영아의 경우 뇌척수액 노르에피네프린이 더 낮았음을 보고하였다. 세로토닌, 노르에피네프린, 도파민 측정값의 상호관련성 또한 달랐는데, 이는 모성박탈이 있을 때 이 계 간의 균형이 변화되었거나 이들 중 하나 이상의 계가 불안정해졌음을 시사한다. 또한 모성박탈을 경험한 성인 원숭이의 경우 D-amphetamine에 과민감성을 보였는데, 이는 정신사회적 인자들로 유발된 생애 초기의 발달이 D-amphetamine의 영향을 받는 신경전달물질계의 영구적인 변화를 야기한다는 것을 시사하는 결과이다. 모성박탈을 경험한 신생아의 경우 D-amphetamine 주입 후에 뇌척수액 노르에피네프린이 유의미하게 증가하는 것을 볼 수 있었고, 이는 곧 노르에피네프린계가 생애 초기 박탈 경험에 가장 영향을 많이 받는 신경전달물질계라는 것을 의미한다.

3) 소아기 정신장애에서의 임상적 적용

노르에피네프린, 도파민, 세로토닌이 인지, 정서, 행동 발달에 미치는 영향에 대한 알려진 정보들을 통해 각 계가 과활성되거나 부족할 때 일어날 수 있는 변화〈표 3.2〉 및 각 계의 균형이 깨질 때 유발될 수 있는 증상들(표 3.3)을 예측해 볼 수 있다(Rogeness et al., 1992). 〈표 3.2와 3.3〉은 지나치게 일반화된 면이 있기는 하지만, 생화학적-행동 간의 관련성을 개념화하는 데는 도움을 줄 것이다.

만약 〈표 3.3〉과 같이 특정 행동이나 정신장애와 각 신경전달물질계 간의 관련성이 존재한다면, 이는 생화학적 연구를 설계하고 결과를 해석하는데 있어 중요할 것이다. 신경전달물질계가 높거나 낮은 경우 일어날 수 있는 기능적인 영향들은 상호 영향을 미칠 수 있는 것이기 때문에 하나의 신경전달물질계만 측정하는 것은 결과

표 3.2 신경전달물질계의 기능적 활성도에 따른 특성

	고	저
도파민	운동활성 증가, 공격성, 외향성, 보상추구 증가	운동활성 감소, 비공격성, 타인에 대한 관심 감소, 동기 부족
노르에피네프린	집중력 증가, 적응이 빠름, 가치를 내재화함, 쉽게 불안해짐, 과도하게 억제함, 내향성	부주의함, 적응이 느림, 내재화를 잘 못함, 불안도가 낮음, 억제성이 낮음
세로토닌	충동조절을 잘 함, 공격성이 낮음	충동조절이 어려움, 과도한 공격성, 운동활성 증가

표 3.3 신경전달물질계 간 기능적 균형과 관련된 행동특성

	고 도파민	저 도파민
저 NE, 저 5-HT	공격적 품행장애, 주의력결핍과잉행동장애, 자극과민성	일반적으로 '정상', 동기부족, 분열성 성격, 집중문제 있을 수 있음
고 NE, 저 5-HT	공격성, 불안·우울을 동반한 품행장애, 경도의 과잉행동, 적절한 집중력	과도하게 억제적이며 불안감이 높음, 위축되기 쉬움
저 NE, 고 5-HT	비공격적인 품행장애, 경한 주의력결핍과잉행동장애	과잉행동 없는 주의력장애, 억제적
고 NE, 고 5-HT	정상, 외향적이나 불안함, 에너지수준 높음, 강박성향	불안, 억제적, 우울

를 호도하게 될 가능성이 있다. 예를 들어 특정질환군과 '정상' 대조군의 비교에서, '정상' 대조군이 신경전달물질계 각각의 측정치는 이상값을 가지나 계 간의 균형을 이루고 있어 결과적으로는 '정상' 행동을 보일 수 있으므로, 결론을 호도할 가능성이 있다. 하나의 신경전달물질계의 측정값을 얻는 것이 이와 같이 불충분할 수 있기 때문에 한 개체에서 여러 신경전달물질계를 모두 측정하는 것이 신경절달물질계와 행동 간의 관련성을 밝혀내는 데 효과적인 방법일 것이다.

결론

신경생화학계의 정상발달에 대한 자료가 계속해서 축적되고 있으며, 새로운 이론 및 가설이 제창되고 있다. 소아정신장애, 특히 생물학적 기반을 가진 장애들은 아마도 이러한 신경생화학계의 개체발생상의 문제가 병태생리의 기저에 깔려 있을 것으로 생각된다. 따라서 개체발달에 대한 신경생화학적 연구를 통해 얻어지는 결과들이 질환의 원인을 규명하는데 있어서 필수적인 자료가 될 것이다. EEG/ERP의 뛰어난 시간-주파 해상도는 지각, 주의력, 실행기능, 기억, 언어, 정서에 관한 연구에서 숨겨진 뇌의 처리과정(covert processing)을 측정하고 원인과 결과를 구별하는 데 특히 중요하다. EEG/ERP는 신경심리학적 검사들의 구성타당도를 명확히 하는 데 도움을 주며, 높은 공간해상도를 갖는 뇌혈류나 물질대사를 바탕으로 한 뇌영상학적 촬영 기술과 결합될 때 뇌기능에 대한 보다 정확한 이해를 이끌 수 있다. 그러나 신경생화학적·신경생리학적 연구에서의 발견들이 특정 질환에 특이적인 소견인지와 공존장애가 미치는 영향에 대해서는 아직 데이터가 부족하다. 또한 알려진

EEG/ERP 기반의 결핍이나 신경전달물질계의 이상 중 다양한 연령대에서 반복 검증된 소견은 거의 없다. 이러한 한계로 인해서, 특정 소아 정신 장애를 진단하기 위한 도구로서 EEG/ERP나 신경생화학적 측정의 임상적 사용은 아직 명백히 보증된 단계가 아니며, 더 많은 연구가 필요하다.

참고문헌

조수철. (2000). *신경전달물질계의 개체발생. 소아정신약물학 개정판*, 서울: 서울대학교출판부.

Albrecht, B., Banaschewski, T., Brandeis, D., Heinrich, H. & Rothenberger, A. (2005). Response inhibition deficits in externalizing child psychiatric disorders: an ERP-study with the Stop-task. *Behav Brain Funct*, 1, 22.

Badgaiyan, R. D. & Wack, D. (2011). Evidence of dopaminergic processing of executive inhibition. *PLoS One, 6*(12), e28075.

Baldeweg, T., Richardson, A., Watkins, S., Foale, C. & Gruzelier, J. (1999). Impaired auditory frequency discrimination in dyslexia detected with mismatch evoked potentials. *Ann Neurol, 45*, 495-503.

Banaschewski, T. & Brandeis, D. (2007). Annotation: what electrical brain activity tells us about brain function that other techniques cannot tell us-a child psychiatric perspective. *J Child Psychol Psychiatry, 48*, 415-435.

Banaschewski, T., Brandeis, D., Heinrich, H., Albrecht, B., Brunner, E. & Rothenberger, A. (2003). Association of ADHD and conduct disorder-brain electrical evidence for the existence of a distinct subtype. *J Child Psychol Psychiatry, 44*, 356-376.

Banaschewski, T., Brandeis, D., Heinrich, H., Albrecht, B., Brunner, E. & Rothenberger, A. (2004). Questioning inhibitory control as the specific deficit of ADHD-evidence from brain electrical activity. *J Neural Transm, 111*, 841-864.

Banaschewski, T., Hollis, C., Oosterlaan, J., Roeyers, H., Rubia, K., Willcutt, E. et al. (2005). Towards an understanding of unique and shared pathways in the psychopathophysiology of ADHD. *Dev Sci, 8*, 132-140.

Bishop, D. V. & McArthur, G. M. (2005). Individual differences in auditory processing in specific language impairment: a follow-up study using event-related potentials and behavioural thresholds. *Cortex, 41*, 327-341.

Bramon, E., Rabe-Hesketh, S., Sham, P., Murray, R. M. & Frangou, S. (2004). Meta-analysis of the P300 and P50 waveforms in schizophrenia. *Schizophr Res, 70*, 315-329.

Brandeis, D., Banaschewski, T., Baving, L., Georgiewa, P., Blanz, B., Warnke, A. et al. (2002). Multicenter P300 brain mapping of impaired attention to cues in hyperkinetic children. *J Am Acad Child Adolesc Psychiatry, 41*, 990-998.

Brandeis, D. & Lehmann, D. (1986). Event-related potentials of the brain and cognitive processes: approaches and applications. *Neuropsychologia, 24*, 151-168.

Brandeis, D., Vitacco, D. & Steinhausen, H. C. (1994). Mapping brain electric micro-states in dyslexic children during reading. *Acta Paedopsychiatr, 56*, 239-247.

Carlson, S. R., Katsanis, J., Iacono, W. G. & Mertz, A. K. (1999). Substance dependence and externalizing psychopathology in adolescent boys with small, average, or large P300 event-related potential amplitude. *Psychophysiology, 36*, 583-590.

Carter, C. S., Macdonald, A. M., Botvinick, M., Ross, L. L., Stenger, V. A., Noll, D. et al. (2000). Parsing executive processes: strategic vs. evaluative functions of the anterior cingulate cortex. *Proc Natl Acad Sci U S A, 97*, 1944-1948.

Cheour, M., Leppanen, P. H. & Kraus, N. (2000). Mismatch negativity (MMN) as a tool for investigating auditory discrimination and sensory memory in infants and children. *Clin Neurophysiol, 111*, 4-16.

Clarke, A. R., Barry, R. J., McCarthy, R. & Selikowitz, M. (2001). Excess beta activity in children with attention-deficit/hyperactivity disorder: an atypical electrophysiological group. *Psychiatry Res, 103*, 205-218.

Dawson, G., Carver, L., Meltzoff, A. N., Panagiotides, H., McPartland, J. & Webb, S. J. (2002). Neural correlates of face and object recognition in young children with autism spectrum disorder, developmental delay, and typical development. *Child Dev, 73*, 700-717.

Fallgatter, A. J., Ehlis, A. C., Seifert, J., Strik, W. K., Scheuerpflug, P., Zillessen, K. E. et al. (2004). Altered response control and anterior cingulate function in attention-deficit/hyperactivity disorder boys. *Clin Neurophysiol, 115*, 973-981.

Friedrich, M. & Friederici, A. D. (2004). N400-like semantic incongruity effect in 19-month-olds: processing known words in picture contexts. *J Cogn Neurosci, 16*, 1465-1477.

Gillberg, C. & Svennerholm, L. (1987). CSF monoamines in autistic syndromes and other pervasive developmental disorders of early childhood. *Br J Psychiatry, 151*, 89-94.

Guttorm, T. K., Leppanen, P. H., Poikkeus, A. M., Eklund, K. M., Lyytinen, P. & Lyytinen, H. (2005). Brain event-related potentials (ERPs) measured at birth predict later language development in children with and without familial risk for dyslexia. *Cortex, 41*, 291-303.

Habeych, M. E., Charles, P. J., Sclabassi, R. J., Kirisci, L. & Tarter, R. E. (2005). Direct and mediated associations between P300 amplitude in childhood and substance use disorders outcome in young adulthood. *Biol Psychiatry, 57*, 76-82.

Hadjikhani, N., Joseph, R. M., Snyder, J., Chabris, C. F., Clark, J., Steele, S. et al. (2004). Activation of the fusiform gyrus when individuals with autism spectrum disorder view faces. *Neuroimage, 22*, 1141-1150.

Henson, R. N., Goshen-Gottstein, Y., Ganel, T., Otten, L. J., Quayle, A. & Rugg, M. D. (2003). Electrophysiological and haemodynamic correlates of face perception, recognition and priming. *Cereb Cortex, 13*, 793-805.

Johnstone, S. J., Dimoska, A., Smith, J. L., Barry, R.J., Pleffer, C. B., Chiswick, D. et al. (2007). The development of stop-signal and Go/Nogo response inhibition in children aged 7-12 years: performance and event-related potential indices. *Int J Psychophysiol, 63*, 25-38.

Kraemer, G. W., Ebert, M. H., Schmidt, D. E. & McKinney, W. T. (1989). A longitudinal study of the effect of different social rearing conditions on cerebrospinal fluid norepinephrine and biogenic amine metabolites in rhesus monkeys. *Neuropsychopharmacology, 2*, 175-189.

Kraus, N., McGee, T. J., Carrell, T. D., Zecker, S. G., Nicol, T. G. & Koch, D. B. (1996). Auditory neurophysiologic responses and discrimination deficits in children with learning problems. *Science, 273*, 971-973.

Kruesi, M. J., Rapoport, J. L., Hamburger, S., Hibbs, E., Potter, W. Z., Lenane, M. et al. (1990). Cerebrospinal fluid monoamine metabolites, aggression, and impulsivity in disruptive behavior disorders of children and adolescents. *Arch Gen Psychiatry, 47*, 419-426.

Leppanen, P. H., & Lyytinen, H. (1997). Auditory event-related potentials in the study of developmental language-related disorders. *Audiol Neurootol, 2*, 308-340.

Liotti, M., Pliszka, S. R., Perez, R., Kothmann, D. & Woldorff, M. G. (2005). Abnormal brain activity related to performance monitoring and error detection in children with ADHD. *Cortex, 41*, 377-388.

Luu, P., Collins, P. & Tucker, D. M. (2000). Mood, personality, and self-monitoring: negative affect and emotionality in relation to frontal lobe mechanisms of error monitoring. *J Exp Psychol Gen, 129*, 43-60.

Maurer, U., Brem, S., Bucher, K. & Brandeis, D. (2005). Emerging neurophysiological specialization for letter strings. *J Cogn Neurosci, 17*, 1532-1552.

Maurer, U., Brem, S., Bucher, K., Kranz, F., Benz, R., Steinhausen, H. C. et al. (2007). Impaired tuning of a fast occipito-temporal response for print in dyslexic children learning to read. *Brain, 130*, 3200-3210.

McCarthy, G., Nobre, A. C., Bentin, S. & Spencer, D. D. (1995). Language-related field potentials in the anterior-medial temporal lobe: I. Intracranial distribution and neural generators. *J Neurosci, 15*, 1080-1089.

McDougle, C. J., Erickson, C. A., Stigler, K. A. & Posey, D. J. (2005). Neurochemistry in the pathophysiology of autism. *J Clin Psychiatry, 66 Suppl 10*, 9-18.

McPartland, J., Dawson, G., Webb, S. J., Panagiotides, H. & Carver, L. J. (2004). Event-related brain potentials reveal anomalies in temporal processing of faces in autism spectrum disorder. *J Child Psychol Psychiatry, 45*, 1235-1245.

Molfese, D. L. (2000). Predicting dyslexia at 8 years of age using neonatal brain responses. *Brain Lang, 72*, 238-245.

Oades, R. D. (1998). Frontal, temporal and lateralized brain function in children with attention-deficit hyperactivity disorder: a psychophysiological and neuropsychological viewpoint on development. *Behav Brain Res, 94*, 83-95.

Oades, R. D. (2002). Dopamine may be 'hyper' with respect to noradrenaline metabolism, but 'hypo' with respect to serotonin metabolism in children with attention-deficit hyperactivity disorder. *Behav Brain Res, 130*, 97-102.

Pascual-Marqui, R. D., Lehmann, D., Koenig, T., Kochi, K., Merlo, M. C., Hell, D. et al. (1999). Low resolution brain electromagnetic tomography (LORETA) functional imaging in acute, neuroleptic-naive, first-episode, productive schizophrenia. *Psychiatry Res, 90*, 169-179.

Picton, T. W., Bentin, S., Berg, P., Donchin, E., Hillyard, S. A., Johnson, R. Jr. et al. (2000). Guidelines for using human event-related potentials to study cognition: recording standards and publication criteria. *Psychophysiology, 37*, 127-152.

Pliszka, S. R., Liotti, M. & Woldorff, M. G. (2000). Inhibitory control in children with attention-deficit/hyperactivity disorder: event-related potentials identify the processing component and timing of an impaired right-frontal response-inhibition mechanism. *Biol Psychiatry, 48*, 238-246.

Polich, J., & Herbst, K. L. (2000). P300 as a clinical assay: rationale, evaluation, and findings. *Int J Psychophysiol, 38*, 3-19.

Porjesz, B., Rangaswamy, M., Kamarajan, C., Jones, K. A., Padmanabhapillai, A. & Begleiter, H. (2005). The utility of neurophysiological markers in the study of alcoholism. *Clin Neurophysiol, 116*, 993-1018.

Prox, V., Dietrich, D. E., Zhang, Y., Emrich, H. M. & Ohlmeier, M. D. (2007). Attentional processing in adults with ADHD as reflected by event-related potentials. *Neurosci Lett, 419*, 236-241.

Rich, B. A., Schmajuk, M., Perez-Edgar, K. E., Fox, N. A., Pine, D. S. & Leibenluft, E. (2007). Different psychophysiological and behavioral responses elicited by frustration in pediatric bipolar disorder and severe mood dysregulation. *Am J Psychiatry, 164*, 309-317.

Rogeness, G. A., Javors, M.A., & Pliszka, S. R. (1992). Neurochemistry and child and adolescent psychiatry. *J Am Acad Child Adolesc Psychiatry, 31*, 765-781.

Rothenberger, A., Banaschewski, T., Heinrich, H., Moll, G. H., Schmidt, M. H. & van't Klooster, B. (2000). Comorbidity in ADHD-children: effects of coexisting conduct disorder or tic disorder on event-related brain potentials in an auditory selective-attention task. *Eur Arch Psychiatry Clin Neurosci, 250*, 101-110.

Schulte-Korne, G., Deimel, W., Bartling, J. & Remschmidt, H. (2004). Neurophysiological correlates of word recognition in dyslexia. *J Neural Transm, 111*, 971-984.

Seeman, P., Bzowej, N. H., Guan, H. C., Bergeron, C., Becker, L. E., Reynolds, G. P. et al. (1987). Human brain dopamine receptors in children and aging adults. *Synapse, 1*, 399-404.

Taylor, M. J., Edmonds, G. E., McCarthy, G. & Allison, T. (2001). Eyes first! Eye processing develops before face processing in children. *Neuroreport, 12*, 1671-1676.

van Leeuwen, T. H., Steinhausen, H. C., Overtoom, C. C., Pascual-Marqui, R. D., van't Klooster, B., Rothenberger, A. et al. (1998). The continuous performance test revisited with neuroelectric mapping: impaired orienting in children with attention deficits. *Behav Brain Res, 94*, 97-110.

van Meel, C. S., Heslenfeld, D. J., Oosterlaan, J. & Sergeant, J. A. (2007). Adaptive control deficits in attention-deficit/hyperactivity disorder (ADHD): the role of error processing. *Psychiatry Res, 151*, 211-220.

Webb, S. J., Dawson, G., Bernier, R. & Panagiotides, H. (2006). ERP evidence of atypical face processing in young children with autism. *J Autism Dev Disord, 36*, 881-890.

Yordanova, J., Heinrich, H., Kolev, V. & Rothenberger, A. (2006). Increased event-related theta activity as a psychophysiological marker of comorbidity in children with tics and attention-deficit/hyperactivity disorders. *Neuroimage, 32*, 940-955.

제 **04**장

구조적 뇌영상연구

홍순범
서울대학교병원 소아정신과

서론

영상학적 기술의 발전으로 정신의학 분야의 뇌영상연구가 가능해졌다. 우선 1970
년대 전산화 단층 촬영술(computed tomography, CT)의 개발로 여러 의학 분야에
서 영상을 이용한 연구가 활성화되었다. 정신의학 영역에서는 1976년 Johnstone 등
이 17명의 만성 조현병 환자에서 CT를 이용해 뇌실 확장 소견을 보고한 것이 최초
의 연구 중 하나이고(Johnstone, Crow, Frith, Husband & Kreel, 1976), 이는 현재까
지도 일관되게 재현되고 있는 조현병의 뇌 구조 이상이다(김붕년 & 김예니, 2007).
하지만 생물정신의학 분야의 뇌영상연구가 본격적으로 각광을 받기 시작한 것은
1980년대 자기공명영상(magnetic resonance imaging, MRI)의 개발이 계기가 되었
으며, 1990년대 초부터 MRI를 이용해 뇌 발달 과정에서의 구조적 변화를 관찰하기
시작하였다(Durston et al., 2001). 특히 1990년부터 1999년까지 유명한 '뇌의 10년
(Decade of the Brain)' 동안에는 미국의 경우 뇌 연구에 대한 대중의 긍정적 인식
을 향상시키기 위해 정책적으로 노력하였고 뇌영상학적 연구들이 증가하는 데 기
여하였다(이정섭, 2005).

　MRI 이전에 개발된 CT도 뇌를 촬영하는 것이 가능하였다. 하지만 촬영 과정에서
방사선 조사를 해야 한다는 단점 때문에 특히 소아를 대상으로 한 연구에는 더욱더

제한이 있었다. 반면에 MRI의 경우 방사선 조사 없이도 뛰어난 해상도(resolution)를 지닌 영상을 얻을 수 있으므로 어린이를 대상으로 한 연구에 뚜렷한 장점을 갖고 있다. 뿐만 아니라 동일 피험자를 여러 차례 반복해서 촬영하는 연구도 용이해져, 뇌 발달 과정에 대한 종단적(longitudinal) 연구에 기여하였다(Lenroot & Giedd, 2006). 횡단적(cross-sectional) 연구결과를 토대로 뇌의 종단적 발달 과정을 이해하기는 어렵기 때문에 이는 매우 중요한 부분이다(Kraemer, Yesavage, Taylor & Kupfer, 2000). 또한 소아·청소년의 정신장애를 뇌영상을 통해 연구할 때는 정상적으로 일어나는 뇌의 발달학적 변화를 이해해야 한다는 점이 중요하다(김붕년 et al., 2007). 그런데 발달 단계에 따라 정상 소견이 달라질 수 있고, 일부 구조물의 경우엔 정상적으로 좌우 비대칭이 관찰되는 등 소견이 다양하며, 성별이나 인지 기능에 따라서도 정상 소견에 차이가 나므로 간단하지 않은 문제이다.

MRI를 이용한 영상학적 기술은 계속 발전을 거듭하여 기능적 자기공명영상(functional magnetic resonance imaging, fMRI)이나 자기공명분광영상(magnetic resonance spectroscopy, MRS) 등의 기능적 뇌영상을 이용한 연구도 근래에는 각광받고 있다. 소아·청소년의 기능적 뇌영상연구에 대해서는 별도의 장에서 소개가될 것이다. 이 장에서는 구조적 MRI 및 확산텐서영상(diffusion tensor imaging, DTI) 등 대표적인 구조적 뇌영상 기법들을 이용한 소아·청소년의 뇌 연구 중에서 정상 발달 소견 위주로 소개하고자 한다.

본론

구조적 MRI 연구

1) 총 대뇌 용적 및 회색질의 발달

소아·청소년기의 정상 뇌 발달 과정에 대한 종단적 MRI 연구를 통해 Giedd 등(1999)은 뇌의 회색질 용적이 소아기에는 증가하다가 청소년기에는 감소하는 것을보고하였다(Giedd et al., 1999). 뇌 영역별로는 전두엽과 두정엽의 경우 만 12세 경에 최고점에 달하고 측두엽의 경우 만 16세에 최고점에 달하는 차이가 있었다. 반면에 뇌의 백질 용적은 성인이 될 때까지 꾸준히 선형적으로(linearly) 증가하는 양상을 보였다(Giedd et al., 1999; Toga, Thompson & Sowell, 2006).

성별의 차이도 존재하는데, 총 대뇌 용적(total cerebral volume)은 남성이 약 10%크며, 이 같은 결과는 성인에서도 유사한 소견이다(Giedd, 2008; Goldstein et al., 2001). 그리고 여성은 10.5세에, 남성은 14.5세에 총 대뇌 용적이 최고점에 도달하는 것이 관찰되었다(Lenroot et al., 2007). 전체 회색질 용적의 경우 여성은 8.5세에, 남성은 10.5세에 최고점에 도달하였다(Lenroot et al., 2007). 뇌 영역별로 보면, 전두엽 회색질 용적은 여성이 9.5세에, 남성이 10.5세에 최고점에 도달하였고, 두정엽 회색질 용적은 여성이 7.5세에, 남성이 9세에 최고점에 도달하였으며, 측두엽 회색질 용적은 여성이 10세에, 남성이 11세에 최고점에 도달하는 등, 뇌 영역별로 구분해서 보았을 때도 일관되게 여성이 남성에 비해 일찍 회색질 용적의 최고점에 도달하였다(Giedd, 2008; Lenroot et al., 2007).

Gogtay 등(2004)은 13명의 건강한 어린이를 대상으로 2년 간격으로 총 8~10년에 걸쳐 구조적 MRI를 촬영한 후 회색질 밀도의 변화를 동영상으로 표현한 바 있다 (Gogtay et al., 2004). 그 결과 연구 참여 초기에(4~8세 때) 배측 두정(dorsal parietal) 및 일차 감각운동 영역(primary sensorimotor region)에서 회색질 감소가 관찰되었고, 점차 측두 피질(temporal cortex) 및 배외측 전전두 영역(dorsolateral prefrontal area)으로 회색질 감소가 진행되는 양상이었다. 따라서 감각과 운동과 같이 가장 기본적인 기능을 담당하는 뇌 영역이 먼저 성숙하고, 언어 및 공간 지남력에 관련된 영역은 사춘기 무렵(11~13세)에 성숙하며, 추론 및 실행 기능 등을 담당하는 전전두 피질은 청소년기 후반에 성숙하는 것으로 해석할 수 있었다(Gogtay et al., 2004; Toga et al., 2006).

Sowell 등(2004)은 45명의 어린이(5~11세)를 대상으로 구조적 MRI를 2년 간격으로 두 번씩 촬영한 후 피질의 두께를 밀리미터 단위로 정밀하게 측정하는 기법을 활용하여 분석하였다(Sowell et al., 2004). 그 결과 배측 전두엽(dorsal frontal lobe)과 배측 두정엽(dorsal parietal lobe)에서 4~5mm에 달하는 가장 두꺼운 피질 두께가 관찰되었고 후두엽(occipital lobe)의 시각 피질에서 2~2.5mm의 가장 얇은 두께가 관찰되었다. 또한 1년에 약 0.15~0.30mm씩 피질 두께의 정상적인 감소가 일어난다고 보고하였으며, 이 같은 변화는 우측 배측 전두 영역(right dorsal frontal region) 및 양측 두정-후두 영역(bilateral parieto-occipital region)에서 가장 두드러졌다. 특히 좌반구에서의 피질 두께 감소는 언어 지능의 향상과 유의한 관련성을 보였다. 반면에 측두엽과 전두엽에 걸친 고전적 언어 영역들 — 베르니케 (Wernicke) 및 브로카(Broca) 영역 포함 — 에서는 1년에 약 0.10~0.15mm씩 피질 두께의 증가가 관찰되었다(Sowell et al., 2004; Toga et al., 2006).

2) 정상 백질 발달에 관한 구조적 MRI 연구

백질의 경우 회색질과 달리 소아기와 청소년기에 꾸준히 용적이 증가하는 것으로 알려졌다(Giedd et al., 1999; Toga et al., 2006). 이와 부합하는 소견으로서,

Bartzokis 등(2001)은 40대가 되어야 백질이 감소하는 것으로 보고하였다(Bartzokis et al., 2001). 역시 회색질의 경우와 대비되는 소견으로, 백질의 경우엔 전두엽, 측두엽, 후두엽에서 용적의 변화 곡선이 유사한 것으로 관찰되었다(Lenroot et al., 2006).

Lenroot 등(2007)은 387명의 건강한 피험자(3~27세)에 대해 총 829회의 구조적 MRI를 촬영한 자료를 토대로 성별에 따른 차이를 연구하였는데, 남녀 모두에서 백질 용적은 소아·청소년기에 걸쳐 증가하는 양상을 보였다. 그런데 남성의 백질 용적 증가 속도가 더 빨라서 남녀 간의 백질 용적 차이가 청소년기 후반으로 갈수록 더 커지는 양상을 보였다. 이 같은 양상은 전두엽, 두정엽, 측두엽, 후두엽에서 공통적으로 관찰되었다(Lenroot et al., 2007).

중요한 백질 구조물 중의 하나인 뇌량(corpus callosum)의 경우에도 소아기와 청소년기에 걸쳐(4~20세) 정중시상(midsagittal) 단면적이 증가한다는 보고가 있다(Giedd, 2008). 하지만 뇌량의 구조적 발달 과정에 있어 성별의 차이가 있는지는 연구마다 상이한 보고를 하였다(Lenroot et al., 2006).

3) 피질하 회색질(subcortical gray matter)의 발달에 관한 구조적 MRI 연구

미상핵(caudate nucleus) 크기는 피질 회색질(cortical gray matter)에서 관찰되는 것과 같이 증가하다가 감소하는 양상으로 보고되었다(Giedd, 2008). 여아는 10.5세에, 남아는 14.0세에 최고 크기에 도달하는 양상이었다(Giedd, 2008). 몇몇 연구에서는 미상핵의 용적이 여아에서 상대적으로 더 크다고 보고하였는데(Sowell, Trauner, Gamst & Jernigan, 2002), 이는 주의력결핍·과잉운동장애(attention-deficit/hyperactivity disorder, ADHD)나 뚜렛증후군(Tourette's syndrome)과 같이 남성에서 많이 발생하는 질환들이 미상핵의 이상과 관련 있다는 기존 연구결과들에 비추어 볼 때 흥미롭다(Giedd, Raznahan, Mills & Lenroot, 2012; 김붕년 등, 2007). Giedd 등(1996)도 선행 연구에서 미상핵은 여아에서 더 크고 피각(putamen)과 담창구(globus pallidus)는 남아에서 더 크다고 보고한 바 있다(Giedd et al., 1996a). 그러나 젊은 성인들을 대상으로 한 최근 연구에서는 성별에 따른 미상핵 용적의 차이가 관찰되지 않았다(Rijpkema et al., 2012). 한편 미상핵의 발달 궤적은 측두엽보다는 전두엽과 두정엽의 회색질에서 관찰되는 궤적과 유사했는데, 이것은 이들 뇌 영역과 미상핵 간에 연결이 풍부한 점과 일치하는 현상이어서 흥미롭다(Giedd, 2008). 좌우 구조물 간의 차이도 주목해야 하는데, 미상핵의 용적은 우측이 더 크고 피각의 용적은 좌측이 더 크다는 보고가 있고(Giedd et al., 1996a), 이와 같이 정상적으로 존재하는 비대칭이 사라지는 현상이 다양한 신경발달학적 이상과 관련 있다는 연구들이 있었다(Castellanos et al., 1996; Singer et al., 1993).

횡단 연구에서 편도(amygdala)의 경우는 남아에서만 소아의 연령이 증가함에 따라 편도 용적이 증가하였고, 해마(hippocampus)의 경우는 여아에서만 소아의 연령이 증가함에 따라 해마 용적이 증가하였다(Giedd et al., 1996b). 이것이 영장류 연구에서 남성 호르몬 수용체(androgen receptor)는 편도에 많이 분포하고 여성 호르몬 수용체(estrogen receptor)는 해마에 많이 분포한다고 알려진 것과 관련 있을 가능성이 제시되었다(Giedd, 2008). Neufang 등(2009)은 8~15세 피험자를 대상으로 남성은 좌측 편도의 회색질 용적이 더 크고 여성은 우측 선조체(striatum) 및 양측 해마의 회색질 용적이 더 크다고 보고하였다(Neufang et al., 2009). 뿐만 아니라 편도와 해마의 용적은 사춘기 신체 발달의 단계(Tanner stage) 및 테스토스테론 수치와 관련 있었고, 선조체 용적은 관련성을 보이지 않았다. 또한 흥미로운 점은 여성에서는 편도가 작다고 알려져 있는데 편도는 여성에서 흔한 질환인 우울증과 관련이 있다고 알려진 대표적인 뇌 구조물이라는 점이다(김붕년 등, 2007).

4) 소뇌의 구조적 MRI 연구

Tiemeier 등(2010)은 소뇌 용적이 여아에서는 11.8세에, 남아에서는 15.6세에 최고점에 도달한다고 보고하였다(Tiemeier et al., 2010). 또한 여아에 비해 남아에서 10-13% 더 큰 소뇌 용적이 측정되었고, 이 같은 소뇌 용적의 남녀 차이는 총 대뇌 용적(total cerebral volume)을 보정한 후에도 지속되었다(Giedd et al., 2012; Tiemeier et al., 2010).

5) 뇌 발달 연구결과의 역동적 특징

Shaw 등(2006)은 307명의 어린이와 청소년을 IQ에 따라 세 그룹으로 나누어 피질 두께의 변화 양상을 분석하였다(Shaw et al., 2006). 그 결과 IQ 121~149에 해당하는 가장 높은 지능을 갖고 있는 그룹은 처음(약 7세 무렵)에는 피질 두께가 더 얇았으나 빠른 속도로 두께가 증가하였고, 피질 두께가 최고점에 도달한 후에는 다시 빠른 속도로 두께가 감소하는 특징을 보였다. 이 같은 양상은 전두엽에서 가장 두드러졌다. 또한 지능이 가장 높은 그룹은 피질 두께가 최고점에 도달하는 연령이 상대적으로 늦어서 약 11세였으며, IQ 109~120에 해당하는 그룹은 약 8.5세에, IQ 83~108에 해당하는 그룹은 이보다 더 일찍 피질 두께가 최고점에 도달하였다. 따라서 높은 지능은 단순히 회색질의 양이 많거나 적음으로 설명할 수 없는 듯하다.

더욱이 회색질의 양을 측정하는 방식도 결과에 영향을 주는 것으로 보인다. 일반적으로 대뇌 피질의 용적은 대뇌 피질의 두께와 대뇌 피질의 표면적이라는 두 가지 요소로 이루어진다(Raznahan et al., 2011). 그런데 대뇌 피질의 두께와 표면적은 각각 서로 별개의 유전적 영향을 받고 있으며 이들이 반영하는 세포 수준의 현상도 서로 다르다고 알려져 있다(Winkler et al., 2010; Raznahan et al., 2011). 또한 회색질의 용적은 두께보다는 표면적과 더 관련이 많다고 보고되었다(Winkler et al., 2010). 이들 두께와 표면적이 각각 연령, 성별 등의 변인과 역동적으로 상호작용하며 영향받을 것을 감안하면, 소아·청소년의 구조적 뇌영상을 올바로 이해하기가 쉽지 않음을 짐작할 수 있다.

뿐만 아니라 연습이나 훈련의 결과로 뇌의 구조적 변화가 유발될 수 있다는 보고들이 있다. Maguire 등(2000)은 런던의 택시 기사들이 뒤쪽 해마 용적은 증가해 있고 앞쪽 해마 용적은 감소해 있음을 발견하였고, 이 같은 용적 변화와 택시 기사로서 지낸 시간 간에 유의한 상관관계가 있음을 보고하였다(Maguire et al., 2000). 이를 통해 공간적 표상을 저장한다고 알려진 뒤쪽 해마가 택시 기사로서 수행해야 하는 기능적 요구에 맞춰 구조적으로 변화할 수 있다고 설명하였다. Draganski 등(2004)은 3개월간 저글링을 배우는 20대 초반 성인에서 중간 측두 영역(mid-temporal area)과 좌측 뒤쪽 두정엽 속 고랑(left posterior intraparietal sulcus)의 회색질이 확장되는 것을 관찰하였고, 이를 통해 학습에 의한 피질의 변화가 육안으로 확인할 수 있는(macroscopic) 수준에서 일어난다는 것을 보여주었다(Draganski et al., 2004). 하지만 이 같은 변화가 미세(microscopic) 수준에서는 어떠한 변화를 의미하는지 분명하지 않다. 그 밖에도 각종 운동 기능이나 인지 기능의 학습을 통해 뇌의 구조적 변화를 관찰하였다고 보고한 연구들이 있다(Ceccarelli et al., 2009). 소아에서도 난독증(dyslexia)이 있는 아이들을 대상으로 읽기 기술을 향상시키는 훈련이 좌측 앞쪽 방추 이랑/해마(left anterior fusiform gyrus/hippocampus), 좌측 설전부(left precuneus), 우측 해마(right hippocampus), 우측 앞쪽 소뇌(right anterior cerebellum)의 회색질 용적을 증가시켰다는 보고가 있다(Krafnick, Flowers, Napoliello & Eden, 2011). 따라서 소아에서도 학습이나 훈련에 의해 뇌피질용적의 변화가 일어나는 것으로 보인다. 또한 Haier 등(2009)은 유명 컴퓨터게임인 테트리스를 연습하기 전후에 피질 두께를 측정함으로써, 대조군에 비해 테트리스를 3개월간 연습한 청소년 여아들은 좌측 위쪽 전두 이랑(left superior frontal gyrus)과 좌측 앞쪽 위쪽 측두 이랑(left anterior superior temporal gyrus)의 두께가 유의하게 증가하는 것을 보고하였다(Haier, Karama, Leyba & Jung, 2009). 이들 각각의 연구결과는 추후 다른 연구를 통해 재현될 필요가 있을 것이다. 다만 이상에서 살펴보았듯이 학습이나 훈련에 따라 피질의 구조적 변화가 나타날 때 그 변화의 방향은, 피질하 구조물의 용적이 증가하거나 대뇌 피질의 두께가 증가하는 방향으로 관찰되는 경향이 있었다. 그런데 청소년기에는 정상 발달 과정에서 대뇌 피질의 두께가 얇아지므로, 청소년을 대상으로 뇌영상연구를 수행한 결과 대뇌 피질의 두께가 차이가 났다면 의미를 해석하기가 어려워질 수 있다. 예를 들어 특정 뇌 영역에서 피질의 두께가 증가해 있다면, 이것이 오랜 기간 어떤 연습을 함으로 인해 유발된 소견인지, 혹은 그 아이들이 대뇌 피질의 발달 과정에 상대적 지연을 겪고 있는 것인지 불확실할 수 있다.

DTI 연구

DTI는 MRI 기법을 변형해 조직 내에서 물 분자가 움직이는 궤적을 측정할 수 있도록 한 영상 기법이다. 뇌척수액에서는 물 분자의 움직임이 어떠한 방향으로도 자유로우므로 궤적은 구형을 이루게 되며, 이럴 경우 물 분자의 움직임이 등방성(isotropic)을 보인다고 한다. 하지만 어떤 물리적인 구조물이 물 분자의 움직임 혹은 확산(diffusion)을 방해할 경우엔 궤적이 달라질 것이다. 예를 들어 뇌 백질에서는 수초(myelin)가 감싸고 있는 축삭(axon) 다발이 그와 같은 물리적인 방해물 역할을 하므로 물 분자의 움직임이 방향성을 갖게 된다. 따라서 물 분자의 3차원 궤적은 구형이 아니라 신경섬유 다발의 진행 방향으로 길게 타원형이 되며, 이럴 경우 물 분자의 움직임이 비등방성(anisotropic)을 보인다고 한다. 이를 통해 DTI는 백질의 연결 상태를 측정할 수 있으며, 뇌의 구조적 연결성을 이해하는 데 중요한 도구가 된다(Cascio, Gerig & Piven, 2007).

통상적으로 DTI는 물 분자의 확산에 관해 2종류의 지표를 측정한다. 하나는 확산의 양이고, 다른 하나는 확산의 비등방성(방향성)이다(Cascio et al., 2007). 소아기와 청소년기에 걸쳐 전반적으로 비등방성은 증가하고 확산은 감소하는 양상을 보인다(Cascio et al., 2007). 이 같은 현상은 수초화(myelination) 및 축삭의 가지치기(axonal pruning)를 반영하는 것으로 보이며, 다시 말해 수초화된 축삭들이 일관된 방향으로 정렬해 있음을 반영하고, 신경 전달의 효율성을 증가시키는 현상으로 이해하고 있다(Giedd, 2008).

Nagy 등(2004)은 소아·청소년의 작업 기억력과 좌측 전두엽의 비등방성 간에 양의 상관관계가 있고, 읽기능력과 좌측 측두엽의 비등방성 간에도 양의 상관관계가 있다고 보고하였다(Nagy, Westerberg & Klingberg, 2004). Schmithorst 등(2005)은 소아·청소년의 IQ와 전두(frontal) 및 후두-두정(occipitoparietal) 영역의 비등방성 간에 유의한 양의 상관관계를 관찰하였다(Schmithorst, Wilke, Dardzinski &

Holland, 2005). 그 밖에 읽기능력과 측두(temporal) 및 두정(parietal) 영역의 비등
방성 간에 유의한 상관관계를 보고한 일련의 연구들이 있다(Niogi & McCandliss,
2006; Deutsch et al., 2005; Beaulieu et al., 2005).

소아·청소년의 뇌발달이 성별에 따라 차이가 있는지 DTI를 이용해 조사한 연구
들도 있다(Giedd et al., 2012). Schmithorst 등(2008)은 뇌량의 팽대(splenium)에서
는 여아가 남아에 비해 높은 비등방성을 보이고, 양측 전두 영역, 우측 궁상 섬유속
(right arcuate fasciculus), 좌측 두정 영역 및 두정-후두 영역에서는 남아가 여아에
비해 높은 비등방성을 보인다고 보고하였다(Schmithorst, Holland & Dardzinski,
2008). 또한 좌측 전두엽의 비등방성은 남아는 연령과 양의 상관관계를, 여아는 연
령과 음의 상관관계를 보였다. 이 밖에도 뇌 백질 발달에 있어 성별에 따른 차이를
보고한 연구들이 있으나(Bava et al., 2011; Herting, Maxwell, Irvine & Nagel,
2012), 각각의 연구결과들 간에 불일치가 존재하고(Giedd et al., 2012) 아직 통합적
인 결론을 도출하기에는 미흡하다. 한편 Menzler 등(2011)은 피질하 영역에 대한
백질 상태에 남녀 차가 있음을 보고하였는데, 시상(thalamus)과 뇌량 등에서 남성이
여성에 비해 높은 비등방성을 보인다고 보고하였다(Menzler et al., 2011).

결론

이상에서 살펴보았듯이 인간 뇌의 구조적 상태는 발달 단계, 성별, 지능 등에 따라
다양한 양상을 보이며, 특히 소아기와 청소년기에 걸쳐 독특한 구조적 변화 과정을
겪는데 그것은 종종 비선형적(nonlinear) 양상으로 나타날 수 있다. 아직까지는 이
와 같은 뇌의 구조적 특징과 각종 인지적, 정서적, 행동적 기능 간의 관계가 명확히
규명되지 않았다. 하지만 뇌는 다양한 영역이 통합적으로 공조하는 방식으로 기능
하므로, 특정 영역이 크거나 작다고 해서 반드시 특정 기능이 향상되거나 저하되는
관련성을 보이지 않을 수 있다. 뿐만 아니라 발달 과정상 어느 한 시점에서의 구조
적 특징보다 발달의 지속적 과정에 걸친 궤적(trajectory)이 더 중요할 가능성도 있
다(Giedd, 2008). 여기에 신경가소성(neuroplasticity)이나 환경의 영향까지 고려해
야 한다. 예를 들면 부모의 양육 특징에 따라 소아의 뇌가 구조적으로 어떠한 영향
을 받는지 연구가 필요할 수 있다. 근래에는 뇌 고랑과 이랑의 형태를 분석하거나
뇌 구조물의 모양(shape)을 분석하는 등 뇌 구조상의 더 미묘한 차이를 발견해 내
기 위한 방법들도 시도되고 있고, 다양한 뇌영상 기법들을 결합하거나 뇌영상뿐 아
니라 유전형 등 다른 자료들을 연계함으로써 기존 연구의 한계를 극복하려는 노력

이 활발히 진행되고 있다. 또한 뇌영상 자료를 비롯한 복잡한 정보에 기반하여 특정 개인을 진단해 내기 위한 기법들(예 : machine learning 등)도 시도되고 있다. 향후 뇌영상이 개인의 인지적, 정서적, 행동적 특징이나 정신과적 어려움의 위험도 등을 예측할 수 있게 해 주는 시대가 과연 도래할지 흥미로운 기대를 갖게 한다.

참고문헌

김붕년 & 김예니. (2007). 소아청소년 정신의학에서의 뇌영상연구. *대한신경정신의학회지, 46*, 308-323.

이정섭. (2005). 신경발달학적 신경영상학. *소아청소년정신의학, 16*, 26-32.

Bartzokis, G., Beckson, M., Lu, P. H., Nuechterlein, K. H., Edwards, N. & Mintz, J. (2001). Age-related changes in frontal and temporal lobe volumes in men: a magnetic resonance imaging study. *Arch Gen Psychiatry, 58*, 461-465.

Bava, S., Boucquey, V., Goldenberg, D., Thayer, R. E., Ward, M., Jacobus, J. & Tapert, S. F. (2011). Sex differences in adolescent white matter architecture. *Brain Res, 1375*, 41-48.

Beaulieu, C., Plewes, C., Paulson, L. A., Roy, D., Snook, L., Concha, L. & Phillips, L. (2005). Imaging brain connectivity in children with diverse reading ability. *Neuroimage, 25*, 1266-1271.

Cascio, C. J., Gerig, G. & Piven, J. (2007). Diffusion tensor imaging: Application to the study of the developing brain. *J Am Acad Child Adolesc Psychiatry, 46*, 213-223.

Castellanos, F. X., Giedd, J. N., Marsh, W. L., Hamburger, S. D., Vaituzis, A. C., et al. (1996). Quantitative brain magnetic resonance imaging in attention-deficit hyperactivity disorder. *Arch Gen Psychiatry, 53*, 607-616.

Ceccarelli, A., Rocca, M. A., Pagani, E., Falini, A., Comi, G. & Filippi, M. (2009). Cognitive learning is associated with gray matter changes in healthy human individuals: a tensor-based morphometry study. *Neuroimage, 48*, 585-589.

Deutsch, G. K., Dougherty, R. F., Bammer, R., Siok, W. T., Gabrieli, J. D. & Wandell, B. (2005). Children's reading performance is correlated with white matter structure measured by diffusion tensor imaging. *Cortex, 41*, 354-363.

Draganski, B., Gaser, C., Busch, V., Schuierer, G., Bogdahn, U. & May, A. (2004). Neuroplasticity: changes in grey matter induced by training. *Nature, 427*, 311-312.

Durston, S., Hulshoff Pol, H. E., Casey, B. J., Giedd, J. N., Buitelaar, J. K. & Van Engeland,

H. (2001). Anatomical MRI of the developing human brain: what have we learned? *J Am Acad Child Adolesc Psychiatry, 40,* 1012-1020.

Giedd, J. N. (2008). The teen brain: insights from neuroimaging. *J Adolesc Health, 42,* 335-343.

Giedd, J. N., Blumenthal, J., Jeffries, N. O., Castellanos, F. X., Liu, H., et al. (1999). Brain development during childhood and adolescence: a longitudinal MRI study. *Nat Neurosci, 2,* 861-863.

Giedd, J. N., Raznahan, A., Mills, K. L., & Lenroot, R. K. (2012). Review: magnetic resonance imaging of male/female differences in human adolescent brain anatomy. *Biol Sex Differ, 3,* 19.

Giedd, J. N., Snell, J. W., Lange, N., Rajapakse, J. C., Casey, B. J., et al. (1996a). Quantitative magnetic resonance imaging of human brain development: ages 4-18. *Cereb Cortex, 6,* 551-560.

Giedd, J. N., Vaituzis, A. C., Hamburger, S. D., Lange, N., Rajapakse, J. C., Kaysen, D., Vauss, Y. C., & Rapoport, J. L. (1996b). Quantitative MRI of the temporal lobe, amygdala, and hippocampus in normal human development: ages 4-18 years. *J Comp Neurol, 366,* 223-230.

Gogtay, N., Giedd, J. N., Lusk, L., Hayashi, K. M., Greenstein, D., et al. (2004). Dynamic mapping of human cortical development during childhood through early adulthood. *Proc Natl Acad Sci U S A, 101,* 8174-8179.

Goldstein, J. M., Seidman, L. J., Horton, N. J., Makris, N., Kennedy, D. N., Caviness, V. S. Jr., Faraone, S. V., & Tsuang, M. T. (2001). Normal sexual dimorphism of the adult human brain assessed by in vivo magnetic resonance imaging. *Cereb Cortex, 11,* 490-497.

Haier, R. J., Karama, S., Leyba, L. & Jung, R. E. (2009). MRI assessment of cortical thickness and functional activity changes in adolescent girls following three months of practice on a visual-spatial task. *BMC Res Notes, 2,* 174.

Herting, M. M., Maxwell, E. C., Irvine, C. & Nagel, B. J. (2012). The impact of sex, puberty, and hormones on white matter microstructure in adolescents. *Cereb Cortex, 22,* 1979-1992.

Johnstone, E. C., Crow, T. J., Frith, C. D., Husband, J. & Kreel, L. (1976). Cerebral ventricular size and cognitive impairment in chronic schizophrenia. *Lancet, 2,* 924-926.

Kraemer, H. C., Yesavage, J. A., Taylor, J. L. & Kupfer, D. (2000). How can we learn about developmental processes from cross-sectional studies, or can we? *Am J Psychiatry, 157,* 163-171.

Krafnick, A. J., Flowers, D. L., Napoliello, E. M. & Eden, G. F. (2011). Gray matter volume changes following reading intervention in dyslexic children. *Neuroimage, 57*, 733-741.

Lenroot, R. K. & Giedd, J. N. (2006). Brain development in children and adolescents: insights from anatomical magnetic resonance imaging. *Neurosci Biobehav Rev, 30*, 718-729.

Lenroot, R. K., Gogtay, N., Greenstein, D. K., Wells, E. M., Wallace, G. L., et al. (2007). Sexual dimorphism of brain developmental trajectories during childhood and adolescence. *Neuroimage, 36*, 1065-1073.

Maguire, E. A., Gadian, D. G., Johnsrude, I. S., Good, C. D., Ashburner, J., Frackowiak, R. S. & Frith, C. D. (2000). Navigation-related structural change in the hippocampi of taxi drivers. *Proc Natl Acad Sci USA, 97*, 4398-4403.

Menzler, K., Belke, M., Wehrmann, E., Krakow, K., Lengler, U., et al. (2011). Men and women are different: diffusion tensor imaging reveals sexual dimorphism in the microstructure of the thalamus, corpus callosum and cingulum. *Neuroimage, 54*, 2557-2562.

Nagy, Z., Westerberg, H. & Klingberg, T. (2004). Maturation of white matter is associated with the development of cognitive functions during childhood. *J Cogn Neurosci, 16*, 1227-1233.

Neufang, S., Specht, K., Hausmann, M., Gunturkun, O., Herpertz-Dahlmann, B., Fink, G. R. & Konrad, K. (2009). Sex differences and the impact of steroid hormones on the developing human brain. *Cereb Cortex, 19*, 464-473.

Niogi, S. N. & Mccandliss, B. D. (2006). Left lateralized white matter microstructure accounts for individual differences in reading ability and disability. *Neuropsychologia, 44*, 2178-2188.

Raznahan, A., Shaw, P., Lalonde, F., Stockman, M., Wallace, G. L., et al. (2011). How does your cortex grow? *J Neurosci, 31*, 7174-7177.

Rijpkema, M., Everaerd, D., Van Der Pol, C., Franke, B., Tendolkar, I. & Fernandez, G. (2012). Normal sexual dimorphism in the human basal ganglia. *Hum Brain Mapp, 33*, 1246-1252.

Schmithorst, V. J., Holland, S. K. & Dardzinski, B. J. (2008). Developmental differences in white matter architecture between boys and girls. *Hum Brain Mapp, 29*, 696-710.

Schmithorst, V. J., Wilke, M., Dardzinski, B. J. & Holland, S. K. (2005). Cognitive functions correlate with white matter architecture in a normal pediatric population: a diffusion tensor MRI study. *Hum Brain Mapp, 26*, 139-147.

Shaw, P., Greenstein, D., Lerch, J., Clasen, L., Lenroot, R., et al. (2006). Intellectual ability and cortical development in children and adolescents. *Nature, 440*, 676-679.

Singer, H. S., Reiss, A. L., Brown, J. E., Aylward, E. H., et al. (1993). Volumetric MRI changes in basal ganglia of children with Tourette's syndrome. *Neurology, 43*, 950-956.

Sowell, E. R., Thompson, P. M., Leonard, C. M., Welcome, S. E., Kan, E. & Toga, A. W. (2004). Longitudinal mapping of cortical thickness and brain growth in normal children. *J Neurosci, 24*, 8223-8231.

Sowell, E. R., Trauner, D. A., Gamst, A. & Jernigan, T. L. (2002). Development of cortical and subcortical brain structures in childhood and adolescence: a structural MRI study. *Dev Med Child Neurol, 44*, 4-16.

Tiemeier, H., Lenroot, R. K., Greenstein, D. K., Tran, L., Pierson, R. & Giedd, J. N. (2010). Cerebellum development during childhood and adolescence: a longitudinal morphometric MRI study. *Neuroimage, 49*, 63-70.

Toga, A. W., Thompson, P. M. & Sowell, E. R. (2006). Mapping brain maturation. *Trends Neurosci, 29*, 148-159.

Winkler, A. M., Kochunov, P., Blangero, J., Almasy, L., Zilles, K., Fox, P. T., Duggirala, R. & Glahn, D. C. (2010). Cortical thickness or grey matter volume? The importance of selecting the phenotype for imaging genetics studies. *Neuroimage, 53*, 1135-1146.

제 05장

기능적 뇌영상학

손정우

충북대학교병원 정신건강의학과

서론

소아·청소년정신의학 영역에서 소아·청소년의 '기능적 뇌 시스템(functional brain system)'에 대한 이해의 중요성이 점차 높아지고 있다. 구조적 뇌영상학의 발전을 통해 뇌 내 특정 영역의 대표적 역할 및 뇌 영역 간 연결(네트워크)에 대한 지식이 폭발적으로 증가하고 있고, 이렇게 새롭게 발견되고 있는 사실들은 결국 기능적 뇌영상학 연구에도 큰 기여를 하고 있다. 이번 장에서는 소아·청소년정신의학 영역에서 적용되고 있는 기능적 뇌영상학 연구방법을 알아보고, 소아 및 청소년을 대상으로 하는 기능적 뇌영상학 연구에서 특히 더 고려되어야 할 여러 조건을 알아보고자 한다. 또한 향후의 소아·청소년의 기능적 뇌영상학 연구 분야에서 연구되어야 할 내용들을 알아보고자 한다.

본론

기능적 뇌영상 기법의 종류

기능적 뇌영상 기법에는 기능적 뇌자기공명영상(functional magnetic resonance

imaging, fMRI), 양전자방출 단층촬영(positron emission tomography, PET), 단일광
자 단층촬영(single photon emission computed tomography, SPECT), 근적외분광분
석법(near infrared spectroscopy, NIRS) 등이 있다.

1) fMRI

fMRI는 소아·청소년정신의학 분야에서 현재뿐만 아니라 향후에도 가장 자주 이용
될 것으로 예상되는 기능적 뇌영상 기법이다. fMRI 기법은 사실 뇌신경의 활동 상
태를 직접적으로 얻어내는 기법은 아니다. 그 대신 뇌신경의 활동성을 반영한다고
생각하는 국소적 뇌 혈액량(cerebral blood volume, CBV), 뇌혈류(cerebral blood
flow, CBF), 또는 산소 섭취(oxygenation)의 변화에 의해 간접적으로 뇌신경 활동성
을 얻어낸다(김연희, 2000).

신경의 정보처리가 증가되면 신진대사 요구도 증가한다. 이러한 요구도를 충족
시키기 위해서는 에너지가 제공되어야 한다. 이 에너지는 혈액 내 포도당(glucose)
과 산소를 통해 세포에 전달되므로, 평상시 뇌는 필요한 만큼의 산소를 혈액 내의
옥시헤모글로빈(oxyhemoglobin)에서 공급받게 된다. 이 과정을 통해 디옥시헤모글
로빈(dioxyhemoglobin)이 생성되기 때문에, 평상시의 혈액 내에는 일정 비율의 옥
시헤모글로빈과 디옥시헤모글로빈이 존재하게 된다. 서로 다른 특성을 가지고 있는
이 두 물질의 특성이 자기공명신호 크기에 영향을 주게 되며, 결과적으로 뇌신경이
활성화된 영역은 활성화되지 않은 영역보다 큰 자기공명 신호를 발생시키게 된다
(강현수, 2007). Ogawa 등(1993)은 이를 이용하여 BOLD(blood oxygen level
dependent) 기법을 창안하여 결국 어떠한 대조 물질의 주입 없이도 CBF의 변화를
영상화하는데 성공하였고, 이후 BOLD 기법에 의한 fMRI 연구가 널리 알려지게 되
었다. 단 신호 변화의 수준이 매우 미미하므로 뇌 촬영시 매우 빨리 촬영하는 기법
의 하나인 EPI(echo-planal imaging) 방법으로 뇌를 촬영하여야 한다.

한 가지의 인지 과제 혹은 행동 과제가 있다고 하자. 이 과제를 3~6초 정도의 짧
은 시간 간격으로 반복해서 수행하게 하면 각 수행 시간에 대응하는 개별 신경활동
사건에 따른 혈류 반응들이 융합될 수 있다. 이를 이용한 분석 방식이 fMRI 방식에
서 가장 자주 이용되는 블록 디자인 방식(block design method)이다. 예를 들어 신
경심리학 검사 중의 하나인 Go-No Go 과제로 이루어지는 블록을 생각해보자. 이
블록은 Go-No Go 각 과제를 3초 1회씩 반복 실시하게 하여 30초 동안 10회가 반복
될 수 있게 구성되었다. 이 블록 전체의 BOLD 신호 평균에서 ① 휴식 기간(resting
period) 30초 동안의 BOLD 신호 평균을 감산(subtraction)하거나, ② 혹은 Go-No

Go 과제와 대조될 수 있는 과제(예 : 화면에 흰 점이 하나 나타나는 즉시 마우스를 클릭하게 하는 단순한 과제)로 이루어진 30초짜리 블록의 BOLD 신호 평균을 감산하면, 결국 Go-No Go 과제하고만 유의하게 관련되는 뇌 활성 신호가 얻어지게 된다.

반드시 블록 디자인 방식만을 적용해야 하는 것은 아니다. 사건관련 디자인 (event-related design) 방식도 가능하다. 마치 뇌파에서 사건 관련 전위(event-related potential)를 분리해내듯이 수행된 과제의 개별 수행 사건에 수반되는 BOLD 신호의 변화를 추적하는 방식이다. 블록 디자인과는 달리 순간적으로 변화하는 반응을 관찰할 수 있어 인지기능의 시간적 추이를 볼 수도 있고, 보다 복잡한 인지 요소에 대한 접근이 가능하다. 그러나 블록 디자인에 비해 실험의 효율성이 떨어져 확실한 결과를 얻기가 어려운 단점이 있다(김재진, 2007).

2) PET과 SPECT

이 방법들은 기본적으로 방사성 활성을 띤 동위원소를 포함한 표지 화합물을 이용하여 뇌의 부분적 활성화 패턴을 파악하는 방식을 취하고 있다.

PET에서 주로 이용하는 11-carbon(^{11}C), 15-Oxygen(^{15}O), 18-fluoride(^{18}F) 등은 싸이클로트론에서 생산된다. 생산된 동위원소와 리간드를 합성하여 획득된 표지 화합물을 피험자의 체내에 정맥 주입하면, 시간이 지남에 따라 동위원소들이 안정화 상태로 회귀하게 되는데 이때 양전자(positron, 보통 e$^+$로 표기됨)가 방출된다. 방출된 양전자는 신체의 전자(e$^-$)와 부딪쳐 소멸되고 이 과정에서 511KeV의 두 광자 (photon)가 방출되며, 이를 PET 스캐너가 검출한다. 두 광자가 서로 180° 반대 방향으로 방출되기 때문에, 만약 스캐너의 어느 두 지점에서 광자 방출 반응이 동시에 검출될 때는 이 두 지점을 연결한 가상의 선 안에 있는 뇌 속 어느 위치가 중요해진다. 이러한 반응들이 겹쳐지고 모이게 되면 최종적으로 스캐너에 의해 뇌영상이 재구성되는 것이다. 통상적으로 PET의 스캐너에 의해 재구성되는 뇌영상의 공간해상도는 3~5mm로, fMRI에 비해서는 낮은 편이다. 최근 PET 기기를 컴퓨터단층촬영 기기(computed tomography, CT)와 결합시킨 PET-CT가 실용화되었고 많은 병원에서 이용하고 있다.

SPECT는 PET와 같이 방사성 동위원소를 이용한다. 그러나 PET와 달리 하나의 광자만을 이용한다. 주로 technetium-99m(Tc^{99m}), iodine 123(I^{123})을 이용하며 광자에너지 역시 159KeV(I^{123}) 혹은 140KeV(Tc^{99m}) 등의 낮은 에너지를 띤다. 이러한 낮은 에너지 때문에 결국 방출된 광자가 신체를 통과하여 스캐너에 도달하기가 상당히 어려울 수 있다. 피험자의 체내에서 많은 광자들이 걸러질 수 있기 때문이다. 결과적으로 SPECT의 민감도와 공간해상도는 모두 PET에 비해 낮은 편이다.

PET 연구에서도 fMRI 연구에서와 마찬가지로 상기하였던 감산 분석(subtraction analysis)이 가능하다. 또한 다양한 화합물 및 약물 등을 이용할 수 있으므로, 그 생물학적 활성이 상당히 잘 유지되며 연구자가 연구하고 싶은 물질을 표적 연구할 수 있다는 장점이 있다.

그러나 늘 방사성 동위원소를 이용하여야 하는 것은 소아 · 청소년정신의학 영역에서 매우 주의하여야 할 사항이다. 또한 민감도 및 공간해상도가 낮게 나오게 되는 점도 반드시 고려되어야 한다.

3) NIRS

fMRI, PET, SPECT 등은 뇌 대사에 대한 좋은 정보를 제공하나 스캐너가 있는 곳까지 피험자가 이동하여야 한다. 이에 비해 NIRS는 입원한 환자 혹은 외래 환자에게 쉽게 적용할 수 있어 환자를 스캐너가 있는 검사실까지 이동하게 할 필요가 없다. 또한 뇌 조직의 산소 대사를 측정하는 방식으로 이루어진다.

두 가지 기본 원리가 중요하다. 첫째는 생체 조직이 근적외선(near infrared) 영역의 파장을 가진 빛을 잘 투과시키는 특성을 지니고 있다는 것이다. 둘째는 우리 생체 내에 산화 상태의 정도에 따라 빛의 흡수가 달라지는 색 함유 물질, 즉 발색단(chromophore)들이 존재하고 있다는 것이다. 450~700nm 영역의 가시광선은 조직 내 여러 색소에 의해 흡수되어 광선 투과 길이가 1cm를 못 넘지만, 700~1,000nm 영역의 근적외선 영역에서는 조직 투과성이 증가하여 대부분의 광선 투과 거리가 8cm를 넘는다. 이처럼 생체 조직을 통과한 빛은 흡수(absorption) 혹은 산란(scattering)되는데, 각각의 정도는 빛의 파장과 조직의 특성에 따라 다르다(박원순, 1996).

우리 뇌 속의 발색단은 산화 헤모글로빈, 탈산화 헤모글로빈 등이다. NIRS로 이들 발색단의 농도 변화를 관찰함으로써 혈액내 산소화 정도뿐만 아니라 세포내의 산소화 정도도 측정 가능하며 결국 뇌에서의 CBF, CBV 등을 계산해낼 수 있다.

초창기에는 주로 소아 · 청소년과 영역에서 주산기 가사(birth asphyxia) 및 뇌손상 여부의 판정 등에서 사용될 수 있었던 NIRS는 점차 그 적용 영역을 확대하고 있으며, 특히 두부 고정이 매우 어려운 영아 및 유아기의 소아들에게도 안정적으로 이용할 수 있다. 소아 · 청소년 정신의학영역에서도 ADHD(Weber et al., 2005), 자폐스펙트럼장애(Kawakubo et al., 2009) 등에서 NIRS를 이용한 연구 결과가 점차 늘어나고 있다.

소아·청소년 기능적 뇌영상학 영역에서 특별히 고려되어야 할 사항들

1) 소아기 혹은 청소년기의 정의

소아기 및 청소년기는 뇌의 미엘린화(myelination), 시냅스 가지치기(synaptic pruning) 등 시간 변화에 따른 뇌 구조의 변화가 매우 빠르게 진행되는 시기이므로, 뇌 기능의 변화도 매우 역동적으로 나타날 수 있다. 따라서 연구자들은 소아기 및 청소년기 피험자에 대한 연령 범위, 성적 성숙도, 학교의 학년 수준 등의 정보에 보다 신경을 써야 한다.

예를 들어 청소년 피험자를 선정한다고 할 때도 어떤 연구 팀에서는 주로 고교생 시기를 청소년으로 설정하였으며(Galvan et al., 2006), 또 다른 연구팀에서는 좀 더 어린 연령으로 제한된 피험자 집단을 청소년 집단으로 설정하였다(Gunther Moor et al., 2010). 이 같은 연구에서는 연구자들이 왜 이 연령대의 소아 혹은 청소년을 연구 집단으로 선정했는지 등에 대한 학문적 정당성을 연구에 밝혀두는 것이 바람직하다. 보다 정확하게는 피험자 집단의 사춘기적 신체 변화 수준, 사회경제학적 정보 등의 세밀한 보고가 동반되어야 한다.

2) 수면 문제

후기 소아기 및 청소년기 전반에 걸쳐 수면 문제는 매우 중요하다. 미국의 1,600여 명의 청소년을 대상으로 이들의 수면 실태를 조사하였을 때 대상자의 20%에서 거의 매일 반복되는 주간 졸음 현상이 보고되기도 하였다. 주로 사춘기의 시작 시기부터 나타나는 이러한 현상은 낮 시간 동안의 인지 행동 기능에 영향을 미칠 수 있다(Wolfson & Carskadon, 1996). 성인기의 여러 연구에서는 수면 박탈(sleep deprivation)이 보상 추구 패턴, 휴식기, 주의력, 정서 처리 시의 뇌 활성도를 변경시킨다는 보고가 있었지만(Gujar et al., 2010; De Havas et al., 2012; Chuah et al., 2010) 청소년기에서는 수면 박탈의 영향에 대한 연구 필요성이 매우 높음에도 불구하고 아직 연구 결과가 거의 보고되지 않고 있다. 따라서 소아기 및 청소년에서는 평상시의 수면의 질, 수면 시간, 낮 시간의 졸음 등에 대한 자세한 조사가 필수적이며 뇌영상 데이터의 해석에서도 이런 요인들이 영향을 미치지는 않았는지를 자세히 고려하여야 한다.

3) 소아·청소년의 인지적 수준을 고려한 자극 과제 작성

어떠한 심리적 현상 혹은 병리적 특성의 본질은 성인과 소아·청소년이 상당히 유사하겠지만, 실제로 이러한 현상을 자극 과제로 작성할 때는 소아·청소년의 특성에 맞게 자극 과제를 잘 변환시키는 것이 반드시 고려되어야 한다. 소아 혹은 청소년에게는 성인 수준에서 고안되었던 과제를 반복하는 것보다는 더 재미있고(예 : 마치 비디오 게임 비슷한 패러다임) 더 시선을 집중시킬 수 있는 자극(예 : 사람의 표정 등)을 선택하여야 한다. 쉽게 자극을 구성하는 것은 말할 나위도 없을 정도로 중요하다. 예를 들어 소아·청소년의 보상 관련 뇌 연구를 실시할 때는 강력한 보상의 하나인 상금(money) 보상을 선택하는 경우가 많은데, 상금 보상 과제의 대표적 형태인 '상금 보상 지연(monetary incentive delay, MID) 과제'(Knutson et al., 2001)를 원 형태 그대로 정확하게 시행하기 위해서는 짧게 기억해야만 하는 과제 구성 요소들이 7가지나 된다. 이 원 형태의 자극을 이용하여 청소년의 상금 보상에 대한 뇌 반응을 연구한 대표적 연구(Bjork et al., 2004)에서는 상금 보상에 대한 중변연계 영역(mesolimbic area)의 뇌 활성화 — 성인에서는 확인되었음 — 가 매우 놀랍게도 청소년에서는 나타나지 않았다고 보고한 바 있다. 그러나 원 형태의 MID 과제 자극을 청소년에 맞게 변형한 뒤에 이루어진 후속 연구들에서는 이 결과와 완전히 반대되는 결론을 제시하고 있다. 즉 청소년에서는 오히려 성인보다도 더 높은 중변연계 활성화를 보인다는 것이다. 이 같은 예에서도 알 수 있듯이, 청소년의 작업 기억(working memory)량을 고려한 자극 제작이 매우 중요하다.

4) 스캐너에 대한 탈감작 문제 : 머리 움직임, 불안감 등을 해결하기

성인기의 기능적 뇌영상 연구보다 더 신경써야 할 부분으로서 늘 고려되는 것이 스캐너 안에서의 소아·청소년의 불안감 및 머리 움직임 등의 문제이다.

아직까지 스캐너 내에서의 머리 움직임 및 불안감 등이 성인에 비해 소아·청소년에서 유의하게 증가하였다는 것을 입증한 보고는 드물지만, Galvan 등(2012)의 종설에서는 소아기부터 조기 성인기 사이의 피험자들을 대상으로 스캐너 내에서의 불안감이 연령대별로 어떻게 다른지를 조사한 내용이 보고되었다. 그 결과 성인과 달리 소아기, 조기 청소년기, 후기 청소년기에 해당하였던 피험자들은 뇌영상 스캔을 시작하기 직전에 상당한 불안감을 느꼈다고 하였다. 중요한 점은 이들의 이러한 불안감이 피험자가 착용하였던 헤드폰을 통해 연구자의 음성을 들은 뒤부터는 상당히 줄어들었으며, 스캔이 종료될 때까지 불안감이 잔존하였던 피험자는 불과 10% 정도로 줄어들었다는 것이다.

가능하다면 모형 스캐너(mock scanner)를 이용하여 실제 기능적 뇌영상 촬영을 간접 체험하게 해주는 것이 좋다. 또한 소아 및 청소년에게 뇌영상 촬영을 설명할 때는 다음의 내용들을 강조하여 쉽게 설명해주는 것이 중요하다. '이 스캐너는 일종의 카메라 같은 것이다. 아무리 카메라가 좋은 성능을 지닌다 하더라도 피사체가 조금이라도 움직인다면 결국 사진 속의 사람 얼굴이나 물건들의 영상이 흔들려서 찍힐 것이다. 그래서 머리를 움직이지 않도록 하는 것이 촬영에서 반드시 필요하다. 또한 머리 고정도 좀 더 단단히 시행하려고 한다.' 또한 촬영 과정에서 스캐너 속의 소아·청소년과 스피커를 통한 연구자의 음성을 자주 들려주거나 혹은 메모장 등으로 피험자에게 지시문을 자주 보내주는 등 연구자가 적극적인 의사소통을 시도하는 것이 중요하다.

향후의 전망

fMRI 혹은 NIRS 등의 비침습적 기법 등은 방법상의 안전성 때문에 소아·청소년 기능적 뇌영상 영역에서 점점 적용 범위가 넓어지고 있으며, 방사성 동위원소를 써야 하는 한계점을 지니고 있으나 PET, SPECT 연구 역시 특정 리간드를 이용하여 연구자가 원하는 뇌 내 특정 부위의 결합 정도 등을 관찰할 수 있으므로 소아·청소년에서도 꾸준히 이용되고 있다. 향후 소아·청소년의 기능적 뇌영상학은 어떤 방향에 초점을 맞추는 것이 필요할 것인가? 이 책의 각론에서는 소아·청소년정신의학에서의 각 질환별 연구 전망에 대한 기술이 이루어질 것이므로, 이 장의 끝부분에서는 질환별 전망은 배제하는 대신 소아·청소년 영역에서 향후에 명확히 밝혀져야 할 인지·정서 기능 및 기타 심리적 기능 영역을 제시하고자 한다.

1) 정서 및 공감 능력

그 동안 소아·청소년정신의학 영역에서는 주의력, 충동성, 반응 억제, 작업 기억, 학습 기능 등의 인지 과제에 대한 관심이 높았으며 이에 대한 행동 및 심리적 연구와 관련되는 기능적 뇌영상학 연구들도 많이 보고되었다. 이에 비해 정서 및 공감 능력과 관련되는 연구 보고는 주요 우울증, 양극성장애, 불안 장애 등의 정서 관련 질환들에 국한되어 연구되고 있었다. 최근 들어서는 소아·청소년의 외현적 장애 (externalizing disorder) 영역에서도 정서 및 공감 능력에 대한 관심이 높아지고 있다(Uekermann et al., 2010). 국내에서도 ADHD를 중심으로 얼굴·정서 인식 능력, 전반적 정서 인식 능력의 결함 등에 관한 보고가 시작되고 있다(안나영 등, 2013; 박현진 등, 2012).

특히 공감 현상은 이제 단일 차원이 아닌 다차원적 영역으로 구별되는 수준에 이르렀다. '인지적 공감'과 '정서적 공감'의 구별이 시작된 것이다. 인지적 공감이라는 것은 타인의 관점을 취할 수 있고 타인의 정서 상태 및 마음 상태를 인지적으로 파악할 수 있는 능력을 말하며, 정서적 공감이라는 것은 상대방의 감정을 자신도 느끼는 것으로 타인의 고통을 나의 고통처럼 스스로 느끼는 것이다. 이러한 다차원적 접근이 중요한 이유는 일부 정신과 질환의 인지적·공감적 능력 간에 뚜렷한 차이가 보고되었기 때문이다. 예를 들어 경계선 성격장애(borderline personality disorder)에서는 인지적 공감 능력은 유의하게 낮은 반면 정서적 공감은 일반인보다 유의하게 높았으며, 뇌영상 연구에서도 비슷한 소견이 관찰되었다(Dziobek et al., 2012). 청소년 ADHD를 대상으로 한 연구(김지은 등, 2013)에서는 ADHD 청소년에서 인지적 공감과 관련하여 안와전두영역(orbitofrontal area), 상전두영역(superior frontal area), 내측 전전두영역(medial prefrontal area) 등의 뇌 반응이 일반 청소년에 비해 유의하게 높은 반면, 정서적 공감 관련 뇌 반응에서는 유의한 차이를 보이지 않았고, 주의력 문제가 높아질수록 인지적 공감 영역의 뇌 활성화가 증가하여 인지적 공감 능력에 대한 과다 보상 기전이 나타남을 확인한 바 있다.

소아·청소년의 공감 및 정서 관련 뇌영상 연구는 향후 학교 폭력 문제, 인터넷 중독 문제, ADHD, 자폐스펙트럼장애 등 다양한 소아·청소년정신과 문제를 이해하는 중요한 연구 영역으로 자리매김할 것이다.

2) 보상 반응

소아·청소년의 학교 교육, 행동 조절, 과제 수행 등에서 적절한 보상 자극을 이용하는 것은 매우 중요하다. 특히 청소년기는 보상 자극에 대한 뇌 반응이 성인보다 훨씬 과다하게 나타난다는 사실이 계속 보고되고 있다.

소아·청소년정신의학의 영역에서도 ADHD, 주요 우울증, 양극성장애, 기타 소아·청소년 정신병리 상태에서 보상에 대한 반응이 매우 다양하게 나타나고 있음을 알 수 있다. Volkow 등(2009)은 도파민 수용체(dopamine transporter, DAT)에 결합하는 [^{11}C]cocaine과 도파민 2형/3형 수용체(D_2/D_3)에 결합하는 [^{11}C]raclopride를 이용한 PET 연구를 통해 ADHD 환자들의 도파민 보상계 뇌활성 패턴이 어떻게 다른지를 조사하여, ADHD 환자들에서 도파민 보상계가 전반적으로 저활성 상태에 놓여있음을 보여주었다. 한편 Kim 등(2013)의 연구에서는 쉬운 과제 수행에 대한 피드백(맞음/틀림), 사회적 보상(칭찬), 상금 보상을 청소년에게 제시하였을 때 일반 청소년에 비해 인터넷 중독 청소년에서 세 가지 보상 모두에 대하여 뇌 반응이 저하되어 있었다. 이처럼 소아·청소년 정신병리 집단에서 보상 관련 뇌영상 연구를 실시하게 되면, 결과적으로 보상을 이용한 치료적 혹은 행동 중재적 개입의 계획 수립에도 상당히 기여할 것이다.

비록 소아·청소년 환자를 대상으로 한 연구는 아니지만, 조기 성인기 인터넷 중독자를 대상으로 한 Dong 등(2012)의 연구는 매우 주목할 만하다. 인터넷 중독자에서는 상금을 획득할 때 긍정적 보상 관련 영역인 안와전두엽이 일반인보다 유의하게 높게 활성화되었고, 반면 상금을 잃었을 때는 위험한 상황 혹은 고통에 대한 예상 관련 영역인 전대상회(anterior cingulate cortex)의 활성화가 유의하게 떨어졌다. 즉 이들의 뇌가 즉각적 보상의 획득에는 민감하지만 이를 잃어버릴 때의 심적 손상, 고통 등에는 둔감하다는 것을 시사한다. 이러한 연구들을 소아·청소년을 대상으로 시도해본다면 이들의 정신병리적 측면뿐만 아니라 행동 조정이나 교육적인 영역에서도 매우 도움될 결과들을 얻게 될 것이다.

3) 해리현상

해리(dissociation)는 소아·청소년에서 쉽게 나타나는 현상 중의 하나이다. 현대 사회가 발전해갈수록 몇 가지 면에서 소아·청소년의 해리 상태 체험의 빈도가 증가할 것이다.

첫째, 소아기 외상후스트레스성 장애(post-traumatic stress disorder)의 측면이다. 고도로 성장한 사회에서 갑작스럽게 나타나는 사고의 빈도 증가, 위험한 자극에의 노출, 신체 폭력 혹은 성폭력 등에 대한 피해 위험성의 증가는 결과적으로 외상후스트레스성 장애의 유병률을 높이게 될 것이며, 소아·청소년에서는 해리 경험을 촉발킬 것이다. 둘째, 테크놀로지 발달의 측면이다. 3D 영화의 발달, 가상 현실 체험을 촉발하는 기술의 확산 속도는 매우 빠르며 인터넷 중독, 게임 중독 및 과사용 체험에 빠지게 되는 소아·청소년도 점차 늘어나고 있다.

공던지기 게임 과제를 이용한 Kim 등(2012)의 연구에서는 마치 자신이 공을 직접 던지듯이 마우스를 클릭하게 하고 또한 보는 시점을 이리저리 다르게 주는 조건에서(즉 마치 사이버 공간 속에 빠져들게 체험하게 할 때) 인터넷 중독 청소년들의 두정–측두–후두엽 연접부(parieto-temporo-occipital junction) 주변 영역 활성화가 일반 청소년보다 현저히 상승함을 보여주었다. 이러한 연구 등을 통해 소아·청소년의 해리 체험과 관련된 뇌영상 연구가 점차 늘어날 것이며, 이를 통해 현대의 테크놀로지 발달이 소아·청소년의 정신병리에 미치는 영향 등에 대한 이해의 폭이 넓어질 것이다.

4) 미적 체험

소아·청소년의 인지적·정서적 발달만큼 중요한 것 중의 하나는 예·체능 영역에서의 발달일 것이다. 특히 음악 및 미술 활동은 소아·청소년의 정규 교과 과목으로 일반적으로 채택되고 있다. 치료의 면에서 볼 때에도 소아·청소년정신과적 치료 이외의 치료 영역에서 미술 치료 등의 영향력은 점차 증가하고 있는 상태이다. 그러나 외국에 비해 우리나라에서는 입시 위주의 교육 때문에 이 영역에 대한 관심은 제한적이며 이에 대한 연구는 상대적으로 그다지 많이 진행되지는 않았다.

그럼에도 불구하고 현재 기능적 뇌영상학의 영역에서는 미적 경험(aesthetic experience)의 본질을 신경과학적 방법으로 해석하려 하는 신경미학(neuroaesthetics) 영역의 연구들이 활발히 전개되고 있다(손정우 등, 2013). 예를 들어 Kawabata와 Zeki(2004)는 아름다운 미적 자극을 체험할 때는 내측 안와전두엽(medial orbitofrontal gyrus) 및 미상핵(caudate nucleus) 등의 보상 뇌 시스템이 활성화됨을 보여주었다. 한편 운동감이 잘 표현된 추상화(예 : 계단을 내려가는 나부, Duchamp 등)를 감상할 때는 뇌의 MT+ 영역의 활성화가 나타난다는 보고도 있었다(Kim & Blake, 2007). 대상을 실용적 관점으로 바라볼 때보다 미적 관점으로 바라다볼 때, 좌측 외측 전전두 영역(left lateral prefrontal area)의 활성화가 나타남을 밝혀낸 연구도 있다(Cupchic et al., 2009).

이 같은 신경미학적 방법론은 소아·청소년의 예술 체험, 미적 체험에 관한 연구로 충분히 적용가능한 방법론이다. 특히 소아·청소년정신의학의 영역에서 가장 관심의 대상이 되는 연구는 자폐스펙트럼 장애(autism spectrum disorder)일 것이다. 이들 중 일부에서는 과도한 시공간 구성 능력 등이 발견되고 있으며, 독특한 디자인의 미술 작품을 생산하는 자폐적 성향의 미술가들도 보고되고 있다. Boso 등(2010)은 이들의 '중앙 응집 문제(central coherence problem)' 등이 자폐증의 천재적 능력에 끼치는 영향을 정리하여 발표하기도 하였다.

아직 이러한 특성과 관련된 기능적 뇌영상학 연구는 발표된 것이 거의 없다. 따라서 자폐스펙트럼장애의 예술적 능력에 대한 기능적 뇌영상학 연구는 활발히 이루어져야 한다고 판단된다. 이를 통해 자폐스펙트럼장애 환자들을 위한 보다 과학적인 예술 재활 요법 수립에 기여하게 될 것이다. 물론 자폐스펙트럼장애를 넘어 소아·청소년정신의학의 여러 영역에 미치는 파급 효과도 클 것으로 기대된다.

결론

소아 · 청소년 영역의 뇌기능 발달 및 소아 · 청소년정신의학 영역에서의 기능적 뇌영상학 분야에서는 침습적 뇌영상 방법도 꾸준히 적용되고 있으며, 비침습적 뇌영상 방법의 적용 영역은 훨씬 더 넓어지고 있다. 이를 통해 현재 매우 다양한 분야에서 기능적 뇌영상 연구들이 이루어지고 있다. 향후에는 그동안의 소아 · 청소년 뇌영상학 연구에서 많이 알려지지 않았던 분야들— 다차원적 공감, 보상 반응, 해리현상, 미적 경험 등 — 에서의 연구들이 보다 활발히 이루어질 수 있을 것이다. 이를 통해 소아 · 청소년 정신현상 및 정신병리의 이해와 치료적 프로그램의 개발 등에도 상당히 기여할 것으로 기대된다.

참고문헌

강현수. (2007). 기능적자기공명영상을 이용한 신경질환 임상적용. *대한임상신경생리학회지 9*, 75-82.

김연희. (2000). 재활의학 분야에서 functional MRI의 활용. *대한재활의학회지 24*, 349-362.

김재진. (2007). 뇌영상과 정신의 이해. 중앙문화사.

김지은, 손정우, 김혜리, 최상철, 전성일, 이대환, 김양렬. (2013) 주의력 결핍 과잉행동장애(ADHD) 청소년의 인지적 공감과 정서적 공감; fMRI 연구. *2013 대한소아청소년정신의학회 추계학술대회 초록집*.

박원순. (1996). Near Infrared Spectroscopy의 임상적 적용. *소아과학, 39*, 595-602.

박현진, 서완석, 성형모, 배대석. (2012). ADHD 혼합형 남아에서 정서인식 결함. *생물치료정신의학, 18*, 264-273.

손정우, 이승복, 정우현, 지상현, 정성훈. (2013). 신경미학이란 무엇인가?: 정신의학에서의 새로운 패러다임. *신경정신의학, 52*, 3-16.

안나영, 이주영, 조선미, 정영기, 신윤미. (2013). 주의력결핍 과잉행동장애의 이환 여부에 따른 얼굴표정 정서인식의 차이. *소아청소년정신의학, 24*, 83-89.

Bjork, J. M., Knutson, B, Fong, G. W., Caggiano, D. M., Bennett, S. M., Hommer, D. W. (2004). Incentive-elicited brain activation in adolescents: similarities and differences from young adults. *J Neurosci, 24*, 1793-1802.

Chuah L., Dolcos, F., Chen, A., Zheng, H., Parimal, S., Chee. M. (2010). Sleep deprivation and interference by emotional distractors. *Sleep, 33*, 1305-1313.

Cupchik, G. C., Vartanian, O., Crawley, A., Mikulis, D. J., Viewing artworks: contributions of cognitive control and perceptual facilitation to aesthetic experience. *Brain Cogn, 70*, 84-91.

De Havas, J., Parimal, S., Soon, C., Chee, M. (2012). Sleep deprivation reduces default mode network connectivity and anti-correlation during rest and task performance. *Neuroimage, 59*, 1079-1085.

Dong, G., Huang, J., Du, X. (2011). Enhanced reward sensitivity and decreased loss sensitivity in internet addictions: An fMRI study during a guessing task. *J Psychiatr Res, 45*, 1525-1529.

Dziobek, I., Preißler, S., Grozdanovic, Z., Heuser, I., Heekeren, H. R., Roepke, S. (2011). Neuronal correlates of altered empathy and social cognition in borderline personality disorder. *Neuroimage, 57*, 539-548.

Galvan, A., Hare, T. A., Parra, C. E., Penn, J., Voss, H., Glover, G. et al. (2006). Earlier development of the accumbens relative to orbitofrontal cortex might underlie risk-taking behavior in adolescents. *J Neurosci, 26*, 6885-6892.

Galvan, A., Van Leijenhorst, L., McGlennen, K. M. (2012). Considerations for imaging the adolescent brain. *Dev Cogn Neurosci, 2*, 293-302.

Gujar, N., Yoo, S., Hu, P., Walker, M. (2010). The unrested resting brain: sleep deprivation alters activity within the default-mode network. *J Cogn Neurosci, 22*, 1637-1648.

Gunther Moor, B., Van Leijenhorst, L., Rombouts, S. A., Crone, E. A., Van der Molen, M. W. (2010). Do you like me? Neural correlates of social evaluation and developmental trajectories. *Soc Neurosci, 5*, 461-82.

Kawabata, H., Zeki, S. (2004). Neural correlates of beauty. *J Neurophysiol, 91*, 1699-1705.

Kawakubo, Y., Kuwabara, H., Watanabe, K. I., Minowa, M., Someya, T., Minowa, I., et al. (2009) Impaired Prefrontal Hemodynamic Maturation in Autism and Unaffected Siblings. *PLoS ONE, 4*, 6881.

Kim, C. Y., Blake, R. (2007). Brain activity accompanying perception of implied motion in abstract paintings. *Spat Vis, 20*, 545-560.

Kim, J. E., Son, J. W., Choi, W. H., Kim, Y. R., Oh, J. H., Lee, S. B. et al. (2013). Neural responses to various rewards and feedback in the brains of adolescent internet addicts detected by fMRI. *Psy Clin Neurosci*, in press.

Kim, Y. R., Son, J. W., Lee, S. I., Shin, C. J., Kim, S. K., Ju, G. et al. (2012). Abnormal brain activation of adolescent internet addict in a ball-throwing animation task: possible neural correlates of disembodiment revealed by fMRI. *Prog in Neuro-Psychopharmacol Biol Psychiatry, 39*, 88-95.

Knutson, B., Fong, G. W., Adams, C. M., Varner, J. L., Hommer, D. (2001). Dissociation of reward anticipation and outcome with event-related fMRI. *Neuroreport, 12*, 3683-3687.

Ogawa, S., Menon, R. S., Tank, D. W., Kim, S. G., Merkle, H., Ellermann, J. M. et al. (1993). Functional brain mapping by blood oxygenation level-dependent contrast magnetic resonance imaging. A comparison of signal characteristics with a biophysical model. *Biophys J, 64*, 803-812.

Uekermann, J., Kraemer, M., Abdel-Hamid, M., Schimmelmann, B. G., Hebebrand, J., Daum, I, Wiltfang, J., Kis, B. (2010). Social cognition in attent-deficit hyperactivity disorder. *Neurosci Biobehav Rev, 34*, 734-743.

Volkow, N. D., Wang, G. J., Kollins, S. H., Wigal, T. L., Newcorn, J. H. et al. (2009). Evaluating dopamine reward pathway in ADHD. *J Am Med Assoc, 302*, 1084-1091.

Weber, P., LÜTSCHG, J., Fahnenstich, H. (2005). Cerebral hemodynamic changes in response to an executive function task in children with attention-deficit hyperactivity disorder measured by near-infrared spectroscopy. *J Dev Behav Pediatrics, 26*, 105-111.

Wolfson, A. R., Carskadon, M. A. (1998). Sleep schedules and daytime functioning in adolescents. *Neuropediatrics, 34*, 225-233.

제06장

소아정신과 장애에 대한 신경심리학적 연구

신민섭
서울대학교병원 소아정신과

서론

소아정신과에 내원하는 소아들 중에는 심리적·환경적 요인들뿐만 아니라 기질적이거나 신경학적 요인이 관여된 것으로 밝혀진 여러 가지 신경발달학적 장애를 가진 경우가 많다. 특히, 주의력결핍·과잉운동장애(ADHD), 지적장애, 자폐스펙트럼장애, 학습장애, 틱장애 등은 그 원인론에서 두뇌의 기질적인 장애나 신경생물학적 요인이 중요한 역할을 하며, 심리적이거나 환경적인 요인들이 증상의 심각성이나 지속기간, 이차적인 문제를 유발하는 것으로 간주되고 있다. 이러한 입장은 역사적인 고찰을 통해서도 알 수 있다. DSM-5(2013)에서 신경발달학적 장애로 분류된 ADHD는 '뇌손상소아증후군'이라는 개념에서 출발하여(Strauss & Lechtinen, 1947) '미소대뇌기능장애'(Minimal Brain Dysfunction, MBD)라고 불린 바 있다. 최근에는 뇌영상, 신경심리검사 등을 이용한 연구들을 통해서 조직화, 계획능력, 전략수립, 자기조절 등을 담당하는 전두엽의 실행기능상의 문제가 ADHD를 포함한 다양한 소아정신장애와 관련이 있는 것으로 밝혀지고 있다. 이러한 점들을 고려해볼 때, 소아정신장애에 대한 정확한 이해와 감별 진단을 위해서는 신경심리학적 평가가 필수적이며, 신경심리학적 연구방법은 현재 소아정신장애 연구에서 중요한 위치를 차지하고 있다.

신경심리학적 평가는 신경발달학적 장애(neurodevelopmental disorder)가 뇌의 기제와 어떻게 연관되어 있는지를 밝히는데 도움이 된다. 특히 90년대 이후 컴퓨터와 신경영상학 분야에서의 눈부신 발전에 힘입어 기능적 뇌자기공명영상(fMRI), 양전자방출 단층촬영(PET), 단일광자 단층촬영(SPECT) 등 뇌영상 기법의 뇌기능장애 진단 민감도(sensitivity)와 특이도(specificity)가 높아진 편이지만, 자료의 통계적 처리에 있어서는 여전히 실험연구 자료들에 비해 미진한 면이 있고, 뇌손상의 유무와 영역에 대한 정보 외에는 두뇌의 특정 부분의 손상이 어떠한 기능적인 결함을 초래하는지에 대한 정보 및 재활이나 치료에 필요한 정보를 충분히 제공해주지 못한다는데 주된 제한점이 있다. 반면에 신경심리학적 검사는 신경학적 미세 증상 및 그와 관련된 결함을 평가하므로 뇌영상 검사의 단점을 보완해줄 수 있어, 특히 소아정신과 영역에서 유용한 진단 평가도구라고 할 수 있다. 더불어 소아들의 인지발달 수준에 대한 정확한 평가를 통해 취약한 영역(weakness area)과 인지적 강점 영역(strength area)을 파악하여, 결함이 있는 영역의 발달과 재활을 촉진시키고 향후 심리-사회적인 적응을 돕는데 유용한 정보를 제공해줄 수 있다(신민섭, 1995).

이 장에서는 임상 장면이나 연구에서 널리 사용되는 대표적인 신경심리학적 평가도구를 소개한 후, 다양한 소아정신장애에서 보이는 신경심리학적 결함에 대한 연구결과들 및 그러한 연구들의 제한점에 대해 고찰해 보고자 한다.

본론

신경심리학적 평가도구

뇌의 기능은 매우 복잡하고 광범위하다. 때문에 어느 하나의 검사로는 기질적 장애 유무와 결함 영역을 명확하게 판단하기 어렵다. Luria는 뇌의 각 영역이 특정 행동에서 특정한 역할을 하지만 각 영역은 다른 영역들과 함께 작용하여 특정 행동을 나타내므로, 인간의 어떠한 수의적인 행동에 유일하게 관계된 단일한 뇌의 영역은 없다고 보았다(Luria, 1976; Golden, 1980). 따라서 신경심리학적 평가도 뇌의 다양한 영역을 측정하는 검사 배터리를 사용하여 전반적인 영역에 대한 평가를 하는 것이 중요하다. 현재 국내·외에서 널리 사용되고 있는 소아용 신경심리학적 평가도구들은 다음과 같다.

1) 인지기능 평가도구

인지기능은 다양한 능력들로 구성되어 있는데, 소아들의 경우에는 주로 개인 지능검사를 통해서 인지기능을 평가한다.

(1) 웩슬러 지능검사

웩슬러 지능검사(Wechsler Intelligence Scale)는 인지적 능력을 평가하는 검사이기는 하나, 신경심리학적 평가에서도 중요한 기능을 한다. 소아의 언어적, 비언어적 인지능력뿐만 아니라 시각–운동 협응능력, 학습능력, 친숙하지 않은 과제의 해결 및 추상적 사고력 등을 평가할 수 있기 때문에 특히 학령기 소아들의 뇌기능장애를 평가하는데 매우 민감한 검사이다. 소아용 웩슬러 지능검사는 검사의 구성과 평가치 산출 방식에서 많은 변화가 있었으며, 현재 우리나라에서는 KEDI-Wechsler Intelligence Scale for Children, Revised(KEDI-WISC: 박경숙 등, 1991), K-WISC-III (곽금주 등, 2001), K-WISC-IV(곽금주 등, 2011) 등이 사용되고 있다.

가장 최근에 한국 표준화 연구가 이루어진 K-WISC-IV는 이전 검사와는 달리 언어성 지능, 동작성 지능이 산출되는 대신에 '언어이해', '지각추론', '작업기억', '처리속도'라는 네 가지 지표점수가 산출된다. 또한 처리속도 지표와 더불어 작업기억 지표 점수가 추가되면서 ADHD나 학습장애 소아들이 보일 수 있는 신경심리학적 문제를 더욱 민감하게 평가할 수 있게 되었다.

(2) 한국판 소아용 카우프만 검사(K-ABC)

K-ABC는 2세 6개월부터 12세 6개월까지의 소아들을 대상으로 지능과 습득도를 평가하기 위해 개발된 소아용 지능검사로 문수백과 변창진(1997)이 한국 소아를 대상으로 표준화 연구를 수행하였다. 총 16개의 소검사로 구성되어 있지만 소아의 연령에 따라 실제로 실시되는 소검사 수가 달라진다. 좌반구 기능과 관련된 순차처리(sequential processing), 우반구와 관련된 동시처리(simultaneous processing), 학업성취를 반영해주는 습득도(achievement), 그리고 지능을 반영해주는 인지처리(mental processing)의 네 가지 척도 점수가 산출된다.

(3) 한국판 라이터 비언어성 지능검사(K-LEITER-R)

라이터 비언어성 지능검사(Leiter-R)가 개발된 목적은 전통적인 지능검사로 신뢰도가 높고 타당하게 평가할 수 없었던 소아들의 지적 능력, 기억력 및 주의력을 신뢰도가 높고 타당하게 평가하기 위한 비언어적 측정 도구를 구성하기 위한 것이다. 특히 Leiter-R은 이중 언어 환경에서 자란 소아나 의사소통 장애를 지닌 소아, 청각적 장해 및 운동 장해, 외상성 뇌손상, 주의력결핍장애 및 특정 형태의 언어적 장해를 가지고 있는 소아에게 사용될 수 있다. 신민섭과 조수철(2008)이 한국판 라이터 비언어성 지능검사(K-Leiter-R)의 표준화 연구를 수행하였다. K-Leiter-R은 시각화, 유추 및 공간능력을 평가하는 9개의 소검사로 이루어진 '시각화 및 추론'(VR) 검사 집, 주의력과 기억력 등의 인지적 처리과정과 관련된 10개의 소검사로 이루어진 '주의력 및 기억력'(AM) 검사집으로 구성되어 있다. VR 검사집을 통해 일반적 지능이 산출되며, AM 검사집은 주로 주의력과 기억 기능을 다각적으로 평가함으로써 학습 장애와 ADHD 진단을 위해 사용될 수 있다.

2) 실행기능 평가도구

실행기능은 고위 인지처리 과정으로서, 적절한 문제해결 전략을 세우고 유지하는데 필요한 기능으로 계획능력, 작업기억, 충동억제 및 행동억제, 인지적 유연성, 그리고 행동을 산출하고 감독하는 목적지향적인 행동을 포괄하는 개념이다(Stuss & Knight, 2013). 또한, 여러 가지 복잡한 정보를 가용한 상태로 활성화시켜 머릿속에서 유지하며 동시에 처리하는 작업기억력, 목표에 맞게 자신의 행동을 조율하고 감독하는 능력과 오류를 확인하고 수정하는 능력(self-correction)도 실행기능의 중요한 측면으로 볼 수 있다. 이는 주로 뇌의 전전두엽이 담당하고 있다.

(1) 위스콘신 카드 분류 검사

위스콘신 카드 분류 검사(Wisconsin Card Sorting Test, WCST)(Grant & Berg, 1948)는 전두엽의 실행기능을 평가하는 대표적인 검사다. 6세 6개월 이상부터 실시할 수 있는데, 전산화된 WCST에서는 컴퓨터 화면에 1장의 기준카드와 4장의 반응카드가 제시된다. 소아는 분류기준(색깔, 모양, 개수)에 따라 1장의 반응카드를 선택해야 하며, 선택한 카드가 분류기준에 맞는지 여부에 대한 피드백을 받게 된다. 10장의 반응카드를 연속적으로 올바르게 분류하면 추가적인 설명 없이 분류기준이 색깔-모양-개수의 순서로 변화하게 되며, 소아는 '맞다-틀리다'라는 피드백만으로 분류기준의 변화를 인식해야 한다.

(2) 소아 색 선로 검사

임상 및 연구 장면에서 전두엽의 실행기능을 측정하기 위해 오랫동안 사용되어온 선로 잇기 검사(Trail Making Test, TMT)를 성공적으로 수행하기 위해서는 영어 알파벳에 대한 지식이 필요하므로, 연령이 어리거나 정규교육을 제대로 받지 못한 비영어권 소아들, 특정 읽기장애를 가진 소아의 경우에는 수행 시 불이익이 있게 된다. 이러한 문제점을 해결하기 위해 소아 색 선로 검사(Children's Color Trail Test, CCTT)는 언어적 능력이 수행에 미치는 영향력을 최소화하도록 고안된 검사이며,

국내에서도 5~15세 소아를 대상으로 표준화 작업이 이루어져 있다(신민섭, 구훈정, 2006). CCTT-1에서는 소아에게 1~15까지의 숫자가 적힌 원을 순서대로 빠르게 선으로 연결해야 한다고 지시한다. CCTT-2에서는 각 숫자가 두 번씩 하나는 분홍색 원에, 하나는 노란색 원 안에 제시되어 있는데, 소아는 숫자의 순서를 유지하되 분홍색 원과 노란색 원을 번갈아 가면서 숫자가 쓰인 원을 빠르게 연결해야 한다.

(3) 스트룹 소아 색상-단어 검사

스트룹 소아 색상-단어 검사(STROOP Color And Word Test-Children's version)는 경합하는 반응이 존재할 때 이를 억제하고 간섭을 감소시키기 위해 주의전략을 발휘하는 실행기능을 평가하는데 유용한 검사이다. 색상을 지칭하는 단어를 읽는 것보다 색상의 색깔을 말하는 것이 항상 더 느리다는 실험심리학자의 연구를 바탕으로 Charles Golden(1978)가 스트룹 검사를 개발하였고, 5~14세 소아를 대상으로 한국 표준화 작업이 이루어졌다(신민섭, 박민주, 2007). 소아용 스트룹 검사는 ADHD, 학습장애, 자폐스펙트럼장애, 틱장애 등 여러 가지 소아기 신경발달학적 장애를 진단하고 신경심리학적 결함의 정도를 평가하는데 유용하게 사용될 수 있다.

(4) 레이-오스테리스 복합 도형 검사

레이-오스테리스 복합 도형 검사(Rey-Osterrieth Complex Figure, ROCF)는 뇌손상 환자의 지각적 조직화와 시각적 기억력을 평가하기 위한 목적으로 고안되었다. 1944년 Paul Osterrieth가 검사의 실시절차를 표준화하고 성인과 소아의 규준자료를 산출하였으며, 국내에서는 5~14세 연령 범위의 소아·청소년들을 대상으로 신민섭 등(2009)이 표준화 연구를 수행하였다. ROCF는 계획능력과 조직화 능력뿐만 아니라 시각적 기억능력, 시각-운동 협응능력에 대한 다양한 정보를 제공해준다.

(5) 유창성 검사

언어유창성과 범주유창성은 특정 범주 내 단어를 나열하는 전략수립능력을 반영하는 것으로 이 역시 전전두엽 기능과 관련되는 것이다. 언어유창성은 'ㄱ, ㅅ, ㅇ' 검사로 1분 동안 소아가 말할 수 있는 최대한의 단어를 말하도록 하는 것이고, 범주유창성 검사는 '동물 이름 말하기' 검사이다. 이 두 검사 모두 동일한 단어를 반복하는 보속오류와 다른 범주의 단어를 말하는 침입오류(intrusion error)를 평가한다.

3) 기억력 평가도구

(1) 소아용 Rey-Kim 기억검사

소아용 Rey-kim 기억검사는 언어기억검사인 K-Auditory Verval Learning Test(K-AVLT)와 시각기억검사인 K-Complex Figure Test(K-CFT)의 두 소검사로 구성되어 있다. 언어기억 검사 AVLT는 총 15개의 단어들을 반복학습 시킨 후 이 단어들에 대한 기억력을 평가한다. 검사는 5번의 반복시행, 지연회상, 지연재인 순서로 실시한다. 반복시행의 결과로 얻어지는 학습곡선은 기억장애의 진단에 유용하다. 시각기억 검사인 K-CFT는 복잡한 도형을 제시하여 그리게 한 후, 이 도형에 대한 기억이 얼마나 잘 형성되었는지를 평가한다. 검사는 그리기 시행, 즉시회상, 지연회상 순서로 실시하며, 점수를 모두 합산하여 기억지수(MQ)가 산출된다.

작업기억력은 정보를 일시적으로 기억하면서 동시에 이 정보를 조작하거나 처리하여 결과를 산출해 내는 능력으로 주의집중력, 정신적인 통제능력, 추론능력을 포함한다. K-WISC-IV의 '작업기억 지표' 점수는 소아의 작업기억 능력의 측정치로서, 순차연결과 '숫자따라하기'가 핵심 소검사이다. 최신 연구에 따르면 작업기억력은 성취 및 학습과 밀접하게 관련되어 있다(신민섭 등, 2012).

4) 주의력 평가도구

연속 수행 검사(Continuous Performance Test, CPT)가 각성도나 주의집중력을 객관적으로 측정하는 가장 대표적인 검사이다. CPT에서는 특정한 기호, 숫자, 문자를 짧은 시간 동안 컴퓨터 화면에 제시하거나 들려준 후, 소아에게 미리 지정된 표적자극이 나올 때마다 빠르게 반응을 하도록 지시한다. 정반응 수와 누락 오류는 지속적 주의력을, 오경보 오류는 주의집중력과 인지적 충동성, 반응억제 능력 등을 나타내준다. CPT는 ADHD 소아의 임상적 진단과 치료효과의 평가에 많이 이용되고 있다. 국내외에서 개발된 다양한 CPT가 있으며, 한국소아들을 대상으로 연령별 규준이 표준화된 CPT로는 Advanced Test of Attention(ATA: 홍강의 등, 2010)가 있고, Comprehensive Attention Test(CAT: 대한소아청소년정신의학회, 유한익 등, 2007)도 CPT를 포함하고 있다. CAT는 CPT를 통해 측정할 수 있는 단순선택주의력 외에 억제지속주의력, 간섭선택주의력, 분할주의력, 작업기억력을 함께 측정할 수 있도록 총 6개의 소검사로 구성되어 있다.

5) 시각-운동 협응 평가도구

Grooved Pegboard Test(Ronald Trites, 1989)와 Perdue Pegboard Test(Joseph

Tiffin, 1948)가 소아의 시각-운동 협응능력을 평가하기 위해 사용될 수 있다. Pegboard Test는 여러 개의 홈이 있는 판과 홈에 맞는 핀으로 구성되어 있는데, 소아는 가능한 빠르게 핀을 홈에 끼워 넣어야 한다. 손의 기민성과 시각-운동 협응능력을 평가할 수 있다.

소아정신장애에 대한 신경심리학적 연구

본고에서는 주의력과 정보처리속도, 실행기능 및 작업기억력, 그리고 시각-운동 협응능력 상에서 ADHD, 자폐스펙트럼장애, 학습장애, 뚜렛장애 소아들이 보이는 신경심리학적 결함에 대한 연구결과를 간단히 고찰해보고자 한다.

1) 주의력 및 정보처리 속도

연속수행과제(CPT)는 표적 자극에 대한 지속적 주의력와 억제능력을 평가하는 과제로, ADHD 소아들은 부주의하고 충동적인 특성으로 인해 CPT 수행 시 정반응 속도가 느리고 누락 오류와 오경보 오류를 많이 보이는 것으로 보고되었다(Berger & Cassuto, 2014). 하지만 CPT는 난이도가 쉬운 편이므로 연령이 많거나 지능이 높은 소아들에서는 변별력이 떨어지기 때문에 정보처리 부하량이 많은, 즉 작업기억력이 부하된 과제가 ADHD 소아를 변별하는데 효과적이라는 의견도 제시되었다(김미연 등, 2004; 신민섭 등, 1990; 정경미 등, 1991). 이러한 결과들은 CPT와 같은 연속수행과제가 ADHD를 진단하는 데 도움은 되지만 ADHD 감별 진단에 절대적 기준은 되지는 않음을 시사한다(조민경, 곽호완, 2010; Cohen & Shapiro, 2007). 특히, CPT에서의 오경보 오류는 주의력뿐만 아니라 동기 문제와도 관련이 있기 때문에, 높은 오경보 오류만으로는 ADHD 진단을 뒷받침하는 강력한 증거가 될 수 없다. ADHD 진단을 받은 소아들이라 할지라도 지능 수준, 그리고 지각과 청각의 자극 속성의 차이가 CPT 수행 결과에 영향을 미칠 수 있기 때문에 CPT 결과에 입각해서 부주의 및 충동성 여부를 판단하는데는 충분한 고려와 주의가 필요하다(정선녀, 정승아, 2009).

주의과정에 대한 대부분의 연구들은 주로 시각 정보처리 과정만을 대상으로 하였고 청각 정보처리 과정에 대한 연구는 상대적으로 적은 편이다. 하지만 시각 과제에 비해 청각 과제가 더 높은 변별력과 더불어 부가적인 정보를 제공해주며, 소아의 일상적인 학습 환경과 밀접하게 관련 되어 있다는 측면에서 청각 주의력에 대한 관심이 증가되었다(Aylward, Brager, Harpet, 2002). 하지만 최근 진행된 연구에서는 청각 과제보다는 시각 과제가 더욱 ADHD와 밀접한 관련이 있음을 제시해주기도 하였다. Berger 등(2014)은 ADHD로 진단받은 133명의 소아와 43명의 통제집단 간의 CPT 과제 수행을 비교하였는데, 시각적 주의분산 과제가 ADHD 소아의 시각적 주의력의 손상을 의미있게 설명해주는 것으로 나타났다. 반면에 국내 연구(신민섭 등, 2000)에서는 시각적 주의력을 평가하는 CPT에 비해 청각적 주의력을 평가하는 CPT가 더 난이도가 어려운 것으로 나타났으며, 연령이 많거나 지능이 우수한 ADHD 소아를 평가하는 데는 청각적 CPT가 더 유용할 가능성을 시사해 주었다. 최근에 ADHD 소아의 주의력 과제 수행에 관해 316개 논문의 메타분석 연구가 진행되었는데(Rapport, 2013), CPT에서 정반응을 하는데 걸리는 정보처리속도에서의 변산성이 ADHD 집단에서 일관성있게 나타나는 것으로 밝혀졌다. 하지만 이러한 결과는 ADHD 외의 다른 장애에서도 나타날 수 있기 때문에 CPT를 ADHD 확진하는 진단 도구로 사용해서는 안 된다고 지적하였다.

변화맹시(change blindness)는 주위 환경의 변화를 탐지하지 못하는 것으로 시각적 장면에서 주목할 만한 변화가 일어났음에도 이를 감지해내지 못하는 현상을 말한다. ADHD 소아는 주변의 자극을 주의 깊게 탐색하는데 문제가 있기 때문에, 변화맹시 현상을 잘 드러내 주는 과제를 개발하면 주의력결함이 있는 소아를 선별하는 데 유용하게 사용될 수 있다. 이에 이수경, 박경, 곽호완 등(2012)이 연구를 수행한 결과, 일반 소아집단과 ADHD 소아집단을 변별해 주는 가장 유용한 지표는 변화맹시 과제에서 반응시간의 표준편차이며, 이 지표가 ADHD 집단을 진단하는데 절대적인 기준이 될 수는 없지만 진단의 정확도를 높이는 하나의 보조 수단으로 사용될 수 있음을 제안한 바 있다.

회귀억제는 주의가 한 번 주어졌던 위치에 주의가 다시 가지 않도록 막는 억제기제를 일컫는 용어이다. 즉 단서와 목표자극 간에 일정 시간이 지나면 단서가 주어지지 않았던 위치에 목표자극이 나타났을 때보다 단서가 주어졌던 위치에 목표자극이 나타났을 때 반응 시간이 더 많이 소요되는 현상을 말하며, 이는 효과적인 환경탐색을 위해 필수적이다(송현주 등, 2004). 왜냐하면 회귀억제가 적절하게 기능하지 않는다면 효과적인 시각정보처리를 할 수 없기 때문이다. Li 등(2003)은 11명의 ADHD 소아와 12명의 정상통제집단을 대상으로 회귀억제 결함을 연구하였는데, 두 집단 모두 회귀억제를 보이기는 하였지만 ADHD 집단의 회귀억제의 크기가 정상집단에 비해서 작은 것으로 나타났다. 송현주 등(2004)에 따르면, ADHD 소아들 중에서 회귀억제 결함을 보이는 하위집단이 존재하며, 이 하위집단은 상대적으로 심한 주의력 결함을 가지는 것으로 나타났다. 이러한 결과는 임상장면에서 정서적 문제에서 기인된 주의산만한 행동과 기질적인 문제에 기인된 주의력결핍·과잉운동장애를 구분할 때, 회귀억제 기제가 ADHD 소아를 감별진단하는 데 중요한 지표가 될 수 있음을 시사해주었다.

뚜렛장애 소아들도 CPT 반응시간에서 일관적으로 문제가 있음이 시사되었다. 즉 뚜렛장애 소아는 CPT 검사에서 예상보다 의미있게 더 느린 수행을 보여 지속적 주의력 문제가 시사되었다(Shucard et al., 1997).

2) 실행기능 및 기억력

자폐스펙트럼장애 소아들의 실행기능에 결함이 있다는 사실이 선행연구들에서 제시되었다. Lien 등(2011)은 WCST 수행상에서 정상 소아와 자폐성 범주에 있는 소아들의 차이를 비교하였는데, 정상발달 소아에 비해 자폐 소아들은 주의를 전환(set shifting)하지 못하고 보속오류(perseverative errors)를 많이 범하는 것으로 나타났다. 이는 김도연과 한소희(2005)의 연구결과와도 일치하는 것으로, 과제수행 시 보속반응이 많은 것은 자폐장애 소아들의 문제해결 방식이 경직되어 있고 융통성이 없는 면을 시사해준다. 또한 자폐장애집단은 ROCF로 측정한 복잡한 도형을 모방하는 능력에서는 통제집단과 유사하였지만, 도형에 접근하는 방식에서 조직화능력이 부족했고 전체적인 도형보다는 세부에 초점을 두는 경향이 있었다(신민섭, 박혜근 등, 2002). 하지만 스트룹검사나 WCST와 같은 실행기능 검사들이 아스퍼거 집단과 정상 집단간의 유의미한 차이를 보여주지 못한다는 비일관적인 결과도 보고되었다.

실행기능의 결함은 ADHD의 핵심적인 특성으로 많은 연구가 이루어져왔다 (Barkley, 1997, 2003; Pennington & Ozonoff, 1996; Willcutt, Doyle, Nigg, Faraone, & Pennington, 2005).

ADHD와 실행기능 간의 관련성을 밝히고자 하는 많은 선행연구들은 계획능력, 작업기억력, 언어적 유창성, 탈억제(disinhibition) 문제가 ADHD의 과잉행동, 부주의, 충동성과 같은 증상과 관련이 있음을 보고해주었다. ADHD 소아와 정상 소아의 ROCF 검사 수행을 비교한 결과에서도 ADHD 소아들이 시공간 조직화 능력 및 시각적 기억력이 저조한 것으로 나타났다(정은경 등, 2003; 신민섭 등, 2003, 2006). 이러한 ADHD 소아의 빈약한 조직화 능력은 주의력 뿐 아니라 충동통제 및 계획능력 등의 실행기능 결함과도 관련되어 있다. 또한 도형 모사 시 정상 소아보다 지각적 왜곡과 관련된 회전이나 결합오류보다는 보속오류를 더 많이 범했다는 점은 ADHD 소아의 저조한 시지각 구성능력이 실행기능 결함과 관련되었을 가능성을 지지해준다. 또한 pennington 등(1996)이 18개의 신경심리검사를 사용해서 ADHD 소아의 수행특성을 분석한 결과, 유창성검사와 WCST는 ADHD에 대한 민감도가 다소 떨어지는 것으로 나타난 반면, 하노이탑 과제, 스트룹, 선로잇기 검사-B형, 그리고 Go-No-Go 검사가 ADHD에 대한 민감도가 높은 것으로 나타났다.

Barkley(1996, 2006)는 실행기능 중 특히 억제능력의 결함이 ADHD의 주된 증상이라고 보았다. 즉 ADHD 증상은 행동 억제능력의 결함에서 기인된 실행기능의 문제로 볼 수 있는데, ADHD 부주의형에서는 실행기능의 결함이 두드러지지는 않아 ADHD 부주의형과 혼합형은 실행기능의 관점으로 볼 때, 질적으로 다른 장애라고 설명하기도 하였다(Milich et al., 2001, Barkley, Dupaul, & McMurray, 1990). Nigg, Blaskey, Huang과 Rappley(2002)는 계획능력에서는 두 집단 간의 차이를 발견하지 못했지만 ADHD 혼합형 남아들이 ADHD 부주의형 집단에 비해 반응억제 능력의 결함이 심하다는 결과를 보여주었다. 그러나 부주의형이 주의전환 능력과 계획능력에 어려움이 있음을 보고하여 ADHD 부주의형이 실행기능상의 문제가 없다는 Barkley 등(1990)의 의견을 반박하기도 하였다. 안정광, 신민섭(2010)의 연구에서는 ADHD 혼합형과 부주의형에서 모두 억제능력의 결함이 있는 것으로 밝혀지면서, ADHD 혼합형만이 억제능력의 결함이 있다는 선행 연구들과는 다른 결과를 얻었다. 이 연구에서는 시지각적 조직화 능력과 관련된 ROCF 검사 수행을 비교하였는데, 두 집단 모두 모사조건, 즉시회상 조건, 지연회상 조건에서 부진한 수행을 보여, 유의미한 차이가 나타나지는 않았고 주의력 과제에서도 하위 유형 사이의 유의미한 차이는 없었다. 하지만 ADHD의 부주의형 소아들이 KEDI-WISC 기호쓰기 소검사에서 더 양호한 수행을 보였으며, 이는 ADHD 혼합형 소아들의 경우, 부주의형에 비해 더 충동적인 특성에 기인된 결과일 가능성이 있다.

ADHD에 대한 선행 신경심리학적 연구결과들은 ADHD의 핵심 증상이 전두엽의 기능장애에서 기인될 가능성을 시사해주었다(Sergeant, 2000; Sonuga-Barke, 2005). 하지만 이러한 연구들이 항상 일관적인 결과를 보여준 것은 아니다. ADHD의 하위 유형이나 공병률이 높은 품행장애, 적대적 반항장애, 학습장애, 정서문제를 동반하는지의 여부, 신경심리학적 평가도구 종류에 따라 다른 결과가 나타나기도 하기 때문에 ADHD의 고유한 신경심리학적 특성을 규명하는 것은 쉽지 않다. 무엇보다 ADHD 집단에서 결함이 있는 것으로 가정된 안와–전두–선조체 부위(Orbital-Frontal-Striatal region)는 신경심리검사에서 평가되기 어렵고 그러한 영역의 장애는 특정 신경심리검사보다는 적응행동과 사회적 기능상의 결함으로 더 잘 나타나기 때문에 ADHD 소아들이 여러 신경심리검사 반응상에서 비일관적인 결과를 보이기도 한다. 그럼에도 불구하고 ADHD에 대한 신경심리학적 연구결과들은 ADHD의 이해와 진단, 치료에 있어 유용한 측면이 많다.

성형모와 박형배(2000)는 뚜렛장애와 ADHD 소아집단 간의 실행기능을 비교하였는데, 뚜렛장애에 비해 ADHD집단에서 더 현저한 실행기능 이상을 보이는 것으로 나타났다. 이러한 실행기능상의 차이는 두 질환이 서로 다른 병태생리를 가질 가능성을 시사해주었다. Lin 등(2012)은 틱증상이 수반된 ADHD 소아(ADHD tic)와 틱증상이 수반되지 않은 ADHD 소아(ADHD only)집단 간의 실행기능 차이를 캠브리지 신경심리검사(CANTAB)를 사용하여 비교하였다. 그 결과 ADHD tic집단과 ADHD 단독집단이 정상 소아집단에 비해서는 저조한 수행을 보였지만 두 집단 간에 실행기능상 유의미한 차이가 발견되지 않았다. 이러한 결과는 ADHD에 기인된 실행기능 결함에 더하여 틱증상이 부가적으로 더 결함을 유발하지는 않음을 시사하는 것으로 해석되었다. ADHD 단독집단은 정상 소아집단에 비해 부진한 시각적 단기 기억력을 보였고, ADHD tic집단은 정상집단보다 부진한 지속적 주의력과 시공간 단기 기억력을 보였다. 틱이 수반되거나 수반되지 않은 ADHD집단 모두 시공간 작업 기억력이 요구되는 과제에서 정상 소아집단에 비해 덜 정확한 반응을 보였다. 계획능력에서는 ADHD tic집단이 가장 저조한 수행을 보이는 것으로 나타났다.

읽기장애 소아는 해부호화 기술의 발달이 정상 소아에 비해 느리고, 작업기억 용량이 부족한 것으로 보고되었다(원호택, 신민섭, 송종용, 2000). 또한 수학 학습장애가 실행기능 및 작업기억 용량의 차이에 기인될 수 있다는 주장도 있다. Rubinsten과 Henik(2009)은 두정엽의 수처리 기능에만 선택적으로 기능 부전이 있는 경우에는 순수한 발달적 난산증을 보이지만, 인지기능을 담당하는 기타 영역에서 기능장애가 존재할 경우에는 독서능력 저하나 ADHD와 동반장애가 공존하는 여러 유형의 수학 학습장애를 보일 수 있다고 주장하였다. 때문에 읽기장애나 수학 학습장애의 원인을 찾고 치료적 개입을 위해서는 지능검사뿐만 아니라 작업기억력 검사를 포함한 신경심리검사가 필요하다(Greary et al., 2009; Murphy et al., 2007).

3) 시각-운동 협응

뚜렛장애 소아들은 시각-운동 협응을 요하는 과제에서 부진한 수행을 보인다. 이러한 운동과 감각 과제에서 부진한 수행은 미세한 운동영역에서의 문제를 반영한다. 즉 뚜렛장애 소아는 정상 지능이라 할 지라도 시각-운동 통합 과제에서 종종 결함을 보이며, 지속적 주의집중에서 문제를 보이기도 한다. 뚜렛장애에 대한 최근 신경심리학적 연구들에서는 지속적 주의력 및 충동조절 능력, 계획력, 조직화능력, 인지적 유연성, 시각-운동 협응과 구성능력 등 실행기능에 초점을 맞추는 경향이 있다(황준원, 조수철, 2005).

Cohen 등(2012)에 따르면 신경심리학적 평가 및 신경영상학적 평가결과, 뚜렛장애 환자들은 소아기에 미상핵 부피(caudate nucleus volume)가 더 작은 것으로 나타났고 어린 시절에 틱증상의 강도가 심할수록 미세 운동기능을 측정하는 Perdue

Pegboard 검사에서 더 부진한 수행을 보이는 것으로 나타났다. Perdue Pegboard 검사에서 부진한 수행은 복잡한 시각적 과제에서의 결함을 의미하고 기저핵에 의해 매개되는 시각-운동 협응의 문제를 나타내므로 뚜렛장애의 감별진단 시, 시각-운동 협응 영역에서의 결함을 주의 깊게 볼 필요가 있다.

결론

신경심리검사는 소아정신장애를 진단하고 평가하는데 있어서 유용한 도구임에는 틀림이 없다. 또한 신경심리검사를 이용한 연구들은 다양한 신경발달학적 장애 및 소아정신장애의 병태생리를 규명하고 소아의 신경심리학적 결함 영역과 강점 영역을 파악하여 최적의 치료적 개입을 제공함으로써 소아의 발달과 심리-사회적인 적응을 돕는데 기여할 수 있다. 하지만 아직까지 신경심리검사들이 다양한 소아정신과장애에서 보일 수 있는 신경심리학적 결함을 분명하고 일관성 있게 평가해주지 못하고 있다. 그러한 이유는 아마도 뇌의 복잡성 및 가소성에 따라 관련된 영역을 몇 가지 신경심리학적 도구만으로 명확하게 측정하는 것이 상당히 어려우며, 현재 사용되고 있는 신경심리검사가 성인용으로 먼저 개발된 후 소아용 버전이 개발된 것이므로 신경심리학적 기능을 민감하게 평가하지 못할 가능성이 있다. 앞으로는 보다 신뢰도가 높고 타당한 소아용 신경심리 평가도구가 개발될 필요가 있으며, 뇌영상연구와 신경심리검사결과 간의 관계를 알아보는 연구가 이루어져야 할 것이다. 더 나아가 약물치료, 인지치료, 행동치료와 같은 치료적 개입 효과를 신경심리 검사를 통해 규명하는 연구가 이루어져야 할 것이다.

참고문헌

곽금주, 오상우, & 김청택. (2011). *K-WISC-IV*. 서울: 학지사심리검사연구소.

곽금주, 박혜원, & 김청택. (2001). *K-WISC-III*. 서울: 특수교육.

김도연, 한소희. (2005). 고기능 자폐아의 집행기능과마음의 이론에 관한 특성 연구. *유아특수교육연구*, 5, 25-45.

김미연, & 김은정. (2004). 주의력 진단 검사의 제시순서와 난이도에 따른 주의력 결핍 과잉행동 장애의 주의 특성. *한국심리학회지: 임상*, 23, 1085-1108.

문수백, 변창진. (1997). *K-ABC*. 서울: 학지사.

박경숙, 윤점룡, 박효정, 박혜정, 권기욱. (1991). *KEDI-WISC 검사요강*. 서울.

박혜연, 김다정, 신민섭, 조수철. (2011). *자폐장애*. 서울: 학지사.

성형모, 박형배. (2000). 뚜렛장애와 주의력결핍·과잉운동장애 아동의 실행기능비교. *신경정신의학, 39*, 610-9.

송현주, 권미경, 오경자, 김민식, 하은혜, 송동호, & 신민섭. (2004). ADHD 아동의 회귀억제 결함. *한국심리학회지 임상, 23*, 243-251.

신민섭. (1995). 소아정신과 장애 아동의 신경심리학적 평가. *수면-정신생리, 2*, 115-128.

신민섭, 구훈정. (2007). *아동 색 선로 검사 실시요강*. 서울: 학지사심리검사연구소.

신민섭, 구훈정, 김수경. (2009). *레이–오스테리스 복합 도형 검사 한국판 발달적 채점 체계*. 서울: 마인드프레스.

신민섭, 도레미, 최지윤, 안현선. (2012). *WISC-IV 임상 해석*. 서울: 시그마프레스.

신민섭, 박민주. (2007). *스트룹 아동 색상-단어 검사 실시요강*. 서울: 학지사심리검사연구소.

신민섭, 조수철. (2010). *한국판 라이터 비언어성 지능검사 전문가 지침서*. 서울: 학지사심리검사연구소.

신민섭, 오경자, & 홍강의. (1990). 주의력결핍·과잉운동장애 아동의 인지적특성. *소아청소년정신의학, 1*, 55-64.

신민섭, 조성준, 전선영, 홍강의. (2000). 전산화된 주의력장애 진단시스템의 개발 및 표준화 연구. *소아청소년정신의학, 11*, 91-99.

안정광, 신민섭. (2010). ADHD 하위유형에 따른 실행기능 비교. *한국심리학회지: 일반, 29*(4), 959-973.

원호택, 신민섭, 송종용. (2000). 직업기억과 해부호화 기술이 한글 읽기장애에 미치는 영향. *한국심리학회지: 임상, 19*(4), 771-792.

유한익, 이중선, 강성희, 박은희, 정재석, 김붕년, & 이영식. (2009). 국내 아동 및 청소년 주의력 평가를 위한 종합주의력검사의 표준화 연구. *소아청소년정신의학, 20*(2), 68-75.

이수경, 박경, 곽호완. (2012). ADHD 아동의 주의력 결함 판별을 위한 웹-기반 신경심리 연구. *한국심리학회지: 임상, 31*(1), 203-216.

정경미, 오경자. (1991). 과제유형과 피이드백(feedback) 이 주의력결핍 과잉활동아의 주의과정에 미치는 효과. *한국심리학회지: 임상, 10*(1), 217-230.

정선녀, 정승아. (2009). ADHD로 진단된 아동의 ADS 및 KEDI-WISC 의 반응 특성. *한국심리학회지: 임상, 28*(1), 137-151.

정은경, 안동현, 김재환. (2003). ADHD 아동의 Rey-Osterrieth Complex Figure 검사 수행 특성. *한국심리학회지 임상, 22*(1), 173-185.

조민경, 곽호완. (2010). 변화맹시과제 제시방법에 따른 성인 ADHD 성향군의 주의력 결함. *한국심리학회지 인지 및 생물, 22*(3), 355-368.

황준원, 조수철. (2005). *자폐장애.* 서울: 서울대학교출반부.

홍강의, 신민섭, 조성준. (2010). 주의력장애 진단시스템 사용설명서. 서울: (주)브레인메딕.

American Psychiatric Association. (2013). *DSM-5 Diagnostic and Statistic Manual of Mental Disorder. Fifth Ed.*

Aylward, G. P., Brager, P. & Harper, D. C. (2002). Relations between visual and auditory continuous performance tests in a clinical population: a descriptive study. *Developmental neuropsychology, 21*, 285-303.

Barkley, R. A., DuPaul, G. J. & McMurray, M. B. (1990). Comprehensive evaluation of attention deficit disorder with and without hyperactivity as defined by research criteria. *Journal of consulting and clinical psychology, 58*, 775.

Barkley, R. A. (1997). Behavioral inhibition, sustained attention, and executive functions: constructing a unifying theory of ADHD. *Psychological bulletin, 121*, 65.

Berger, I. & Cassuto, H. (2014). The effect of environmental distractors incorporation into a CPT on sustained attention and ADHD diagnosis among adolescents. *Journal of neuroscience methods, 222*, 62-68.

Cohen, A. L. & Shapiro, S. K. (2007). Exploring the performance differences on the flicker task and the Conners' Continuous Performance Test in adults with ADHD. *Journal of attention disorders, 11*, 49-63.

Cohen, S., Leckman, J. F. & Bloch, M. H. (2012). *Clinical assessment of Tourette syndrome and tic disorders.* Neuroscience & Biobehavioral Reviews.

Golden, C. J. (1980). The Adult Luria?Nebraska Neuropsychological Battery. Comprehensive Handbook of Psychological Assessment: *Intellectual and Neuropsychological Assessment, 1*, 133-146.

Grant, D. A. & Berg, E. (1948). A behavioral analysis of degree of reinforcement and ease of shifting to new responses in a Weigl-type card-sorting problem. *Journal of experimental psychology, 38*, 404.

Geary, D. C., Bailey, D. H., & Hoard, M. K. (2009). Predicting mathematical achievement and mathematical learning disability with a simple screening tool the number sets test. *Journal of Psychoeducational Assessment, 27*(3), 265-279.

Li, C. S. R., Chang, H. L. & Lin, S. C. (2003). Inhibition of return in children with attention deficit hyperactivity disorder. *Experimental brain research, 149*, 125-130.

Lin, Y. J., Lai, M. C. & Gau, S. S. F. (2012). Youths with ADHD with and without tic disorders: Comorbid psychopathology, executive function and social adjustment. *Research in developmental disabilities, 33*, 951-963.

Luria, A. R. (1976). *The working brain: An introduction to neuropsychology.* Basic Books.

Milich, R., Balentine, A. C., & Lynam, D. R. (2001). ADHD combined type and ADHD predominantly inattentive type are distinct and unrelated disorders. *Clinical psychology: Science and practice, 8*(4), 436-488.

Murphy, M. M., Mazzocco, M. M., Hanich, L. B., & Early, M. C. (2007). Cognitive characterisitcs of children with mathematics learning disability (MLD) vary as a function of the cutoff criterion used to define MLD. *Journal of Learning Disabilities, 40*(5), 458-478.

Pennington, B. F. & Ozonoff, S. (1996). Executive functions and developmental psychopathology. *Journal of child psychology and psychiatry, 37*(1), 51-87.

Pelham, W. E., Waschbusch, D. A., Hoza, B., Gnagy, E. M., Greiner, A. R., Sams, S. E. et al. (2011). Music and video as distractors for boys with ADHD in the classroom: comparison withcontrols, individual differences, and medication effects. *J Abnorm Child Psychol, 39*, 1085-1098.

Rapport, M. D., Orban, S. A., Kofler, M. J. & Friedman, L. M. (2013). Do programs designed to train working memory, other executive functions, and attention benefit children with ADHD? A meta-analytic review of cognitive, academic, and behavioral outcomes. *Clinical psychology review, 33*, 1237-1252.

Rey, A. (1941). L'examen psychologique dans les cas d'encéphalopathie traumatique. (Les problems.). *Archives de psychologie. 28*, 215-285.

Rubinsten, O. & Henik, A. (2009). Developmental dyscalculia: Heterogeneity might not mean different mechanisms. *Trends in cognitive sciences, 13*, 92-99.

Sergeant, J. A., Geurts, H. & Oosterlaan, J. (2002). How specific is a deficit of executive functioning for attention-deficit/hyperactivity disorder?. *Behavioural brain research, 130*, 3-28.

Sonuga-Barke, E. J. (2005). Causal models of attention-deficit/hyperactivity disorder: from common simple deficits to multiple developmental pathways. *Biological Psychiatry, 57*(11), 1231-1238.

Strauss, A. A., & Lehtinen, L. E. (1947). *Psychopathology and education of the brain-injured child.* Oxford: Grune & Stratton.

Stuss, D. T., & Knight, R. T. (Eds.). (2013). *Principles of frontal lobe function*. Oxford University Press.

Shucard, D. W., Benedict, R. H., Tekok-Kilic, A. & Lichter, D. G. (1997). Slowed reaction time during a continuous performance test in children with Tourette's syndrome. *Neuropsychology, 11*, 147.

Shin, M. S., Park, H. G. & Hong, K. E. (2002). A Neuropsychological Study of Executive Function Deficit in Autistic Disorder. *Journal of Korean Neuropsychiatric Association, 41*, 1059-1068.

Trites, R. (1989). *Grooved pegboard test*. Royal Ottawa Hospital.

Tiffin, J. (1948). *Purdue pegboard test*. Chicago: Science Research.

Wickens, C. D. (2002). Multiple resources and performance prediction. *Theor Issues Ergon Sci, 3*, 159-177.

제 **2** 부

발달장애

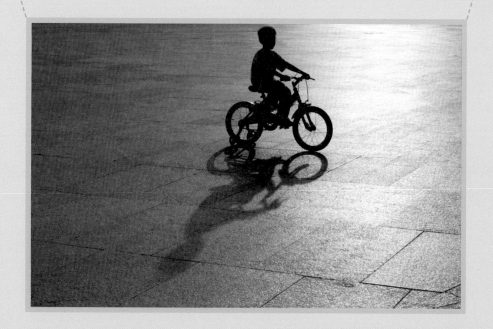

제07장

자폐스펙트럼장애

유희정
분당서울대학교병원 소아정신과

개념

자폐스펙트럼장애(autism spectrum disorder, ASD)는 언어적 · 비언어적 의사소통의 장애, 사회적 상호작용의 질적인 장애, 상동적 행동 및 관심 범위의 제한을 주 증상으로 하는 발달성 장애이다. DSM-IV-TR에서는 이를 전반적 발달장애(pervasive developmental disorder, PDD)로 구분하고, 자폐장애, 아스퍼거 증후군, 레트 장애 (Rett's disorder), 소아기 붕괴성 장애, 달리 분류되지 않는 전반적 발달장애로 구분하였다(American Psychiatric Association, 2000). 이는 DSM-5™ 진단기준에서 ASD의 진단범주로 통합되었다(American Psychiatric Association, 2013). 이 책에서는 ASD로 용어를 통일하여 기술하였다.

임상특징

역학

자폐증의 유병률은 최근 약 20년간에 걸쳐 점점 증가하는 경향을 보인다(Yoo, 2013). DSM-IV의 발표 이후에 보고되는 유병률은 만 명당 10~16명 정도였고, 최근에 미국 Center for Disease Control and Prevention의 통계에서는 1,000명당 13.1명이었다(Elsabbagh et al., 2012; Fombonne, 2005; MMWR Surveillance Summaries, 2012). 유병률은 모든 인종과 사회경제적 수준에서 비슷한 것으로 생각된다. 일관되게 남아 3~4명당 여아 1명 정도로 남아에서 더 많다. 일부 연구는 여아들이 더 심한 지적장애를 동반한다고 밝히고 있으나 또 다른 연구에서는 여아에서 표면적으로 드러나는 사회성 기술이 더 양호하고 상동적, 반복적 행동이나 행동문제도 더 적은 것으로 보고하고 있으므로 일관성이 부족하여 향후 연구가 필요하다(Mandy et al., 2012; Park, 2012).

진단기준

1) 자폐스펙트럼장애의 DSM-5™ 진단기준

다음 A, B, C, D 진단 기준을 모두 만족해야 한다.

A. 다양한 맥락에 걸친 사회적 의사소통과 사회적 상호교류의 지속적인 장애로, 현재 또는 발달력상에서 다음 모든 양상이 나타난다(예로 든 것들은 실제 예를 보여 주기 위함이며, 해당하는 예를 모두 망라한 것은 아니다).

(1) 사회 정서적 상호교환성의 결핍 : 비정상적인 사회적 접근 및 주고받는 대화를 나누기 어려운 것(관심사, 감정, 정서의 상호 교환과 반응이 적은 것 등에 의함)부터 사회적 상호작용을 전혀 시작하지 못하는 것까지의 범위에 걸쳐 있다.

(2) 사회적 상호작용에 사용되는 비언어적 의사소통 행동의 결핍 : 잘 협응되지 않는 언어·비언어성 의사소통(눈 맞춤이나 신체 언어의 이상, 또는 비언어적 의사소통을 이해하고 사용하는 능력의 결핍)부터 표정이나 제스처가 전혀 없는 것까지 이에 해당한다.

(3) 보호자가 아닌 사람과 발달 연령에 맞는 적절한 관계를 형성·유지하지 못함 : 서로 다른 사회적 상황에 맞게 행동을 조절하기 어려운 것(상징놀이를 공유하기 어렵거나 친구를 만들기 힘든 것으로 나타남)에서부터 타인에 대한 관심이 없는 것까지 포함된다.

B. 행동, 관심 및 활동이 한정되고 반복적이고 상동적인 양상으로, 현재 또는 발달력상에서 다음 중 두 가지 이상의 양상이 나타난다(예로 든 것들은 실제 예를 보여 주기 위함이며, 해당하는 예를 모두 망라한 것은 아니다).

(1) 상동화되고 반복적인 움직임, 사물의 사용, 또는 말(예를 들어 단순한 운동 상

동증, 장난감을 줄 세우기, 사물을 튕기는(flipping 행동, 반향어, 또는 개인 특유의 어구 사용 등)

(2) 같은 상태를 고집함, 일상적으로 반복되는 것(routines)에 대한 융통성 없는 집착, 또는 틀에 박힌(routinized) 언어·비언어적 행동[예를 들어 사소한 변화에 대한 극심한 불편감, 하나에서 다른 것으로의 전환을 어려워함, 융통성 없는 사고 패턴, 인사하는 행동이 틀에 박혀 있음(greeting rituals), 똑같은 일상 규칙을 반복해야 하는 것, 매일 같은 음식을 먹음]

(3) 매우 제한적이고 고정된 관심을 갖고 있으며, 그 강도나 집중의 대상이 비정상적이다(예를 들어 유별난 사물에 매우 강하게 애착이 되거나 몰두함, 관심사가 매우 한정적이거나 집요함).

(4) 감각적인 자극에 대해 지나치게 높거나 낮은 반응성, 또는 환경의 감각적 측면에 대해 유별난 관심(예를 들면 통증/열감/차가운 감각에 대한 무반응이 분명히 있음, 특정한 소리나 질감에 대해 특이한 반응을 보임, 지나치게 사물의 냄새를 맡거나 만져 봄, 불빛이나 빙글빙글 도는 물체에 대해 시각적으로 매료됨)

C. 증상들은 어린 시절부터 나타나야 한다(하지만 사회적인 요구가 제한된 능력을 상회할 때까지는 완전히 드러나지 않을 수 있다).

D. 증상들은 함께 매일의 기능을 제한하고 장해를 유발해야 한다.

2) 기타 임상 양상

초발 연령 : 많은 소아가 12~24개월 사이에 발달 이상을 보이며, 일부는 12개월 이전에 위험징후를 보인다. 조기에 개입할수록 좋은 예후를 기대할 수 있기 때문에, 많은 연구자가 가능한 어린 나이에 자폐증을 진단할 수 있는 신뢰도 높은 위험징후를 찾기 위해 노력하고 있다(Barbaro & Dissanayake, 2012; Turner-Brown, Baranek, Reznick, Watson & Crais, 2013).

지능과 인지적 결손 : ASD의 70~75%는 지적장애를 동반한다. 지능이 낮을수록 사회적 적응이 좋지 않고, 상동행동과 자해 같은 행동문제를 더 많이 보이며 예후 또한 나쁜 편이다.

ASD의 특별한 재능 : ASD를 가진 사람 중에는 기능 및 지능 수준에 비해 뛰어난 능력을 가지는 경우가 있고, 이를 ASD의 특별한 재능(savant skill)이라고 한다. 기억력, 그리기, 음악, 계산(연산), 읽기, 기술적·지리학적인 능력, 미세운동협동, 감각 식별의 영역에서 나타날 수 있다. ASD의 약 10% 정도에서 나타난다(Bolte &

Poustka, 2002; 김윤미 등, 2011).

진단 및 평가 과정

1) 과거력 및 가족력

소아의 태생기와 신생아기 발달 과정, 발달 지표 및 발달 지연 여부를 포함한 광범위한 초기 발달력, 발달 초기의 이상 양상, 질병력과 약물 투여력, 가족력 등에 주의를 기울여 정보를 얻는다. 발달 과정에 따라 변화되는 성질이나 치료에 따른 반응에 대해 정보를 얻는 것도 필요하다. ASD, 지적장애, 취약 X염색체 증후군, 결절성 경화증(tuberous sclerosis), 뇌신경섬유종 등에 대한 가족력을 파악하는 것이 도움된다.

2) 직접 관찰 및 면담

진단을 위해서는 ASD와 관련 있는 세 가지의 영역, 즉 사회적 상호작용, 의사소통·상상적 놀이, 행동의 반복적 특징, 그리고 환경에 대한 유별난 반응에 중점을 두어 소아의 말과 행동을 직접 관찰한다. 이는 상세한 과거력과 서로 상보적으로 작용한다.

3) 평가 도구

평가 과정에 진단 도구들을 사용하면 관찰과 과거력을 체계화하기 위한 표준화된 틀을 얻을 수 있다. Autism Diagnostic Observation Schedule(ADOS)과 Autism Diagnostic Interview-Revised Version(ADI-R)은 가장 널리 쓰이는 두 가지 진단 도구이다(Lord, Rutter, DiLavore & Risi, 2008; Lord, Rutter & Le Couteur, 1994). 하지만 이런 도구들은 임상적인 판단에 가장 근접할 수 있게 하는 것이 개발의 목적이며, 어떤 도구도 주의 깊은 임상적 평가를 대체하지 못한다.

4) 의학적 상태 평가 및 실험실 검사

ASD를 가진 사람에게 특이적으로 나타나는 신체적 징후는 없다. 하지만 ASD를 유발하는 의학적 원인을 감별하기 위해 신체적 진찰과 실험실 검사가 필요하다. 머리 둘레 및 그 변화 추이, 얼굴, 사지, 키 등의 특이한 형태, 신경학적 피부이상, 걸음걸이, 긴장도, 반사, 뇌신경 기능, 청력 검사 등을 시행한다. 가족력이 있거나 형태학적 이상이 있을 때는 취약 X염색체 증후군, 결절성 경화증 검사를 비롯한 유전학적 평가가 필요하다(Cohen et al., 2005). 선천성 대사이상 검사는 의심 소견이 있을 때만 시행한다. 통상적으로 뇌파검사를 시행해야 하는가에 대해서는 아직 확실한 결론은 없다. 하지만 경련을 의심할 수 있는 병력이나 퇴행이 있을 때는 뇌파검사와 신경학적 자문을 권한다. 자기공명영상검사(MRI)나 유발전위검사는 모든 ASD 소아에게 통상적으로 추천되지는 않으며, 경련성 질환이나 신경학적 이상이 있는 경우에 적응증이 된다.

5) 기타 기능 검사

인지평가 및 적응행동평가 그리고 언어평가는 진단, 예후, 치료를 계획하는 데 중요하다. 감각의 예민함 또는 둔감함이 있거나, 운동발달의 장애가 있을 경우에는 이에 대한 평가가 필요할 수 있다. 학습능력 평가가 교육 계획을 세우는 데 유용할 수 있다.

6) ASD의 생물학적 표지자

아직까지 ASD를 진단할 수 있는 생물학적 표지자(biomarker)는 확립되지 않았다. 유전자로 ASD를 진단하는 검사는 아직 연구 단계이며, 실제 임상에서 사용하기 위해서는 많은 추가 연구가 필요하다(Voineagu & Yoo, 2013). 머리카락 분석, 복강신경 항체(celiac antibody), 알레르기 검사(특히 글루텐과 카제인 등 음식 알레르기, 칸디다, 그 외의 곰팡이들), 면역학적, 신경생화학적 검사, 비타민과 같은 미소 영양소, 장투과성 검사, 대변 검사, 소변 펩타이드, 사립체질환 검사(lactate & pyruvate 포함), 갑상선 기능 검사, 적혈구 글루타티온 과산화효소(glutathione peroxidase) 검사 등의 임상적인 필요성 역시 확립되지 않은 상태이다(Voieagu & Yoo, 2013).

ASD의 감별진단 및 공존질환

1) 감별진단

ASD는 우선 발달의 지연, 의사소통장애 그리고 지적장애와 감별하는 것이 중요하다. 다음 표에 ASD와 기타 발달장애의 감별점을 요약하였다. 감각기관의 장애를 가진 소아에서도 전반적인 발달의 지연과 상동행동이 흔히 보이기 때문에 감별해야 하는 경우가 있다. 그 외에 반복적인 말과 행동이 많이 나타나므로 강박장애와의 감별을 고려해야 하고, 조기발병형 조현병과의 감별도 필요하다.

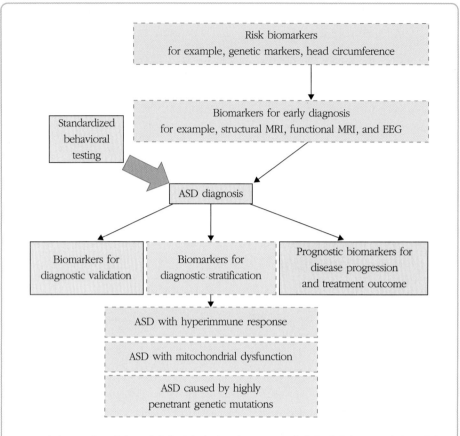

붉은 실선으로 된 표지자는 임상적 사용이 가능한 수준으로 발달한 것이며, 붉은 점선은 예비 연구 단계에서 긍정적인 결과를 얻었으나 임상 적용을 위해서는 좀 더 많은 연구가 필요한 것들이다. 푸른색 실선은 아직 개발 단계의 표지자들이다. 붉은 화살표는 아직 ASD의 진단은 표준화된 행동 평가를 통해 이루어지고 있음을 의미한다. (In: Voineagu & Yoo, 2013)

그림 7.1 ASD의 생물학적 표지자 및 각 발달 단계의 도식적 요약

2) 공존질환

ASD는 매우 다양한 공존질환을 갖고 있다. 해결되지 않는 공존질환이 있는 경우 ASD의 핵심증상의 치료가 저해될 수 있고, 삶의 질 또한 더 좋지 않다. 흔한 정신과적 공존질환으로는 주의력결핍·과잉운동장애(ADHD), 불안장애, 자극과민성(irritability), 틱장애 등이 있다(송재원 등, 2013; Mahajan et al., 2012; White, Oswald, Ollendick & Scahill, 2009; Ghaziuddin, Ghaziuddin & Greden, 2002; Robertson, 2012). ASD의 4~32%는 뇌전증이 병발한다. 경련은 대체로 학령기 이후에 일어나며 40~50%는 10세 이후에 발병한다. 뇌전증을 동반한 ASD는 언어

적·비언어적 인지기능이 더 낮고, 언어기능도 더 좋지 않다(Bolton et al., 2011). 입면장애, REM sleep behavior disorder, 수면-각성 주기문제 등의 수면장애, 그리고 특정 음식에 대한 지나친 선호와 거부 등 식이장애, 위장관 장애도 흔한 것으로 알려졌다(Kotagal & Broomall, 2012; Park et al., 2012; Steyaert & De la Marche, 2008).

원인론

ASD의 유전적 원인

유전적 요인은 ASD의 가장 강력한 원인 가운데 하나로 유전율(heritability index)은 80%인 것으로 알려져 있다(Abrahams & Geschwind, 2008; Lichtenstein, Carlstrom, Rastam, Gillberg & Anckarsater, 2010). 자폐증의 쌍생아 간 일치율은 일란성에서는 70~90%, 이란성에서는 10% 전후이며, 일차친척에서의 발생 위험도는 20배 이상 증가한다. 형제간의 일치율은 0~19%로 다양한데, 자폐장애를 진단받은 소아의 어린 형제들 664명을 생후 36개월까지 추적한 대규모 전향적 연구에서는 18.6%의 형제에서 자폐장애가 발병한 것으로 보고되어, 실제로 일치율이 낮지 않을 가능성을 시사하고 있다(Ozonoff et al., 2011). 자폐장애가 아니더라도 환자의 형제나 부모에서 인지기능장애나 의사소통장애 등 광의의 자폐 표현형(broad autism phenotype)이 흔하다.

약 4~50여 개 유전좌위에 위치한 100여 개의 유전자가 ASD의 발생과 다양한 방식으로 관련이 있는 것으로 보고되었다(Betancur, 2011). 이들 유전자의 상당수는 ADHD, 지적장애, 뇌전증, 조현병 등 다양한 인접 질환들과 중첩되어 있다. 즉 ASD는 멘델리안 법칙으로 유전되는 단일유전질환이 아니라, 다수 유전자의 변이가 동시에 작용하여 발생하는 복합유전질환(complex trait)이라는 의미이다. 나아가 ASD는 유전자 간의 상호작용뿐 아니라 유전적, epigenetic, 그리고 환경인자가 상호작용한 결과가 나타나는 것으로 생각된다.

1) ASD와 관련된 유전 증후군

ASD는 이미 알려진 유전 증후군의 표현형으로 나타날 수 있다. 실제로 모든 ASD의 10% 정도가 이에 속하며, 전형적으로 형태학적 이상이나 기형을 동반하는 것이 특징이다. 원인을 알 수 없는 'idiopathic' 또는 'primary' ASD에 대비되는 의미로 이를 'syndromic' autism이라고 한다. 다른 ASD와는 달리 syndromic autism의 남녀 비는 동일한 것이 특징이다(Persico & Napolioni, 2013). 대표적인 예로는 취약 X염색체 증후군, 결절성 경화증, 신경섬유종증, 치료되지 않은 페닐케톤뇨증, Angelman/Prader-Willi증후군, Cornelia de Lange증후군, 다운증후군 등이 있다. 레트 증후군은 알려진 유전 요인에 의한 ASD의 한 예이다. 이는 출생 직후에는 대체로 정상으로 보이는 발달을 하다가 5~48개월 사이에 머리둘레의 성장이 느려지면서 소두증이 나타나고, 5~30개월 사이에 목적이 있는 손의 움직임과 기술이 소실되며, 쥐어짜는 듯한 특징적인 손의 움직임과 몸의 협응 이상이 생기는 것이 특징이다. 초기에 사회적 상호작용 능력이 상실되며 심한 언어장애와 정신운동 지체가 나타난다. 여아에게만 나타나며, 여아 10만 명당 6, 7명 정도의 유병률을 보인다. 75% 정도에서 뇌파의 이상이 있다. 과호흡과 불규칙한 호흡을 동반하고 근육의 긴장도가 점차 떨어져서 10세 이후까지 생존하더라도 앉거나 걷지 못하는 소아가 많다. 원인은 transcriptional modulator인 Methyl-CpG-Binding Protein 2 (MECP2)를 코딩하는 DNA의 돌연변이인 것으로 밝혀졌다(Amir et al., 1999).

2) 자폐장애 관련 유전자

Common variants : ASD와 같이 복잡 형질을 갖는 질환의 경우, 기능적으로 의미 있는 흔한 다형성 (functional common polymorphism)이 질병에 대한 취약성이나 내성을 결정한다는 가설이 있다. 이를 common variants common disease 가설이라고 한다. 즉 질병에 대한 취약성을 높이는 유전자를 가진 개체가 직접 또는 간접적으로 환경에 의한 질병 발생 역치를 낮추는 방식으로 작용하여 질병을 일으킨다는 것이다. 이런 가설은 일반 인구에서 자폐적인 형질의 유전율이 매우 높다는 점, 그리고 ASD가 다양한 신경발달성 장애의 연장선상 중에 양적으로 심각한 쪽에 위치한다는 점 등에 의해 뒷받침되고 있다(Robinson et al., 2011). 각각의 common variants의 영향력은 약하지만, 이들의 총합이 ASD 발생에 기여하는 역할은 대체로 4~60% 이상일 것으로 본다(Klei et al., 2012).

ASD 유전 연구의 초기 단계부터 common variants 가설을 검증하기 위해 수행되어온 연구들은 후보유전자의 연관분석이다. 즉 임상적 특성이나 표현형에서 추정되는 가설을 토대로 분석할 유전자의 종류를 정하고, 가족 내 또는 환자-대조군 간에 특정 다형성의 빈도 차이를 분석하는 것이다. 그 결과는 표본 크기, 대상군의 특성, 인종, 분석 방식 등에 따라 다양하지만, 모든 연구가 재현 가능한 것은 아니다. 하지만 그동안 다수의 연구에서 비교적 일관되게 ASD와의 연관성이 밝혀져 온 유전자는 SLC6A4(serotonin transporter), GABRB3[gamma-aminobutyric acid (GABA) A receptor, beta 3], EN2(engrailed homeobox 2), MET(met proto-oncogene (hepatocyte growth factor receptor), 그리고 CNTNAP2(contactin associated protein-like 2)/CNTNAP4(contactin associated protein-like 4), ITGB3(integrin, beta 3(platelet glycoprotein IIIa, antigen CD61)), RELN(reelin) 등의 synaptic adhesion 관련 유전자들, OXTR(oxytocin receptor)과 같이 동물에서의 사회적 행동 관련 유전자 등이 있고, 이들 중 일부는 우리나라 사람에서도 검증되었다. 또한 한국인을 대상으로 한 후보유전자 연구에서는 Cycolooxygenase 2와 nitric oxide 2와 같은 신경조절물질 유전자, MAO, COMT 등 catecholamine 대사 관련 유전자, PEX7, FNDC3A 등과의 연관을 최초로 보고하기도 하였다(Eapen, 2011; Persico & Napolioni, 2013; Kim et al., 2009; Yoo et al., 2008; Yoo et al., 2009). 하지만 후보유전자 연구는 ASD와 같이 병태생리적 결함을 완전히 알지 못하는 질병의 유전적 기반을 밝히는 데는 제한점이 있다.

Genome-wide studies : 광범위 유전체 연합연구(genome-wide association studies, GWAS)는 유전적 연합성을 확인하기 위해 시행하는 인간 유전체 전체에 걸친 common variants 연구 방법 중 하나이다. GWAS는 특정 가설 없이 유전체 전체를 조사하게 되며 이를 통해 실제 유전자 변이가 존재하는 곳이 아닌 다른 곳을 조사할 위험이 있는 후보유전자 연구의 제한점을 보완할 수 있다. ASD 유전연구에서 GWAS는 4~5년 전부터 발표되기 시작하였는데, 통계적으로 유의한 수준에 이르는 유전자 변이는 상대적으로 많지 않은 편이다. 그 중 CDH9, CDH10 등의 cell-adhesion molecules, MACROD2 유전자, 글루타메이트 수용체인 GRIK2 유전자 주변 영역, 세포 내 칼슘 대사와 관련된 Ryanodine Receptor 2(RYR2)와의 연관이 보고된 바 있다.

Rare variants : Common variants와 대비되는 드문 돌연변이(rare mutation)들도 ASD의 유전적 원인으로 보고되었다. 대표적인 것은 시냅스의 발달에 기여하는 neuronal adhesion molecule과 관련된 유전자들인데 여기에는 CNTNAP2, Neuroligin 4X, NRXN1 (neuroligin deletions at neurexin 1), neuroligin 3 and 4(NLGN3/4X), 그리고 SHANK3(SH and multiple ankyrin repeat domain) 등이 있다. Rare variants는 유전좌위의 deletion이나 duplication에 의한 copy number variation(CNV)로 발현되기도 한다. 16p11.2, 15q13.2-3, 7q11.23, 17q12 등의 유전좌위가 비교적 일관되게 보고되는 영역들이다.

3) 유전 연구의 향후 발전 방향

Whole Exome Sequencing(WES) : ASD를 비롯한 복합형질의 유전 연구에서 가장 최근의 경향은 whole exome sequencing(WES)를 통해 드문 변이 또는 de novo mutation을 찾아내는 것이다. 최근에 몇몇 연구들이 발표되고 있는데, ASD의 유전 연구 결과는 여전히 한 가지 강력한 원인적 인자로 수렴되기 어려운 상태이다. 최근의 WES 연구들은 유전자 변이는 ASD를 유발하는 것이 아니라 발생 위험을 높이는 역할을 한다는 점, 즉 ASD가 oligogenic/polygenic 모델에 의해 발생한다는 점을 다시 한 번 확인케 해 주고 있으며, 수백 개의 중요한 기능을 갖는 de novo mutation이 존재할 가능성이 있다는 점을 시사하고 있다(Persico & Napolioni, 2013).

뇌영상연구 : 사회성 결핍의 메커니즘

ASD에서 뇌영상학 연구는 표현형의 다양성과 발생의 위험 요인을 규명하고 생물학적 표지자를 밝히며, 발달적 경로를 추적하고, 나아가 치료 반응을 예측하는 데 유용한 수단이 될 수 있다. 다양한 방식의 뇌자기공명영상(MRI) 연구들이 ASD에서 뇌의 구조, 연결성, 기능의 이상들을 보고하고 있다(Ecker et al., 2010; Kosaka et al., 2010; Levy, Mandell & Schultz, 2009; Roberts et al., 2010). 이 중에 임상적 유용성과 가장 밀접하게 관련된 것은, 생물학적 표지자를 통해 ASD를 조기에 발견하는 것이다. ASD는 뇌 발달의 장애이지만 현재의 진단 방법은 뇌기능의 이상을 반영하는 행동의 문제들을 진단하는 것에 머물러 있다. 하지만 현재까지의 연구들로 미루어, 뇌의 이상은 행동의 이상이 드러나기 이전에 이미 존재할 가능성이 많다. 뇌영상학적 방법을 통해 행동으로 드러나기 이전 단계의 생물학적 표지자를 발견할 수 있다면 좀 더 일찍 치료를 시작할 수 있고, 나아가 뇌 발달의 경로 자체를 변화시키는 것도 가능할 것으로 전망하고 있다. 뇌영상을 통한 생물학적 지표는 또한 ASD의 유전 연구에서 뇌의 이상과 보다 직접 관련이 있는 중요한 내적 표현형이 될 수 있다.

ASD를 가진 소아에 대한 뇌신경 회로(neural circuitry)의 종적 연구는 사회적 정보 처리 문제가 ASD의 기본 결함 중의 하나이며, 이것이 유전적으로도 의미 있는 내적 표현형일 것이라고 추정한다. 한 예로 Schumann 등(2009)의 연구에서는 7~18.5세의 지적장애를 동반한 자폐증, 지적장애가 없는 자폐증, 아스퍼거 증후군, 정상 대조군에서 구조적 MRI를 통해 편도와 해마의 부피를 측정하였다. 그 결과 7.5~12.5세 소아기에는 ASD를 가진 소아들이 정상 소아에 비해 좌우의 편도 부피가 증가되어 있었으나, 12.75~18.5세의 청소년기에는 차이가 없었다. 즉 ASD 소아의 편도는 처음에는 부피가 크지만, 자라는 과정에서 정상소아에서 보이는 나이에 따른 증가가 관찰되지 않은 것이다. 이는 단면적 비교연구이지만 나이에 따른 발달의 양상을 동시에 반영하고 있으며, 이런 편도 발달의 패턴은 ASD에서 중요한 내적 표현형 가운데 하나일 가능성을 시사한다(Schumann et al., 2004). 또 다른 후속 연구에서 ASD로 진단받은 1~5세(평균 3세)의 어린 소아들에서 정상소아들에 비해 뇌 편도 크기가 유의미하게 증가되어 있는 것으로 나타났다. 또한 편도의 과성장은 3세 이전에 일어나고, ASD의 심각도와 관련 있으며, 남녀에서 차이를 보이는 것으로 드러나 이런 추론에 무게를 더하고 있다(Schumann, Barnes, Lord & Courchesne, 2009; Schumann, Bauman & Amaral, 2011).

ASD에서 사회적 지각(social perception)의 결여는 중요한 인지적 현상 가운데 하나이다. 사회적 지각이란 시선의 방향, 몸 움직임, 손의 제스처, 얼굴 표정, 기타 생물학적인 움직임(biological motion)으로부터 오는 단서들을 통해 타인의 의도를 읽는 능력이다. 사회적 지각의 발달은 보다 복잡한 사회적 인지인 '마음 읽기(theory of mind)'를 발달시키기 위한 기본 능력이다. 사회적 지각이 발달하는 첫 번째 단계는 생물학적 움직임에 주의를 기울이고, 이를 지각하고 해석하는 것이다. ASD를 가진 영유아는 15개월~2세의 아주 어린 나이부터 정상 또래들에 비해 사람의 움직임이나 사회적 자극(예 : 보호자의 얼굴, 손 흔들기, 인사하기, 까꿍놀이)에 반응하기보다는 자극의 물리적 특성에서 오는 우연한 결과나 비사회적인 시청각 자극에 더 많은 주의를 기울이고 시선을 고정하는 것으로 나타났다(Klin & Jones, 2008; Klin, Lin, Gorrindo, Ramsay & Jones, 2009). 이런 시선 고정의 패턴은 좀 더 나이가 많은 ASD에서도 뚜렷하다. 자연스러운 사회적인 맥락이 있는 장면(예 : 영화 속의 주인공들이 서로 이야기하는 장면)을 보여 주었을 때, ASD를 가진 청소년과 성인은 정상군에 비해 눈 주위에 집중하는 시간이 적었고, 대신에 입 주변이나 다른 사물을 주시하는 시간은 상대적으로 길었다. ASD를 가진 소아들에서도 사회적인 맥락을 갖는 장면이나 얼굴보다는 비사회적인 자극을 더 많이 주시하는 것으로 나타났다(Klin, Jones, Schultz, Volkmar & Cohen, 2002; Moriuchi, Jones & Klin, 2012). 즉 ASD의 뇌 발달 과정에서 매우 어린 나이부터 사회적 지각을 관장하는 뇌 부위의 이상이 시작될 가능성이 높으며, 이것이 전 연령에 걸쳐 일관되게 유지됨으로써 사회적 관계 맺기의 이상으로 이어질 가능성을 시사하는 것이다.

한편 사회적 지각과 관련되는 소위 사회적 뇌(social brain)의 구조와 기능에 대한 연구들이 많이 이루어졌다. 이 중에 ventral occipitotemporal cortex 내에 있는 lateral fusiform gyrus는 'fusiform face area'라 불리는 부위를 포함하고 있는데, 이 부위는 특히 얼굴 자극의 인식과 구별에 중요한 역할을 하는 것으로 알려졌다. 변연계에 위치하고 있는 편도는 다른 뇌피질 또는 피질하 구조들과 밀접하게 연결되어 있는데, 표정을 통해 타인의 감정을 인지하거나 정서를 조절하는 데 중요한 역할을 하는 것으로 생각된다. Orbital frontal cortex는 사회적 강화 및 보상 과정과 관련되어 있다는 근거들이 많다. 편도는 측두엽의 외측 표면에 있는 위관자고랑(superior temporal sulcus, STS)과 연결되어 있다. STS, 특히 우반구의 후측 STS는 생물학적 운동을 지각하고 해석함으로써 타인의 행동, 의도, 심리적 상태와 성향 등을 해석하는 데 중심기능을 하는 부위로 생각되고 있다(Pelphrey & Carter, 2008). 〈그림 7.2〉는 사회적 인지 및 지각과 관련되어 있다고 생각되는 해부학적 부위 및 뇌 연결망의 모식도이다(Kennedy & Adolphs, 2012).

이 가운데 STS는 ASD와 관련하여 가장 많이 주목받아 온 부위 가운데 하나이다. ASD를 가진 사람들은 다른 사람의 심리 상태와 의도를 읽고 협동 주시(joint attention)를 조화시키는 데 시선으로부터 오는 정보를 잘 사용하지 못하는데, 이 결

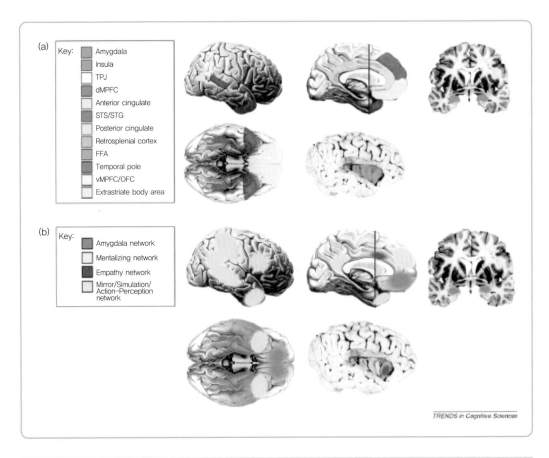

그림 7.2 사회적 인지 및 사회적 지각과 관련되었다고 생각되는 뇌 부위의 모식도

함이 STS와 밀접하게 관련되어 있을 것으로 생각되고 있다. 실제로 ASD를 가진 사람을 대상으로 하여 시선의 움직임을 지각하거나 타인의 의도를 귀속시키는 실험, 사람의 말을 지각하는 실험을 결합한 fMRI 연구에서 STS의 활성이 정상 대조군에 비해 떨어져 있다는 보고들이 있다(Boddaert, Chabane, Gervais, et al., 2004; Pelphrey, Morris & McCarthy, 2005; Pelphrey, Shultz, Hudac & Vander Wyk, 2011). 또한 ASD 환자를 대상으로 한 PET나 SPECT 연구들에서도 양측 또는 한쪽의 STS에 뇌혈류가 감소되어 있거나 활동성이 감소된 것이 보고되었다(Ohnishi et al., 2000; Zilbovicius et al., 2000). 또한 ASD와 정상 대조군을 대상으로 한 cortical sulcal map에서 STS의 anterior/superior displacement가 보고되었으며, STS 용적의 이상이 관찰되기도 하였다(Boddaert, Chabane, Gervais, et al., 2004; Gervais et al., 2004). 최근 국내 연구에서는 고기능 ASD 소년에서의 확산텐서 영상기법에 의해 thalamo-fronatal connection의 이상을 보고한 바 있다(Cheon et al., 2011).

ASD와 관련된 신경전달물질

ASD에 대한 생물학적 연구의 비교적 초기 단계에서, 특정 신경전달물질의 이상에 대한 탐색이 많이 이루어졌다. 일부 연구에서는 뇌에서 흥분성 신경과 억제성 신경의 불균형이 시사되는데, 이는 GABAergic system의 억제에 기인하는 것으로 생각된다(Levitt, Eagleson & Powell, 2004). 다른 연구에서는 ASD가 hypoglutamatergic state에 있음이 보고되기도 하였다(Jamain et al., 2002). GABA/glutamate의 불균형과 관련된 생물학적 연구들은 이후에 이들 신경전달물질과 관련되는 유전자의 연관연구를 촉발하기도 하였으며, 나아가 동물 모델과 실험적 약물 개발에도 중요한 가설적 근거를 제공하고 있다. 뇌 발달 과정에서 세로토닌 시스템의 불균형도 시사되었다. 발달 초기와 영아기에 5-hydroxytryptamine의 생성 증가로 세로토닌 말단의 손실이 유발되고, 신경 발달이 저해된다는 보고가 있었다(Whitaker-Azmitia, 2001). 많은 연구가 환자의 혈액, 소변, 뇌척수액, 그리고 사후 뇌조직에서 신경전달물질을 측정하여 분석하였음에도 불구하고 그 결과는 상당히 비일관적인데, 그 이유는 말초에서 측정한 신경전달물질의 양이 중추신경계의 상태를 직접 반영하지 못하기 때문으로 생각된다. 즉 다수의 신경화학적 시스템이 상호작용하면서 ASD의 병리에 기여하는 것으로 보이나, 생화학적 연구방법론만으로는 이를 모두 밝히기에는 한계가 있다고 생각되며, 이를 해결하기 위해서는 유전연구, 생화학적 연구, expression study, 뇌영상연구 등을 통합한 system biology 관점의 접근이 필요한 시점이라 하겠다.

인지적 문제

뇌기능의 이상을 해석하여 임상적인 특성에 적용하는 데는 인지적인 모델이 유용하다. 몇 가지의 인지적인 특성이 ASD와 관련되어 있다고 생각되며, 이들은 ASD 특유의 행동을 결정하는 기전이라고 받아들여지고 있다. 이 중 가장 많이 연구되고, 실제 임상적인 행동과도 쉽게 연관 지을 수 있는 이론은 마음 이론(또는 마음 읽기, theory of mind)이다. 마음 이론은 다른 사람의 마음(또는 정신)의 상태를 이해하고 타인도 각자의 믿음, 의도, 욕구가 있다는 것을 아는 능력을 말한다(Baron-Cohen, 1988). ASD를 가진 사람들은 정상인보다 마음 읽기를 요구하는 과제를 잘 수행하지 못하며, 그 결과로 유머를 잘 이해하지 못하고, 언어의 행간에 숨은 속 뜻이나 반어법, 빈정거림, 은유 등을 잘 파악하지 못하며 타인의 기분, 상황에 따른 행동, 생각 등을 잘 추론하지 못한다(Klin, Volkmar & Sparrow, 1992). 두 번째 인지적 결함은 약한 central coherence이다. 이는 상황의 맥락을 이해하고 여기에 의미와 전반적인 일관성(coherence)을 부여하는 능력으로, ASD를 가진 사람들은 정보를 전반적인 맥락에서 처리하기보다는 세부에 더 주의를 기울이기 때문에 central coherence가 약하다고 생각되고 있다(Happe, Briskman & Frith, 2001). 세 번째 인지적 결함은 수행기능(executive function)의 문제로 계획을 세우고, 추상적으로 사고하며, 인지적 융통성을 발휘하는 것이다. 하지만 이는 ASD에만 특이한 것은 아니고, 연구 결과들은 비일관적이며, 실제 수행기능과 사회적 상호작용 능력에는 상관관계가 없다(Ozonoff & Strayer, 1997).

환경요인 및 ASD의 환경-유전 상호작용

ASD에서 일란성 쌍생아 일치율이 100%가 아니라는 점, 그리고 최근 수십 년간에 걸쳐 ASD의 유병률이 갑자기 증가되었다는 점들로 인해 ASD의 환경적 원인에 대한 관심이 높아진 상태이다. ASD의 발생에 기여할 가능성이 시사되는 환경요인들은 주산기 감염, 조산이나 breech presentation, 저체중아, 출생 시 호흡기 부전 등의 주산기 관련 위험요인, 고연령 임신, 자동차 등과 관련된 대기오염 물질, organophosphates, 중금속 등 다양하다. 하지만 이 가운데 어떤 것도 ASD의 환경적 요인으로 확증된 것은 아니다(Schieve et al., 2011; Volk, Lurmann, Penfold, Hertz-Picciotto & McConnell, 2013). 1990년대 후반부터 시작하여 홍역-볼거리-풍진(measles, mumps, rubella; MMR) 예방접종 ASD를 유발한다는 주장이 있어서 한때 공중 보건의 심각한 문제로까지 확대되었으나 이후 수행된 대규모 역학 연구에서 MMR 예방접종과 ASD는 관련이 없는 것으로 드러났다(Chen, Landau, Sham &

Fombonne, 2004).

ASD에서 다양한 환경요인이 발생에 기여할 가능성을 완전히 배제하기는 어려우나, 대체로 이는 환경요인 단독에 의한 것이라기보다는 취약한 유전적 특성을 가진 개체에서 유전자–환경의 상호작용 결과로 발생하는 것으로 생각되고 있다. 즉 유전적으로 취약한 개체에서 환경적 인자가 작용하게 되면 둘 간의 상호작용에 의해 태내 신생아의 뇌 발달에 영향을 주게 되고, 신경세포와 시냅스의 구조 형성과 성숙, 뇌피질망의 발달, 뇌의 성장 등에 문제를 일으킴으로써 ASD 특유의 표현형이 발현되는 것으로 추정하는 것이 현재의 통합적 질병 발생 모델이다(Pardo & Eberhart, 2007).

ASD의 모델 시스템 연구

ASD의 유전적 · 생물학적 연구를 좀 더 용이하게 하기 위해, 흰쥐를 이용한 동물 모델들이 개발되었다. 사람에게서 관찰되는 ASD의 표현형들을 흰쥐에서 재현하는데, 여기에는 다른 쥐의 페로몬에 반응하여 접근하는 것, 낯설거나 친숙한 다른 개체에 접근하는 행동, 다른 개체와 같은 공간에서 어울리는 사회적인 행동, 성적인 행동과 양육행동과 같은 사회적 상호작용, ultrasonic vocalization 등의 의사소통 행동, 공격적인 행동과 털 손질하기(grooming), 땅 파기와 같은 반복행동 등이 있다. ASD의 동물 모델은 생물학적인 질병의 발생 모델을 연구하는 데 사용될 뿐만 아니라, 새로 개발되는 약물의 효과를 검증하기 위한 중요한 실험적 관문으로 사용된다. 즉 동물 모델을 통해 치료제로서의 가능성이 있는 새로운 물질의 작동 메커니즘을 뇌세포 수준에서 검증하고, 실제로 측정 가능한 행동의 변화를 초래하는지를 관찰할 수 있다. 흔히 ASD의 모델로 사용되는 것은 Shank2, Shank3, CNTNAP2 등 synaptic adhesion molecule 관련 유전자 또는 이미 알려진 유전 증후군 관련 유전자(예 : Tsc 1, Tsc 2 또는 FMR1)를 knockout 시키거나 돌연변이를 유발시킨 흰쥐들이다. 최근에는 임신 중에 valproic acid를 처치하는 등 환경자극을 가한 흰쥐를 이용한 연구도 활발하며, 한국에서도 많은 연구가 발표되고 있다(Jeon et al., 2013; Kim, K. C. et al., 2013; Kim, K. C. et al., 2011). 특히 최근에 Shank2 돌연변이를 일으킨 쥐에 NMDA 수용체 부분 항진제인 D-cycloserine과 mGluR5 수용체의 positive allosteric modulator를 처치하여 ASD 관련 행동의 감소를 보고한 연구가 치료제 개발 가능성의 측면에서도 주목을 받았다(Won et al., 2012).

ASD의 치료는 가능한 조기에 발견하여 시작하는 것을 권하는데, 이는 치료가 지연 될수록 뇌기능의 저하가 더 심해질 수 있기 때문이다. 치료는 평생에 걸쳐 이루어 져야 하며, 생애 주기에 따라 장기간에 걸친 치료와 교육 계획을 세우는 것이 필요 하다(Howlin, Magiati, & Charman, 2009; Maglione et al., 2012). 기능 수준을 높이 고 발달을 촉진시키기 위한 사회심리적 치료와 증상 완화를 돕기 위한 약물치료를 적절히 적용하여야 한다. 뚜렷한 목표를 가지고 잘 계획된 약물치료는 사회심리적 치료와 교육적인 개입을 더 효과적으로 할 수 있게 도울 수 있다.

ASD에 대한 사회심리적 치료에는 전 발달 영역에 걸친 포괄적 개입과 특정 기능 의 향상에 중점을 둔 개입이 있다. ASD에 대한 포괄적 개입은 사회적 의사소통의 결핍, 언어 발달의 지연과 화용의 문제, 놀이 기술의 결여, 제한된 관심 범위 및 강 박적 반복 행동, 부적응적 기능과 행동 문제를 모두 포함한다. 특정 기술의 향상을 목표로 하는 치료에는 사회기술 훈련, 의사소통기술 훈련과 언어치료, 불안증상을 호전시키기 위한 인지행동치료 등이 있다. 소아의 특성에 맞는 특수교육적 개입도 꼭 필요하다. 부모에 대한 교육과 지지를 반드시 치료에 포함해야 한다.

ASD의 증상에 기반한 약물치료

약물치료는 ASD의 특정 증상을 개선하는 데 유용한 치료 도구이다. 점점 더 많은 ASD 환자들이 약물치료를 받고 있으며, 나이가 증가할수록 약물치료를 받는 비율 이 더 늘어난다(Aman, Lam & Collier-Crespin, 2003). 하지만 현재 ASD에서 약물치 료는 사회적 상호작용의 결핍이나 의사소통 문제의 호전보다는 불안이나 우울, 강 박증, 과잉행동, 주의력 결핍, 수면 문제, 긴장증(catatonia) 등의 동반증상이나 공격 성, 자해, 심한 상동행동 등의 irritability와 관련된 문제를 치료 목표로 하고 있는 수 준이다. 약물치료는 목표로 하는 증상과 부작용, 소아의 기저 질환 등을 충분히 고 려하여 선택되어야 한다. 표적이 되는 특정 증상이 무엇이든 약물치료의 목표는 적 응기능의 향상과 교육적 개입에 더 잘 참여하도록 소아를 돕는 것이다. 약물치료 단독으로 사용했을 때보다는 약물치료와 부모 교육이 결합되었을 때 행동증상이나 적응능력에 더 큰 효과를 얻을 수 있다. 따라서 ASD에서 약물치료를 할 때는 부모 에게 적절한 정보를 제공하고 효과와 부작용을 관찰하고 보고하도록 교육하는 것 이 중요하다. 특히 언어가 없는 환자의 경우 증상의 변화는 보호자의 보고와 행동 관찰에 의존해야 하므로 이런 교육은 더 중요하다. 그 근거의 수준은 서로 다르지만 다음과 같은 약물들이 ASD의 치료에 사용되고 있다.

1) 비전형 항정신병 약물

자극과민성은 충동적인 공격성, 심한 temper tantrums, 그리고 자해행동으로 나타나는 ASD의 행동문제를 지칭한다. 대체로 30% 전후의 ASD 환자에서 중등도에서 심한 정도의 자극과민성이 동반되는 것으로 보고되었다(Posey & McDougle, 2000). 자극과민성은 약물치료의 중요한 목표증상 가운데 하나이다. ASD의 치료에서 비전형 항정신성 약물은 가장 많이 시도되어 온 약물이다. 아직까지 항정신성 약물이 의사소통 기능이나 사회적 상호작용과 같은 ASD의 핵심 증상에 뚜렷한 효과가 있었다는 보고는 없다. 하지만 상동행동이나 사회적 위축, ASD에 동반되는 행동문제 등의 증상은 약물치료의 이차 효과변인으로 많이 연구되어 왔다. 리스페리돈 (risperidone)은 가장 오래전부터 연구되어 온 약물이다. 몇몇 대규모의 무작위 배정 이중맹검 대조군 통제 연구(randomized, double blind controlled trial, RCT)에서 리스페리돈은 자극과민성(irritability : 충동적인 공격성, 심한 temper tantrums, 또는 자해행동)에 유의미한 효과가 있음이 보고되었다(McCracken et al., 2002; Shea et al., 2004). 또한 모든 연구에 공통적이지는 않지만 상동행동, 부적절한 말, 사회적 위축, 감각-운동 행동, 정서적 관계, 감각 반응 및 강박행동에서 중등도의 효과를 보였다고 보고되었다(Aman, Singh, Stewart & Field, 1985; McCracken et al., 2002; McDougle, Scahill, et al., 2005; Shea et al. 2004). 리스페리돈은 irritability에 대해 미국 식품의약품안전청(Food and drug administration, FDA)의 승인을 받았다. 리스페리돈의 활성 대사물질인 팔리페리돈(paliperidone)은 많은 연구가 되어 있지는 않지만 개방형 연구에서 역시 자극과민성을 호전시키는 것으로 보고되었다(Stigler, Mullett, Erickson, Posey & McDougle, 2012).

비교적 최근에는 아리피프라졸(aripiprazole)의 효능에 대한 보고가 많이 되고 있다. 대규모의 RCT에서 자극과민성, 상동행동 그리고 강박증상에 효과적인 것으로 나타났으며, 효과가 52주까지 지속되었다고 보고되었다(Marcus et al., 2009; Marcus, Owen, Manos, Mankoski, Kamen, McQuade, et al., 2011; Marcus, Owen, Manos, Mankoski, Kamen, ... & Findling, 2011). 모든 RCT에서 의미 있는 안전성의 문제는 보고되지 않았다. 즉 ASD에서 리스페리돈, 팔리페리돈, 아리피프라졸 등 몇몇 비전형 항정신병약물은 자극과민성, 상동행동, 강박증, 사회적 위축 등의 동반 증상에 안전하고 효과적으로 사용할 수 있는 약물들이라고 할 수 있다.

2) 항우울제

자폐증을 가진 소아에서 세로토닌계의 이상이 보고되었고, 강박증의 증상에 대해 세로토닌 재흡수 억제제(selective serotonin reuptake inhibitor, SRI)가 효과를 보이는 것에 착안하여, SRI 계열의 항우울제들이 ASD의 반복적 행동과 말, 강박 사고·행동 등의 증상에 시도되었다. 가장 먼저 연구된 약물은 삼환계 항우울제이면서 비선택적 SRI인 클로미프라민(clomipramine)이다. 10~12주간에 걸친 이중맹검 RCT에서 클로미프라민은 ASD의 강박증상 및 과잉행동에 대해 위약 또는 데시프라민(desipramine)에 비해 의미 있게 우수한 효과를 보였다(Gordon, Rapoport, Hamburger, State & Mannheim, 1992; Gordon, State, Nelson, Hamburger & Rapoport, 1993). 하지만 삼환계 항우울제의 일반적인 부작용, 즉 QT 연장, 빈맥, 경련 등도 보고되어, 최근에는 선택적 세로토닌 재흡수 억제제(selective serotonin reuptake inhibitor, SSRI)에 비해 널리 사용되지는 않고 있다.

SSRI 가운데 시탈로프람(citalopram)은 비교적 대규모의 12주간의 이중맹검 RCT에서 ASD의 반복행동과 제한된 관심사에 대해 의미 있는 치료 효과를 나타내지 않은 반면 에너지의 증가, 충동성, 집중 곤란, 과잉행동, 상동행동, 불면 등의 부작용이 보고되었다(King et al., 2009). 플루옥세틴(fluoxetine)과 플루복사민(fluvoxamine)은 ASD를 가진 소아와 성인에서 CY-BOCS로 측정한 강박증상 및 반복적 사고와 행동, 그리고 불안에 대해 각각 의미 있는 효과를 보인 바 있다(Posey, Erickson, Stigler & McDougle, 2006). 하지만 SSRI의 효과를 검증한 많은 임상 연구의 결과는 연구의 역사나 숫자에 비해 일관성이 다소 부족한 편이다.

3) 정신자극제, α2-adrenergic agonists, 아토목세틴

ASD에서 ADHD 증상은 치료적·교육적 개입을 어렵게 하고, 삶의 질을 저해하는 경향이 있으므로, 이들 증상의 해결은 임상적으로 중요한 관심사 중 하나이다. 메칠페니데이트(methylphenidate) 등 정신자극제가 ASD에서의 주의력결핍·과잉행동 증상에 대해 시도되었는데, 이중맹검 RCT에서 과잉행동에 대해 대체로 위약보다는 나은 효과를 보이지만 치료 반응군의 빈도는 49~69%로 일관되지 않고, 부작용으로 인한 치료 중단의 비율도 1.4~18%로 높은 편이었던 것으로 보고되었다(Research Units on Pediatric Psychopharmacology Autism, 2005). 즉 ASD에서 메칠페니데이트는 ADHD를 가진 소아·청소년에 비해 효과가 적고, 부작용은 더 많은 것으로 생각되고 있으며 일차 선택 약물로서 권장되지는 않는다.

α2-adrenergic agonist인 클로니딘(clonidine)은 소규모의 이중맹검 RCT에서 ASD

환자들의 과잉행동과 자극과민성, 그리고 불안증상에 효과가 있음이 보고되었다. 또 다른 α2-adrenergic agonist인 구안파신(guanfacine)은 클로니딘보다 더 긴 반감기를 갖고 있고, 저혈압이나 진정효과가 덜한 것으로 알려져 있다. 메칠페니데이트에 반응하지 않거나 부작용 때문에 복용할 수 없는 ASD 소아·청소년에게서 약 48%의 반응률을 보였고, 심각한 부작용은 거의 없었던 것으로 보고되었다(Scahill et al., 2006; Wink, Erickson & McDougle, 2010). 즉 구안파신은 ASD에서 보이는 과잉행동이나 부주의 증상에 대해 비교적 안전하게 쓸 수 있는 약물로 제안할 수 있다. 선택적 노르에피네프린 재흡수 억제제인 아토목세틴(atomoxetine)에 대해서는 아직 소규모의 RCT만이 보고되었을 뿐이며, 치료 반응률은 57% 정도로 ADHD에 비해서는 낮은 편이다. 즉 ASD에서 보이는 ADHD 증상에 대해 효과적일 가능성이 있지만 아직 더 많은 연구가 필요한 상태이다(Arnold et al., 2006; Reichow Volkmar, & Bloch, 2013).

4) 날트렉손

날트렉손(naltrexone)은 오피오이드(opioid) 수용체 항진제로 알코올 및 오피오이드 의존에 흔히 사용되는 약물이다. ASD에서 내인성 오피오이드의 기능 부전에 의한 보상과 긍정적 강화에 대한 이상 반응 및 충동성이 유발된다는 가설에 의해 날트렉손을 시도하고 있으며, 실제로 몇몇 연구들에서 자해와 과잉행동의 의미 있는 감소를 보고하였다. 다른 약물에 반응하지 않는 자해에 대해 임상적으로 사용 가능한 약물이나 개인 및 아형에 따라 반응성의 차이가 있는 것으로 생각되고 있다(Symons, Thompson & Rodriguez, 2004).

새로운 약물들 : ASD의 원인론에 입각한 약물치료

지금까지 ASD의 약물치료는 다른 정신장애에 사용하는 약물들을 ASD에서 보이는 유사 증상에 적용하는 방식이 주를 이루었다. 하지만 ASD의 생물학적·유전적 원인론에 대한 연구가 진행되면서 원인에 대한 가설로부터 출발한 약물치료가 시도되기 시작하였다. 이들 약물은 자극과민성이나 행동문제의 해결이라는 한계에서 한 걸음 더 나아가, 언어나 사회적 상호작용과 같이 보다 핵심적인 병리에 접근하는 것을 목표로 하고 있는 경우가 많다. 다음의 약물들은 원인적 가설을 토대로 ASD에 적용하여 어느 정도 임상적으로 의미 있는 결과를 보인 약물들이다.

1) Glutamatergic and GABA-ergic compounds

글루타메이트(glutamate)는 신경가소성(neuronal plasticity)과 인지기능 유지에 중요한 역할을 한다고 생각되는 신경전달물질이다. ASD의 발생에서 글루타메이트가 중요한 역할을 할 것이라는 가설은 동물 모델, 유전연구 결과, 사후 뇌연구 결과 등에서 꾸준히 검증되어 왔다(McDougle, Erickson, Stigler & Posey, 2005). 그 결과 N-methyl-D-aspartate(NMDA)에 작용하는 물질들이 ASD의 치료제로 시도되었다. 이 수용체의 부분 항진제인 D-Cycloserine은 소규모의 RCT에서 ASD 환자에서 무기력·사회적 위축을 호전시켰다고 보고되었다(Posey et al., 2004). 또 다른 약물은 NMDA 수용체 길항제인 amantadine으로, 임상가가 평가한 전반적인 상태에서는 호전을 보였으나 다른 평정 척도에서는 위약에 비해 의미 있는 변화를 보이지 않았다(King et al., 2001). 이 두 약물은 대체로 심한 부작용 없이 사용 가능하였던 것으로 생각되며, 향후 더 큰 규모의 임상 연구를 통해 그 효과를 검증할 필요가 있다.

최근 10여 년간에 걸쳐 알츠하이머병에 의한 치매 치료에 사용되어 온 메만틴(memantine)이 ASD의 잠재적인 치료제로서 관심을 받았다. 메만틴은 비경쟁적 NMDA 수용체 길항제로 아직 충분한 RCT가 보고되지는 않았지만 몇 편의 개방형 연구에서 상동행동, 사회적 위축, 주의력결핍, 자극과민성, 과잉행동 등의 행동증상뿐 아니라 수용성·표현성 언어와 사회적 상호작용에 대해서도 호전을 보였다는 보고가 있어서 앞으로 더 많은 연구가 필요한 약물이다(Chez et al., 2007; Erickson & Chambers, 2006; Erickson et al., 2007; Ghaleiha et al., 2013; Owley et al., 2006). 그 외에 NMDA 수용체에 작용하면서 동시에 metabotropic glutamate 수용체(mGLuR) 길항제인 아캄프로세이트(acamprosate)와 NMDA 수용체 조절제인 N-acetylcystein이 사용 가능한 약물로 제시되고 있으나 아직 근거 수준은 미약한 상태이다.

Gamma-aminobutyric acid(GABA)는 글루타메이트와 밀접한 연관 관계에 있다. 즉 ASD에서 글루타메이트 과다 가설은 글루타메이트를 GABA로 전환하는 효소의 기능부전 때문이라는 주장이 있다. GABA agonist인 STX209에 대한 2상 이중맹검 교차 연구에서 ASD의 자극과민성, 무기력, 사회적 위축, 사회적 반응성, 강박증상 등을 호전시키는 것으로 보고하고 있다(Erickson et al., 2013).

2) Cholinergic agents

아세틸콜린은 대뇌 피질과 변연계로 가는 basal forebrain projection을 통해 주의집중, 새로운 것에 대한 추구(novelty seeking), 기억을 조절하는 것으로 알려져 있다.

실제로 콜린성 제재는 알츠하이머병에 의한 치매의 치료에 사용되고 있으며, 이 중 도네페질(donepezil), 타크린(tacrine), 리바스티그민(rivastigmine), 갈란타민 (galantamine)과 같은 몇 가지 아세트콜린에스터레이스 억제제(acetylcholinesterase inhibitor)들이 ASD의 증상 개선에 시도되었다. 이 중 갈란타민은 몇 편의 소규모 개방연구와 RCT에서 자극과민성과 사회적 위축에 효과를 보였지만 연구 설계나 치료 효과 면에서 아직 임상에 직접 적용할 만한 수준은 아니며, 향후 후속 연구들이 필요한 상태이다(Farmer, Thurm & Grant, 2013).

3) 옥시토신

옥시토신(oxytocin)은 뇌하수체 후엽에서 분비되어 감정의 발달과 사회적인 관계 맺기 행동에 관여하는 것으로 알려진 신경펩타이드이다. 옥시토신 수용체 유전자 연관 연구 및 동물 모델 연구를 통해 옥시토신이 ASD의 발생에 관련될 것이라는 가설이 많은 지지를 얻고 있으며, 이런 다양한 생물학적 이론에 근거하여 옥시토신 을 ASD 환자들에게 투여하기 시작하였다. 하지만 쥐 모델에서 옥시토신을 투여했 을 때 사회적 행동의 극적인 변화를 보이는 것과는 달리, ASD 환자에서의 효과는 아직 충분하거나 일관되지는 않은 편으로, 일부 연구에서 상동행동이나 사회적 인 지, 얼굴 변별, 삶의 질 등이 향상되었다고 보고된 정도이다(Dadds et al., 2013; Guastella et al., 2010). 하지만 최근에는 ASD를 가진 소아에서 사회적 판단을 내리 는 과제를 부여하고 fMRI를 촬영했을 때 옥시토신의 투여 후 편도와 orbitofrontal cortex의 활성을 높인다는 보고도 있어, 향후 ASD에서 사회적 인지와 상호작용과 같은 핵심 증상을 호전시키는 후보 약물로서 좀 더 많은 연구가 필요하다(Gordon et al., 2013).

보완 · 대체요법(Alternative/complementary treatment)

ASD가 어린 시절부터 만성적으로 지속되는 난치성 발달 질환인 만큼, 많은 종류의 검증되지 않은 치료들이 보완 · 대체 의학이라는 이름으로 행해지고 있다. 가장 많 이 언급되고 실제로 가족들에 의해 행해지는 치료는 세크레틴 주사요법, 비타민 B6-마그네슘 등의 비타민 · 미네랄 투여, 오메가-3 지방산, gluten-free/casein-free 식 이요법, 한약과 침, 고압산소치료, 중금속 킬레이팅 제재 등이다. 이 가운데는 RCT 를 통해 효과가 없음이 이미 검증된 치료도 있고(예 : 세크레틴 주사요법), 아직 연 구 시작 단계에 있는 요법들도 있다(예 : 한약). 또한 소아 · 청소년에게 별다른 심 각한 부작용이나 해가 없는 것도 있고(예 : 비타민 요법), 사망 예가 발표될 만큼 심각한 부작용이 우려되는 것도 있다(예 : 킬레이팅 제재). 이들 중 어떤 것도 아직 체계적인 연구를 통해 그 효과가 검증된 것은 없다. 다만 임상가로서 현재 가족들이 받고 있는 보완·대체 요법에 대해 터놓고 의논할 수 있도록 열린 태도를 취해야 하며, 각각 요법들의 한계와 위험에 대해 가족에게 제대로 알려줄 수 있어야만 한다.

경과 및 예후

ASD는 대체로 평생 지속되는 것으로 생각되며, 예후도 아주 낙관적이지는 않다. 자폐증을 가진 소아들 가운데 지능지수가 70 이상이면서 5~7세 사이에 의사소통적인 언어를 습득한 경우에 예후가 가장 양호하다고 알려졌다. 전체적으로는 어른이 된 자폐증 환자의 약 2/3가량은 독립적인 생활을 영위하기 어렵고, 1~2% 정도는 직업을 갖고 2명 이상의 사람과 가까운 관계를 맺으면서 독립적인 생활을 하며, 5~20%는 직업과 대인관계 면에서 경계선 정도의 기능을 하는 것으로 생각된다 (Billstedt, Gillberg & Gillberg, 2005). 증상 영역별로 보면 의사소통 능력과 사회적 상호작용 능력은 많이 호전되나 강박적·의식적(ritualistic) 행동은 많이 호전되지 않는다고 보고되고 있다. 심한 공격행동이나 자해는 연령이 증가하면서 호전되나 청소년기가 되면서 행동문제와 충동성이 오히려 심해지기도 하고, 성적인 문제 행동이 드러나기도 한다.

결론

자폐스펙트럼장애는 언어적·비언어적 의사소통의 장애, 사회적 상호작용의 질적인 장애, 상동적 행동 및 관심 범위의 제한을 주 증상으로 하는 발달성 장애이다. 한 가지의 단일 원인론은 밝혀지지 않았지만, 유전과 환경의 상호작용에 의해 발생되는 것으로 생각되고 있으며, 다양한 후보유전자 및 유전자의 드문 변이들이 발견되었다. 이는 사회적 지각과 이에 대한 반응을 조절하는 뇌의 신경망의 이상으로 표현되며, 최종적으로 사회성 및 사회적 의사소통과 관련된 행동의 이상을 초래하는 것으로 본다. 자폐스펙트럼장애의 생물학적 치료는 아직 증상의 호전을 위한 약물치료를 시행하는 정도의 수준이지만, 원인론적 가설에 입각한 다양한 약물치료방법들이 개발되고 또 시도되고 있다.

김윤미, 조수철, 유희정, 정운선, 박태원, … , 조인희. (2011). 한국인 자폐스펙트럼장애에서 Savant Skill과 자폐증상의 연관성. *소아청소년정신의학, 22*, 192-197.

송재원, 반건호, 조인희, 조수철, 김붕년, … , 유희정. (2013). 자폐 스펙트럼 장애 청소년에서 주의력결핍 과잉행동장애 유무에 따른 임상적 특성. *소아청소년정신의학, 24*, 1-7.

Abrahams, B. S. & Geschwind, D. H. (2008). Advances in autism genetics: on the threshold of a new neurobiology. *Nat Rev Genet, 9*, 341-355.

Aman, M. G., Lam, K. S. & Collier-Crespin, A. (2003). Prevalence and patterns of use of psychoactive medicines among individuals with autism in the Autism Society of Ohio. *J Autism Dev Disord, 33*, 527-534.

Aman, M. G., Singh, N. N., Stewart, A. W. & Field, C. J. (1985). The aberrant behavior checklist: a behavior rating scale for the assessment of treatment effects. *Am J Ment Defic, 89*, 485-491.

American Psychiatric Association. (2000). Diagnostic and statistical manual of mental disorders (4th ed., Text Revision.). Washington D.C.

American Psychiatric Association. (2013). Diagnostic and statistical manual of mental disorders (5th ed.). Washington DC.

Amir, R. E., Van den Veyver, I. B., Wan, M., Tran, C. Q., Francke, U. & Zoghbi, H. Y. (1999). Rett syndrome is caused by mutations in X-linked MECP2, encoding methyl-CpG-binding protein 2. *Nat Genet, 23*, 185-188.

Arnold, L. E., Aman, M. G., Cook, A. M., Witwer, A. N., Hall, K. L., Thompson, S. & Ramadan, Y. (2006). Atomoxetine for hyperactivity in autism spectrum disorders: placebo-controlled crossover pilot trial. *J Am Acad Child Adolesc Psychiatry, 45*, 1196-1205.

Barbaro, J. & Dissanayake, C. (2012). Developmental profiles of infants and toddlers with autism spectrum disorders identified prospectively in a community-based setting. *J Autism Dev Disord, 42*, 1939-1948.

Baron-Cohen, S. (1988). "Without a theory of mind one cannot participate in a conversation". *Cognition, 29*, 83-84.

Billstedt, E., Gillberg, I. C., & Gillberg, C. (2005). Autism after adolescence: population-based 13- to 22-year follow-up study of 120 individuals with autism diagnosed in childhood. *J Autism Dev Disord, 35*, 351-360.

Boddaert, N., Chabane, N., Gervais, H., Good, C. D., Bourgeois, M., Plumet, M. H., . . .

Zilbovicius, M. (2004). Superior temporal sulcus anatomical abnormalities in childhood autism: a voxel-based morphometry MRI study. *Neuroimage, 23*, 364-369.

Bolte, S. & Poustka, F. (2002). The relation between general cognitive level and adaptive behavior domains in individuals with autism with and without co-morbid mental retardation. *Child Psychiatry Hum Dev, 33*, 165-172.

Bolton, P. F., Carcani-Rathwell, I., Hutton, J., Goode, S., Howlin, P. & Rutter, M. (2011). Epilepsy in autism: features and correlates. *Br J Psychiatry, 198*, 289-294.

Chen, W., Landau, S., Sham, P. & Fombonne, E. (2004). No evidence for links between autism, MMR and measles virus. *Psychol Med, 34*, 543-553.

Cheon, K. A., Kim, Y. S., Oh, S. H., Park, S. Y., Yoon, H. W., Herrington, J., . . . Schultz, R. T. (2011). Involvement of the anterior thalamic radiation in boys with high functioning autism spectrum disorders: a Diffusion Tensor Imaging study. *Brain Res, 1417*, 77-86.

Chez, M. G., Burton, Q., Dowling, T., Chang, M., Khanna, P. & Kramer, C. (2007). Memantine as adjunctive therapy in children diagnosed with autistic spectrum disorders: an observation of initial clinical response and maintenance tolerability. *J Child Neurol, 22*, 574-579.

Cohen, D., Pichard, N., Tordjman, S., Baumann, C., Burglen, L., Excoffier, E., . . . Heron, D. (2005). Specific genetic disorders and autism: clinical contribution towards their identification. *J Autism Dev Disord, 35*, 103-116.

Dadds, M. R., Macdonald, E., Cauchi, A., Williams, K., Levy, F. & Brennan, J. (2013). Nasal Oxytocin for Social Deficits in Childhood Autism: A Randomized Controlled Trial. *J Autism Dev Disord*.

Eapen, V. (2011). Genetic basis of autism: is there a way forward? *Curr Opin Psychiatry, 24*, 226-236.

Ecker, C., Rocha-Rego, V., Johnston, P., Mourao-Miranda, J., Marquand, A., Daly, E. M., . . . Consortium, Mrc Aims. (2010). Investigating the predictive value of whole-brain structural MR scans in autism: a pattern classification approach. *Neuroimage, 49*, 44-56.

Ek, U., Fernell, E., Jacobson, L. & Gillberg, C. (1998). Relation between blindness due to retinopathy of prematurity and autistic spectrum disorders: a population-based study. *Dev Med Child Neurol, 40*, 297-301.

Elsabbagh, M., Divan, G., Koh, Y. J., Kim, Y. S., Kauchali, S., Marcin, C., . . . Fombonne, E. (2012). Global prevalence of autism and other pervasive developmental disorders. *Autism Res, 5*, 160-179.

Erickson, C. A., Posey, D. J., Stigler, K. A., Mullett, J., Katschke, A. R. & McDougle, C. J.

(2007). A retrospective study of memantine in children and adolescents with pervasive developmental disorders. *Psychopharmacology(Berl), 191,* 141-147.

Erickson, C. A., Veenstra-Vanderweele, J. M., Melmed, R. D., McCracken, J. T., Ginsberg, L. D., Sikich, L., et al (2013). STX209 (Arbaclofen) for autism spectrum disorders: An 8-week open-label study. Journal of autism and developmental disorders 2013 in press.

Farmer, C., Thurm, A. & Grant, P. (2013). Pharmacotherapy for the core symptoms in autistic disorder: current status of the research. *Drugs, 73,* 303-314.

Fombonne, E. (2005). Epidemiological studies of pervasive developmental disorders. In K. A. Volkmar FR, Paul R, Cohen DJ (Ed.), *Handbook of Autism and Pervasive Developmental Disorders* (3rd ed.). NJ: Wiley.

Gervais, H., Belin, P., Boddaert, N., Leboyer, M., Coez, A., Sfaello, I., . . . Zilbovicius, M. (2004). Abnormal cortical voice processing in autism. *Nat Neurosci, 7,* 801-802.

Ghaleiha, A., Asadabadi, M., Mohammadi, M. R., Shahei, M., Tabrizi, M., Hajiaghaee, R., . . . Akhondzadeh, S. (2013). Memantine as adjunctive treatment to risperidone in children with autistic disorder: a randomized, double-blind, placebo-controlled trial. *Int J Neuropsychopharmacol, 16,* 783-789.

Ghaziuddin, M., Ghaziuddin, N., & Greden, J. (2002). Depression in persons with autism: implications for research and clinical care. *J Autism Dev Disord, 32,* 299-306.

Gordon, C. T., Rapoport, J. L., Hamburger, S. D., State, R. C., & Mannheim, G. B. (1992). Differential response of seven subjects with autistic disorder to clomipramine and desipramine. *Am J Psychiatry, 149,* 363-366.

Gordon, C. T., State, R. C., Nelson, J. E., Hamburger, S. D. & Rapoport, J. L. (1993). A double-blind comparison of clomipramine, desipramine, and placebo in the treatment of autistic disorder. *Arch Gen Psychiatry, 50,* 441-447.

Gordon, I., Vander Wyk, B. C., Bennett, R. H., Cordeaux, C., Lucas, M. V., Eilbott, J. A., . . . Pelphrey, K. A. (2013). Oxytocin enhances brain function in children with autism. *Proc Natl Acad Sci U S A, 110*(52), 20953-20958.

Guastella, A. J., Einfeld, S. L., Gray, K. M., Rinehart, N. J., Tonge, B. J., Lambert, T. J. & Hickie, I. B. (2010). Intranasal oxytocin improves emotion recognition for youth with autism spectrum disorders. *Biol Psychiatry, 67,* 692-694.

Happe, F., Briskman, J., & Frith, U. (2001). Exploring the cognitive phenotype of autism: weak "central coherence" in parents and siblings of children with autism: I. Experimental tests. *J Child Psychol Psychiatry, 42*(3), 299-307.

Howlin, P., Magiati, I., & Charman, T. (2009). Systematic review of early intensive behavioral interventions for children with autism. *Am J Intellect Dev Disabil, 114*, 23-41.

Jamain, S., Betancur, C., Quach, H., Philippe, A., Fellous, M., Giros, B., . . . Paris Autism Research International Sibpair, Study. (2002). Linkage and association of the glutamate receptor 6 gene with autism. *Mol Psychiatry, 7*, 302-310.

Jeon, S. J., Kim, J. W., Kim, K. C., Han, S. M., Go, H. S., Seo, J. E., . . . Song, M. R. (2013). Translational Regulation of NeuroD1 Expression by FMRP: Involvement in Glutamatergic Neuronal Differentiation of Cultured Rat Primary Neural Progenitor Cells. *Cell Mol Neurobiol.*

Kennedy. D. P., & Adolphs, R. (2012). The social brain in psychiatric and neurological disorders. *Trends Cogn Sci, 16*(11), 559-572.

Kim, H. W., Cho, S. C., Kim, J. W., Cho, I. H., Kim, S. A., Park, M., . . . Yoo, H. J. (2009). Family-based association study between NOS-I and -IIA polymorphisms and autism spectrum disorders in Korean trios. *Am J Med Genet B Neuropsychiatr Genet, 150B*, 300-306.

Kim, K. C., Kim, P., Go, H. S., Choi, C. S., Park, J. H., Kim, H. J., . . . Shin, C. Y. (2013). Male-specific alteration in excitatory post-synaptic development and social interaction in pre-natal valproic acid exposure model of autism spectrum disorder. *J Neurochem, 124*, 832-843.

Kim, K. C., Kim, P., Go, H. S., Choi, C. S., Yang, S. I., Cheong, J. H., . . . Ko, K. H. (2011). The critical period of valproate exposure to induce autistic symptoms in Sprague-Dawley rats. *Toxicol Lett, 201*, 137-142.

King, B. H., Wright, D. M., Handen, B. L., Sikich, L., Zimmerman, A. W., McMahon, W., . . . Cook, E. H., Jr. (2001). Double-blind, placebo-controlled study of amantadine hydrochloride in the treatment of children with autistic disorder. *J Am Acad Child Adolesc Psychiatry, 40*, 658-665.

King, B. H., Hollander, E., Sikich, L., McCracken, J. T., Scahill, L., Bregman, J. D., . . . Network, Staart Psychopharmacology. (2009). Lack of efficacy of citalopram in children with autism spectrum disorders and high levels of repetitive behavior: citalopram ineffective in children with autism. *Arch Gen Psychiatry, 66*, 583-590.

Klei, L., Sanders, S. J., Murtha, M. T., Hus, V., Lowe, J. K., Willsey, A. J., . . . Devlin, B. (2012). Common genetic variants, acting additively, are a major source of risk for autism. *Mol Autism, 3*, 9.

Klin, A., Jones, W., Schultz, R., Volkmar, F. & Cohen, D. (2002). Visual fixation patterns during viewing of naturalistic social situations as predictors of social competence in individuals with autism. *Arch Gen Psychiatry, 59*, 809-816.

Klin, A., & Jones, W. (2008). Altered face scanning and impaired recognition of biological motion in a 15-month-old infant with autism. *Dev Sci, 11,* 40-46.

Klin, A., Lin, D. J., Gorrindo, P., Ramsay, G., & Jones, W. (2009). Two-year-olds with autism orient to non-social contingencies rather than biological motion. *Nature, 459,* 257-261.

Klin, A., Volkmar, F. R. & Sparrow, S. S. (1992). Autistic social dysfunction: some limitations of the theory of mind hypothesis. *J Child Psychol Psychiatry, 33,* 861-876.

Kosaka, H., Omori, M., Munesue, T., Ishitobi, M., Matsumura, Y., Takahashi, T., . . . Wada, Y. (2010). Smaller insula and inferior frontal volumes in young adults with pervasive developmental disorders. *Neuroimage, 50,* 1357-1363.

Kotagal, S. & Broomall, E. (2012). Sleep in children with autism spectrum disorder. *Pediatr Neurol, 47,* 242-251.

Levitt, P., Eagleson, K. L., & Powell, E. M. (2004). Regulation of neocortical interneuron development and the implications for neurodevelopmental disorders. *Trends Neurosci, 27,* 400-406.

Levy, S. E., Mandell, D. S. & Schultz, R. T. (2009). Autism. *Lancet, 374,* 1627-1638.

Lord, C., Rutter, M. & Le Couteur, A. (1994). Autism Diagnostic Interview-Revised: a revised version of a diagnostic interview for caregivers of individuals with possible pervasive developmental disorders. *J Autism Dev Disord, 24,* 659-685.

Lord, C., Rutter, M., DiLavore, P. C. & Risi, S. (2008). *Autism Diagnostic Observation Schedule: Manual.* Los Angeles, CA: Western Psychological Services.

Maglione, M. A., Gans, D., Das, L., Timbie, J., Kasari, C., Technical Expert, Panel, & Network, Hrsa Autism Intervention Research - Behavioral. (2012). Nonmedical interventions for children with ASD: recommended guidelines and further research needs. *Pediatrics, 130 Suppl 2,* S169-178.

Mahajan, R., Bernal, M. P., Panzer, R., Whitaker, A., Roberts, W., Handen, B., . . . Autism Speaks Autism Treatment Network Psychopharmacology, Committee. (2012). Clinical practice pathways for evaluation and medication choice for attention-deficit/hyperactivity disorder symptoms in autism spectrum disorders. *Pediatrics, 130 Suppl 2,* S125-138.

Marcus, R. N., Owen, R., Kamen, L., Manos, G., McQuade, R. D., Carson, W. H. & Aman, M. G. (2009). A placebo-controlled, fixed-dose study of aripiprazole in children and adolescents with irritability associated with autistic disorder. *J Am Acad Child Adolesc Psychiatry, 48,* 1110-1119.

Marcus, R. N., Owen, R., Manos, G., Mankoski, R., Kamen, L., McQuade, R. D., . . .

Aman, M. G. (2011). Aripiprazole in the treatment of irritability in pediatric patients (aged 6-17 years) with autistic disorder: results from a 52-week, open-label study. *J Child Adolesc Psychopharmacol, 21*, 229-236.

Marcus, R. N., Owen, R., Manos, G., Mankoski, R., Kamen, L., McQuade, R. D., . . . Findling, R. L. (2011). Safety and tolerability of aripiprazole for irritability in pediatric patients with autistic disorder: a 52-week, open-label, multicenter study. *J Clin Psychiatry, 72*, 1270-1276.

McCracken, J. T., McGough, J., Shah, B., Cronin, P., Hong, D., Aman, M. G., . . . Research Units on Pediatric Psychopharmacology Autism, Network. (2002). Risperidone in children with autism and serious behavioral problems. *N Engl J Med, 347*, 314-321.

McDougle, C. J., Erickson, C. A., Stigler, K. A., & Posey, D. J. (2005). Neurochemistry in the pathophysiology of autism. *J Clin Psychiatry, 66 Suppl 10*, 9-18.

McDougle, C. J., Scahill, L., Aman, M. G., McCracken, J. T., Tierney, E., Davies, M., . . . Vitiello, B. (2005). Risperidone for the core symptom domains of autism: results from the study by the autism network of the research units on pediatric psychopharmacology. *Am J Psychiatry, 162*, 1142-1148.

MMWR Surveillance Summaries. (2012). Prevalence of Autism Spectrum Disorders - Autism and Developmental Disabilities Monitoring Network, 14 Sites, United States, 2008., 61(3), 1-19.

Ohnishi, T., Matsuda, H., Hashimoto, T., Kunihiro, T., Nishikawa, M., Uema, T., & Sasaki, M. (2000). Abnormal regional cerebral blood flow in childhood autism. *Brain, 123*, 1838-1844.

Owley, T., Salt, J., Guter, S., Grieve, A., Walton, L., Ayuyao, N., . . . Cook, E. H., Jr. (2006). A prospective, open-label trial of memantine in the treatment of cognitive, behavioral, and memory dysfunction in pervasive developmental disorders. *J Child Adolesc Psychopharmacol, 16*, 517-524.

Ozonoff, S., & Strayer, D. L. (1997). Inhibitory function in nonretarded children with autism. *J Autism Dev Disord, 27*, 59-77.

Ozonoff, S., Young, G. S., Carter, A., Messinger, D., Yirmiya, N., Zwaigenbaum, L., . . . Stone, W. L. (2011). Recurrence risk for autism spectrum disorders: a Baby Siblings Research Consortium study. *Pediatrics, 128*, e488-495.

Park, S., Cho, S., Cho, I. H., Kim, B., Kim, J., Shin, M., Chung, U., Park, T., Son, J., Yoo, H. J. (2012). Sleep problems and their correlates and comorbid psychopathology of children with autism spectrum disorders. *Research in Autism Spectrum Disorders, 6*, 1068-

1072.

Park, S., Cho, S., Cho, I. H., Kim, B., Kim, J., Shin, M., Chung, U., Park, T., Son, J., Yoo, H.J. (2012). Sex differences in children with autism spectrum disorders compared with their unaffected siblings and typically developing children. *Research in Autism Spectrum Disorders, 6*, 861-870.

Pardo, C. A. & Eberhart, C. G. (2007). The neurobiology of autism. *Brain Pathol, 17*, 434-447.

Pelphrey, K. A., Morris, J. P. & McCarthy, G. (2005). Neural basis of eye gaze processing deficits in autism. *Brain, 128*, 1038-1048.

Pelphrey, K. A. & Carter, E. J. (2008). Brain mechanisms for social perception: lessons from autism and typical development. *Ann N Y Acad Sci, 1145*, 283-299.

Pelphrey, K. A., Shultz, S., Hudac, C. M. & Vander Wyk, B. C. (2011). Research review: Constraining heterogeneity: the social brain and its development in autism spectrum disorder. *J Child Psychol Psychiatry, 52*, 631-644.

Persico, A. M., & Napolioni, V. (2013). Autism genetics. *Behav Brain Res, 251*, 95-112.

Posey, D. J. & McDougle, C. J. (2000). The pharmacotherapy of target symptoms associated with autistic disorder and other pervasive developmental disorders. *Harv Rev Psychiatry, 8*, 45-63.

Posey, D. J., Kem, D. L., Swiezy, N. B., Sweeten, T. L., Wiegand, R. E., & McDougle, C. J. (2004). A pilot study of D-cycloserine in subjects with autistic disorder. *Am J Psychiatry, 161*, 2115-2117.

Posey, D. J., Erickson, C. A., Stigler, K. A. & McDougle, C. J. (2006). The use of selective serotonin reuptake inhibitors in autism and related disorders. *J Child Adolesc Psychopharmacol, 16*, 181-186.

Reichow, B., Volkmar, F. R. & Bloch, M. H. (2013). Systematic review and meta-analysis of pharmacological treatment of the symptoms of attention-deficit/hyperactivity disorder in children with pervasive developmental disorders. *J Autism Dev Disord, 43*, 2435-2441.

Research Units on Pediatric Psychopharmacology Autism, Network. (2005). Risperidone treatment of autistic disorder: longer-term benefits and blinded discontinuation after 6 months. *Am J Psychiatry, 162*, 1361-1369.

Rice, K., Moriuchi, J. M., Jones, W. & Klin, A. (2012). Parsing heterogeneity in autism spectrum disorders: visual scanning of dynamic social scenes in school-aged children. *J Am Acad Child Adolesc Psychiatry, 51*, 238-248.

Robertson, M. M. (2012). The Gilles de la Tourette syndrome: the current status. *Arch Dis Child Educ Pract Ed, 97*, 166-175.

Roberts, T. P., Khan, S. Y., Rey, M., Monroe, J. F., Cannon, K., Blaskey, L., . . . Edgar, J. C. (2010). MEG detection of delayed auditory evoked responses in autism spectrum disorders: towards an imaging biomarker for autism. *Autism Res, 3*, 8-18.

Robinson, E. B., Koenen, K. C., McCormick, M. C., Munir, K., Hallett, V., Happe, F., . . . Ronald, A. (2011). Evidence that autistic traits show the same etiology in the general population and at the quantitative extremes (5%, 2.5%, and 1%). *Arch Gen Psychiatry, 68*, 1113-1121.

Scahill, L., Aman, M. G., McDougle, C. J., McCracken, J. T., Tierney, E., Dziura, J., . . . Vitiello, B. (2006). A prospective open trial of guanfacine in children with pervasive developmental disorders. *J Child Adolesc Psychopharmacol, 16*(5), 589-598.

Schieve, L. A., Rice, C., Devine, O., Maenner, M. J., Lee, L. C., Fitzgerald, R., . . . Durkin, M. (2011). Have secular changes in perinatal risk factors contributed to the recent autism prevalence increase? Development and application of a mathematical assessment model. *Ann Epidemiol, 21*, 930-945.

Schumann, C. M., Hamstra, J., Goodlin-Jones, B. L., Lotspeich, L. J., Kwon, H., Buonocore, M. H., . . . Amaral, D. G. (2004). The amygdala is enlarged in children but not adolescents with autism; the hippocampus is enlarged at all ages. *J Neurosci, 24*, 6392-6401.

Schumann, C. M., Barnes, C. C., Lord, C. & Courchesne, E. (2009). Amygdala enlargement in toddlers with autism related to severity of social and communication impairments. *Biol Psychiatry, 66*, 942-949.

Schumann, C. M., Bauman, M. D. & Amaral, D. G. (2011). Abnormal structure or function of the amygdala is a common component of neurodevelopmental disorders. *Neuropsychologia, 49*, 745-759.

Shea, S., Turgay, A., Carroll, A., Schulz, M., Orlik, H., Smith, I. & Dunbar, F. (2004). Risperidone in the treatment of disruptive behavioral symptoms in children with autistic and other pervasive developmental disorders. *Pediatrics, 114*, e634-641.

Steyaert, J. G. & De la Marche, W. (2008). What's new in autism? *Eur J Pediatr, 167*, 1091-1101.

Stigler, K. A., Mullett, J. E., Erickson, C. A., Posey, D. J. & McDougle, C. J. (2012). Paliperidone for irritability in adolescents and young adults with autistic disorder. *Psychopharmacology (Berl), 223*, 237-245.

Symons, F. J., Thompson, A. & Rodriguez, M. C. (2004). Self-injurious behavior and the efficacy of naltrexone treatment: a quantitative synthesis. *Ment Retard Dev Disabil Res Rev, 10*, 193-200.

Turner-Brown, L. M., Baranek, G. T., Reznick, J. S., Watson, L. R. & Crais, E. R. (2013). The First Year Inventory: a longitudinal follow-up of 12-month-old to 3-year-old children. *Autism, 17*, 527-540.

Voineagu, I. & Yoo, H. J. (2013). Current Progress and Challenges in the Search for Autism Biomarkers. *Dis Markers, 35*, 55-65.

Volk, H. E., Lurmann, F., Penfold, B., Hertz-Picciotto, I. & McConnell, R. (2013). Traffic-related air pollution, particulate matter, and autism. *JAMA Psychiatry, 70*, 71-77.

Whitaker-Azmitia, P. M. (2001). Serotonin and brain development: role in human developmental diseases. *Brain Res Bull, 56*, 479-485.

White, S. W., Oswald, D., Ollendick, T. & Scahill, L. (2009). Anxiety in children and adolescents with autism spectrum disorders. *Clin Psychol Rev, 29*, 216-229.

Wink, L. K., Erickson, C. A. & McDougle, C. J. (2010). Pharmacologic treatment of behavioral symptoms associated with autism and other pervasive developmental disorders. *Curr Treat Options Neurol, 12*, 529-538.

Won, H., Lee, H. R., Gee, H. Y., Mah, W., Kim, J. I., Lee, J., . . . Kim, E. (2012). Autistic-like social behaviour in Shank2-mutant mice improved by restoring NMDA receptor function. *Nature, 486*, 261-265.

Yoo, H. J. (2013). Recent increase in autism and ADHD: true or inflated? *J Korean Med Sci, 28*, 974-975.

Yoo, H. J., Cho, I. H., Park, M., Cho, E., Cho, S. C., Kim, B. N., . . . Kim, S. A. (2008). Association between PTGS2 polymorphism and autism spectrum disorders in Korean trios. *Neurosci Res, 62*, 66-69.

Yoo, H. J., Lee, S. K., Park, M., Cho, I. H., Hyun, S. H., Lee, J. C., . . . Kim, S. A. (2009). Family- and population-based association studies of monoamine oxidase A and autism spectrum disorders in Korean. *Neurosci Res, 63*(3), 172-176.

제08장

지적장애

강제욱
인제대학교 부산백병원 정신건강의학과

개념 및 정의

지적장애(intellectual disability)는 일반적인 용어로 과거에는 정신지체(mental retardation)로 기술되었다. 지적장애는 뇌의 구조나 기능상의 이상으로 인해 인지(cognitive) 및 적응(adaptive) 발달상의 장애를 특징으로 하는 복합적인 증후군이다.

지적장애의 정의는 미국 지적장애 및 발달장애 협회(American Association on Intellectual and Developmental Disabilities, AAIDD)와 DSM-IV의 진단기준을 가장 많이 사용한다.

AAIDD의 정의

2010년에 AAIDD는 11차 개정된 지적장애의 정의를 제안하였다. 이는 DSM과 같은 지능으로 개인을 구분 짓지 않고, 적응행동상에서 나타나는 제한(limitation)을 강조하는 것이 특징이다. 개인에게 필요한 지원 요구의 정도에 따라서 5개의 그룹으로 분류하는 것을 제안하였다.

간헐적 지원(intermittent support) : 스트레스나 뭔가 불확실한 상황이 아니면 도움이 필요하지 않은 기능이 좋은 경우

제한적 지원(limited support) : 일상생활을 유지하는 데 있어 약간의 도움이 필요한 경우

확장적 지원(extensive support) : 거의 항상 일상생활 유지를 위한 도움이 필요한 경우

전반적 지원(pervasive support) : 일상적인 생활을 위해 매일 그리고 평생 전반적인 도움이 필요한 경우

DSM-IV 정의

DSM-IV에 따르면 지적장애는 세 가지 특징을 가진다. ① 유의하게 평균 이하(subaverage)의 지능, ② 적응력(adaptive skill)의 결함 또는 장애, ③ 만 18세 이전 발현 등이다.

지적장애의 정도는 지능검사 결과에 따라 경도(mild), 중등도(moderate), 중도(severe), 심도(profound)로 나뉘며, 각각이 지적장애의 심한 정도를 나타내는 것으로 정의하고 있다. DSM-V로 넘어오면서 가장 큰 변화는 지적장애의 심한 정도를 IQ 점수보다는 실제 개인의 적응 능력의 정도를 가지고 평가를 하게 되었다. 여기에 포함되는 적응 능력에는 언어 및 어휘력, 수 계산이나 시간과 돈 개념 등이 포함되며, 사회적 판단, 대인관계 기술, 문제해결력, 개인위생관리, 직업적인 기술 등이 있다.

경계선 지능(borderline intelligence)의 경우에는 지능이 평균치의 1.5~2.0 표준편차 미만(70.0~77.5)을 가진 경우로 정의를 내린다. 이 경우 일반적인 지적장애를 가진 소아와는 달리 학업적인 문제에서 특히 적응의 어려움을 흔히 가진다.

일부 임상가들은 지적장애를 개인 연령에 의거해서 판단하기도 하는데, 5세 미만의 소아에서는 지적장애로 진단 내리기보다는 발달지연(developmental delay)이나 전반적인 발달지연(global developmental delay) 등으로 진단하는 것을 선호하기도 한다.

역학

지적장애의 유병률은 IQ로만 정의를 내렸을 때에는 1~3% 정도 되는 것으로 추정된다. IQ 50 미만의 경우 학령기 소아 1,000명당 3.8명으로 추정되며, IQ 50~70 미만의 지적장애소아의 경우에는 대략 학령기 소아 1,000명당 29.8명으로 추정하고

있다(Roeleveld et al., 1997). 하지만 경도의 지적장애의 경우 유병률의 차이가 상당히 높은데, 도시보다는 농촌지역에서 더 높으며 선진국보다는 개발도상국에서 더 높게 나타나는 것으로 알려져 있다. 연령별로는 학령기 소아에서 가장 높게 나타나며, 여아보다는 남아에서 1.4:1의 비율로 높게 나타나는 것으로 알려져 있다. 우리나라의 경우 초등학교 3학년 소아를 대상으로 시행한 역학 연구에서 1,000명당 9.1명으로 나타났다(Yim et al., 2002).

임상증상

일반적으로 지적장애를 가진 소아가 발견되는 연령은 장애의 심각성 정도에 영향을 받는다고 할 수 있다. 지적장애가 심할수록 소아의 초기 2년간의 발달이 실패하기 때문에 비교적 더 일찍 발견되게 된다. 경도의 지적장애를 가진 소아의 경우에는 일반적으로 학교에 입학한 이후 발견되는 경우가 많다. 대근육 발달(gross motor development)의 경우에는 특별한 문제를 보이지 않지만 수용성 언어지연과 같은 문제가 거의 항상 동반되어 나타난다. 학령기 전 소아의 경우에는 이러한 수용성 언어는 지능을 예측하는 가장 좋은 지표라고 할 수 있다. 학령기 소아의 경우에는 학습이 시작되면서 학습 부진으로 나타나기도 한다.

원인

지적장애는 대개 원인이 없는 경우가 많지만, 유전질환과 같은 알려진 원인을 가진 경우도 있다. 일반적으로 지적장애를 나타내는 원인을 파악하는 것은 임상적으로 매우 중요한데, 조기에 발견하면 치료가 가능한 선천성 대사 이상 같은 질환을 발견하여 지적장애의 후유증을 최소화할 수 있기 때문이다(표 8.1 참조). 중등도 이상의 지적장애에서는 약 80% 정도에서 원인이 발견되는 데 비해, 경도의 지적장애의 경우에는 원인을 알 수 있는 경우가 50% 미만인 것으로 알려져 있다. 하지만 최근에는 다양한 검사도구의 발달로 지적장애를 가진 소아의 50~70%의 원인을 밝혀낼 수 있는 것으로 알려져 있다

염색체 이상이나 독성물질에 노출 등과 같은 산전(prenatal) 원인이 30% 정도로 가장 흔하다. 그중 취약 X유전자 증후군이나 다운증후군(trisomy 21), 프레더-윌리 증후군(Prader-Willi syndrome), 결절성 경화증(tuberous sclerosis)과 같은 선천성

표 8.1 지적장애의 원인들

출생 전 (prenatal)	감염(toxoplasmosis, rubella, cytomegalovirus, herpes simplex virus) 유전적 이상(genetic abnormalities) 　다운증후군(trisomy 21) 　취약 X증후군(fragile X syndrome) 　기타(point mutation, chromosome deletion, duplication, rearrangement 등) 독성물질(toxin)과 기형유발물질(teratogen) 　알코올 　약물 　방사선 선천성 갑상선 기능부전증 선천성 대사이상
출생 시 (perinatal)	저산소증(hypoxia) 미숙아 합병증 뇌 출혈 출생 시 CNS 감염
출생 후 (postnatal)	외상 CNS 출혈, 감염, 악성 종양 심한 환경적 박탈 독성 물질(납, 수은)

Sarah E. Shea (2012)

유전질환이 가장 흔한 유전적 원인으로 알려져 있다.

다운증후군(trisomy 21)도 지적장애의 흔한 원인 중 하나이며, 생존하는 영아(infant)에서 나타날 수 있는 염색체 이상 중 가장 흔한 유전질환으로 알려져 있다. 다운증후군을 가진 소아의 지능은 경도에서 중등도까지 다양하게 나타난다.

취약 X증후군은 남아에서는 3,600명 중 1명, 여아에서는 4,000~6,000명 중 1명 정도 앓는 것으로 보고되고 있으며, 임상적으로 남아는 보통 중등도 수준의 지능을 가지지만, 학습장애부터 심한 지적장애를 동반한 자폐증까지 다양하게 나타난다. 반면 여아의 경우 X염색체 2개 중 1개가 완전 변이(full mutation)를 일으킬 때만 증상이 나타나는데, 남아에 비해 지적장애도 경도 수준이며, 임상 증상 또한 가벼운 경우가 더 많다.

독성물질의 노출에는 가장 흔한 원인이 알코올로 알려져 있다. 임신 중 알코올에 노출된 경우 태아의 경우 태아알코올 스펙트럼장애(fetal alcohol spectrum disorder, FASD)로 잘 알려진 질환에 이환된다. 최근 연구에 따르면 임신 중 마시는 알코올 양보다 노출 자체가 장애를 유발하는 것으로 알려져 있다. 즉 알코올 노출 시기

(timing), 빈도(frequency), 양(dose)뿐만 아니라 산모의 연령이나 환경, 영양 상태, 유전적·대사성 요인, 다른 독성 물질에 노출 등이 FASD에 영향을 주게 된다. FASD를 가진 소아의 경우 전반적인 발달 문제를 동반하는데, 성장이나 신체적인 특징, 신경 발달 등의 문제를 보인다. 지능의 경우에는 경도 수준의 지능을 가지는 경우가 흔하지만, 적응 수준의 경우 ADHD나 적대적 반항장애와 같은 동반 질환 유무에 따라 다르게 나타난다.

진단적 평가

지적장애 평가도구(assessment)

지적장애 진단을 내리기 위해서는 지능검사와 적응기능평가를 해야 한다. 지능검사의 경우 웩슬러 지능검사(Wechsler intelligence scales)가 가장 흔히 사용되는 도구이다. 3~7세 3개월 소아의 경우에는 Wechsler Preschool and Primary Scale of Intelligence, Third Edition(WPPSI-III)이 사용되며, 6~16세 소아와 청소년의 경우에는 Wechsler Intelligence Scales for Children, Fourth Edition(WISC-IV)이 사용된다. 16세 이상 청소년의 경우에는 Wechsler Adult Intelligence Scale, Fourth Edition (WAIS-IV)이 사용된다. 적응 수준에 대한 평가도구에는 Vineland Adaptive Scales-Second Edition(VABS-II)이나 Adaptive Behavior Assessment System-Second Edition (ABAS-II) 등이 이용된다. 지능평가의 경우에는 나이가 증가함에 따라 비교적 평가가 정확해지며, 일반적으로 4세 이상이 되면 더욱 정확해진다고 할 수 있다. 또한 자폐장애와 같은 공존질환이 있으면 지능에 따른 예후가 달라질 수 있으며, 환경적인 자원의 부족(environmental deprivation)이나 청력이상과 같은 감각운동 기능의 문제 등을 고려해야 한다. 공존 정신병리의 경우에는 아직 지적장애 소아에서 선택적으로 사용할 수 있는 도구가 개발되어 있지는 않지만, 이상행동척도(aberrant behavior checklist, ABC)나 발달적 행동평가 척도(developmental behaviour checklist), nisonger 소아행동 평가척도(nisonger child behavior rating form, NCBRF), 그리고 심한 장애를 가진 소아 진단 평가(Diagnostic Assessment of the Severely Handicapped) 등이 보호자, 교사가 평가할 수 있는 유용한 도구로 제안되고 있다. 최근에는 불안, 우울 그리고 기분이상에 대한 선별검사 도구들도 추가되었으며, 적대감과 공격성 평가척도 : 수동성·능동성(Scale of Hostility and Aggression : Reactive·Proactive, SHARP) 등도 지적장애 소아와 청소년, 그리고 성인까지 평가할 수 있도록 개발되어 있다(Esbensen et al., 2003; Farmer et al., 2009). 이러한 평가도구들은 지적장애 소아에서 나타나는 다양한 형태의 정신병리를 평가하는 데 유용하며, 정상 발달 소아에서는 나타나지 않는 다양한 행동양상들(예 : 이식증(pica), 상동행동, 자해)을 평가할 수 있다.

염색체이상 검사(cytogenetic)

유전질환을 가진 소아의 40%에서는 외모를 비롯한 신체검사에서 특별한 이상이 발견되지 않기 때문에 염색체이상에 대한 검사를 시행하기도 한다. 과거에는 특별한 병력이 없고 일반적인 혈액검사나 신체검사에서 정상소견을 보이는 지적장애 소아에서 취약 X증후군을 배제하기 위해 염색체검사(karyotyping)나 분자유전자검사(molecular analysis) 등을 사용하였다. 하지만 최근에는 염기배열 유전체보합법(array genomic hybridization)과 같은 유전검사기술이 개발되면서 미세결실증후군(microdeletion syndrome)에 대한 진단도 가능해졌다. American College of Medical Geneticists(ACMG)에서는 원인을 알 수 없는 지적장애 소아의 경우 유전 검사를 시행하도록 권고하고 있다. ① 지적장애의 가족력을 가진 경우, ② 출생 전 성장지연, ③ 출생 후 성장지연/과잉성장, ④ 두 가지 이상의 얼굴 기형(dysmorphic facial feature), ⑤ 얼굴 외의 외모 기형 · 선천성 이상(congenital abnormalities)을 가진 경우 1차적으로 염기배열 유전체보합법(array genomic hybridization)을 이용한 유전자 검사를 실시하도록 권고하고 있다(Manning et al., 2010). 일부 연구에서는 신체적인 이상, 경기, 근육의 긴장도 이상 등과 같은 임상적인 이상이 많을수록 미세염기배열분석에서 염색체 이상이 발견될 가능성이 높아진다고 보고하였다(Zahir et al., 2007). 하지만 유전자 검사의 경우 비용 측면과 검사 결과로 인한 소아와 가족에게 미치는 여러 측면을 고려하고 충분한 논의 후에 시행되어야 한다.

대사이상 검사(metabolic testing)

지적장애 소아가 선천성 대상이상을 가진 경우가 흔하지는 않기 때문에 선별 검사로 유용하지는 않다. 하지만 연령이나 임상적인 병력상 의심이 될 때에는 갑상선기능 검사나 혈중 납 농도와 같은 검사를 시행한다. 또한 치료가 가능한 대상이상 장애의 진단을 놓치지 않기 위해서 저혈당증이나 특이한 소변 냄새, 간이나 심장 기능이상, 간질, 전반적인 기능 수준의 악화와 호전, 의심되는 가족력, 심한 근긴장저하나 보행이상(ataxia), 매우 심한 지적 수준을 보이는 경우 대사 장애를 감별하기 위해 대사이상 검사를 시행하기도 한다.

뇌영상 검사 및 뇌파 검사(neuroimaging and electroencephalography)

과거에는 원인이 없는 지적장애 소아에서 컴퓨터 단층촬영(computed tomography, CT)을 사용하였다. 하지만 대부분의 경우 비특이적인 소견을 보이고, 원인을 밝혀 내지 못하여 진단적인 가치가 떨어지는 것으로 인식됐다. 하지만 뇌영상 기술의 발 전으로 자기공명영상(magnetic resonance imaging, MRI)이 중추신경계통의 이상을 발견하는 데 유용한 도구로 평가되었다. 연구마다 차이가 있지만, 30% 정도의 소아 가 뇌영상 소견에서 이상이 발견된다고 보고하고 있고, 특히 지능저하의 정도가 심 할수록 이상을 발견할 가능성이 더 높은 것으로 보고되고 있다. 일반적으로 MRI상 흔히 관찰되는 소견으로는 뇌와(cerebral fossa)와 후두와(posterior fossa)의 구조적 이상이 발견된다(Soto-Ares et al., 2003). 특히 뇌량(corpus callosum)의 형성부전 (hypoplasia)이나 투명 중격(septum pellucidum)의 이상, 뇌실 확장(ventriculomegaly) 등의 이상을 보이는 것으로 보고되었다. 최근에는 proton MR spectroscopy(H-MRS) 라는 진보된 뇌영상 촬영술이 선천성 대상 이상을 발견하는 데 유용한 도구로 제안 되고 있다. 비록 증례보고이기는 하지만, Bianchi 등이 MRI상 이상이 발견되지 않 았던 환자에서 MRS 검사를 통해 creatine/phosphocreatine peak가 소실된 것을 관 찰하기도 하였다(Bianchi et al., 2000). 또 다른 연구에서도 신경학적 검사상 정상 이며, MRI 상 구조적 이상이 발견되지 않은 환자에서 MRS 검사 시 creatine signal 이 소실된 소견을 관찰하였다(Salomons et al., 2001). 하지만 여전히 검사의 비용 측면과 진단적 유용성에서는 제한점이 많은 실정이다. ACMG에서는 머리둘레 (head circumference) 크기의 이상(micro- or macrocephaly), 간질, 신경학적 증상이 나 정신운동 기술(psychomotor skill) 소실 등을 보일 경우에만 뇌영상검사를 시행 하도록 제안하고 있다(Curry et al., 1997).

뇌파검사는 일반적으로 시행하지 않지만, 기저의 간질이나 심한 언어장애를 보이 는 Angelman증후군과 같은 유전질환에서 수면·각성 뇌파검사를 통해 유용한 결 과들을 얻을 수 있다.

유병률(prevalence)

일반적으로 지적장애 소아에서 보이는 정신병리(psychopathology)는 대략 31~41% 정도로 보고되고 있다. 특히 Einfeld 등의 연구에 의하면 행동장애의 경우 정상지능을 가진 소아가 5.4% 정도인데 반해 지적장애 소아에서는 30~42%로 더 높게 나타났다고 보고하였다(Einfeld et al., 2006). 하지만 지적장애가 심할수록 공존 정신병리를 파악하기가 매우 어려운데, 특히 지능이 낮을수록 우울증이나 불안장애와 같은 내현화 장애의 경우 환자의 증상 보고가 불가능한 경우가 많으며, 정신병적 증상을 동반하는 경우가 많다. 또한 지적장애가 심할수록 의사소통 기술의 부족 등으로 겉으로 드러나는 행동을 감별하기가 매우 어려우므로 공존 정신질환을 매우 세심하게 평가해야 한다.

위험인자

지적장애 소아의 경우 ADHD를 비롯한 불안장애, 기분장애, 식이장애, 품행장애, 뚜렛장애나 유뇨증, 수면장애, 그리고 조현병을 포함한 정신증 등을 앓을 위험이 더 높은 것으로 알려졌다. Koskentausta 등은 중등도(moderate) 이상의 장애를 가지거나 적응능력의 부족, 언어장애, 사회성 부족이나 낮은 경제수준, 한 부모 가정 등의 경우 정신질환의 위험이 높아진다고 보고하였다(Koskentausta et al., 2007). 또한 다운증후군의 경우 우울장애의 위험이 높으며 윌리엄증후군(William syndrome)의 경우 불안장애와 ADHD의 위험이 높아진다는 연구들도 있다(Collacott et al., 1992; de Ruiter et al., 2007). 또한 일반 소아와 마찬가지로 나이가 증가할수록 외현화 장애의 경우에는 줄어들며, 내현화 장애의 경우에는 증가한다는 보고도 있다.

예방적 접근(prevention)

지적장애의 예방을 위해서는 산전검사(prenatal diagnostic testing)를 포함한 신생아 대사성 질환선별 검사를 통한 치료 가능한 질환의 조기발견이 필요하다. 또한 임신 동안 엽산(folic acid) 보충과 같은 영양소 보충을 통해 신경관 결손과 같은 선천성 질환의 위험을 감소시킬 수 있다. 하지만 일부 연구에서는 다운증후군과 같은 유전 질환의 경우 예방의 노력에도 불구하고 유병률이 크게 감소하지 않는다는 보고도 있다(King et al., 2005).

통합치료적 접근(integrative treatment approaches)

지적장애 소아의 치료 반응은 그들이 가진 지능장애의 정도와 치료시기, 가족과 환경적인 요인, 공존 정신병리와 동반된 행동 문제의 종류와 빈도에 따라 영향을 받는다. 통합치료적 접근은 우선 소아와 청소년의 발달 수준을 고려해야 하며, 사회적인 요인과 환경적 요인을 함께 고려하고, 문제해결력 같은 심리적 요인, 생물학적인 요인 등 다양한 측면을 고려한 치료를 의미한다.

정신치료적 접근(psychotherapeutic approaches)

응용행동분석(applied behavior analysis, ABA)과 같은 행동치료가 지적장애 소아에서 비교적 효과가 있다고 알려졌다. 행동치료는 기본적으로 행동 자체가 가지는 기능이나 원인과 같은 선행사건(antecedent)과 그 행동을 강화하는 요인을 분석하여, 기능적 의사소통훈련(functional communication training)이나 비수반적 강화(noncontingent reinforcement)나 소거(extinction) 등의 기법을 통해 문제행동을 감소시키고 긍정적인 행동을 증가시키게 된다.

일반적으로 인지행동치료나 심리교육과 같은 치료적 접근들은 연구가 많지 않으며, 대개의 경우 매우 제한적으로 적용할 수 있다.

또래관계가 원만할수록 학업 성취나 일상생활의 질이 높아진다는 연구들이 있다(Essex et al., 2002; Carter et al., 2005). 이들 연구에서는 사회적인 상호작용을 통해 소아들이 사회적인 기술을 배우고 연습할 수 있으며, 우정을 만들고 지지 체계를 가질 수 있다. 여기에는 사회적 상호작용기술 교육이나 그룹 훈련, 또래 지원 체계와 같은 치료법들이 있으며, 이러한 치료들이 단기적인 효과가 있는 것으로 알려졌다.

약물치료적 접근(pharmacological treatment)

선택적 세로토닌 재흡수차단제, 비전형 항정신병 약물 그리고 새로운 항간질 약물 등이 개발되면서 이들이 가지는 효과와 안정성으로 인하여 정신과 영역에서 다양하게 사용되고 있다. 비록 성인에 대한 약물 연구가 대부분이기는 하지만, 지적장애 소아에서도 경험적인 약물 사용이 늘어나고 있다. 지적장애 소아에서 약물치료는 특정 인지결함에 대한 개입이 아닌, 동반되는 행동 증상이나 공존 정신질환에 대한 치료적 개입을 특징으로 한다.

약물치료 시 고려해야 할 점들

동반된 신체적인 문제들 : 지적장애를 가진 소아들의 경우 다양한 내과적·신경과적 문제들로 치료를 받고 있는 경우가 많다. 이 때문에 일반 소아에 비해 약물 간 상호작용의 가능성을 고려해야 한다. 특히 지적장애가 심할수록 간질이 동반되는 경우가 많은데, 이 경우 항간질 약물과 정신과 약물 간의 상호작용으로 인해 중추신경계에 미치는 부작용이나 약물대사의 변화 등이 나타날 가능성이 높아진다.

약물이상 반응에 대한 취약성 : 지적장애를 가진 소아들은 정상 소아에 비해 약물의 부작용이 더 많이 나타난다고 알려졌다. Handen 등은 지적장애와 ADHD를 가진 소아에서 메칠페니데이트를 사용할 경우 틱과 기분이상(dysphoria), 사회적 반응성(social responsiveness) 결여 등의 약물 부작용이 더 많이 나타났다고 보고하였다(Handen et al., 1991). 또한 지적장애 소아의 경우 기저에 신경학적인 이상을 가지고 있는 경우가 많아 약물의 독성에 더욱 취약하다. 따라서 일반적으로 약물을 사용할 경우 초기에는 가능한 저 용량으로 시작하여 천천히 약물을 증량하는 것이 바람직하다. 그리고 약물을 변경하거나 중단할 경우에도 마찬가지로 천천히 약을 줄여나가는 것을 원칙으로 하고, 최고 용량이나 유지용량은 정상지능을 가진 소아에서 허용되는 용량을 사용하도록 해야 한다(Aman et al., 2004; Unwin et al., 2008).

1) 주의력결핍 · 과잉운동장애

ADHD가 정상 지능을 가진 소아에서의 유병률이 5%인데 비해 지적장애를 가진 소아의 경우에는 대략 8.7~16%까지 나타나는 것으로 알려졌다. 일반적으로 ADHD 치료제로 가장 많이 사용되는 메칠페니데이트 계열 약물의 경우 과잉운동, 주의집중시간(attention span), 그리고 충동성에 비교적 효과가 있다는 연구가 있다(Handen et al., 2006). 또한 사회적인 행동이나 독립적인 놀이 수행 등에도 효과가 있다는 보고도 있다. 하지만 이들 연구 대부분이 지능이 50 이상인 경우에만 효과가 있으며, 중등도 이상의 심한 지적장애 소아에서는 효과가 약한 것으로 나타났다.

일부 연구에서는 삼환계 항우울제(tricyclic antidepressant, TCA)가 지적장애 소아에서의 ADHD 치료에 도움이 된다고 보고하고 있다. TCA의 경우 정상 지능을 가진 ADHD 소아의 치료에서 메칠페니데이트 대신 사용할 수 있는 약물인데, 지적장애 소아의 경우 증례보고상 ADHD 증상이 호전된다는 보고가 있다. 항정신병 약물의 경우 할로페리돌과 같은 전통적인 약물이 과잉운동 증상에 효과가 있다는 보고가 있다. 최근에는 비전형 항정신병 약물인 리스페리돈이 과잉운동 감소에 효과적이라는 연구결과도 있다(Aman et al., 2002; Snyder et al., 2002). 비록 자폐증에서의 약물치료 연구이기는 하지만 아리피프라졸(aripiprazole)도 과잉운동에 효과적이라는 일부 연구가 있다(Ching et al., 2012).

Non-stimulant 제재인 아토목세틴(atomoxetine)의 경우에는 지적장애 소아를 대상으로 시행된 연구가 현재까지는 없다. 다만, 일부 자폐소아를 대상으로 한 연구에서 행동문제와 부주의성, 과잉운동, 학습 능력이나 사회성 영역에서도 효과적이었다는 보고가 있어, 효과적인 약물치료로 고려해 볼 수 있다(McCarthy, 2007; Handen 등, 2011).

ADHD 소아에서 사용되는 α-adrenergic agonist에 대한 연구도 있다. Handen 등은 발달장애를 가진 11명의 소아를 대상으로 구안파신(guanfacine, 하루 최대 3mg)을 사용한 결과 5명에서 과잉운동 증상이 유의하게 감소하였다고 보고하였다(Handen et al., 2008).

2) 품행장애와 공격성

품행장애를 비롯한 공격적 행동은 지적장애 소아가 소아정신과 의사에게 가장 많이 의뢰되는 문제 중 하나이다. 일반적으로 품행장애 소아에서는 문제행동이 계획적이며 조직화된 행동 특징을 보이지만, 지적장애 소아의 경우에는 오히려 더 충동적이고 예측이 안 되는 폭력적인 행동을 많이 보인다. 일반적으로는 이러한 공격적인 행동은 행동치료가 우선 시도되지만, 효과가 없으면 약물치료를 시도하게 된다.

정상 지능을 가진 품행장애 소아와 청소년에서는 중추신경자극제나 항정신병약물, 리튬, 카르바마제핀 같은 약물들이 효과가 있다고 알려졌지만, 지적장애 소아에서 시행된 약물 연구는 아직까지 없다. 따라서 지적장애 소아에서도 1차적으로 중추신경자극제를 사용하는 것이 효과적인지 알 수는 없지만, 일부 연구자들은 ADHD를 동반한 경우 공격적인 행동 조절을 위해 중추신경자극제를 사용하는 것이 효과적이라고 보고하고 있다.

항정신병약물이 가장 많이 연구가 되어 있는데, Aman 등과 Snyder 등이 지적장애 소아(5~12세, 각각 n=118, n=110)에서 보이는 품행장애 문제에 리스페리돈이 효과적이며, 사회적인(prosocial) 행동의 증가, 불안 및 과잉운동, 자해 및 상동행동에서도 효과가 있다고 보고하였다(Aman et al., 2002; Snyder et al., 2002). 이들 연구에서는 공통적으로 졸림, 두통, 구토와 식사장애, 체중증가와 고프로락틴혈증 등

을 흔한 부작용으로 보고하고 있다. Crooneberghs 등은 경계성 지능을 포함한 지적
장애 소아(5~14세, n=504)에서 보이는 품행장애에 대해서 리스페리돈 단독 요법
으로 1년 간 치료한 결과에서도 약물치료 시작 1주일째부터 품행 문제가 유의하게
감소하였으며, 이는 연구 기간 동안 지속적으로 나타났다고 하였다(Croonenberghs
et al., 2005). 앞선 연구들과 마찬가지로 졸림과 체중증가, 고프로락틴혈증이 나타
났으며, 참가자 중 11명에서 추체외로 증상이 나타났다고 보고하였다. 또한 2명의
참가자에서 만발성 근이상증(tardive dyskinesia)이 발생하였으며, 이는 리스페리돈
을 중단한 뒤 이후에 회복되었다고 하였다. 그 외에 심전도이상이나 혈액학적 이상
그리고 전반적인 활력증후에는 유의한 이상은 발견되지 않았다.

정상발달을 보이는 소아에서는 리튬이나 카르바마제핀, 발프로에이트와 같은 약
물들이 품행장애의 치료에 흔히 사용된다. 리튬의 경우 공격적 행동에 비교적 효과
적이라고 알려졌지만, 진전이나 배뇨장애, 운동실조나 의식 수준의 변화, 구토와 설
사 같은 부작용들로 인해 발프로에이트나 카르바마제핀이 더 선호되고 있다.
Kastner 등은 자해와 공격성, 기분장애 등을 보이는 소아와 성인 18명을 대상으로
발프론산(valproic acid)을 투여한 결과 14명의 환자에서 전반적 임상척도가 유의하
게 호전되었다고 보고하였다(Kastner et al., 1990).

3) 자해행동(self injury behavior, SIB)

지적장애를 가진 소아와 청소년에서 자해행동은 5~17% 정도로 비교적 흔하며, 특
히 보호시설에 입원해 있는 경우에 더 높은 것으로 알려져 있다.

자해행동은 일반적으로 지적장애의 정도가 심할수록, 나이가 많을수록, 그리고
의사소통능력이 저하되어 있을수록 많이 나타난다. 약물치료 시 일차 선택약물은
항정신병약물과 기분안정제이며, 항우울제나 날트렉손(naltrexone), 전형적 항정신
병약물 등도 시도해 볼 수 있다. 과거 자해행동을 보이는 소아에서 전형적 항정신
병약물들이 가장 많이 시도되었지만, 효과에 대한 연구들을 살펴보면 뚜렷한 효과
를 입증하지는 못했다. 클로르프로마진(chlorpromazine)은 자해행동에 비교적 그
효과가 입증되었지만, 할로페리돌(haloperidol)의 경우에는 연구마다 결과가 차이가
나타난다. 비전형 항정신병약물의 경우 지적장애 소아를 대상으로 많은 연구가 시
행되었지만, 대조군이 없는 개방형 약물 연구나 증례보고가 대부분이다. 이중맹검
위약대조군 연구(double blind, placebo-control study)로는 Aman 등이 지적장애(IQ
36~84) 소아를 대상으로 리스페리돈의 효과를 알아본 연구가 있으며, 그 결과 자
해행동에 유의한 감소가 있었다고 보고하였다(Aman et al., 2002).

항정신병약물 다음으로 많이 사용하는 약물은 divalproex나 카르바마제핀과 같은 기분안정제이다. 하지만 지적장애 소아에서 그 효과에 대한 연구가 이뤄지지 않았으며 경험적으로 사용하고 있다.

일부 연구자들은 반복적으로 나타나는 자해행동의 경우 기저의 강박증이나 우울증으로 인해 나타나는 것으로 보고 SSRI와 같은 항우울제를 시도하기도 한다. Sohanpal 등이 자해행동을 보이는 성인환자를 대상으로 항우울제의 효과에 대한 연구들을 고찰한 결과, SSRI계열의 약물이 자해행동과 공격적 행동에 효과가 좋으며, 특히 불안이나 강박증상이 함께인 경우에 효과가 더 큰 것으로 나타났다 (Sohanpal et al., 2007).

1980년대와 1990년대 초반까지 공격성과 자해행동에 대해서 베타 차단제(β-blocker)가 많이 사용되었다. 비록 지적장애 소아를 대상으로 진행한 최근 연구는 없지만, 이전 연구를 살펴보면 대체로 자해행동을 줄이는 데 효과적이라고 보고하고 있다. 하지만 지적장애 소아의 경우 정상지능의 소아에 비해서 통상적으로 높은 용량이 필요하며, 적어도 150mg 이상의 용량을 사용해야 한다는 보고도 있다. 날트렉손도 자해행동 치료에 시도해 볼 수 있다(Ruedrich et al., 1990; Benjamin et al., 1993; Luchins et al., 1993; Thompson et al., 1994). 이는 자해행동을 보이는 환자의 경우 통증에 대한 역치(threshold)가 높아져 있고, 자해할 때 엔도르핀(endorphin)이 분비되어 결과적으로 자해행동이 반복되어 나타난다는 이론에 근거를 두고 있다. 연구마다 차이는 있지만 대체로 날트렉손은 나이에 관계없이 자해행동을 35~80%까지 감소시킨다고 보고하고 있다.

4) 틱과 운동장애

정상 소아에서는 다양한 약물 치료에 관한 연구들이 있으며, 주요 연구에서 전형적 항정신병약물인 할로페리돌과 피모자이드(pimozide)가 틱증상에 효과가 있는 것으로 알려졌다. 하지만 인지기능의 저하, 졸림, 기분이상이나 만발성 근이상증과 같은 부작용으로 인해 지적장애 소아에서는 그 사용이 제한적이다. 비전형 항정신병약물의 경우에도 정상지능을 가진 소아에서 연구가 많이 되어 있고, 그중에서도 리스페리돈이 틱증상에 효과적이라고 알려졌다. 항정신병약물 외에도 클로니딘과 구안파신(guanfacine) 등의 약물이 시도되기도 하는데, 특히 뚜렛증상과 주의력 문제가 함께 있을 때 시도해 볼 수 있다. 하지만, 틱과 주의력 문제가 함께 동반되는 경우 중추신경자극제인 메칠페니데이트가 틱을 악화시키지 않고 주의력 문제에 더 효과적이라는 연구들이 많아, 주의력 문제에는 우선적으로 메칠페니데이트를 시도하는 것이 더 유용하다.

5) 불안장애

일반적으로 소아와 청소년에서 불안장애를 진단하는 것은 매우 어렵다. 정상 발달 소아들의 경우에도 자신의 감정을 인식하고 표현하는 것을 어려워하며, 성인과는 달리 신체적인 증상으로 나타나는 경우가 많다. 예를 들어 나이가 어린 아이들의 경우 자주 운다거나 부모와 떨어지지 않으려 하거나, 분노 발작이나 공격적인 행동과 같은 증상들을 보이기 때문에 불안장애의 진단이 어렵다.

일반적으로 불안장애의 치료는 주로 행동치료나 심리치료를 우선적으로 고려하기 때문에 정상 지능을 가진 소아에서도 약물치료에 대한 연구가 많이 없다. Aman 등이 제시한 치료 지침에 따르면 소아의 경우 벤조다이아제핀이나 TCA계열의 약물보다는 SSRI계열의 항우울제나 부스피론(buspirone)과 같은 약물을 1차적으로 선택하도록 권고하고 있다(Aman et al., 2004).

6) 주요우울장애

Expert Consensus Guideline에서는 주요우울장애에서 일차 선택약물로 SSRI계열의 약물을 사용하는 것을 권장하고 있으며, 벤라팍신(venlafaxine), 네파조돈(nefazodone), 부프로피온(bupropion) 그리고 TCA계열의 항우울제의 사용을 추천하고 있다(Aman et al., 2004). 하지만 지적장애나 발달장애를 가진 경우에는 간질의 위험성으로 인해 부프로피온은 추천하지 않는다. 다른 정신질환과 마찬가지로 우울장애를 가진 지적장애 소아와 청소년에 대한 약물치료 연구가 거의 없는 실정이다. 성인의 경우에는 일부 연구된 결과들이 있는데, 플루옥세틴이나 이미프라민, 아미트립틸린(amitriptyline) 등이 효과가 있는 것으로 나타났다.

아직은 객관적인 근거가 많이 부족하지만, 우울장애에 대한 일차 선택약물은 SSRI계열의 약물이 추천되며 가능하다면 인지행동치료와 같은 심리치료를 병행하는 것이 더 효과적이다. 만약 SSRI계열의 약물에 효과가 없으면 TCA계열의 약물을 시도해 볼 수 있으며, 부작용에 유의해서 용량을 조절하는 것이 필요하다.

7) 양극성장애

주요우울장애와 마찬가지로 지적장애 소아에서의 양극성장애에 대한 약물치료 연구도 아직까지 없다. 하지만 Kowatch 등이 제시한 소아기 양극성장애 치료 지침서에서 따르면 양극성장애의 치료에서 지능은 영향을 주지 않는다고 설명하고 있다

(Kowatch et al., 2005). 이 지침서에 의하면 기분안정제(리튬, 발프론산, 카르바마제핀)와 비전형 항정신병약물[올란자핀(olanzapine)과 리스페리돈, 쾌티아핀(quetiapine)]을 일차 선택약물로 제안하고 있다. 특히, 지능이 낮은 소아에서는 비교적 연구결과가 많이 축적된 비전형 항정신병약물을 우선적으로 시도하는 것을 추천하고 있다.

8) 정신증과 조현병

Turner 등의 조사에 따르면 지적장애를 가진 환자에서 조현병의 유병률이 약 3%가 되는 것으로 알려졌다(Turner, 1989). 이는 일반 인구에서보다 훨씬 높은 수치인데, Turner는 여기에 대한 이유로 지적장애 환자들이 보이는 게으름(lethargy)과 생리적 증상(vegetative symptom)들이 조현병의 음성증상과 혼동이 되기 때문이라고 설명하였다.

조현병을 가진 지적장애 소아나 청소년에 대한 약물치료 연구는 없으며, 정상발달을 보이는 소아의 경우에도 아직까지 약물 연구가 없다. 일부 청소년을 대상으로 시행된 RCT 연구에서 올란자핀을 비롯한 리스페리돈, 아리피프라졸(aripiprazole) 등이 효과가 있는 것으로 나타났다(Sikich, 2008).

일부 성인 연구에서는 전형적인 항정신병약물이 조현병의 증상에 효과적이라고 보고하고 있는데, 대개 특정 증상보다는 전반적인 상태의 호전을 보고하거나 공격적인 성향의 감소를 치료 효과로 제시하고 있다. 비전형 항정신병약물의 경우에는 클로자핀(clozapine)을 사용한 성인환자에서 유의한 증상의 감소를 보고하였다. Bokszanska 등은 정신병적 증상과 행동장애를 가진 성인 50명을 대상으로 올란자핀과 리스페리돈을 투여한 결과 의미 있는 호전을 보였다고 보고하고 있다(Bokszanska et al., 2003).

9) 수면장애

Quine 등의 연구에 의하면 지적장애를 가진 소아와 청소년에서 만성적인 수면 주기의 이상을 가진 경우가 16~86%까지 나타난다고 보고하였다(Quine, 1991).

일반적으로 수면 문제는 행동치료적 접근을 우선적으로 시행하게 된다. 여기에는 일정한 시간에 잠자리에 들고 일어나기, 수면에 방해되는 환경적인 요인을 제거하고 카페인 섭취 줄이기 등이 포함된다.

보통 중추신경자극제와 같은 약물 투여 이후 나타나는 수면 문제의 경우에는 약물의 용량을 조절하거나 오후에 약물 복용을 피하는 것이 도움된다.

앞서 언급했던 행동적 치료에도 불구하고 수면 문제가 해결되지 않는 경우에는 항히스타민 계열의 약물이나 벤조디아제핀계열의 약물들을 사용하기도 한다. 최근에는 멜라토닌(melatonin, N-acetyl-5methoxytryptamine)과 같은 약물이 소아와 청소년의 수면 문제에 시도되기도 한다. 특히 멜라토닌의 경우 수면 시작 잠복기(sleep-onset latency)에 효과가 좋은 것으로 보고되고 있다. Sajith 등은 멜라토닌의 용량이 2.5mg 이상에서 수면에 도움이 된다고 보고를 하였다(Sajith et al., 2007). 현재까지 멜라토닌에 대한 심각한 부작용은 보고된 바는 없다. 다만 사춘기에 어떤 영향을 줄지에 대해서는 아직 명확하게 규명되지는 않았다. 또한 간질 환자에서 멜라토닌의 사용이 비교적 안전하다는 연구들이 있기는 하지만, 간질의 조절에 어떤 영향을 미칠지는 알 수 없기 때문에 주의해서 사용해야 한다. 또한 멜라토닌이 가지고 있는 염증을 자극하는 성질 때문에 천식을 가진 환자에게는 주의해야 한다.

항히스타민제인 디펜하이드라민(diphenhydramine)의 경우 kg당 1mg 정도의 용량으로 널리 사용되고 있으며, 일반의약품으로 분류되어 있어 일반인들도 쉽게 구입을 할 수 있다. 클로니딘과 같은 약물도 소아의 수면 문제에 사용되기는 하지만, 아직까지는 임상 증례 수준의 보고만이 있는 상황이다.

클로나제팜(clonazepam)과 같은 벤조디아제핀계열의 약물들도 수면 문제에 흔히 처방되기는 하지만, 대부분의 경우 정상 수면 구조(sleep architecture)를 방해하는 문제를 가지고 있다. 특히 소아의 경우에는 수면제 복용 이후 심한 짜증과 과잉운동을 보이는 경향이 높다. 따라서 수면 문제가 심할 경우 3~5일 정도, 비교적 짧은 기간 동안 사용하는 것이 바람직하다.

트라조돈(trazodone)의 경우 지적장애를 가진 성인에서 일차 선택약물로 잘 알려졌지만, 아직 소아에 대한 연구는 없다. 하지만 항히스타민계열의 약물에 효과가 없는 만성적인 수면 문제를 가진 소아에게는 비교적 안전하게 시도해 볼 수 있다.

10) 유뇨증

유뇨증에 대한 약물치료는 다른 정신질환에 비해서 비교적 많이 연구되어 있다. 정상적인 발달 과정에서도 5세 소아의 20% 정도가 적어도 한 달에 한 번 이상 소변 실수를 한다고 알려졌으며, 6세가 되면 10% 정도만이 소변 실수를 보이고, 6세 이후에는 매년 15%씩 더 감소하는 것으로 알려졌다.

일반적으로 유뇨증의 치료는 행동요법을 우선적으로 시행하는데 이는 정상지능을 가진 소아나 지적장애 소아 모두에서 적용된다. 여기에는 소변을 싸지 않은 날을 기록하거나, 자기 전에 수분 섭취의 제한이나 방광훈련(bladder stretching exercise), 기저귀에 전자 경보장치(buzzer-and-pad) 등이 포함된다. 이러한 행동 요법들로도 조절이 안 될 때에는 약물치료가 시도되는데 여기에는 데스모프레신 (desmopressin, DDAVP)과 TCA계열 항우울제인 이미프라민(imipramine)이 가장 많이 사용된다.

데스모프레신의 경우 항이뇨호르몬인 바소프레신(vasopressin)의 합성체로 수분을 저장하고 소변을 신장에서 농축시키는 효과가 있는 약물이다. 아직까지 지적장애 소아에서의 약물 연구는 없지만, 정상 소아에서의 연구들을 살펴보면 전체 소아의 24% 정도에서만 효과가 있으며, 대개 데스모프레신을 중단하면 90% 이상에서 재발하는 것으로 보고되고 있다(Moffatt et al., 1993).

데스모프레신의 경우에는 대체로 6~7세 사이의 소아에서 더 효과가 있는 것으로 알려졌다.

이미프라민의 경우 항콜린성 효과와 노르아드레날린 효과를 통해서 방광에 직접적으로 작용을 하게 된다. 항콜린성 효과로 인해 방광의 근육을 이완시켜 방광 용적을 늘리게 되고, 노르아드레날린 효과로 배뇨근의 수축을 억제하고 방광 경부(bladder neck)와 상부 요도(proximal urethra)의 활동을 증가시키는 효과를 가진다. 최근에는 이미프라민이 항이뇨호르몬 분비도 촉진한다는 보고도 있다. 또한 뇌의 각성 중추에 작용하여 각성을 증가시키고 REM(rapid eye movement) 수면을 억제한다고 알려졌다. 하지만 이미프라민의 경우 심전도의 이상이나 고혈압, 빈맥(tachycardia)과 같은 심혈관 부작용을 가지고 있으며, 과량 복용할 경우 심실빈맥(ventricular tachycardia)이나 의식 저하, 경련 등의 심각한 부작용을 나타낼 수 있다. 데스모프레신과 마찬가지로 여러 연구에서 효과가 10~60%까지 나타나는 것으로 알려졌지만, 동시에 약물을 중단할 경우 90% 이상에서 재발을 경험하는 것으로 보고되었다. 최근 연구는 없지만 과거 지적장애 소아를 대상으로 이미프라민을 투여한 연구들에서는 효과가 크지 않았다고 보고하고 있다. 최근에는 톨테로딘(tolterodine)과 같은 지속형 항콜린제가 치료 저항성 유뇨증에 사용되고 있다. Austin 등이 데스모프레신 단독치료에 반응이 없는 34명의 유뇨증 환자에서 1개월간 데스모프레신과 톨테로딘 병합요법을 시행하여 전체 피험자의 44%에서 효과가 있는 것으로 보고하였다(Austin et al., 2008).

11) 식이장애

지적장애 소아에서 신경성 식욕부진에 대한 유병률 연구나 약물 연구는 없다. 이식증(pica)의 경우에도 약물치료보다는 행동치료를 우선적으로 시행하게 되는데, 만약 치료 반응이 없는 경우에는 SSRI계열의 항우울제를 고려하게 된다. 대체 요법으로는 미네랄이나 아연, 철과 같은 영양 보충을 하게 된다.

결론

비교적 최근까지 지적장애는 질환이 아니라 치료가 필요하지 않다고 여겨져 왔다. 하지만 지적장애를 가진 소아·청소년들이 일반 인구에 비해 정신과적 질환을 앓을 위험이 높으며, 이로 인한 심리사회적 후유증이 크다는 점을 알게 된 것은 비교적 최근의 일이다. 이로 인해 지적장애를 가진 소아에 대한 심리사회적 치료와 더불어 약물치료에 대한 연구가 많이 부족한 실정이다. 최근 DSM-5의 진단 기준의 변화에서도 알 수 있듯이 지능지수보다 실제 소아의 적응 능력이 우선적으로 고려되고 있으며, 이에 따른 치료 개입도 다양해질 것으로 기대를 모으고 있다. 약물치료의 경우 아직 다양한 연구가 부족한 실정이지만, 정상지능을 가진 소아들과 마찬가지로 공존질환에 대한 효과적인 심리사회적 치료와 약물치료에 대한 연구가 활발하게 시행되어야 하며, 이러한 치료 개입들이 가질 수 있는 장기적인 효과에 대한 평가도 진행되어야 하겠다.

참고문헌

Aman, M. G., Crismon, M. L., Farances, A., King, B. H. (2004). Treatment of psychiatric and behavioral problems in individuals with mental retardation: an update of the Expert Consensus Guidelines. Expert Consensus Guidelines, LLC.

Aman, M. G., De Smedt, G., Derivan, A., Lyons, B., Findling, R. L. (2002). Double-blind, placebo-controlled study of risperidone for the treatment of disruptive behaviors in children with subaverage intelligence. *Am J Psychiatry 159*, 1337-1346.

Austin, P. F., Ferguson, G., Yan, Y., Campigotto, M. J., Royer, M. E., Coplen D. E. (2008). Combination therapy with desmopressin and an anticholinergic medication for nonresponders to desmopressin for monosymptomatic nocturnal enuresis: a randomized, double-blind, placebo-controlled trial. *Pediatrics 122*, 1027-1032.

Benjamin, E., Buot-Smith, T. (1993). Naltrexone and fluoxetine in Prader-Willi syndrome. *J Am Acad Child Adolesc Psychiatry 32*, 870-873.

Bianchi, M. C., Tosetti, M., Fornai, F., Alessandri, M. G., Cipriani, P., De Vito, G., Canapicchi, R. (2000). Reversible brain creatine deficiency in two sisters with normal blood creatine level. *Ann Neurol 47*, 511-513.

Bokszanska, A., Martin, G., Vanstraelen, M., Holt, G., Bouras, N., Taylor, D. (2003).

Risperidone and olanzapine in adults with intellectual disability: a clinical naturalistic study. *Int Clin Psychopharmacol 18*, 285-291.

Carter, E. W., Hughes, C., Guth, C. B., Copeland, S. R. (2005). Factors influencing social interaction among high school students with intellectual disabilities and their general education peers. *Am J Ment Retard 110*, 366-377.

Ching, H., Pringsheim, T. (2012). Aripiprazole for autism spectrum disorders (ASD). *Cochrane Database Syst Rev 5*, CD009043.

Collacott, R. A., Cooper, S. A., McGrother, C. (1992). Differential rates of psychiatric disorders in adults with Down's syndrome compared with other mentally handicapped adults. *Br J Psychiatry 161*, 671-674.

Croonenberghs, J., Fegert, J. M., Findling, R. L., De Smedt, G., Van Dongen, S. (2005). Risperidone in children with disruptive behavior disorders and subaverage intelligence: a 1-year, open-label study of 504 patients. *J Am Acad Child Adolesc Psychiatry 44*, 64-72.

Curry, C. J., Stevenson, R. E., Aughton, D., Byrne, J., Carey, J. C., Cassidy, S., et al. (1997). Evaluation of mental retardation: recommendations of a Consensus Conference: American College of Medical Genetics. *Am J Med Genet 72*, 468-477.

de Ruiter, K. P., Dekker, M. C., Verhulst, F. C., Koot, H. M. (2007). Developmental course of psychopathology in youths with and without intellectual disabilities. *J Child Psychol Psychiatry 48*, 498-507.

Einfeld, S. L., Piccinin, A. M., Mackinnon, A., Hofer, S. M., Taffe, J., Gray, K. M., Bontempo, D. E., Hoffman, L. R., Parmenter, T., Tonge, B. J. (2006). Psychopathology in young people with intellectual disability. *JAMA 296*, 1981-1989.

Esbensen, A. J., Rojahn, J., Aman, M. G., Ruedrich, S. (2003). Reliability and validity of an assessment instrument for anxiety, depression, and mood among individuals with mental retardation. *J Autism Dev Disord 33*, 617-629.

Essex, M. J., Boyce, W. T., Goldstein, L. H., Armstrong, J. M., Kraemer, H. C., Kupfer, D. J. (2002). The confluence of mental, physical, social, and academic difficulties in middle childhood. II: developing the Macarthur health and Behavior Questionnaire. *J Am Acad Child Adolesc Psychiatry 41*, 588-603.

Farmer, C. A., Aman, M. G. (2009). Development of the Children's Scale of Hostility and Aggression: Reactive/Proactive (C-SHARP). *Res Dev Disabil 30*, 1155-1167.

Handen, B. L., Feldman, H., Gosling, A., Breaux, A. M., McAuliffe, S. (1991). Adverse side effects of methylphenidate among mentally retarded children with ADHD. *J Am Acad Child Adolesc Psychiatry 30*, 241-245.

Handen, B. L., Gilchrist, R. (2006). Practitioner review: Psychopharmacology in children and adolescents with mental retardation. *J Child Psychol Psychiatry 47*, 871-882.

Handen, B. L., Sahl, R., Hardan, A. Y. (2008). Guanfacine in children with autism and/or intellectual disabilities. *J Dev Behav Pediatr 29*, 303-308.

Handen, B. L., Taylor, J., Tumuluru, R. (2011). Psychopharmacological treatment of ADHD symptoms in children with autism spectrum disorder. *Int J Adolesc Med Health 23*, 167-173.

Kastner, T., Friedman, D. L., Plummer, A. T., Ruiz, M. Q., Henning, D. (1990). Valproic acid for the treatment of children with mental retardation and mood symptomatology. *Pediatrics 86*, 467-472.

King, B. H., Hodapp, R. M., E. M. D. (2005). *Mental Retardation In, Kaplan and Sadock's Comprehensive Textbook of Psychiatry, vol. 2* Lippincott Willams & Wilkins, pp. 3076-3106.

Koskentausta, T., Iivanainen, M., Almqvist, F. (2007). Risk factors for psychiatric disturbance in children with intellectual disability. *J Intellect Disabil Res 51*, 43-53.

Kowatch, R. A., Fristad, M., Birmaher, B., Wagner, K. D., Findling, R. L., Hellander, M. (2005). Treatment guidelines for children and adolescents with bipolar disorder. *J Am Acad Child Adolesc Psychiatry 44*, 213-235.

Luchins, D. J., Dojka, D. M., Hanrahan, P. (1993). Factors associated with reduction in antipsychotic medication dosage in adults with mental retardation. *Am J Ment Retard 98*, 165-172.

Manning, M., Hudgins, L. (2010). Array-based technology and recommendations for utilization in medical genetics practice for detection of chromosomal abnormalities. *Genet Med 12*, 742-745.

McCarthy, J. (2007). Children with autism spectrum disorders and intellectual disability. *Curr Opin Psychiatry 20*, 472-476.

Moffatt, M. E., Harlos, S., Kirshen, A. J., Burd, L. (1993). Desmopressin acetate and nocturnal enuresis: how much do we know? *Pediatrics 92*, 420-425.

Quine, L. (1991). Sleep problems in children with mental handicap. *J Ment Defic Res 35*(Pt 4), 269-290.

Roeleveld, N., Zielhuis, G. A., Gabreels, F. (1997). The prevalence of mental retardation: a critical review of recent literature. *Dev Med Child Neurol 39*, 125-132.

Ruedrich, S. L., Grush, L., Wilson, J. (1990). Beta adrenergic blocking medications for aggressive or self-injurious mentally retarded persons. *Am J Ment Retard 95*, 110-119.

Sajith, S.G., Clarke, D. (2007). Melatonin and sleep disorders associated with intellectual disability: a clinical review. *J Intellect Disabil Res 51*, 2-13.

Salomons, G. S., van Dooren, S. J., Verhoeven, N. M., Cecil, K. M., Ball, W. S., Degrauw, T. J., Jakobs, C. (2001). X-linked creatine-transporter gene (SLC6A8) defect: a new creatine-deficiency syndrome. *Am J Hum Genet 68*, 1497-1500.

Shea, S. E. (2012). Intellectual Disability (Mental Retardation). Pediatrics in Review 33.

Sikich, L. (2008). Efficacy of atypical antipsychotics in early-onset schizophrenia and other psychotic disorders. *J Clin Psychiatry 69 Suppl 4*, 21-25.

Snyder, R., Turgay, A., Aman, M., Binder, C., Fisman, S., Carroll, A. (2002). Effects of risperidone on conduct and disruptive behavior disorders in children with subaverage IQs. *J Am Acad Child Adolesc Psychiatry 41*, 1026-1036.

Sohanpal, S. K., Deb, S., Thomas, C., Soni, R., Lenotre, L., Unwin, G. (2007). The effectiveness of antidepressant medication in the management of behaviour problems in adults with intellectual disabilities: a systematic review. *J Intellect Disabil Res 51*, 750-765.

Soto-Ares, G., Joyes, B., Lemaitre, M. P., Vallee, L., Pruvo, J. P. (2003). MRI in children with mental retardation. *Pediatr Radiol 33*, 334-345.

Thompson, T., Hackenberg, T., Cerutti, D., Baker, D., Axtell, S. (1994). Opioid antagonist effects on self-injury in adults with mental retardation: response form and location as determinants of medication effects. *Am J Ment Retard 99*, 85-102.

Turner, T. H. (1989). Schizophrenia and mental handicap: an historical review, with implications for further research. *Psychol Med 19*, 301-314.

Unwin, G. L., Deb, S. (2008). Use of medication for the management of behavior problems among adults with intellectual disabilities: a clinicians' consensus survey. *Am J Ment Retard 113*, 19-31.

Yim, S. Y., Yu, H. H., Lee, I. Y. (2002). The prevalence of mental retardation among third grade elementary school children in the Suwon area, Korea. *J Korean Med Sci 17*, 86-90.

Zahir, F., Friedman, J. M. (2007). The impact of array genomic hybridization on mental retardation research: a review of current technologies and their clinical utility. *Clin Genet 72*, 271-287.

제 **09** 장

의사소통장애

박은진
인제대학교 일산백병원 정신건강의학과

개념

의사소통장애는 언어(language), 말(speech)과 관련된 어려움으로 기능의 문제를 일으키는 상태를 의미한다. 말은 유창성, 발음, 목소리, 공명의 질 등을 포함하는 것이고 언어는 발음되는 단어뿐만 아니라 글로 표현되는 말까지 의미한다. 의사소통(communication)은 행동, 생각, 타인의 태도에 영향을 주는 언어적·비언어적 행위를 모두 아우르고 있다.

의사소통장애는 DSM-5(2013)에서는 다섯 가지로 분류된다. 언어장애(language disorder), 음성장애(speech sound disorder), 아동기 발생 유창성장애(childhood-onset speech fluency disorder, stuttering), 사회적 의사소통장애(social communication disorder), 불특정 의사소통장애(unspecified communication disorder)로 분류된다. DSM-IV에서 분류되었던 수용성·표현성 언어장애의 구분은 더 이상 사용하지 않고 언어장애(language disorder)로 통일되었다.

말, 언어, 의사소통을 평가하기 위해서는 대화의 전체 문맥뿐만 아니라 문화적·사회적 배경을 고려해야 한다. 언어 발달의 표준화된 측정법이나 비언어적 인지능력의 측정은 문화와 집단에 따라 상대적이기 때문이다. 특히 이중 언어를 사용하는 환경에서 자란 소아·청소년일 경우에는 세심한 평가가 필요하고 학교나 집 등 다양한 환경에서 객관적으로 평가하는 것이 필요하다.

2~7세까지의 아동 중에서 대략 5%에서 언어지연이 있다고 알려졌다. 발음의 문제는 대개 4세 전후로 드러나게 되고 심하면 2세경에도 알게 된다.

언어장애는 어휘, 문장 구조의 형성, 대화의 이해와 표현의 문제로 언어 사용과 발달에 어려움이 생기는 상태이다. 다른 사람의 말을 이해하는 능력인 수용성(receptive) 기술과 자신의 생각을 언어로 표현하는 표현성(expressive) 기술 모두를 포함한다. 첫 단어의 발성이 보통 늦는 편이고 문장도 짧고 단순하게 표현하는 경향이 많다. 또한 단어의 뜻이나 유의어, 다양한 의미에 대한 이해가 부족하고 새로운 단어나 문장을 익히는 것이 어렵고 언어적 정보(전화번호 등)를 기억하는 것이 어려운 편이다. 부족한 언어능력으로 인해 말을 잘 안하려고 하거나 부끄럼을 타는 경향이 자주 나타난다. 낯을 많이 가리고 심하면 가족들과만 이야기하려고 하기도 한다. 음성장애가 종종 동반된다.

언어장애는 다른 신경발달장애들과 강한 연관성이 있어 공존하는 경우가 있고 가족력이 있는 경우가 빈번하다. 특정 학습장애, ADHD, 자폐성장애, 발달성 협응장애, 사회적 의사소통장애와 공존하기도 한다. 4세경 주로 진단되고 언어 문제의 종류에 따라서 시간이 지나면서 변화하는 경우가 있다.

음성장애의 경우 발음과 관련한 문제를 보인다. 발성은 음운을 구성하는 능력(phonological knowledge)과 호흡이 관련되며 특히 조음기관(턱, 혀, 입술)의 운동 협응능력의 조화가 필요하다. 전형적으로 2세가 되면 절반 정도는 알아들을 수 있는 말을 구사하고 3~4세가 되면 말을 어느 정도 이해할 수 있게 되어야 한다. 발음의 문제가 아동의 나이와 발달과정에 기대되는 수준보다 낮고, 신체적, 구조적, 신경학적, 청력의 장애와 관련이 없거나 있다 하더라도 기대수준보다 심할 때 진단할 수 있다. 언어장애와 함께 진단되는 경우도 많다. 음성장애 역시 가족력이 흔하다. Verbal dyspraxia(음성 통합 운동 장애)라는 용어도 음성장애의 일종이다. 특정 유전질환(다운증후군, 22q deletion, FoxP2 gene mutation)도 발음의 문제를 보일 수 있어 감별이 필요하다. 아동이 3세가 되면 대개는 이해할 수 있는 발성을 하고 7세면 대부분의 단어를 정확하게 발음할 수 있게 된다.

아동기 발병 유창성장애의 경우는 말더듬이라고 흔히 알려졌다. 이는 상황에 따라 악화될 수 있다. 예를 들어 학교에서 발표할 때나 직장에서 면접을 보는 등 긴장을 유발하는 상황에서 악화될 수 있다. 반면에 글을 읽거나 노래를 하거나 친밀한 가족이나 애완동물에게 말할 때는 말더듬이 없을 수도 있다. 유창성장애가 있으면 말하기 전에 예기 불안이 생기는 경우가 많으며 대화할 때 말더듬을 피하고자 대화 속도를 조절하거나 특정한 단어나 음절을 피해서 이야기할 수도 있다. 또한 말을 하는 상황을 피하거나 전화, 긴 대화나 긴 문장을 말하지 않으려고 피할 수도 있으며 스트레스나 불안은 비유창성을 악화시킨다. 어린 시절 발생한 유창성장애는 운동장애(눈 깜빡임, 틱, 입술이나 얼굴의 경련, 주먹을 꽉 쥠)와 동반될 수 있다. 유창성장애와 언어능력 사이의 관계는 아직 불분명하다. 2~7세 사이에 생기고 6세 이전에 80~90%가 발생을 한다. 전형적으로는 첫 자음, 문장이나 긴 단어의 첫 단어를 반복할 때 시작하고 아동은 이를 인식하지 못할 수도 있다. 증상이 진행되면서 의미 있는 단어나 문장에 발생하고 더욱 빈번해지게 된다. 65~85%의 아동이 회복되는데 8세에 남아 있다면 향후 지속될 가능성이 높다. 일차 친족에서 가족력이 있는 경우 일반 인구 집단에 비해 발생할 가능성이 세 배가량 높다.

사회적 의사소통장애(social communication disorder)의 경우는 DSM-5에서 새로 생긴 진단명으로 일상생활에서 사회적 상호작용과 관련해 대화할 때 어려움이 발생하는 상태이다. 이런 문제로 사회적 관계를 회피할 수도 있다. ADHD, 행동 문제, 특정학습장애 등이 있는 소아·청소년에서 흔하게 동반될 수 있다. 사회적 의사소통은 발달 과정을 통해 점차 형성되므로 4세 전에는 진단하기 어렵다. 4~5세 정도에 대부분의 아이는 사회적 상황에 맞는 적절한 발화와 언어 능력을 획득한다. 사회적 관계는 복합적이므로 이 질환의 경한 형태는 초기 청소년기까지 명백히 드러나지 않을 수도 있다. 자폐스펙트럼장애, 특정 학습장애의 가족력이 있으면 사회적 의사소통장애가 발생할 가능성이 높아진다.

불특정 의사소통장애(unspecified communication disorder)는 임상적으로 상당한 고통을 야기하며, 사회적, 직업적, 다른 중요한 기능에서 어려움을 유발하나 특정 의사소통장애의 진단 기준이나 다른 신경 발달학적인 진단 기준에 부합하지 않을 때 사용한다. 또한 임상가가 아직 충분한 정보를 획득하지 못하였을 때도 사용할 수 있다.

의사소통장애의 종류에 따른 DSM-5의 진단기준은 다음 〈표 9.1〉과 같다. 언어, 음성, 유창성의 문제가 다른 신체적, 정신적 문제에 의한 것이 아니고 일상생활에 심각한 어려움을 초래할 때 진단할 수 있다. 또한 다양한 기질적 원인에 의한 언어 발달의 문제나 다른 정신과적 질환에 동반되어 나타나는 의사소통의 문제와 감별이 필요하다. 정신과적 질환에 의한 기대 수준보다 의사소통이나 언어발달의 정도가 더 지연되어 있으면 함께 진단할 수 있다.

표 9.1 의사소통장애의 감별진단

종류	감별진단
언어장애	정상 발달 범위(Normal variation in language) 청각 및 다른 감각 장애 지적장애(Intellectual disability) 신경학적 질환 언어 퇴행(Language regression)
음성장애	정상 발달 범위(Normal variation in language) 청각장애 또는 기타 감각기관의 이상 구조적 이상(Structural deficits) 구음장애(Dysarthria) 선택적 함구증(Selective mutism)
아동기 발생 유창성장애	감각이상 정상 언어 비유창성 약물의 부작용 성인기 발생 비유창성 뚜렛장애
사회적 의사소통장애	자폐스펙트럼장애 주의력결핍·과잉운동장애 사회불안장애(사회공포증) 지적장애(인지발달장애, 전반적 발달 지연)

언어능력과 행동문제는 소아·청소년에서 연관성이 있다. 언어와 의사소통의 어려움이 행동문제 발생에 주요 역할을 할 수 있다. 언어능력의 부족은 ADHD와 외현화 문제가 연관될 수 있다고 알려졌으며 추후 행동문제 발생과도 연관이 있다(Lindsay et al., 2007; St Clair et al., 2011).

언어문제와 집중력장애가 동반하기도 하는데 반 이상의 ADHD 아동이 언어문제를 가진다는 보고도 있다(Westby & Watson, 2004). 또한 언어장애 아동들에게 집중력 문제는 흔한 편이다. 특히 선택적, 지속 집중력에 어려움이 있으며 청각 자극을 줄 때 집중 효율성이 더욱 떨어지는 경향이 있다(Spaulding et al., 2008). 언어를 적절하게 사용할 경우 긍정적인 행동 적응을 촉진시키고 문제 해결과 관련된 과제수행을 원활하게 하고 행동조절을 향상하는 결과를 보이기도 한다(Barnett et al., 2008; Diamond et al., 2007).

언어능력은 자기 조절과도 연관되어 있다(Vallotton & Ayoub, 2011). 언어능력이 증가하면 충동적 성향의 아이들에게 집중 조절과 만족 지연 능력이 향상되기도 한다. 언어와 의사소통기술이 부족한 경우 아동의 사회화에 부정적 영향을 끼친다. 언어기술이 원활한 아이는 표현을 통해 좌절을 조절하고 효과적으로 의사소통하게 된다. 부모들도 언어능력이 좋은 아이에게는 설명을 많이 사용하고 언어능력이 부족한 아이들에게는 벌을 더 많이 주는 경향이 있다(Lahey & Waldman, 2005). 언어 문제가 지속되면 또래관계에서 거절의 경험을 겪을 가능성이 크고 이로 인해 행동 문제가 발생할 수도 있다(Menting et al., 2011).

　　Toppelberg와 Shapiro(2000)의 연구에 의하면 언어지연 아동의 대략 50%에서 정신건강 문제가 동반된다고 하며 가장 흔한 것은 ADHD(19%)이고, 반항 및 행동장애(7%), 불안장애(10%)도 흔한 편이다. 4년 이후 경과를 보았을 때 정신건강 문제의 유병률이 60%로 증가하고 있어 적절한 조기 개입이 매우 중요하다.

1) 언어장애 DSM-5 진단기준

A. 다양한 부분(읽기, 쓰기, 신호 또는 기타)에서 다음을 포함하는 언어이해나 언어 생성의 부족으로 인해 언어의 습득과 사용에서 지속적인 어려움이 있다.
　1. 어휘의 감소(단어 지식과 사용)
　2. 제한된 문장 구조(문법 규칙에 근거한 문장을 형성하기 위해 단어를 통합하는 능력)
　3. 대화(담화)의 문제(주제나 사건을 설명하거나 묘사하기 위해 또는 대화하기 위해 단어를 사용하고 문장을 연결하는 능력)
B. 언어능력이 연령에 따른 기대 수준보다 상당히, 정량화할 수 있을 정도로 저하되어 있고 이로 인해 효과적인 의사소통, 사회적 참여, 학업 성취, 직업적 수행에 단독으로 또는 여러 부분에서 기능에 제한을 유발한다.
C. 증상의 발생이 초기 발달기부터 시작된다.
D. 청각이나 다른 감각의 손상, 운동 기능문제, 다른 의학적·신경과적 상태에 의한 것이 아니고 지적 장애나 전반적 발달 지연에 의해 더 잘 설명되지 않는다.

2) 음성장애 DSM-5 진단기준

A. 단어의 이해를 방해하거나 메시지를 말로 의사소통하는 것을 방해하는 음성생성의 지속적인 어려움이 있다.
B. 이런 어려움으로 효과적인 의사소통, 사회적 참여, 학업 성취, 직업적 수행에 단독으로 또는 여러 부분에서 기능에 제한을 유발한다.

C. 증상의 발생이 초기 발달기부터 시작된다.

D. 뇌성 마비, 구개열, 청각장애 또는 청력 감소, 외상성 뇌손상 등의 선천적 또는 후천적 상태에 의한 것이 아니고 다른 의학적 또는 신경학적 상태에 의한 것이 아니다.

3) 아동기 발생 유창성장애 DSM-5 진단기준

A. 정상적인 유창성이나 언어의 시간 패턴화가 연령과 언어기술의 수준에 비해 부적절한 어려움이 지속되고 아래 중 한 가지 이상이 자주 심각하게 발생하는 것이 특징이다.
   1. 음성과 음절의 반복
   2. 자음, 모음 소리의 연장
   3. 단절된 단어(단어 중에 멈춤)
   4. 들리거나 또는 조용한 단절(말을 할 때 멈춤)
   5. 에둘러 말하기(문제 단어를 피하기 위해 단어를 대치함)
   6. 신체적 긴장이 과도해지면서 단어를 생성
   7. 단음절의 전체 단어를 반복(예 : 나-나-나는 그를 본다.)

B. 이런 어려움이 말하기에 대한 불안을 유발하거나 효과적인 의사소통, 사회적 참여, 학업 성취, 직업적 수행에 단독적으로 또는 여러 부분에서 기능 제한을 유발한다.

C. 증상의 발생이 초기 발달기부터 시작된다(후기에 발생하는 경우 성인기 발병 유창성장애로 진단한다).

D. 언어-운동 또는 감각문제나 신경학적 문제(뇌졸중, 종양, 외상)나 다른 의학적 상태에 의한 비유창성이 아니고 다른 정신적 질환에 의해 더 잘 설명되지 않는다.

4) 사회적 의사소통장애 DSM-5 진단기준

A. 다음의 모두가 나타나는 언어적·비언어적 의사소통의 사회적 사용에서 지속적 어려움이 있다.
   1. 인사, 정보 공유와 같은 사회적 목적을 위한 의사소통 사용에서 사회적 맥락에 적절한 방식으로 의사소통하는 것이 어렵다.
   2. 맥락이나 듣는 사람의 요구에 맞추기 위해 의사소통을 변경하는 능력이 부족하다. 예를 들어 운동장과 비교해 교실에서 다르게 이야기하거나 어른보다 아이에게 다른 식으로 말하거나 지나치게 형식적인 말의 사용을 피하는 것 등이다.

3. 대화나 이야기하기의 규칙을 따르는 것이 어렵다. 예를 들어 대화할 때 주고받기나 이해를 못할 경우 바꾸어 말하거나 상호작용을 조절하기 위해 언어적 · 비언어적 신호를 어떻게 사용하는지를 아는 것이다.

4. 명시적으로 언급된 것이 아니거나(예 : 추론하기) 비언어적이거나 모호한 언어의 의미를 이해하는 것이 어렵다(예 : 관용구, 유머, 상징, 해석을 위해 문맥에 의존하는 다중 의미 등).

B. 이런 어려움으로 효과적인 의사소통, 사회적 참여, 학업 성취, 직업적 수행에 단독으로 또는 여러 부분에서 기능에 제한을 유발한다.

C. 증상의 발생이 초기 발달기부터 시작된다(그러나 사회적 의사소통의 요구가 부족한 능력이상으로 필요해지기 전까지 충분히 드러나지 않을 수도 있다).

D. 증상들이 다른 의학적 또는 신경학적 상태에 의한 것이 아니고 단어 구조나 문법의 영역에서 능력저하로 인한 것이 아니다. 자폐스펙트럼장애, 지적장애, 전반적 발달지연이나 다른 정신과적 질환에 의해 더 잘 설명되지 않는다.

원인

여기서는 후천적인 원인에 의한 언어 및 의사소통의 문제보다 발달과정에서 발생하는 의사소통장애를 다루고 있다. 언어와 의사소통발달의 문제는 환경적 영향과 언어와 관련한 뇌 발달과 연관이 있다. 부모의 언어에 대한 반응성과 다양성은 아동의 언어발달에 중요하고 아동의 어휘 증가와 관련된 가장 중요한 환경적 인자는 어머니의 발화량인 것으로 알려졌다(Huttenlocher et al., 1991).

대개의 사람들은 뇌의 좌반구에서 주로 언어기능을 담당하고 있다. 발달성 언어장애는 뇌의 편측화가 충분히 이루어지지 않는 것(poorly laterlarized brain)과 관련이 있다고 많이 알려졌다. 그러나 최근 연구에 의하면 주로 간접적인 근거가 많은 편이고, 반대로 언어습득지연의 결과로 오히려 편측화가 명확하게 생기지 않을 수 있다는 연구 결과도 있다(Vishop, 2013).

언어능력은 집중력과 운동조절과 관련이 있는데, 이는 운동과 언어 체계는 뇌의 활성화 패턴이 유사하게 연관되어 있고 운동 피질과 전운동 피질 부위와 관계가 있다(van Elk et al., 2010). 또한 말로 하는 언어 과정이 미세운동기술 발달에 영향을 줄 수 있다는 연구도 있어(Horn et al., 2006) 결과적으로 언어능력이 아동의 운동을 조절하는 능력과 관련될 수 있다고 할 수 있다.

언어와 의사소통 과정은 자기 조절 측면과 관련되는 전두엽의 신경 회로와도 연관되어 있다(Pisoni et al., 2008). 언어장애가 있는 아동의 경우는 선택적 집중과 관련한 초기 과정에서 신경 결함을 보였고 언어능력에 중점을 둔 개입이 신경 결함을 향상시켰다(Stevens et al., 2008).

유창성장애의 원인은 아직 명확하지 않다(Buchel & Sommer, 2004). 말의 신경 처리과정의 어려움으로 유발된다고 알려졌고 유전적 · 환경적 인자에 의해 영향을 받는다고 알려졌다. 또한 보충 운동 영역(supplementary motor area, SMA)의 기능 문제와 음소 시작이 연관될 수 있다는 보고도 있다(Pechman et al., 2007).

치료

의사소통장애의 치료를 위해서는 각 의사소통 문제의 단계에 따른 언어치료를 병행한다. 언어치료 전문가가 직접 시행하는 직접언어치료와 부모를 교육하여 시행하는 간접언어치료의 방법이 있지만 직접언어치료의 효과가 더 크다. 표현 언어의 어려움이 두드러진 경우 5~8세경에는 적절한 발달을 보이는 등 학령전기 아동의 50%가량이 어느 정도는 저절로 좋아지기도 한다. 언어장애의 경우는 수용성 언어의 문제가 심한 경우 예후가 더 좋지 않으며 치료에 대한 반응이 적고 읽기 이해력에도 더 많은 어려움을 보인다.

조음(발음)과 관련해서는 조음치료를 시행하고 사회적 의사소통장애의 경우에는 사회적 맥락에서 효율적인 이해와 표현을 할 수 있도록 돕는다. 음성 장애를 가진 대부분의 아이들은 치료에 반응이 좋다. 시간이 지날수록 호전이 되며 성인기까지 지속하는 경우는 적다. 하지만 언어장애가 함께 복합되어 있다면 음성장애는 예후가 좋지 않으며 특정학습장애와 연관이 될 수 있다.

사회적 의사소통장애의 경우 예후는 다양하며 어떤 아이는 시간이 지나면서 상당히 좋아지기도 하고 어떤 아이는 성인기까지 어려움이 지속된다. 사회적 관계를 맺는 데 지속적인 장애가 남거나 쓰기 능력 등의 어려움이 남을 수 있다.

공존하고 있는 우울과 불안 증상으로 언어적 표현과 의사소통에 더 큰 어려움이 생긴다면 적절한 약물치료를 병행하는 것이 도움이 될 수 있다.

초기의 언어지연이 향후 언어장애의 경고 신호가 될 수 있으므로 언어장애의 조기발견과 개입을 위해서 초기 발달기부터 관심이 필요하다(Moyle et al., 2011). 또한 언어문제의 해결이 향후 행동문제의 예방에도 도움이 될 수 있다는 연구들이 많다. Peterson 등(2013)은 585명의 아동을 대상으로 7~13세까지 해마다 언어능력을 측정하고 부주의 과잉행동과 외현화 문제를 교사와 어머니를 통해 평가하였다. 분석 결과에서 언어능력은 행동문제 발생과 관련이 있었고 이는 성별, 인종, 사회경제적 위치, 학습 및 인지능력의 수행 수준을 배제하고도 관련이 있었다. 언어능력은 향후 행동문제를 예측하는 인자였다. 언어와 의사소통 능력을 증진시키는 것이 아동들에서 집중 저하나 외현화 문제를 예방하기 위한 유용한 개입이 될 수 있다.

결론

언어발달의 지연은 단순히 어휘, 발음, 표현 정도의 문제가 아니다. 지식의 습득, 인지, 학습 등에 영향을 주고 사회적 상호작용에도 영향을 준다. 언어문제가 지속될 경우 이후 행동문제가 증가할 가능성이 있어 적절한 조기발견과 적극적인 조기치료가 소아·청소년의 건강한 발달을 위해 필수적이다.

참고문헌

대한청소년정신의학회. (2012). 청소년정신의학, 서울: 시그마프레스.

홍강의. (2005). 소아정신의학 1판, 서울: 학지사.

American academy of child and adolescent psychiatry. (2013). DSM-5 manual.

Ann Packman, Chris Code, Mark Onslow. (2007). On the cause of stuttering: Integrating theory with brain and behavioral research. *Journal of Neurolinguistics, 20*, 353-362.

Barnett, W. S., Jung, K., Yarosz, D. J., Thomas, J., Hornbeck, A., Stechuk, R., Burns, S. (2008). Educational effects of the Tools of the Mind curriculum: A randomized trial. *Early Childhood Research Quarterly. 23*, 299-313.

Bishop, D. V. (2013). Cerebral asymmetry and language development: cause, correlate, or consequence? *Science, 14*, 340.

Buchel, C., & Sommer, M. (2004). What causes stuttering? *Plos Biology, 2*, 159-163.

Diamond, A., Barnett, W. S., Thomas, J., Munro, S. (2007). Preschool program improves cognitive control. *Science. 318*, 1387-1388.

Hauser, P. C., editors. (2008). *Deaf cognition: Foundations and outcomes. Perspectives on deafness.* New York: Oxford University Press. p. 52-101.

Horn, D. L., Pisoni, D. B., Miyamoto, R. T. (2006). Divergence of fine and gross motor skills in prelingually deafchildren: Implications for cochlear implantation. *Laryngoscope. 116*, 1500-1506.

Huttenlocher, J., Haight, W., Bryk, A. et al. (1991). Early vocabulary growth: relation to language input and gender. *Dev Psychol, 27*, 236-248.

Lahey, B. B., Waldman, I. D. A. (2005). developmental model of the propensity to offend during childhood and adolescence. *Advances in Criminological Theory, 13*, 15-50.

Lindsay, G., Dockrell, J. E., Strand, S. (2007). Longitudinal patterns of behaviour problems in children with specific speech and language difficulties: Child and contextual factors. *British Journal of Educational Psychology, 77*, 811-828.

Menting, B., van Lier, P. A. C., Koot, H. M. (2011). Language skills, peer rejection, and the development ofexternalizing behavior from kindergarten to fourth grade. *Journal of Child Psychology and Psychiatry, 52*, 72-79.

Moyle, J., Stokes, S. F., Klee, T. (2011). Early language delay and specific language impairment. *Dev Disabil Res Rev, 17*(2), 160-169.

Nelson, H. D., Nygren, P., Walker, M., Panoscha, R. (2006). Screening for speech and language delay in preschool children: systematic evidence review for the US Preventive Services Task Force. *Pediatrics, 117*(2), e298-319.

Paul, R. (2007). *Specila consideration for special populations* In: Language disorders from infacy through adolescence, St. Louis: Mosby, 158.

Petersen, I. T., Bates, J. E., D'Onofrio, B. M., Coyne, C. A., Lansford, J. E., Dodge K. A. et al. (2013). Language ability predicts the development of behavior problems in children. *J Abnorm Psychol, 122*(2), 542-57.

Pisoni, D. B., Conway, C. M., Kronenberger, W. G., Horn, D. L., Karpicke, J., Henning, S. C. Efficacy and effectiveness of cochlear implants in deaf children. In: Marschark, M.; Prathanee, B., Thikhamrop, B., Dechongkit, S. (2006). specific language impairment: effect on later language development: a literature review. *J Med Assoc Thai, 89*, 1775-1787.

Spaulding, T. J., Plante, E., Vance, R. (2008). Sustained selective attention skills of preschool children with specific language impairment: Evidence for separate attentional capacities. *Journal of Speech, Language, and Hearing Research, 51*, 16-34.

St. Clair, M. C., Pickles, A., Durkin, K., Conti-Ramsden, G. (2011). A longitudinal study of behavioral, emotional and social difficulties in individuals with a history of specific language impairment (SLI). *Journal of Communication Disorders, 44*, 186-199.

Stevens, C., Fanning, J., Coch, D., Sanders, L., Neuille, H. (2008). Neural mechanisms of selective auditoryattention are enhanced by computerized training: Electrophysiological evidence from language impaired and typically developing children. *Brain Research, 1205*, 55-69.

Toppelberg, C. O., Shapiro, T. (2003), Language disorder: a 10-year research update review, *J Am Acad Child Adolesc Psychiatry, 39*, 143-153.

Vannest, J., Karunanayaka, P. R., Schmithorst, V. J., Szaflarski, J. P., Holland, S. K. (2009). Language networks in children: evidence from functional MRI studies. *AJR Am J Roentgenol. 192*(5), 1190-1196.

Vallotton, C., Ayoub, C. (2011). Use your words: The role of language in the development of toddlers' selfregulation. *Early Childhood Research Quarterly, 26*, 169-181.

van Elk, M., van Schie, H. T., Zwaan, R. A., Bekkering, H. (2010). The functional role of motor activation in language processing: Motor cortical oscillations support lexical-semantic retrieval. *NeuroImage, 50*, 665-677.

Westby, C., Watson, S. (2004). Perspectives on attention deficit hyperactivity disorder: Executive functions, working memory, and language disabilities. Seminars in Speech and Language. *Seminars in Speech and Language, 25*, 241-254.

일반인을 위한 요약

의사소통장애는 언어(language), 말(speech)과 관련된 어려움으로 인해 기능의 문제를 일으키는 상태를 의미한다. DSM-5(2013)에서는 의사소통장애가 다섯 가지로 분류된다. 언어장애(language disorder), 음성장애(speech sound disorder), 아동기 발생 유창성장애(childhood-onset speech fluency disorder, stuttering), 사회적 의사소통장애(social communication disorder), 불특정 의사소통장애(unspecified communication disorder)로 분류된다. DSM-IV에서 분류되었던 수용성·표현성 언어장애의 구분은 더 이상 사용하지 않고 언어장애(language disorder)로 통일되었다.

말, 언어, 의사소통을 평가하기 위해서는 문화적 사회적 배경을 고려해야 한다. 의사소통장애의 발생은 유전적, 환경적 영향과 관련이 있고 특히 뇌의 언어중추, 운동중추, 전두엽의 기능과 연관성이 있다.

언어 발달의 지연은 단순히 어휘, 발음, 표현 정도의 문제가 아니다. 지식의 습득, 인지, 학습 등에 영향을 주고 사회적 상호작용에도 영향을 준다. 언어문제가 지속될 경우 정서적 문제와 행동문제가 증가할 가능성이 있어 적절한 조기발견과 적극적인 조기치료가 소아 · 청소년의 건강한 발달을 위해 필수적이다.

제**10**장

특정학습장애

정재석
서울아이 정신건강의학과의원

개념

이미 한 세기 전부터 아이가 글을 읽지 못하는 것에 생물학적 원인이 있으리라 생각해 왔지만(Morgan, 1896) 주로 시각 문제 때문인 것으로 생각했다. 1940년대에 들어서면서 소아의 인지 행동적 문제가 당시의 통념처럼 환경적, 정서적인 원인이 아니라, 뇌손상 때문에 생길 수도 있다고 생각하기 시작했다. 당시의 뇌검사 수준으로는 학습문제를 설명하는 병소를 발견할 수 없는 경우가 많았기 때문에, '미세 뇌기능장애(minimal brain dysfunction)'라고 명명할 수밖에 없었다. 이후로 학습문제는 뇌의 기능 문제로 발생한다는 주장이 점차 힘을 얻기 시작하였다. 1963년 미국의 Samuel Kirk가 learning disability라는 용어를 처음으로 사용하면서 학습장애라는 현상에 대한 과학적인 접근의 길을 마련하였다. 1980년대 이후 난독증을 대상으로 한 뇌영상 연구가 활발해졌고 덕분에 난독증의 생물학적 원인이 대부분 밝혀지고 새로운 치료방법을 개발할 수 있었다. 2013년 DSM-5는 학습장애를 신경발달(neurodevelopmental)장애로 분류하였다.

기초학습기술의 습득 지연이 학습장애의 핵심특징이다. 기초학습기술에는 읽기, 독해, 철자, 작문, 연산, 수학적 추론 등이 포함된다. 학습장애 소아는 이 중 한 영역에서만 장해를 가질 수도 있고 여러 영역에 걸쳐 장해를 가질 수도 있다. 뇌가 성숙하면서 저절로 습득되는 걷기나 말하기와는 달리 기초학습기술은 배울 기회가 있어야만 습득할 수 있다. 학습장애를 가진 소아는 학습 기회나 지도가 충분히 제공되었음에도 불구하고 학습기술을 충분히 발달시키지 못한 것이다. 기초학습기술의 습득이 늦어지면 장차 다른 과목(예 : 역사, 과학, 사회)의 학습도 지장을 받게된다.

임상특징

읽기장해

과거부터 난독증(dyslexia)으로 불려온 이 학습장애의 아형은 독해력은 정상이나 해독능력에만 문제가 있는 경우를 말한다. 해독능력에는 정확하게 읽는 것뿐 아니라 유창하게 읽는 것도 포함된다. 유창한 해독은 독해를 잘하기 위해 매우 중요한데, 느리고 힘들게 해독하는 아이는 인지적 자원을 해독에 대부분 할당해야 하므로 독해에 필요한 인지적 자원이 부족해지기 때문이다. 한글은 다른 언어에 비해 낱자-소리 대응이 규칙적이므로 읽기정확성의 부족보다는 읽기유창성의 부족이 훨씬 더 흔하며, 저학년 때 읽기정확성의 문제를 드러내는 경우가 상대적으로 적고, 고학년이 되어서야 낮은 유창성에 기인한 독해력문제를 보이는 경우가 많다. 다른 사람이 대신 글을 읽어 주면 잘 이해할 수 있다면 이해력이 아닌 해독능력에 문제가 있다고 보아야 한다. 난독증의 발달 단계별 징후는 〈표 10.1〉과 같으며, 학령전기의 징후가 조기 발견을 위한 표지자 역할을 한다.

난독증과는 달리 독해장해는 해독은 정상이나 독해에 문제가 있는 경우를 말한다. 독해에 문제가 있는 소아는 금방 읽은 것도 잘 기억하지 못하며 읽은 것에서 요지를 잘 파악하지 못한다. 글에 담긴 정보는 이해하나 추론을 잘하지 못하며 이해하기 위해 글을 여러 번 다시 읽어야 하므로 읽기가 필요한 일을 피하는 경우가 많다. 그리하여 점차 어휘력이 부족해지며 글의 성격에 따라 이해를 위한 다양한 책략을 사용하지 못하며 자신이 읽은 것을 이해하고 있는지 스스로 점검하지 못하게된다. 이 외에도 해독과 독해 모두 문제가 있는 경우도 흔하다.

쓰기표현장해

한글의 경우 읽기보다는 쓰기의 어려움을 가진 학생이 더 자주 발견된다. 글로 자신의 생각을 표현하기 위해서는 세 가지 기술이 동시에 사용되는데 글씨쓰기

표 10.1 난독증의 발달단계 별 징후

학령전기	말하기나 언어발달장애의 병력
	혀짧은 소리(baby talk)가 늦게까지 지속
	단어를 잘못 발음하는 수가 많음
	글자에 관심이 적음
	자기 이름을 못 쓰며 자기 이름에 든 자모의 이름도 모름
	말소리를 어절로 분절시키지 못함
	글자를 말소리와 연결하지 못함
학령기 초기	아주 익숙한 단어 외에는 읽지 못함
	받침이 있는 단어는 읽지 못함
	글자의 모양과 무관한 읽기 오류가 많음
	1음절 단어나 음운변동이 있는 단어를 읽기 힘들어함
	베껴 쓰기는 되나 받아쓰기는 안 됨
	쓰기가 느리고 글씨가 알아보기 힘듦어함
	단어 속 자음, 모음의 순서를 헷갈림
	혼자서 문제를 풀거나 책을 읽지 못함
	읽어주면 잘 이해함
학령기 후기	다(多) 음절이나 낯선 외래어를 읽을 때 생략하거나 대치하는 경향
	느리고 힘든 소리내어 읽기
	날짜, 사람 이름, 전화번호를 외우기 힘들어함
	읽기 이해력이 부족
	조사 등 기능어에 대한 이해부족
	철자가 자주 틀리고 작문능력이 부족
	책 읽기를 싫어함
	시간 내에 과제 수행이 안 됨
청소년기 및 성인기	느리고 힘겨운 읽기
	소리 내서 읽어야만 이해가 가능
	자세하게 읽기보다 대충 읽는 경향
	읽기이해력과 작문능력의 부족
	철자 실수가 지속됨

(handwriting), 철자, 작문이 그것이다. 이 중 글씨쓰기와 철자를 기초 쓰기기술이라 하며, 기초기술이 자동화되어 인지자원의 여유가 있을 때 실행기능의 도움을 받아 자신의 생각을 명료하고 조직적으로 표현할 수 있다. 반대로 기초 쓰기기술이 자동화되지 않으면 생각의 흐름이 자주 끊기게 되어 자신의 생각을 효과적으로 표현할 수 없게 된다.

글씨쓰기의 문제를 가진 경우 과거에는 난서증(dysgraphia)이라 불렸는데, 지각-운동기능과 관계가 있다고 생각되었다. 전형적인 난서증의 증상은 글씨를 알아볼 수 없게 쓰는 것이다. 글씨 크기가 너무 크거나 작아서 일정치 않고 글자들이 기준선에 자리하지 않으며 자모 사이의 간격이 일정하지 않고 자모 획의 경사가 부정확하거나 일정하지 않다. 학년이 올라가면 쓰기유창성이 부족한 것이 문제가 되며 주어진 시간 안에 쓰는 단어의 수가 또래에 비해 크게 적다. 하지만 최근 글자의 시각적 특징을 인지하는 표기인식(orthographic awareness)능력이 글씨 쓰기와 더 관련이 있다는 주장이 힘을 얻고 있다.

글씨쓰기의 문제와 동반하여 자주 나타나는 것이 철자의 문제이다. 말소리를 글자로 바꾸는 과정은 읽을 때와 반대의 인지과정이 필요하다. 난독증을 가진 소아는 대부분 철자문제도 함께 가지고 있으며, 크면서 읽기는 어느 정도 좋아져도 철자문제만은 성인기까지 지속되기도 한다. 우리나라에는 정확하게 읽을 수는 있고 소리나는 대로 쓰는 단어의 철자는 정확하게 쓸 수 있으나, 겹받침, 이중모음이 들어 있거나 음운변동현상이 발생하는 단어의 철자는 빨리 정확하게 쓰지 못하는 소아가 많다. 특히 한글은 모아쓰기를 하는 특성이 있어서 단어의 시각적 특징을 분석할때 인지적 부담이 크다. 표기인식능력이 부족한 소아는 철자를 쓸 때, 모양이 비슷한 글자끼리 혼동하기 쉬우며 글자를 베껴 쓰는 것도 느리고 받침을 자주 생략하며 같은 단어에 대해 다양한 철자 실수를 한다. 또 머릿속에 단어의 정확한 시각적 심상을 저장하지 못하기 때문에 보자마자 자동으로 읽는 일견단어(sight word)가 적어 읽기가 유창해지는 데도 어려움이 있을 수 있다.

작문장해가 있는 학생들은 구두점을 언제 사용하는지와 문장이 문법적으로 어색한지에 대한 감각이 부족하다. 주제에 대한 다양한 진술에 어려움을 보이며 주제와 관련 없는 내용을 반복하여 쓰는 특징을 가진다. 쓰기 전에 미리 계획하지 않고, 계획한다 할지라도 적절치 않은 경우가 많다. 또 자신의 쓰기 과정을 점검하고 통제하는 실행기능도 부족해서 통일성 있는 글을 쓰는 데 어려움을 보인다.

수학장해

수학을 할 때는 읽기보다 더 복잡한 인지과정이 동원되므로 수학 학습의 어려움은 다양한 원인으로 인해 발생하며, 양상도 더 다양하다. 수학 학습문제를 가진 소아 중 절반은 어떠한 형태의 인지적 결함도 가지고 있지 않으며, 과거 학습경험의 부족, 빈약한 동기, 불안 등이 원인이다. 수학장해를 일으키는 인지적 결함은 크게 세 가지로 나눌 수 있다. 첫째는 단순 연산 값(연산구구)을 장기기억에 저장하고 인출하는 과정의 결함이다. 둘째는 연산절차의 수행이 느리고 부정확한 것이다. 셋째는 수 정보를 공간적으로 표상하는 능력과 그 표상을 개념적으로 이해하는 능력, 즉 수감각의 결함이다.

수학장해를 가진 소아는 처음 수학을 배울 때 숫자이름을 잘 기억하지 못하며 수 세기, 숫자 쓰기를 어려워하고 연산기호의 의미를 이해하지 못한다. 수의 상대적 크기를 비교하거나 작은 집합을 보고 한눈에 몇 개인지 알거나(subitizing) 수를 크 기 순서대로 배열하는 것을 힘들어한다. 정상적으로 발달하는 소아들은 5+3과 같 은 덧셈을 풀 때, 처음에는 손가락으로 세지만 나중에는 5부터 이어서 6, 7, 8까지 세는 이어 세기 전략을 사용하는 것처럼 점차 효율적인 전략을 사용한다. 효율적인 수세기 전략을 통해 작업기억의 부담을 줄이고 문제와 답의 연합이 장기기억으로 넘어가서 결국 8이라는 답을 장기기억에서 자동으로 인출할 수 있다. 연산은 점점 정확해지고 빨라지며 힘이 들지 않게 된다. 효율적인 전략을 발전시키지 못한 경우 의 암기가 잘 되지 않아 장차 큰 수의 연산이 느리고 부정확해진다. 자릿값이 많은 수의 연산을 하거나 분수, 소수의 연산을 할 때는 여러 단계의 계산절차 수행이 필 요하다. 자릿값, 교환법칙, 결합법칙, 받아올림, 내림같은 연산절차와 관련된 개념 에 대한 이해가 부족한 경우도 계산절차를 밟을 때 느리고 오류가 잦아진다.

수감각이 좋으면 두 수의 관계를 알 수 있으며, 계산절차를 수행하는 동안 자기 가 하는 추상적인 활동을 실제 세계와 연결시킬 수 있다. 수개념이 부족하면 더했 는데도 오히려 수가 줄어든다든지 두 자릿수끼리 더했는데 네 자릿수 답이 나오는 등 계산절차를 잘못 이해하고 기계적으로 적용하다가 생긴 황당한 오류가 자주 발 생하며, 실생활의 문제를 수학적으로 추론하는 것이 특히 어렵다. 수학적 추론능력 은 문장제 문제를 푸는 상황에서 드러난다. 문장제 문제를 풀 때는 수개념뿐 아니 라 읽기능력, 연산능력도 함께 필요하므로 어떠한 인지적 결함으로 인해 어려움을 겪는지 세심한 구별이 필요하다(Gearry, 1996).

진단

학습장애는 1987년 DSM-III-R에서 공식적인 소아정신과장애로 처음 인정되었다. DSM-IV에서는 능력–성취 불일치 개념을 도입하여 표준화 검사에서 읽기, 쓰기, 산 술 성취도가 연령, 교육, 지능에 비해 기대되는 수준보다 2 표준편차 이상 낮을 때 로 정의하였다. 그러나 기대수준을 정할 때 지능지수를 사용하기 때문에 지능이 높 거나 낮은 소아를 진단할 때 민감도가 낮아 특수교육의 혜택을 받을 수가 없는 문 제가 생겼다. 그리하여 2013년 DSM-5에서는 종전의 능력–성취 불일치 기준을 완화 시키고 중재반응모형을 도입하였으며 명칭도 특정학습장애로 바꾸면서 읽기, 쓰기, 수학에서 나타나는 다양한 학습문제를 모두 포함시켰다. DSM-5 진단기준을 〈표 10.2〉에 제시하였다.

표 10.2 DSM-5 특정학습장애 진단기준

A. 기초학습기술을 배우고 사용하는 것이 어렵다. 개선을 위한 직접적인 개입을 제공했음에도 불구하고 다음에 열거된 증상 중 하나 이상이 적어도 6개월 이상 지속된다.

   1. 부정확하거나 느리고 힘겨운 단어 읽기(예 : 부정확하거나 느리고 더듬거리는 개별 단어 읽기, 잦은 추측 읽기, 단어를 구성하는 소리를 모두 발음하지 못함)

   2. 읽은 것의 의미 이해가 어려움(예 : 정확하게 읽긴 하지만 읽은 글의 순서, 관계를 모르며 추론, 심층적 이해를 하지 못함)

   3. 철자의 문제(예 : 자음이나 모음을 추가, 생략, 대치)

   4. 작문의 어려움(예 : 한 문장 안에서 구두법과 문법 실수가 잦음, 단락의 구성이 엉성함, 표현하려는 생각이 명료하지 않음)

   5. 수감각, 산술적 사실 암기, 연산절차수행의 문제(예 : 숫자의 의미, 수의 크기나 관계를 잘 이해하지 못함, 한 자릿수끼리 더할 때 또래들처럼 기억력을 이용하지 않고 손가락을 사용함. 연산하다가 진행이 안 되거나 거꾸로 진행하기도 함)

   6. 수학적 추론의 어려움(예 : 문장제 문제를 풀기 위해 필요한 수학적 개념, 암기된 연산구구, 수식 적용의 어려움)

B. 해당 기초학습기술은 일대일로 실시한 표준화 성취도검사와 종합 임상평가를 통해 개인의 생활연령에 비해 기대되는 수준보다 현저하게 양적으로 낮으며 학업, 직업수행 및 일상생활을 현저하게 방해한다는 것이 확인되어야 한다. 17세 이상인 경우 학습 곤란의 병력이 표준화 검사를 대신할 수 있다.

C. 학습의 어려움은 보통 학령기에 시작하나 해당 학습기술을 요구하는 정도가 개인의 능력을 넘어서는 시기가 되어서야 분명히 드러날 수도 있다(예 : 시험시간의 부족, 길고 복잡한 리포트를 짧은 마감기한 안에 쓰기, 과중한 학업부담).

D. 학습의 어려움은 지적장애, 교정되지 않은 시력 및 청력 문제, 다른 정신과·신경과적 장애, 정신사회적 불행, 교사가 사용하는 언어에 능숙하지 못함, 불충분한 교육적 지도에 의해 더 잘 설명되는 것은 아니어야 한다.

Note : 4개의 진단기준은 개인의 병력(발달, 의학, 가족, 교육), 성적표, 심리교육 평가결과를 임상가가 통합하여 판단한다.

Coding note : 장해가 있는 모든 학업영역과 기술에 대해 특정하라. 1개 이상의 영역에 장해가 있을 때는 다음의 분류에 따라 각각 따로 기록하라.

특정 항목

315.00(F81.0) 읽기장해 동반
읽기정확성
읽기속도 또는 유창성
독해력

Note : 난독증은 정확하고 유창한 단어재인의 어려움, 해독 및 철자능력의 부족을 특징으로 하는 학습장애의 아형을 일컫는 또 다른 용어이다. 이러한 일련의 어려움의 패턴을 난독증으로 명명한 경우, 독해나 수학적 추론 같은 다른 부수적인 어려움이 있는지 살펴보고 기록해야 한다.

315.2(F81.81) 쓰기표현장해 동반
철자정확도

표 10.2 DSM-5 특정학습장애 진단기준(계속)

문법과 구두법 정확도
작문의 명료도와 구조화 수준

315.1(F81.2) 수학장해 동반
수감각
산술적 사실 암기
계산절차수행의 정확도와 유창성
수학적 추론의 정확도

Note : 난산증은 수 정보처리, 산술적 사실 암기, 정확하고 유창한 계산수행의 어려움을 특정으로 하는 학습장애의 아형을 일컫는 또 다른 용어이다. 수학에서 보이는 이러한 특정한 어려움을 난산증으로 명명한 경우, 수학적 추론이나 읽기정확도 같은 부수적인 어려움이 있는지 살펴보고 기록해야 한다.

현재의 심각도 분류

경도 : 한두 가지 학습기술 영역에서 몇몇 어려움이 있기는 하나 적절한 편의제공과 지지(특히 학교에서)가 제공되면 개인이 이를 보상하고 잘 기능할 수 있을 정도로 가볍다.

중등도 : 한 가지 이상의 학습기술 영역에서 뚜렷한 어려움이 있어 학교에서 일정한 간격을 두고 제공되는 집중적인 특수교육이 없이는 숙달하기 어렵다. 과제를 정확하고 효율적으로 완수하기 위해서는 편의제공과 지지 서비스가 학교, 직장, 집에서 최소한 부분적으로라도 제공될 필요가 있다.

심도 : 몇 가지 학습기술 영역에서 심한 어려움이 있어 학령기 동안 지속적, 집중적, 개별화된 특수교육 없이는 기술습득이 어려운 경우이다. 집, 학교, 직장에서 적절한 일련의 편의와 서비스를 제공받았음에도 불구하고 효율적인 과제완수가 어려울 수도 있다.

특정학습장애로 진단을 내리려면 특정(specific)이란 용어에 담긴 몇 가지 기본적인 요건을 만족시켜야 하며, 개선을 위해 적절한 수업을 제공했음에도 불구하고 지속적이어야 한다. 임상가는 다음과 같은 사항을 문진과 심리교육 평가를 통해 확인해야 한다.

첫째, 학습장애는 지적장애나 단순 발달지연으로 설명되지 않아야 하므로, 지능지수가 70±5 이상이어야 한다. 둘째, 학령기 초기부터 존재해야 하며 나중에 생긴 것이 아니어야 한다. 셋째, 외부환경적 요인에 의한 것이 아니어야 한다. 빈곤하거나 돌봄을 제공하지 못하는 가정환경, 전체적으로 불충분한 교육기회가 의심된다면 진단을 내려서는 안 된다. 넷째, 학습기술 발달에 지장을 줄 정도의 시력, 청력, 신경, 운동장애가 그 직접적인 원인이 되어서는 안 된다.

병력청취와 문진을 통해 학습장애가 의심되면 심리교육 평가가 필요하다. 심리교육 평가는 세 분야로 나누어지는데, 첫째, 소아의 지적수준 평가, 둘째, 읽기·쓰기·수학 학습성취도 평가, 셋째, 학습의 기저가 되는 정보처리 능력에 대한 신경심리 평가다. 첫째, 소아의 지적수준을 평가할 때 보통 웩슬러 지능검사를 이용한다.

표 10.3 기초학습기술을 측정하는 학업성취도 검사

기초학습기술		학업성취도 검사
읽기	읽기 정확도	CLT, RARCP, KORLA BASA 읽기 1 KISE-BAAT 읽기(음독)
	읽기 속도	CLT, RARCP, KORLA BASA 읽기 1
	읽기 이해	BASA 읽기 2 KISE-BAAT 읽기(짧은 글 이해)
쓰기표현	철자 정확도	CLT(표기 인식) KISE-BAAT 쓰기(표기)
	문법/구두법 정확도	KISE-BAAT 쓰기(문장구사)
	작문 명료도	BASA 쓰기 KISE-BAAT 쓰기(글 구성) KISE-BAAT 읽기(문장배열)
수학	수감각	CLT BASA-EN
	산술적 사실 암기	CLT
	연산 정확성/유창성	CLT KISE-BAAT 수학(연산) BASA 수학
	수학적 추론 정확도	KISE-BAAT 수학(문제해결)

K-WISC-IV를 시행하는 경우, 전체지능이 너무 낮게 측정되는 경향이 있어 GAI라는 지표점수를 기준으로 삼을 수도 있다. 둘째, 우리나라에서 학업성취도를 평가하는 도구는 〈표 10.3〉에 제시하였다. DSM-5는 다양한 기초학습기술을 모두 포함시키고자 하였기 때문에 진단에 완전을 기하기 위해서는 표에 제시된 기초학습기술을 모두 살펴볼 필요가 있다. 검사결과 하위 15%나 표준점수로 7점(평균이 10) 이하인 경우 해당 기초학습기술에 문제가 있다고 판단한다.

셋째, 지능에 비해 낮은 학업성취도가 외부환경요인이나 주의력 부족에 의해 발생한 것인지 문진만으로 판단이 어려운 경우 읽기, 쓰기, 수학 관련 인지 과정에 대한 신경심리검사를 실시하면 진단에 도움이 된다. 국내에서 읽기, 쓰기, 수학과 관련하여 실시 가능한 신경심리검사의 목록을 〈표 10.4〉에 제시하였다. 학업성취도와 신경심리검사의 종합 배터리 검사에는 CLT, RARCP(김애화 등 2013), KOLRA(배소영 등)이 있다. 신경심리검사결과 중 세 가지 이상에서 1SD 이하의 수행을 보인

표 10.4 기초학습기술과 관계된 인지처리 요인 및 검사

읽기/쓰기	음운 처리	음운인식	CLT(음운인식능력) KORLA, RARCP
		음운기억	CLT(음운기억) K-WISC(숫자)
		빠른 이름대기	CLT KORLA, RARCP
	표기 처리	시각적 주의력	CLT(시각주의력)
		표기인식	CLT 표기인식
수학	시공간	수감각	BASA-EN CLT(계수, 어림, 크기 비교)
	추론능력	시공간	K-WISC-III 지각조직 지표 K-WISC-IV 지각추론 지표
	실행기능	시공간 작업기억력	CAT 작업기억력검사(역방향)
		청각 작업기억력	K-WISC 숫자(역방향)
		주의집중력	CAT, ADS, ARS
	처리 속도		K-WISC 처리속도 지표

경우 학습장애를 가지고 있을 확률이 높다고 할 수 있다. 최종적으로 문진, 교사와 부모의 보고, 학생의 수행결과물, 심리교육 평가결과를 모두 종합하여 임상가가 판단을 내려야 할 것이다.

Shaywitz 등(1998)은 난독증이 5~17.5%의 높은 유병률을 보인다면서 난독증이 소아에서 가장 흔히 나타나는 신경행동장애라고 주장했다. 초기 유병률 연구에서는 남자가 여자보다 난독증이 3~4배가량 많다고 보고되었으나, 추후에 이 수치는 남아들이 더 많이 의뢰되기 때문으로 밝혀졌고, 이를 감안하면 난독증의 발생에는 남녀의 차이가 없다고 주장했다. 이영식과 홍강의의 연구(1985)에 따르면 서울 시내 초등학교 3~4학년 1,154명을 대상으로 조사한 결과 약 3.8%가 읽기장애를 보였으며 국립특수교육원(2002)이 전국 180개 지역교육청별로 1개 초등학교를 선정하여 초등학생 만 6~11세 소아 14만 4천 명을 대상으로 조사한 결과 전체의 1.17%가 학습장애를 가지고 있다고 보고되었다.

전체 학습장애 중 난독증이 80%를 차지하며 Lewis 등(1994)의 보고에 의하면 9~10세 소아의 학습장애 중 특수 읽기장애가 3.9%로 가장 흔했으며, 산술장애 단독은 1.3%이었고, 산술장애와 읽기장애가 함께 있는 경우가 2.3%였다. 지금까지 난독

증이 가장 흔하고 많이 연구되었으므로 앞으로 원인, 치료 분야는 주로 난독증을 중심으로 고찰하겠다.

원인

유전적 원인

1982년에 시작된 콜로라도 쌍생아 연구에서 일란성 쌍생아의 일치율은 68%, 이란성은 38%로 나타났다. 환아의 남자 형제에서 읽기장애가 나타날 확률은 약 50%이고 여자 형제에서 나타날 확률은 28%이다. 아버지가 읽기장애일 경우 아들에서 읽기장애가 발생할 확률은 39~58%, 딸은 19~32%이다. 어머니가 읽기장애일 경우 아들은 30~48%, 딸은 18~32%이다. 부모가 읽기장애를 극복한 경우 자녀에서 읽기장애가 발생할 확률이 30%, 극복하지 못한 경우 60%로 보고되어 환경적인 요인도 일정부분 관여됨을 알 수 있다. 또 읽기장애를 가진 소아는 읽기를 가르치기 전부터 독서를 싫어한다는 보고도 있어 유전적 형질이 환경에 영향을 미칠 가능성도 있다.

지금까지의 연관연구에서 발견해 낸 9개의 유전자(DYX1-DYX9) 중 6개의 후보 유전자를 발견했다. DYX1C1(15q21), DCDC2와 KIAA0319(6p21), C2Orf3과 MRPL19 (p16-p15), ROBO1(3p12-q12)이 그것이다. 그중 4개 유전자(DYX1C1, DCDC2, KIAA0319, ROBO1)는 동물실험에서 뉴런의 이동 및 축삭돌기의 유도와 관련이 있다고 밝혀졌다. 읽기장애뿐 아니라 읽기능력 자체에도 유전적인 요소가 강하게 작용한다고 알려졌다. 아울러 산전, 주산기, 산후에 받은 뇌손상도 읽기장애와 관련이 있다(Friend, 2013).

구조적 원인

지금까지 읽기장애 환자의 사후 뇌 부검 혹은 MRI 부피측정연구를 통해 보고된 구조적 이상은 크게 세 영역에서 많이 연구되었다. 첫째는 측두평면(planum temporale) 비대칭이다. Larsen 등(1990)은 뇌자기공명영상을 이용해서 용적을 비교한 결과 좌측 측두평면의 크기가 통상 우측보다 더 커야 하는데 난독증을 가진 청소년의 70%에서 크기가 같았다고 하였다. 그러나 추후 연구결과는 일관되지 않았다. 둘째는 뇌량(corpus callosum)의 구조적 이상으로 인한 좌-우뇌 소통이상이다. Robichon과 Habib(1998)은 뇌자기공명영상 연구결과 난독증군은 뇌량이 더 두껍고 더 둥근 모양을 가지고 있는 반면, 통제군은 더 편평하고 얇은 뇌량을 갖고 있다고 하였다. 이후 연구들은 두 집단 간 뇌량 크기에 차이가 없음을 보고하거나, 난독증군의 뇌량이 더 크거나 작다고 보고하는 등 일관적이지 않았다. 셋째는 소뇌인데 Eckert 등(2003)은 뇌자기공명영상을 이용하여 난독증 환자의 소뇌 크기가 통제군보다 유의미하게 작은 것을 관찰하였다. 소뇌의 이상은 읽기 자동화 실패와 관련이 있을 것으로 추정된다.

기능적 원인

현재까지 난독증의 기능적 원인을 설명하기 위해 제시된 가설에는 음운처리이론, 청각 처리이론, 시각/거대세포이론, 소뇌이론 등이 있다. Ramus 등(2003)이 16명의 난독증 대학생을 분석한 결과 사례 모두에서 음운처리과제 수행이 나빴고, 10명이 청각처리문제를, 4명이 운동결함을, 2명이 시각 거대세포의 결함을 보였다고 하였다. 현재 음운처리이론이 가장 많은 지지를 받고 있으나 난독증에 동반되는 다른 운동이나 시각 문제까지는 설명하지 못하는 한계가 있어 다른 이론의 보완이 필요하다.

1) 음운처리이론

글을 읽기 위해서는 몇 가지 선수기능이 미리 발달해 있어야 한다. 우선 음운인식(phonological awareness)능력이 가장 중요한데, 귀로 들은 말소리 속에 들어 있는 소리의 하부 단위를 지각하고 인식할 수 있는 능력이다. 일단 단어를 음절로 나누어 지각할 수 있어야 하며, 더 하부 단위인 음소(phoneme)까지도 지각할 수 있어야 한다. 그래야만 음소들을 자모 낱자와 일대일로 대응시킬 수 있다. 낱자의 소리를 합성하여 읽는 기술이 부족하면 처음 보는 단어를 정확하게 읽을 수 없으며 철자 오류가 많아진다. 음운인식능력 외에도 문자, 숫자, 색깔, 사물의 이름을 빨리 말하는 빠른 이름대기능력은 음운정보를 인출하는 능력을 반영하며 읽기유창성과 관련이 깊다. 빠른 이름대기가 느리고 음운인식 능력도 부족하면 음운인식능력만 부족한 경우보다 더 심하고 치료반응도 나쁘다. 무의미단어 따라하기로 측정할 수 있는 음운 작업기억도 음운 처리능력의 하나로 다음절 어휘의 습득 및 외국어학습과 관련이 있다.

음운처리과제를 수행할 때는 좌측 브로카 영역과 함께 좌측 측두-두정 영역과 좌측 측두-후두 영역이 활성화되는 것으로 알려졌다. 좌측 측두-두정 영역은 지각된 눈으로 본 글자를 분석하여 소리와 연결시키는 역할을 한다. 또 좌측 측두-후두 영

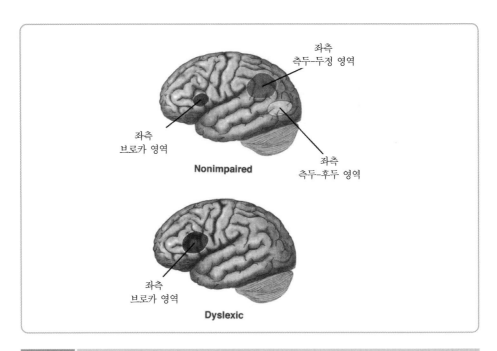

그림 10.1 　정상과 난독증의 기능적 뇌자기공명영상

역은 글자를 보자마자 자동으로 인식하는 역할을 하므로 시각단어형태 영역(visual word form area, VWFA)으로도 불리며, 경험을 통해 읽기기술이 향상될수록 활성도가 증가된다(Shaywitz, 2003). Shaywitz 등(1998)의 기능적 뇌자기공명영상 연구결과 난독증군은 음운처리를 요하는 과제를 수행할 때 통제 군에 비해 낮은 좌측 측두-두정 영역과 좌측 측두-후두 영역 활성화를 보였고 브로카 영역은 활성화 증가가 관찰되었다고 하였다(그림 10.1). 과활성화는 보상적 기전과 관련된 것으로 보았다. 추후 Turkeltaub 등(2003)의 연구에서도 같은 결과가 보고되었는데 좌측 측두-후두 영역의 활성화 수준과 읽기 점수 사이에 정적 상관이 있었다. 확산텐서영상연구 12개를 종합한 Peterson과 Pennington(2012)은 좌측 측두두정 영역과 좌측 전두하엽의 백질이상이 일관적으로 보고되었다고 하였다. 구조적 이상과 기능적 이상의 연관을 조사한 Paulesu 등(2001)은 활성도가 낮다고 보고된 영역은 회질 밀도도 낮았다고 하였고 확산텐서영상으로 측정한 백질밀도도 마찬가지였다고 하였다. 또 그러한 결과는 각기 다른 언어를 사용하는 나라 세 곳에서 일관되게 나타났다고 하였다.

2) 청각처리이론(auditory processing theory)

이 이론은 말소리를 들은 다음 뇌에서 처리할 수 있는 부호로 바꾸는 과정의 결함을 난독증의 원인이라 가정한다. 난독증 소아들이 주파수나 진폭의 빠른 변화를 제대로 감지하지 못하기 때문에, 소리를 음소로 분절하여 지각하지 못하고 /ㅂ/와 /ㄷ/ 같이 유사하게 들리는 음소의 차이를 변별하지 못한다는 것이다. 그리하여 정확한 소리의 표상을 머릿속에 가지고 있지 못하므로 음운인식이 어려워지며 작업기억에도 과부하가 걸린다고 가정한다. 음운처리보다 더 근본적인 원인을 제시하려는 것이다. Hämäläinen 등(2013)은 청각자극을 이용한 유발전위나 뇌자기도 연구 17개를 종합한 결과 난독증 집단에서 10%보다 작은 주파수 변화를 감지하는 능력과 소리 길이 차이의 감지 그리고 성대진동시작시간(voice onset time)의 감지능력이 떨어져있었다고 하였다. 하지만 소리 강도의 차이나 소리 사이의 간격을 판단하는 과제 수행에 대한 결과는 일관되지 않았다. 청각처리에 관한 연구는 대부분 성인을 대상으로 한 것이 많아 소아까지 일반화하기에는 무리가 있다. 출생 당시에는 청각처리의 어려움이 음운처리능력의 발달을 저해할 정도로 크지만 유년기가 되면 청각처리의 어려움이 점차 줄어들어서 정상군과 차이가 없어지는 것으로 보인다. 그러나 읽기를 배우기 전 유아를 대상으로 읽기장애 위험군을 조기에 발견하려 할 때 청각처리능력에 대한 검사가 유용할 것으로 전망된다(Maurer et al., 2009).

3) 시각/거대세포이론(visual/magnocellular theory)

시각체계는 크게 거대세포부 경로(magnocellular pathway)와 소세포부 경로(parvocellular pathway)로 나뉜다. 이 중에서 배측 거대세포부 경로는 망막의 신경절에서 시작해서 외측 슬상핵의 M-layer를 지나 후두엽과 두정엽에 이르는데 세부 형태와 색깔을 감지하는 소세포부 경로와는 달리 해상도는 낮지만 움직임을 감지하는 기능을 하는 것으로 알려져있다. 난독증군에서 정상군보다 빠르지만 작은 움직임을 잘 감지하지 못하는 이유를 찾기 위해 기능적 뇌자기공명영상으로 뇌 활성화 차이를 측정한 결과 움직임 감지 과제를 수행할 때 통제 집단에서는 거대세포부 경로인 V5/MT의 활성화가 관찰되었지만, 난독증 집단에서는 활성화가 나타나지 않았다(Olulade et al., 2013). 최근 배측 거대세포부 경로가 시각주의력을 글자로 향하게 하거나 소리와 글자 사이의 연관을 학습하는 과정에 관여하므로 음운처리와 함께 난독증의 핵심결핍일 가능성이 제시되고 있다.

4) 소뇌이론(cerebellar theory)

음운처리이론은 읽기를 왜 배우기 힘든지 설명하는 데는 유용하나 읽기유창성이 부족한 이유나 평형감각의 부족과 같은 문제를 설명하기에는 부족하다. Nicolson

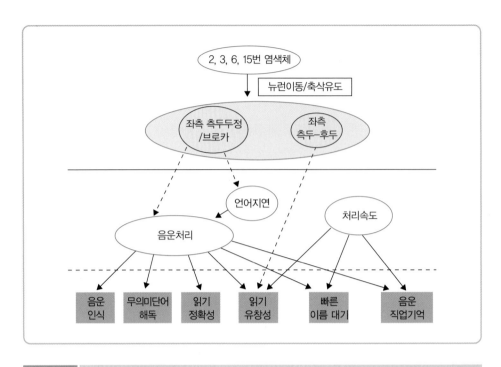

여러 영역에 "2, 3, 6, 15번 염색체" → "뉴런이동/축삭유도" → "좌측 측두두정/브로카", "좌측 측두-후두" → "언어지연", "음운처리", "처리속도" → "음운 인식", "무의미단어 해독", "읽기 정확성", "읽기 유창성", "빠른 이름 대기", "음운 직업기억"

| 그림 10.2 | 난독증의 병태생리 모델 |

등(2001)은 많은 난독증 소아에서 전통적으로 소뇌의 기능이라 여겨지는 기술 자동화, 시간 및 평형감각의 문제가 있으며, 소뇌기능검사에서도 낮은 수행을 보인다는 점에 기반하여 자동화/소뇌 가설을 제안했다. 버튼을 누르는 순서를 학습하는 과제를 이용한 양전자방출 단층촬영연구를 통해 난독증 성인의 소뇌가 대조군에 비해 낮은 활성도를 보였다고 하였다. 소뇌가 조음기관의 조절과 관련이 있으므로 조음 관련 인지기능의 결손이 읽기유창성에 영향을 미치는 기제에 대한 추후 연구가 필요할 것이다.

지금까지 검토한 원인을 종합하여 난독증의 유전, 구조, 인지, 행동의 인과관계 사슬에 대한 가설을 제시하면 〈그림 10.2〉와 같다(Pennington, 2008).

수학장해에 대한 연구는 난독증 연구보다 1/10 이하로 적다. 수학장해에 대한 기능적뇌영상연구 결과, 수 세기를 할 때 좌측 두정엽내구열, 우반구 상측연상회의 비활성화가 발견되었고, 수 크기 비교과제에서는 좌측 두정엽내구열, 방추상회의 기능부전이 관찰되었다. 좌측 두정엽내구열의 비활성화는 수학학습에서 발달적 결함을 보이는 유전장애로 알려진 터너증후군을 대상으로 한 연구결과와 일치하는 것이다. 계산을 할 때는 측두엽, 특히 각회의 활성도가 대조군에 비해 낮았고, 이 밖에도 우측 하전회, 방추상회, 전측대상피질 등 수 계산에 관여된 여러 영역의 비활성화가 관찰되었다. 그리하여 각회와 측두-두정피질이 난독증에서 단어형태 영역에 해당하는 역할을 할 가능성이 제시된다. 하지만 수학은 읽기보다는 광범위한 뇌 영역이 동원되며 소위 수학중추는 없을 거라는 주장도 많다.

치료

아직 학습장애에 적응증을 받은 약물은 없다. 그래서 약물이 학습장애의 인지과정에 미치는 영향은 ADHD와 학습장애가 함께 있는 소아를 대상으로 한 연구가 대부분이다. Keulers 등(2007)은 ADHD와 난독증 공존군에게 3개월 이상 MPH를 투여한 결과 시간당 읽은 단어수가 많아짐을 보고하였고 집중력이나 읽기관련 인지기술이 향상되어서라기보다 일반적인 인지기술이 향상되어서 그렇다고 설명하였다. Grizenko 등(2006)은 학습장애가 동반된 경우 ADHD 단독인 경우보다 약물반응률이 낮으며(55% vs 75%) 특히 수학학습장애가 동반된 경우 더 낮다고 하였다. atomoxetine의 경우 de Jong 등(2009)은 ADHD와 공존한 난독증 소아의 시공간적 작업 기억력을 향상시켰다고 하였지만 Wietecha 등(2013)은 16주간 이중맹검연구를 시행한 결과 ADHD 단독이나 ADHD+난독증군에서만 ADHD 증상이 좋아졌으며 난독증만 있는 집단에서는 좋아지지 않았다고 결론 내렸다. Pelham(1993)에 따르면 약물이 읽기나 계산에 관여하는 인지처리과정에 영향을 미친다는 증거는 부족하다. 다시 말해 단어재인과 관련 있는 기억의 인출은 향상시키지만 음운처리능력을 향상시키는지는 확실하지 않다. 계산 속도를 향상시키긴 하지만 수감각이나 계산절차 수행에 관여하는 기저 심리과정에 직접적인 영향을 미치는지도 명확하지 않다. 결론적으로 MPH가 학습장애와 관련된 인지결함을 직접적으로 수정하기보다는 전반적인 학습능력의 향상에 도움을 준다고 할 수 있다.

현재 학습장애의 일차적인 치료는 치료교육이다. 난독증에 대해서는 음운인식능력 훈련, 체계적인 발음중심교수(phonics), 해독훈련, 철자법지도, 유창성 훈련이 결합된 치료교육이 가장 효과적이다. Shaywitz 등(2004)의 연구에 따르면, 6.1∼9.4세 사이의 소아 총 77명을 대상으로 음운인식능력 향상에 초점을 맞춘 집중적이고 명시적인 치료교육을 제공한 결과, 읽기정확성과 유창성, 그리고 읽기이해력이 향상되었다. 또 중재 이후에 좌반구의 읽기 관련 영역(그림 10.1)의 증가된 활성화가 관찰되었으며 이 변화는 1년 후에도 유지되었다. 한글 난독증 치료프로그램에는 '읽기자신감'(정재석 등, 2014)이 있다.

치료방법의 결정은 조기진단 여부 및 발달단계에 따라 달라진다. 조기에 발견하고 집중적인 치료교육을 적절하게 실시한다면, 대부분 극복할 수 있거나 어려움이 최소화된다. 그러므로 늦어도 10세 이전에 모든 학생을 대상으로 한 선별검사가 필요하다. 우리나라에서는 CLT, RARCP, KOLRA가 조기 선별에 사용할 수 있도록 개발된 도구이다. 조기에 선별이 안 된 경우, 현재 가진 장해를 우회하거나 보상할 수 있는 책략을 지도하거나 보조기기를 제공하여야 한다. 또 학교에서 시험시간을 연장해주거나 구두로 시험을 치를 수 있게 해주거나 계산기 사용을 허가해 주는 등 편의를 제공해 주면 점차 학습기술의 발달이 촉진되고 학교적응에 도움이 된다.

음운인식능력에 초점을 맞춘 난독증치료의 효과와 조기개입의 이득에 관한 객관적 증거는 많이 축적되었다. 그러므로 청지각, 시지각(안구운동, 얼렌렌즈), 감각통합, 운동치료 등 근거가 빈약한 치료가 난독증 소아에게 권해져서는 안 된다 (Peterson & Pennington, 2012).

결론

학습장애는 기초학습기술의 습득지연으로 특징지어지는 신경발달장애이다. 해독과 철자의 문제가 주 특징인 난독증에 대한 생물학적 연구가 지금까지 많이 축적되었다. 난독증은 음운처리능력의 결함과 좌측 후뇌의 활성화 부진이 원인이며 음운인식능력을 높이는 교육이 조기에 실시되면 효과를 볼 수 있다. 독해와 수학에 대해서는 상대적으로 연구결과의 축적이 미비한 편으로 추후 연구가 필요하다. 학습장애는 일생동안 지속되며 충분한 지지와 편의가 제공되지 않는 경우 성인기 다양한 정신건강문제가 발생할 가능성이 높다.

참고문헌

김애화, 유현실. (2013). *학습장애 위험군 아동의 조기선별을 위한 읽기검사 표준화 연구*. 서울: 집문당.

국립특수교육원. (2002). *한국의 특수교육지표*. 서울: 국립특수교육원.

배소영, 김미배, 윤효진, 장승민. (출판준비중). *한국어 읽기 검사(Korean Language Based Reading Assessment: KOLRA)*. 서울: 학지사.

이영식, 홍강의. (1985). 한글 독해력 장애 아동에 관한 예비적 연구: 초등학교 3~4학년을 대상으로. *신경정신의학, 24*, 103-110.

정재석, 이춘화, 장현진, 곽신실. (2014). *읽기자신감(Comprehensive Literacy Program for*

Korean Dyslexics). 서울: 좋은교사

American Psychiatric Association. (2013). *Diagnostic and Statical manual of Mental disorders: DSM-5*, Washington DC: American Psychiatric Association.

Cohen, L., Dehaene, S., Naccache, L., Lehericy, S., Dehaene-Lambertz, G., Henaff, M., Michel, F. (2000). The visual word form area : Spatial and temporal characterization of an initial stage of reading in normal subjects and posterior split-brain patients. *Brain, 123*, 291-307.

de Jong, C. G., Van De Voorde, S., Roeyers, H., Raymaekers, R., Allen, A. J., Knijff, S., et al., (2009). Differential effects of atomoxetine on executive functioning and lexical decision in attention-deficit/hyperactivity disorder and reading disorder. *J Child Adolesc Psychopharmacol, 19*, 699-707.

Eckert, M. A., Leonardo, C. M., Richards, T. L., Aylward, E. H., Thomson, J., Berninger, V. W. (2003). Anatomical correlates of dyslexia: Frontal and cerebellar findings. *Brain, 126*, 482-494.

Friend, A., Pennington, B. F., Smith, S. D., Gilger, J. W. (2013). Chapter 108 - *Dyslexia and Related Communication Disorders. Emery and Rimoin's Principles and Practice of Medical Genetics (Sixth Edition)* Academic press.

Geary, D. C. (1996). *Children's Mathematical Development: Research and Practical Applications*, Washington DC: American Psychological Association.

Grizenko, N., Bhat, M., Schwartz, G., Ter-Stepanian, M., Joober, R. (2006). efficacy of methylphenidate in children with attention-deficit hyperactivity disorder and learning disabilities: a randomized crossover trial. *J Psychiatry Neurosci, 31*, 46-51.

Hämäläinen, J. A., Salminen, H. K., Leppänen, P. H. (2013). Basic auditory processing deficits in dyslexia: systematic review of the behavioral and event-related potential/field evidence. *J Learn Disabil, 46*, 413-427.

Hulme, C., Snowling, M. J. (2009). Developmental Disorders of Language Learning and Cognition, NJ: Wiley-Blackwell.

Keulers, E. H., Hendriksen, J. G., Feron, F. J., Wassenberg, R., Wuisman-Frerker, M. G., Jolles, J., Vles, J. S. (2007). Methylphenidate improves reading performance in children with attention deficit hyperactivity disorder and comorbid dyslexia: an unblinded clinical trial. *Eur J Paediatr Neurol. 11*, 21-28.

Larsen, J. P., Høien, T., Lundberg, I., Odegaard. H. (1990). MRI evaluation of the size and symmetry of the planum temporale in adolescents with developmental dyslexia. *Brain Lang, 39*, 289-301.

Maurer, U., Bucher, K., Brem, S., Benz, R., Kranz, F., Schulz, E., et al. (2009). Neurophysiology in preschool improves behavioral prediction of reading ability throughout primary school. *Biol Psychiatry, 66*, 341-348.

Morgan, W. P. (1896). A case of congenital word-blindness. *British Medical Journal, 2*(1871), 1378.

Nicolson, R. I., Fawcett, A. J., Dean, P. (2001). Developmental dyslexia: the cerebellar deficit hypothesis. *Trends Neurosci, 24*, 508-511.

Olulade, O. A., Napoliello, E. M., Eden, G. F. (2013) Abnormal visual motion processing is not a cause of dyslexia. *Neuron. 79*, 180-190.

Paulesu, E., Demonet, J. F., Fazio, F., McCrory, E., Chanoine, V., Brunswick, N., Cappa, S. F., Cossu, G., Habib, M., Frith, C. D., Frith, U. (2001). Dyslexia: cultural diversity and biological unity. *Science, 2001; 291*, 2165-2167.

Pelham, W. E. (1993). Pharmacotherapy for children with attention deficit hyperactivity disorder. *School Psychology Review, 22*, 199-227.

Pennington, B. F. (2008). *Diagnosing Learning Disorders, Second Edition: A Neuropsychological Framework.* New York: Gulford Press.

Peterson, R. L., Pennington, B. F. (2012). Developmental dyslexia. *Lancet, 26*, 1997-2007.

Ramus, F., Rosen, S., Dakin, S. C., Day, B. L., Castellote, J. M. & White, S. (2003). Theories of developmental dyslexia: Insights from a multiple case study of dyslexic adults. *Brain, 126*(4), 841-865.

Robichon, F., & Habib, M. (1998). Abnormal callosal morphology in male adult dyslexics: Relationship to handedness and phonological abilities. *Brain and Language, 62*, 127-146.

Shaywitz, S. E., Shaywitz, B. A., Pugh, K. R., Fulbright, R. K., Constable, R. T., Mencl, et al. (1998). Functional disruption in the organization of the brain for reading in dyslexia. *Proceedings of the National Academy of Sciences, 95*, 2636-2641.

Shaywitz, S. E. (2003). Overcoming dyslexia: Anew and complete science-based program for reading problems at any level. NY: Knopf.

Shaywitz, B. A., Shaywitz, S. E., Blachman, B. A., Pugh, K. R., Fulbright, R. K., Skudlarski, P., et al. (2004). Development of left occipitotemporal systems for skilled reading in children after a phonologically- based intervention. *Biol Psychiatry, 55*, 926-933.

Turkeltaub, P. E., Gareau, L., Flowers, D. L., Zwffiro, T. A. & Eden, G. F. (2003). Development of neural mechanisms for reading. *Nature Neuroscience, 6*, 767-773.

Wietecha, L., Williams, D., Shaywitz, S. E., Shaywitz, B. A., Hooper, S. R., Wigal, S. B., et al. (2013). Atomoxetine improved attention in children and adolescents with attention-deficit/hyperactivity disorder and dyslexia in a 16 week, acute, randomized, double-blind trial. *J Child Adolesc Psychopharmacol. 23*, 605-613.

일반인을 위한 요약

특정학습장애는 기초학습기술의 습득지연이 특징이다. DSM-5에서 특정한 기초학습기술 세 가지는 읽기, 쓰기표현, 수학이다. 또 읽기는 읽기정확도, 읽기속도, 독해력으로 나누고, 쓰기표현은 철자정확도, 문법·구두점정확도, 작문의 명료도 구조화 수준으로 나누며, 수학은 수감각, 단순 연산 값 암기, 계산절차수행 정확도 및 유창성, 수학적 추론의 정확도로 나뉜다. 해당 기초학습기술에 대해서 교육심리평가를 시행하여 1SD 이하로 낮고 지능이 70 이상이어야 진단할 수 있다. 아울러 시력 및 청력 문제, 다른 정신과·신경과 장애, 불충분한 교육기회가 일차적인 원인이 아니어야만 진단할 수 있다. 읽기나 수학의 기저를 이루는 심리적 과정을 객관적으로 측정하는 신경심리 검사는 진단의 정확도를 높이는데 도움이 될 수 있다. 난독증은 학습장애의 80%를 차지하는데 전 세계적으로 5~17.5% 정도의 유병률을 보이며 생물학적 발병기전이 비교적 자세히 알려져 있다. 난독증의 발병에는 유전적인 소인이 중요하며 지금까지 발견된 후보유전자들은 뉴런의 이동 및 축삭돌기의 유도와 관련이 있을 것으로 생각된다. 기능 수준의 발병기전을 설명하는 이론 중 음운처리 이론이 현재 가장 지지를 받고 있다. 해독기술 습득지연의 가장 큰 원인은 음운인식능력의 부족이며 음운인식능력이 부족하기 때문에 낱자와 소리의 정확한 대응을 배우지 못하며, 처음 보는 단어를 낱자에 대응되는 소리합성을 이용하여 해독하지 못하여 이후 읽기유창성이 발달하지 못한다는 이론이다. 음운인식능력의 부족은 말소리의 작은 차이를 지각하지 못하기 때문에 생긴다는 청각처리이론과 연습을 통해 읽기가 자동화되지 못하는 것은 소뇌와 관련이 있다는 소뇌이론의 보완을 받고 있다. 기능적 원인 이론은 뇌영상 연구결과와도 일치한다. 정상 읽기에서 낱자-소리 대응을 담당하는 영역인 좌측 측두-두정영역과 일견단어 인식에 관여하는 좌측 측두-후두영역이 난독증 소아에서는 활성화되지 않았다. 또 비활성화 영역은 음운인식능력의 향상에 중점을 둔 치료를 조기에 받을 경우 정상 활성도를 되찾을 수 있었다. 그러므로 늦어도 10세 이전에는 모든 학생을 대상으로 한 선별검사와 조기 개입이 필요하다. 학습장애는 일생동안 지속되며 충분한 지지와 편의가 제공되지 않는다면 성인기 다양한 정신건강문제로 발전할 가능성이 높다. 아직 학습장애를 일으키는 인지과정을 개선시키는 약물은 개발되지 않았다. ADHD에 공존한 학습장애의 경우 ADHD 치료제가 ADHD 단독인 경우보다 효과가 좋지 않기는 하지만, 기억 인출을 개선시키는 기전을 통해 학습능력을 향상시킬 수 있는 것으로 보인다.

제 **3** 부

사고 및 정서장애

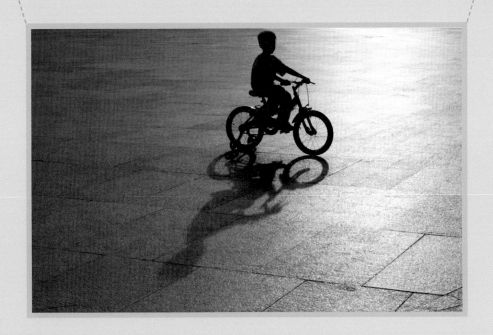

제11장

우울장애

김재원
서울대학교병원 소아정신과

우울장애

개념 및 정의

19세기 중반부터 소아기 우울증에 대한 증례보고가 있었지만 1960년대까지만 해도 소아기 우울장애의 존재에 대해서는 학자들 간에 논란이 있었다. 하지만 1970년 '소아·청소년기의 우울상태'라는 제목으로 개최된 제4차 유럽소아정신과연합학회에서 소아기 우울증이 소아·청소년 정신질환의 상당한 부분을 차지한다는 결론을 발표한 이후부터는 소아기 우울증에 대하여 새롭게 인식하게 되었고 이후 미국에서도 소아기 우울증에 대해 주목하기 시작했다. 실제로 소아기 우울증을 공식적으로 인정한 DSM-III 이후 현재에 이르기까지 성인과 소아기 우울장애의 진단기준은 원칙적으로 동일하며 몇 가지 기준을 정하여 발달 단계에 따라 적용할 수 있도록 하고 있다.

역학

미국에서 시행된 역학 연구결과, 우울장애의 발생빈도(incidence)는 학령전기 소아의 경우 0.9%, 학령기 소아의 경우 1.9%로 나타났다. 최근의 연구에서는 소아기의 시점유병률(point prevalence)을 1~2%, 청소년기의 시점유병률을 2~5%로 보고하였다(Ryan, 2005). 성인에서는 여자의 주요우울장애의 유병률이 남자보다 약 2~3배가량 높은 것으로 알려져 있으나 소아의 경우 이 같은 성별에 따른 유병률의 차이가 관찰되지 않으며 청소년기에 이르러서야 비로소 성별에 의한 차이가 나타나기 시작한다.

원인

1) 생물학적 연구

(1) 유전 연구

우울장애 부모를 가진 자녀들은 평생 우울장애에 걸릴 위험이 큰 것으로 알려졌다. 한편 일차 친척(first degree relatives) 중에서 우울장애의 유병률이 성인 우울장애 환자에 비해 소아기 환자에서 높은 것으로 보고되었는데, 이는 소아기 우울장애의 발생에 유전적 소인이 관련될 가능성이 성인에 비해 더 높다는 사실을 시사한다. 하지만 일란성 쌍생아의 우울장애에 대한 일치도(concordance)가 같이 양육되었을 때에 비해 분리되어 독립적으로 양육된 경우 감소하는 것을 볼 때, 환경적인 요인이 유전적인 요소의 발현에 일종의 역할을 할 가능성이 있다. 최근의 연구들에서 우울증의 유전율(heritability)은 40% 정도로 보고되며, 단면적(cross-sectional)이 아닌 종적(longitudinal) 자료로 계산한다면 65% 정도로 추정된다(Todd & Botteron, 2002). 분자유전학적 연구에서는 5-HTTLPR이나 BDNF의 유전적 다형성과의 연관성이 보고되어 있다.

(2) 신경내분비학적 연구

① 시상하부–뇌하수체–부신피질(HPA) 축에 관한 연구

DST(dexamethasone suppression test)는 성인 우울장애의 약 50%에서 양성으로 나타나며, 치료반응 여부에 따라 결과가 변화한다는 점에서 일종의 상태 지표(state marker)로 간주된다. 주요우울장애 소아에서 DST 양성률은 약 70%이며, 성인과 마찬가지로 임상 경과에 따라 검사결과가 변화된다고 알려졌다. 하지만 우울장애뿐 아니라 행동장애, 분리불안장애 등에서도 DST에 대한 양성 결과가 보고되어 특이도의 문제가 제기되고 있다. 성인기 우울장애에서 대표적인 신경내분비학적 소견인 혈중 코르티솔(cortisol) 농도의 증가 소견이 소아에서는 분명하지 않다.

② 성장호르몬의 분비에 대한 연구

성인 우울장애와 마찬가지로 소아기 우울장애에서도 성장호르몬과 연관된 이상이 관찰되었다. 우울한 소아에서는 인슐린-유발 저혈당(insulin-induced hypoglycemia)에 의한 성장호르몬의 분비가 둔화되며, 이러한 소견이 우울상태에서 회복된 후에도 지속적으로 관찰된다고 알려졌다. 이러한 성장호르몬의 이상은 우울한 부모의 자녀 중 현재 우울하지 않은 소아에서도 발견되어 특성 지표(trait marker) 중 하나일 가능성이 제기되었다. 우울한 소아기 환자들을 대상으로 한 연구에서 desipramine, clonidine, GHRH에 의한 성장호르몬 분비 역시 감소된다고 보고되었다(Ryan et al., 1994). 최근의 연구에서도 우울증 소아의 삽화기 및 회복기 그리고 부모가 우울증인 우울위험소아에서 GHRH 투여 시 성장호르몬이 감소하는 것이 관찰되었다(Birmaher et al., 2000; Dahl et al., 2000). 우울한 소아는 수면 시 성장호르몬의 분비가 증가된다는 사실이 보고되었는데, 이러한 소견은 우울상태에서 회복된 후에도 계속 관찰되어 또 하나의 특성지표로서 주목되고 있다.

③ 시상하부-뇌하수체-갑상선(HPT) 축에 관한 연구

성인 우울장애 환자에서 갑상선분비호르몬(TRH)에 대한 갑상선자극호르몬(TSH)의 반응이 저하되거나 없는 경우가 관찰되었다. 하지만 소아기 우울장애 환자의 HPT 축 이상에 대해서는 아직 밝혀지지 않았다.

(3) 신경생화학적 연구

우울장애와 연관되어 가장 많이 연구된 신경전달물질은 도파민(DA), 노르에피네프린(NE)과 같은 catecholamine계와 세로토닌(5-HT)을 주축으로 한 indoleamine계의 두 계열로 나눌 수 있다. 성인 우울장애에서 발견되는 생화학적 이상이 소아기 우울장애에서도 동일하게 나타나는가에 대해서는 아직 논란이 있는 실정이다. 우울장애 및 부모가 우울증인 우울위험소아에서 정상소아에 비해 5-hydroxytryptphan(5-HTP)을 이용한 신경내분비학적 부하검사에서 코르티솔 분비가 둔화되고 프로락틴 분비가 항진되었다는 보고가 있어(Ryan et al., 1992; Birmaher et al., 1997) 세로토닌계의 조절이상이 시사되지만, 명확한 연관성을 알기 위해서는 더 많은 연구가 필요한 실정이다.

(4) 신경영상학적 연구

소아·청소년 우울증의 구조적 뇌영상 연구에서 비교적 일관되게 보고되는 소견은 해마(hippocampus) 부피의 감소이다(MacMaster et al., 2011). 편도체 크기의 감소도 보고되지만(Rosso et al., 2005) 편도체에 대한 연구결과들은 일치하지 않는다.

기능적 뇌영상 연구들에서 사용된 과제들은 크게 정서처리(emotional processing), 보상(reward), 그리고 실행기능(executive function) 과제들로 요약된다(MacMaster et al., 2011). 정서처리 과제에서는 표정을 주로 사용하며 그동안의 연구들은 주로 편도체에 초점이 맞추어졌다. Thomas 등(2001)이 시행한 우울장애, 불안장애, 정상 소아의 비교 연구에서는 불안장애 소아에서 공포반응을 보이는 표정에 대하여 편도체 활성도가 증가하는 반면, 우울장애 소아에서는 편도체의 활성도가 감소하는 것을 관찰하였다. 우울고위험 소아·청소년을 대상으로 한 최근의 연구에서는 표정을 처리하는 과제 수행 시 정상 소아에 비해 편도체와 측좌핵(nucleus accumbens)이 더 활성화되었다고 보고하였다(Monk et al., 2008). 이는 편도체 기능의 변화가 우울증 발생의 위험요인이 될 수 있음을 시사한다. 보상 과제 연구의 이론적 근거는 우울증의 긍정 정서 감소나 무감동 증상을 설명하는 병태생리기전으로 뇌의 보상회로 이상이 제시되는 것에서 비롯된다. Forbes 등(2009)은 우울증 소아·청소년에서 정상 대조군에 비해 monetary reward task 수행 시 좌측 미상핵의 활성이 저하되고 좌우측 전전두엽의 활성이 증가되는 것을 관찰하였다. 실행기능 과제를 사용한 최근의 한 연구에서는 우울증 소아·청소년에서 정상 대조군에 비해 전전두엽, 전대상회(anterior cingulate), 피각(putamen) 등의 활성이 감소함을 관찰하였다(Halari et al., 2009).

소아·청소년기의 뇌발달이 우울증에 대한 취약성이나 우울증의 지속과 어떻게 연관되는지는 아직 분명하지 않다. 우울증의 질병 경과가 신경기질(neural substrate)에 어떠한 영향을 미치는지도 아직까지 연구된 바가 없다. 신경생물학적 표지자들을 우울증의 진단과 치료 그리고 예후를 예측하는 데 활용할 수 있는지를 탐색하는 연구가 필요하다. 또한 우울증 치료 이후에 어떠한 신경생물학적 변화가 일어나는지를 관찰하는 연구도 필요하다.

(5) 수면연구

성인 우울장애 환자에서 가장 많이 알려진 수면 구조의 이상은 REM 수면 잠복기의 단축이며 이는 REM 수면 밀도의 증가, 서파 수면의 감소, 수면 연속성의 장애와 연관된다고 알려졌다. 소아기 우울장애의 수면 구조이상은 성인에 비해 명확하지 않다. 우울증 소아에서는 REM 수면 잠복기의 단축이나 수면 시작(sleep-onset) 잠복기의 증가가 자주 관찰되지는 않지만, 이러한 현상들이 존재하는 경우 우울증상의 심각도와 연관되는 것으로 보고된다(Dahl et al., 1991).

2) 위험요인 연구

(1) 긍정 정서와 보상(positive affect and reward)

긍정 정서는 보상에 대한 기대와 기쁨·쾌락을 경험할 수 있는 능력을 뜻한다. 우울증 소아는 보상에 잘 반응하지 않고 긍정 정서 수준이 낮은 것으로 보고된다(Silk et al., 2007). 또한 우울증 소아는 보상 과제 수행 시 보상 가능성이 높은 것을 선택하는 경향이 낮으며 보상과 관련한 뇌영역의 활성도가 낮은 것으로 관찰된다(Forbes et al., 2007). 낮은 수준의 긍정 정서 및 보상 지향성은 우울증의 발병과 재발을 예측하는 것으로 보고된다(Forbes et al., 2006b).

(2) 정서 조절(emotional regulation)

정서 조절은 ① 생리적 각성의 정도와 지속기간, ② 정서 반응을 조절하는 전략의 두 가지 의미를 포함한다. 우울한 소아는 얼굴 정서에 대한 편도체의 반응이 정상 소아와 차이가 있는 것으로 보고된다. 어머니에게서 우울증이 일찍 발병한 경우 자녀의 기저 호흡 심방세동(respiratory sinus arrhythmia)이 낮고 좌절반응으로서 심박수가 증가하는 것이 관찰되었다(Forbes et al., 2006a). 정서반응 조절전략과 관련해서는 우울증 부모의 자녀가 주의 환기, 인지 전환, 긍정 기억과 같은 자원들을 잘 사용하지 못하는 것으로 보고된다(Forbes et al., 2006a; Silk et al., 2006).

(3) 소아기 부정경험(early childhood adversity)

소아기 학대와 방임은 우울증의 위험을 증가시킨다. 소아기 학대의 경험은 우울증의 이른 발병, 낮은 치료반응률, 우울증의 잦은 재발 등과 연관되는 것으로 알려졌다(Molnar et al., 2001; Barbe et al., 2004). 그렇지만 소아기 학대를 부모의 기분장애, 부모의 양육기능, 가정환경 등과 같은 연관된 인자들로부터 구분하여 우울증에 대한 독립적인 영향을 관찰하기는 쉽지 않다.

임상특징

소아기 우울장애에서 흔하게 관찰되는 증상은 슬픈 모습, 신체적 호소, 정신운동 초조(agitation), 분리 불안과 공포감이며 나이가 들수록 무쾌감증(anhedonia), 절망감, 망상 및 정신운동지연의 발현빈도가 증가된다. 우울감, 집중력 부족, 불면, 자살 사고는 모든 연령군에서 동일한 빈도로 나타나는 것으로 알려졌다. 명확한 우울감이나 생리적 증상은 보이지 않은 채 과민한 기분이나 과다행동, 비행, 공격성, 신체적 호소로 위장되어 나타나는 가면성 우울증이 흔하므로 반항성 도전장애나 품행장애와의 감별진단에 유의해야 한다. 소아·청소년 우울증에서는 내과적으로 설명되지 않는 두통, 복통, 피로감, 에너지 저하, 과민함 등이 흔히 관찰된다.

진단

1) 진단기준

DSM-5에는 파탄적 기분조절장애(disruptive mood dysregulation disorder, DMDD), 월경전불쾌장애(premenstrual dysphoric disorder)와 같은 우울장애들이 공식적인 진단으로 추가되었다. DSM-IV의 기분부전증은 만성 주요우울장애(chronic major depressive disorder)와 함께 DSM-5에서는 지속우울장애(persistent depressive disorder)에 포함되었다. DSM-IV에서 우울장애와 양극성장애를 기분장애(mood disorders)의 장(chapter) 내에서 서술하였던 것과 다르게 DSM-5에서는 우울장애(depressive disorders)와 양극성 및 관련 장애(bipolar and related disorders)를 서로 독립된 장으로 구분하여 서술하고 있다.

주요우울삽화에서 세 가지 이상의 조증 증상이 있으면서 조증 삽화를 만족시키지 못하는 경우에는 '혼재양상 동반(with mixed features)'으로 기술하게 되었다. 이렇게 주요우울장애의 삽화에 혼재양상을 포함시킨 것은 우울증이라는 질환이 양극성 스펙트럼(bipolar spectrum) 내에 존재할 가능성이 높음을 시사한다. 그렇지만 이전에 조증이나 경조증의 삽화가 없었던 경우라면 주요우울장애의 진단은 유지된다. 주요대상의 사망 이후 우울증상이 2개월 이내로 지속되는 경우 적용한 사별(bereavement) 제외기준은 DSM-5에서는 제외되었다.

결론적으로 DSM-5의 우울장애에는 파탄적 기분조절장애(DMDD), 주요우울장애(major depressive disorder), 지속우울장애(persistent depressive disorder, dysthymia), 월경전 불쾌장애(premenstrual dysphoric disorder), 물질/약물유도 우울장애(substance/medication-induced depressive disorder), 다른 신체상태에서 비롯된 우울장애(depressive disorder due to another medical condition), 기타 특정 우울장애(other specified depressive disorder), 특정되지 않은 우울장애(unspecified depressive disorder)의 진단들이 포함되어 있다.

주요우울삽화로 진단하기 위해서는 9가지 주요 증상 항목 중 5개 이상이 적어도 2주 이상 지속되어야 하는데, 소아의 경우 우울한 기분 대신에 과민성(irritability)으로, 체중 감소 대신에 기대되는 체중 증가의 실패로 변경 적용할 수 있다(표 11.1). **주요우울장애**로 진단하기 위해서는 주요우울삽화가 존재해야 하며 분열정동장애,

표 11.1 주요우울장애의 DSM-5 진단기준

A. 다음 증상 중 다섯 가지 이상이 최소 2주일간 지속되어야 하며, 과거 기능의 변화를 반영해야 한다. 최소
한 한 가지 증상은 (1) 우울한 기분 또는 (2) 흥미나 쾌락의 상실이어야 한다.

(1) 거의 매일, 하루의 대부분 동안 우울한 기분이 주관적으로 표현되거나 타인에 의해 관찰된다[주 : 소
아ㆍ청소년에서는 과민성(irritability)일 수 있다].

(2) 거의 모든 활동에서 흥미나 쾌감이 현저히 저하된다(대부분의 시간 동안 주관적으로 호소하거나 객
관적으로 타인에 의해 관찰된다).

(3) 식이 조절을 하지 않는 상태에서의 현저한 체중 감소 또는 증가(1개월 이내에 체중 5% 이상), 또는
거의 매일 지속되는 식욕의 감소 또는 증가(주 : 소아청소년에서는 기대되는 체중 획득의 실패)

(4) 거의 매일 지속되는 불면 또는 수면과다

(5) 거의 매일 지속되는 정신운동 초조 또는 지연(단순히 안절부절못하거나 느려진 듯한 주관적 느낌만
이 아니라 객관적으로 관찰될 수 있어야 한다.)

(6) 거의 매일 지속되는 피로 또는 에너지의 상실

(7) 거의 매일 지속되는 무가치감 또는 과도하거나 부적절한 죄책감(단순한 자책이나 아픈 것에 대한 죄
책감이 아니며, 망상적일 수 있다.)

(8) 거의 매일 지속되는 사고능력 또는 집중력의 저하, 또는 우유부단(주관적으로 호소하거나 객관적으
로 관찰될 수 있어야 한다.)

(9) (죽음에 대한 공포만이 아닌) 반복적인 죽음에 대한 생각, 구체적인 계획은 없으나 반복되는 자살사
고, 또는 자살기도 또는 자살기도에 관한 구체적인 계획

B. 증상이 사회적, 직업적 또는 다른 중요한 기능 영역에서 임상적으로 심각한 고통이나 장해를 일으킨다.

C. 증상이 물질(예 : 약물남용, 투약)이나 일반적인 의학적 상태(예 : 갑상선기능저하증)의 직접적인 생리적
효과에 의한 것이 아니다.

D. 주요우울삽화는 분열정동장애, 조현병, 조현형장애, 망상장애, 또는 기타 특정 그리고 특정되지 않은 조
현병 관련장애에 의해 더 잘 설명되지 않아야 한다.

E. 조증이나 경조증 삽화가 없었어야 한다.

출처 : APA. (2013). DSM-5. 저자가 국문으로 번역함.

조현병, 조현형장애, 망상장애 또는 특정되지 않은 정신병에 의한 것이 아니어야 한
다. 임상 경과 중 조증(manic)이나 경조증 삽화(hypomanic episode)가 한 번이라도
있으면 진단될 수 없다. DSM-5에서는 현재 또는 최근 삽화의 심한 정도와 임상 양
상[불안ㆍ고통(anxious distress), 혼재성(mixed features), 멜랑콜리아(melancholic),
비전형(atypical), 기분과 일치하는 정신증(mood-congruent psychotic), 기분과 일치
하지 않는 정신증(mood-incongruent psychotic), 긴장증(catatonia), 출산전후 시작
(peripartum onset), 계절성(seasonal pattern)]을 구체적으로 파악할 수 있도록 별도
의 표기방식을 채용하고 있다(표 11.2). 지속우울장애(기분부전증)의 진단을 위해서
는 과민하거나 우울한 기분이 1년 이상 지속되어야 하고 증상이 없는 기간이 2개월
이상 되어서는 안 된다(표 11.3).

표 11.2 DSM-5의 주요우울장애 별도표기 항목 및 진단기준

심한 정도/정신병적 증상/관해 표시

경도

중등도

중증

정신병적 증상 동반

기분과 일치하는(mood congruent) 정신병적 증상

기분과 일치하지 않는(mood incongruent) 정신병적 증상

부분 관해 상태

완전 관해 상태

불안/고통(anxious distress) 양상의 진단기준 : 다음의 증상 중 두 가지 이상이 있는 경우

1. 긴장감을 느낀다.
2. 비정상적으로 안절부절못함을 느낀다.
3. 걱정 때문에 집중하기가 어렵다.
4. 끔찍한 일이 생길까 두려워한다.
5. 자신에 대한 통제력을 잃을 것처럼 느낀다.

경도 : 두 가지 증상, 중등도 : 세 가지 증상, 중등도-중증 : 4, 5가지 증상, 중증 : 4, 5가지 증상과 동반된 초조운동(motor agitation)

혼재성(mixed) 양상의 진단기준

A. 아래의 증상 중 세 가지 이상

1. 기분 상승, 확장
2. 팽창된 자존심 또는 과대사고
3. 평소보다 말이 많거나 말을 계속하고 싶은 욕구
4. 사고 비약 혹은 생각이 줄달음치는 주관적인 경험
5. 목표지향적 활동 증가(직장이나 학교에서 사회적으로든 또는 성적으로든)
6. 고통스러운 결과를 초래할 가능성이 높은 쾌락적인 활동에 지나치게 몰두
7. 수면 욕구 감소(평소보다 적게 자도 편안하게 느낌, 불면증과 대비)

B. 증상들은 객관적으로 관찰 가능하며, 평소 행동에서 변화가 있다.

C. 조증이나 경조증 삽화의 진단기준을 충족할 경우에는 양극성장애 I형이나 II형으로 진단한다.

D. 증상들은 물질(예 : 약물남용, 투약)의 생리적인 효과에 의한 것이 아니다.

멜랑콜리아(melancholia) 양상의 진단기준

A. 아래 중 하나

(1) 거의 모든 활동에서 즐거움의 상실
(2) 일상적으로 즐거운 자극에 대한 반응의 결여

B. 아래의 증상 중 세 가지 이상

(1) 극심한 낙담, 절망, 침울함 또는 공허감으로 특징지어지는 우울한 기분
(2) 우울증이 아침에 더 심해진다.

표 11.2 DSM-5의 주요우울장애 별도표기 항목 및 진단기준(계속)

(3) 조기 기상(일상적으로 기상하던 시간보다 최소한 2시간 빠르다)

(4) 심한 정신운동지연 혹은 초조

(5) 뚜렷한 식욕저하 혹은 체중 감소

(6) 지나치거나 부적절한 죄책감

비전형(atypical) 양상의 진단기준

A. 기분 반응이 있음(즉 실제적 혹은 잠재적 긍정적인 사건이 있으면 기분이 좋아진다.)

B. 아래의 증상 중 두 가지 이상

(1) 뚜렷한 체중 증가 혹은 식욕 항진

(2) 수면 과다

(3) 마비된 듯한 무력감(leaden paralysis)

(4) 대인관계에서 거부당했을 때 과민해지는 경향(꼭 기분장애가 있는 기간에 한정된 것이 아님) 때문에 심각한 사회적, 직업적 장해를 받음

C. 멜랑콜리아 양상이나 긴장증 양상에 해당되지 않음

정신증 양상의 진단기준 : 망상 혹은 환청이 존재하여야 한다.

기분과 일치하는 정신증(mood-congruent psychotic) 양상 : 망상 혹은 환청의 내용이 무능함, 죄책감, 질병, 죽음, 허무주의, 응당한 처벌 등과 같은 전형적인 우울증 연관 주제와 일치하여야 한다.

기분과 일치하지 않는 정신증(mood-incongruent psychotic) 양상 : 망상 혹은 환청의 내용에 무능함, 죄책감, 질병, 죽음, 허무주의, 응당한 처벌 등과 같은 전형적인 우울증 연관 주제가 포함되어 있지 않거나, 기분과 일치하는/일치하지 않는 주제가 혼재되어 있다.

긴장증(catatonia) 양상의 진단기준 : 조현병의 catatonia 부분 참조.

출산전후 시작(peripartum onset) 양상의 진단기준 : 임신 중이나 출산 후 4주 이내에 주요기분증상들이 시작되는 경우 적용한다.

계절성(seasonal) 양상의 진단기준 : 이 양상은 재발 주요우울장애(recurrent major depressive disorder)에 적용된다.

A. 주요우울장애의 주요우울삽화의 발병과 연중 특정한 시기 사이에 규칙적인 시간적 연관(temporal relationship)이 있다(예 : 주요우울삽화가 가을이나 겨울에 규칙적으로 발생). 단, 계절과 관련된 심리사회적 스트레스가 뚜렷한 경우(예 : 겨울에 계속 실직한다)는 제외한다.

B. 완전한 관해(혹은 주요우울증에서 조증이나 경조증으로의 변화)가 연중 특정한 때에 발생한다(예 : 우울증이 봄에 없어진다).

C. 지난 2년간 2번의 주요우울삽화가 기준 A와 B에서 정의한 대로 발생하였으며, 같은 기간 비계절적인 주요우울삽화가 발생한 적이 없다.

D. 일생을 통하여 위에 기술한 계절적 주요우울삽화가 비계절적 주요우울삽화보다 상당히 많다.

출처 : APA. (2013). DSM-5. 저자가 국문으로 번역함.

표 11.3 지속우울장애(기분부전증)의 DSM-5 진단기준

A. 적어도 2년 동안 거의 종일 우울한 기분이 있고, 기분이 우울한 날이 그렇지 않은 날보다 더 많고, 이러한 현상이 주관적인 설명이나 타인의 관찰로 드러난다(주 : 소아나 청소년의 경우에는 기분이 과민하게 나타나기도 하며, 기간은 1년 이상이면 된다).

B. 우울할 동안 다음 증상 중 두 가지 이상
    (1) 식욕부진 혹은 과식
    (2) 불면 혹은 수면과다
    (3) 기력저하 혹은 피로
    (4) 자존감의 저하
    (5) 집중력 감소 혹은 우유부단
    (6) 절망감

C. 장해가 있는 2년 동안(소아나 청소년의 경우에는 1년) 계속해서 2개월 이상 기준 A나 B의 증상이 없었던 적이 없다.

D. 주요우울장애의 기준을 2년 동안 지속적으로 충족시킬 수 있다.

E. 조증삽화, 혼재성 삽화 및 경조증 삽화가 한 차례도 없어야 하고, 기분순환장애의 진단기준에 부합된 적이 없다.

F. 장해가 분열정동장애, 조현병이나 망상장애 같은 정신병적 장애로 더 잘 설명되지 않아야 한다.

G. 증상이 물질(예 : 약물남용, 투약)이나 일반적인 의학적 상태(예 : 갑상샘 기능저하증)의 직접적인 생리적 효과에 의한 것이 아니다.

H. 증상이 사회적, 직업적 혹은 다른 중요한 기능 영역에서 임상적으로 심각한 고통이나 장해를 일으킨다.

별도 표시
조발성 : 21세 이전에 발병
만발성 : 21세 이후에 발병
기분부전증만 있는 경우(with pure dysthymic syndrome), 주요우울삽화가 지속되는 경우(with persistent major depressive episode), 간헐적으로 주요우울삽화를 충족하고 현재도 충족하는 경우(with intermittent major depressive episodes, with current episode), 간헐적으로 주요우울삽화를 충족하나 현재는 충족하지 않는 경우(with intermittent major depressive episodes, without current episode)

출처 : APA. (2013). DSM-5. 저자가 국문으로 번역함.

2) 평가도구

소아기 우울장애의 평가도구로는 진단을 위한 구조화된 면담도구와 증상의 심각성을 평가하기 위한 임상가용 평가도구, 부모 보고형·자기 보고형 평가 척도들이 있다.

① 진단을 위한 구조화·반구조화된 면담도구

K-SADS(Kiddie Schedule for Affective Disorders and Schizophrenia)(Kaufman et al., 1997)는 6~17세 범위의 소아와 청소년을 위해 개발된 반구조화된 면담도구로 성인용 SADS를 기초로 해서 제작되었다. 내용은 일차적인 우울증상 및 이와 연관된 특성, 신체 증상, 신경증적 증상, 품행장애, 정신병적 장애와 연관된 항목들과 행동 관찰을 기초로 평정하는 문항들(예 : 표정, 감정, 주의집중력, 행동 등)로 구성되어 있다. DISC(Diagnostic Interview Schedule for Children)(Shaffer et al., 2004)는 6~18세 범위의 소아와 청소년의 정신병리에 대한 역학조사를 위해 NIMH에서 개발한 구조화된 면담집이다. 부모용과 소아용으로 나뉘어 있으며 소아의 행동과 증상, 발병 시기, 지속 기간, 심각성 그리고 장해의 정도를 평가하기 위한 문항으로 구성되어 있다.

② 우울증상의 심각성을 평가하기 위한 임상가용 평가척도
CDRS-R(Children's Depression Rating Scale-Revised)은 Hamilton Depression Rating Scale을 기초로, 6~12세 소아의 우울장애의 유무와 심각성을 측정하기 위해 개발된 임상가용 척도이다. 17문항 중 14문항은 소아의 보고를 기초로 평가하게 되며, 나머지 3문항은 면담 동안의 행동 관찰을 기초로 하여 임상가가 평가하게 되어 있다.

③ 자가보고 · 부모보고형 평가척도(Self report/parent report)
CDI(Children's Depression Inventory)는 Beck Depression Inventory를 소아의 연령에 맞게 변형시킨 것으로 7~17세 소아와 청소년에게 실시할 수 있다. 국내에서는 조수철과 이영식(1990)이 한국형 CDI를 표준화하여 신뢰도와 타당도를 검증한 바 있다.

MFQ(Mood and Feelings Questionnaire)는 소아 · 청소년을 위한 자가보고형 및 부모보고형을 갖추고 있으며, 우울장애를 불안장애나 품행장애로부터 잘 구별해내는 것으로 보고된다.

감별 및 공존질환

1) 신체적인 질환, 약물(또는 물질)

우울증상을 발생시킬 수 있는 의학적 상태에 대한 충분한 평가가 이루어져야 하며 이 과정에서 소아 · 청소년과 의사의 협조가 필요할 수 있다. 우울장애와 유사한 임상 양상을 보이는 기질적 원인으로는 감염, 약물, 내분비장애, 종양, 신경학적 질환 등이 있을 수 있다.

2) 정신과적 상태

정신과 질환들을 배제하기 이전에 현재 보이고 있는 증상들이 환자의 발달학적 수준에 비추어 정상인지, 비정상적인지를 먼저 평가해야 한다. 영유아나 걸음마 시기의 소아가 우울해 보이거나 기운이 없고, 체중이 늘지 않을 때는 학대나 방임에 의하여 성장이 멈춘 것이 아닌지를 의심해보아야 한다. 학령전기 소아의 경우, 분리불안장애, 우울한 기분을 동반한 적응장애를 고려해야 하며 학령기 소아의 경우에도 역시 우울한 기분을 동반한 적응장애와의 감별진단이 가장 중요하다. 적응장애의 경우 우울증상이 존재하기는 하지만, 우울장애의 진단기준을 충족시키는 정도는 아니어야 한다. 또한 불안장애에서도 우울증상이 동반될 수 있으므로 주요 문제의 양상을 자세히 알아보아야 한다. 소아기 조현병은 그리 흔하지 않지만, 정신증적 증상이 동반되는 우울장애의 경우 감별진단으로 고려해야 한다. 두 질환을 감별하는 것은 매우 어려운 일이며, 특히 조현병의 전구 증상 중에는 기분증상이 포함되는 경우가 많기 때문에, 전체 임상 경과에 대한 정보가 없는 상태에서는 구분이 가능하지 않을 수도 있다. 하지만 소아의 경우 조현병의 임상 양상이 명백하지 않거나 조현병의 가족력이 없는 경우에는 우울장애를 먼저 고려하는 것이 바람직하다. 왜냐하면 일반적으로 조현병보다는 기분장애의 예후가 더 좋다고 알려졌고, 정동증상을 갖는 환자들을 항정신병 약물로 치료하는 경우 비가역적일 수 있는 지연성 운동장애(tardive dyskinesia)의 발생률이 높아진다고 알려졌기 때문이다.

3) 공존질환

소아기 우울장애는 다른 정신과적 문제가 동반되어 나타나는 경우가 많다. 가장 흔한 공존질환으로는 주의력결핍·과잉운동장애(ADHD), 품행장애(conduct disorder), 불안장애 등이 있다. 불안장애는 우울증을 비롯한 기분장애의 전구증상으로 나타나는 경우가 자주 있다. 이러한 공존질환들은 치료반응에 영향을 미친다.

치료

소아기 우울장애에 대한 치료전략을 수립할 때에는 환자의 생물학적 기질, 유전적 취약성, 인지-정서 발달의 수준, 가정환경 등 다양한 요소를 포함한 다각적인 접근방식이 필요하다. 치료의 일차적인 목표는 우울삽화의 기간을 단축시키고, 재발을 방지하고, 우울삽화로 인한 장해의 정도를 감소시키는 것이다. 구체적으로 급성기의 치료목표는 치료반응(우울증상이 50% 이상 감소)에 도달하는 것이고 이상적으로는 증상관해(2주 이상으로부터 2개월까지 우울증상이 없거나 미미한 경우)를 이루는 것이다. 유지치료의 목표는 치료반응을 공고히 하고 재발을 예방하는 것이다. 치료의 궁극적인 목표는 회복인데 이는 2개월 이상 우울증상이 없는 상태로 정의된다(Maalouf & Brent, 2012).

1) 입원치료

소아가 심각한 수준의 자살사고 및 행동 또는 자기 파괴적 충동과 행동을 보이는 경우, 기타 약물남용 및 의존이 동반된 경우에는 입원치료를 요한다. 또한 심한 불면증, 심한 초조, 갑작스러운 감정의 폭발, 절망감 등으로 인해 학교나 가정에서의 적응에 심각한 장해를 초래하는 경우, 환아에 대한 사회적 지지체계가 심각한 정도로 손상된 경우에도 입원을 고려해 보아야 한다.

2) 정신사회적 치료(psychosocial treatment)

(1) 개별 정신치료(individual psychotherapy)

① 놀이치료(play psychotherapy)
어린 소아 또는 언어 발달이 지연된 소아의 경우, 놀이치료를 통해 소아와 비언어적으로 의사소통할 수 있다. 놀이치료는 소아가 감정을 표현하고 조절하는 법을 배우는 기회를 주는데, 이때 치료자는 건강한 동일시의 모델이 된다.

② 통찰-지향 정신치료(Insight-oriented psychotherapy)
통찰-지향 정신치료의 적응증은 비정신증적(non-psychotic) 우울증, 품행장애보다는 정신 내적갈등에 의한 행동문제를 갖는 경우, 적어도 평균 이상의 지능을 갖고 형식적·조작적 사고를 할 수 있는 소아가다. 지지적인 방식으로 시작하여 점차 치료자와의 공감을 형성하게 되며 협조/자기-관찰의 시기에 이르게 된다.

(2) 인지-행동치료(cognitive-behavioral treatment, CBT)

CBT에서는 우울장애 소아에서 발견되는 인지적인 왜곡과 결손을 발견하고 교정하는 데에 중점을 둔다. 우울장애에 대한 CBT의 효과를 보고한 연구는 많으나, 소아기 환자들만을 대상으로 한 연구는 없다. 소아·청소년 환자들을 대상으로 한 연구들에서는 치료효과에 대한 보고가 상반된다. 그러나 심한 우울장애 소아의 경우 CBT에 대한 반응이 좋지 않다는 사실은 일관되게 보고되고 있다.

(3) 대인관계 중심 정신치료(interpersonal psychotherapy, IPT)

IPT는 우울장애가 대인관계의 맥락에서 발생한다는 가정에 기반하고 있으며 대인관계의 개선이 우울증상을 해소하는 데에 도움을 준다는 이론적-경험적인 지식에 기반한다. IPT는 단기치료의 형식을 가지며 애도, 대인관계 갈등, 역할 변화, 대인관계 결함 및 편부모 가정 문제 등 다섯 가지 영역에 대해 탐색한다.

(4) 가족치료

소아기 우울장애에서 사용되는 가족치료 방법은 크게 두 가지로 나뉘는데, 첫 번째는 소아의 치료와 병행해서 부모를 치료 과정에 참여시키는 것으로, 이 기간 동안 소아가 새로운 기술을 학습하는 것을 부모가 촉진하도록 돕는 방식이다. 두 번째 방식은 부모와 소아의 통합치료로서, 일차적인 목표는 치료 시간 동안에 가족의 의사소통 방식과 문제 해결 방법을 수정하는 것이다.

(5) 기타 치료방법

① 사회기술 훈련(social skills training)
우울장애 소아들은 사회성 결핍으로 인한 대인관계의 문제를 가진 경우가 많은데, 이러한 문제는 우울증상을 악화시키고, 절망감과 소외감을 야기한다. 따라서 집단 치료로 이루어지는 사회기술 훈련을 통해, 역할 놀이, 문제-해결 기법, 의사소통과 자신감 훈련, 자기-통제와 갈등 해소를 위한 전략 등을 적용함으로써 적응을 도와 줄 수 있다.

② 부모교육
부모교육의 주요 내용은 자녀의 문제행동을 조절하는 방법, 긍정적 또는 부정적인 강화를 사용하는 법, 자녀와의 의사소통 방법 등이 있다. 우울장애 소아의 문제에 대해 부모는 지나친 죄책감을 갖거나 주위 환경의 탓으로 돌리는 경우가 많으므로 부모들에게 우울장애가 소아나 부모의 잘못으로 인해 생기는 것이 아닌 생물학적인 상태임을 설명할 필요가 있다.

3) 약물치료(pharmacological treatment)

약물치료를 시작하기 전에는 목표 증상을 결정해야 하며, 부모와 소아에게 부작용, 증량 계획, 치료효과가 나타나는 시기, 과용 시의 위험 등에 대해 정보를 제공해야 한다. 약물치료를 시작하여 효과가 나타난 경우에는 우울장애의 재발을 방지하기 위해서 적어도 6개월 동안 모든 환자에게 지속치료를 시행해야 한다. 지속치료 기간 동안 증상이 없었다면, 재발을 방지하기 위한 장기간의 유지 치료를 할 것인가를 결정해야만 한다. 1회의 합병증이 없는 우울삽화가 있었던 환자의 경우나, 미약한 정도의 삽화인 경우, 삽화 간의 간격이 상당히 긴 경우(예: 5년) 유지치료가 필요하지 않을 수 있다. 하지만 2회 이상의 우울삽화를 가진 소아의 경우 적어도 1~3년간의 유지치료를 받는 것이 바람직하며, 정신병적 증상, 심각한 장해, 심각한 자살행동을 동반한 재발성 삽화를 경험했거나 치료 불응성인 경우, 3회 이상의 삽화를 경험한 경우에는 더 오랫동안, 필요시는 평생에 걸친 유지치료를 받아야 한다. 유지치료에서는 급성기 치료에 사용한 것과 같은 용량을 사용하는 것이 일반적이다.

소아·청소년기 우울장애의 치료약제로 미국식약청(Food and Drug Administration, FDA)의 승인을 받은 항우울제는 fluoxetine(8세 이상)과 escitalopram(12세 이상)이다. Fluoxetine을 제외한 항우울제의 효과는 소아에게서 청소년에 비해 낮은 것으로 보고된다. 대부분의 항우울제의 반감기가 소아에게서 청소년에 비해 짧은 것으로 나타나므로, 소아에게서 치료반응을 보이기 위해서는 더 많은 용량의 항우울제가 필요할 수 있다. 어린 연령에서 항우울제를 사용하는 것이 조증의 위험성을 높인다는 보고도 있다. 소아·청소년의 35~50% 정도는 첫 번째로 선택한 항우울제에 반응하지 않는다. 항우울제로 치료를 시작한 후 12주까지 부분적으로만 반응을 보이는 경우에는 치료약제를 교체한다.

소아·청소년을 대상으로 시행된 항우울제 무작위임상시험(Randomized Controlled Trial, RCT)에 대한 최근의 메타분석에서는 항우울제에 대한 반응률을 61%, 위약에 대한 반응률을 50%로 보고하였다(Bridge et al., 2007). 위약반응은 기저 우울증상이 낮거나 어린 연령에서 높게 나타났다. 서로 다른 선택적 세로토닌 재흡수 억제제(SSRI)의 항우울효과를 비교한 연구는 현재까지 없다.

치료저항성 우울증에 대한 Treatment of Resistant Depression in Adolescents (TORDIA) 연구에서는 fluoxetine과 citalopram의 반응률이 유사(55% 정도)하다고 보고하였다(Brent et al., 2008). TORDIA 연구에서는 SSRI에 반응하지 않은 우울증 청소년들이 venlafaxine에 반응하는 경우 12주의 치료반응률과 24주의 관해율이 SSRI와 유사하였으나, SSRI에 비하여 부작용이 더 많은 것으로 보고하였다. 기저 자살사고가 높은 경우 venlafaxine 투여 시 자살관련 사건을 경험할 확률이 더 높았다. Mirtazapine은 임상시험에서 항우울효과를 나타내지 못했지만, 진료현장에서는 수면보조제로 저용량이 처방된다.

항우울제에 대한 개별적인 설명은 다음과 같다.

(1) 선택적 세로토닌 재흡수 억제제(SSRI)

미국 소아청소년정신과학회에서 발간한 지침서(AACAP, 1998)에서 SSRI는 소아기 우울장애의 일차 선택 약물로 추천되고 있으며, 그 이유로는 우수한 치료효과와 비교적 안전한 부작용 프로파일, 과용량 복용 시의 낮은 치사율, 복용의 편이성(일일 1회) 등을 들고 있다. 가장 많이 사용되고 있는 fluoxetine의 경우 이중맹검-위약통제 연구를 통해 치료효과가 입증되었고, 이러한 치료효과가 장기적으로 유지된다고 알려졌다(Emsile et al., 1998). 최근의 메타연구에서도 소아기 우울장애에서의 fluoxetine의 치료효과가 확인되었는데, 다른 SSRI들에서는 증명되지 못하였다(Bridge et al., 2007). 그렇지만 진료현장에서는 sertraline, fluvoxamine, citalopram, escitalopram 등의 SSRI들이 자주 처방된다.

일반적으로 SSRI의 치료효과가 나타나는 데에는 4~6주가 걸리기 때문에, 치료적 용량을 적어도 4주 동안 복용해야 한다. 4주가 지난 후에도 반응이 나타나지 않으면, 치료방법의 수정(증량, 약물 변경)을 고려해야 하며 만일 4주 내에 호전이 나타났다면, 이 용량으로 적어도 6주까지는 지속해야 한다. SSRI는 비교적 평탄한 용량-반응 곡선을 보이기 때문에, 최소한의 효과적 용량으로 최대한의 임상적인 호전을 얻을 수 있다. SSRI 복용 시에 나타나는 부작용은 약물 종류와 무관하게 유사하며, 용량 의존적이고 시간 경과에 따라 감소된다. SSRI는 '행동 활성(behavioral activation)'을 일으켜서 약물을 복용한 소아가 충동적이거나 부적절하거나 초조한 행동 등을 나타낼 수 있다. 다른 부작용으로는 위장관 증상, 안절부절못함, 다한, 두통, 정좌불능증, 식욕, 수면장해가 있다.

(2) 삼환계 항우울제(tricyclic antidepressants, TCA)

현재 소아기 우울장애의 치료에서 TCA는 일차 선택약물에서 제외되고 있는데, 그 이유는 효과의 부족과 부작용에 의한 우려 때문이다. 하지만 일부 환자의 경우, 다른 약물들에 비해 TCA에 대해 보다 우수한 반응을 보이기도 한다(AACAP, 1998). 소아기 우울장애에 대한 치료효과가 가장 많이 연구된 약물은 imipramine, amitriptyline, nortriptyline 등이다. 이들 TCA가 소아기 우울증상의 호전에 효과가 있다고 보고한 연구도 많지만, 최근의 연구들에서는 위약(placebo)과 비교하여 우수한 효과가 없다고 보고하고 있다(Hazell et al., 2002).

(3) 기타 항우울제

소아 · 청소년기 우울장애에서 위약에 비해 효과가 있다고 알려진 SSRI가 아닌 약제들로는 nefazodone과 venlafaxine이 있다(Maalouf & Brent, 2012). 그렇지만 이 약제들은 소아기 우울장애의 치료제로 FDA의 승인을 받지는 못하였다. Nefazodone은 간독성의 위험 때문에 사용되지 않고 있다. Venlafaxine은 청소년에서는 위약에 비해 효과를 보였지만, 소아에서는 효과를 보이지 못하였다.

(4) 치료 부작용으로서의 자살

최근에 무작위임상시험(randomized controlled trial, RCT)을 대상으로 시행한 메타분석(meta-analysis)에서는 항우울제가 자살관련사건의 위험을 2배 정도 높이는 것으로 보고하였다. 항우울제로 치료받은 우울증 환자의 3%, 위약을 투여받은 경우의 2%에서 자살사고·자살시도가 발생하였다. 자살관련 사건의 대부분은 자살사고였고, 소아를 대상으로 시행한 연구들에서는 실제 자살이 보고되지 않았다. 치료 전의 자살사고수준이 높고, 우울증상이 심각하며, 가족 내 갈등이 있고, 약물·알코올을 사용하는 경우가 치료 부작용으로서의 자살을 예측하는 인자들로 보고되었다. 자살관련 사건의 대부분은 치료 시작 후 3∼5주 사이에 나타났고, 치료에 반응하지 않는 군에서 흔하였다.

(5) 전기경련요법(Electroconvulsive therapy, ECT)

ECT는 일반적으로 약물치료에 실패한 심한 우울증, 특히 정신병적 증상이 동반되는 경우에 제한적으로 사용되고 있다. 청소년을 대상으로 한 연구결과(Walter & Rey, 1997)에서는 안전성과 효과가 입증되었지만, 소아기 우울장애 환자에게서의 사용 지침이나 치료효과, 부작용에 대한 체계적인 연구결과는 없는 실정이다.

(6) 광선치료(light therapy)

최근 시행된 연구결과, 광선치료가 소아기 계절성 우울장애에 효과적임이 밝혀졌다(Swedo et al., 1997). 가장 널리 사용되는 방법은 환자의 얼굴에서 1피트 떨어진 곳에 1,000lux의 광선 상자를 두고 하루에 30분씩 비추게 하는 것이다. 호전 정도가 만족스럽지 않은 경우 치료시간을 1시간으로 늘릴 수 있으며 아침 시간에 치료하는 것이 더 효과적이라고 알려졌다(AACAP, 1998).

(7) 치료 예측인자

우울증상의 심각도, 공존질환, 그리고 가족 내 갈등이 SSRI 치료저항성과 관련이 있는 것으로 보고된다. 무감동(anhedonia)이나 수면장애와 같은 증상들도 약물치료나 병합치료(약물치료＋인지행동치료)의 낮은 반응률과 연관된다. 가족 내 갈등, 학대 경험, 모의 현재 우울증 등은 인지행동치료에 대한 낮은 반응률을 예측하게 한다 (Brent & Maalouf, 2009).

수면장애는 우울증의 발생과 재발 그리고 치료에 대한 낮은 반응률을 예측하게 한다. 청소년 우울증에서 수면문제는 가장 흔한 잔류증상이면서, 자살위험을 예측하게 하는 독립변인으로 알려져 있다. TORDIA 연구에서는 수면보조제로 diphenhydramine 등을 사용한 경우 trazodone을 사용하였을 때보다 치료반응이 좋다고 보고하였다(Brent et al., 2008). 이는 SSRI와 trazodone 사이의 약물-약물 교차반응에서 기인하는 것으로 설명할 수 있다. SSRI와 trazodone은 CYP2D6의 억제제인데, trazodone의 대사산물이면서 CYP2D6에 의해 분해될 수 있는 mCPP는 불쾌감과 불안증상을 유발할 수 있다.

경과 및 예후

소아기 우울장애 환자의 90% 이상이 주요우울삽화에서 1~2년 이내에 회복되지만, 성인과 마찬가지로 증상의 재발(새로운 우울삽화의 발생)이 매우 잦은 것으로 나타났다(Emsile et al., 1997). 성인 우울장애에서는 예방적인 약물치료가 재발률을 감소시키는 것으로 나타났지만, 이러한 효과가 소아에서도 유효한지에 대해서는 아직까지 명확히 밝혀지지 않았다. 소아기에 우울장애의 진단을 받은 환자를 청소년기와 성인기까지 추적했을 때 우울증상의 빈도, 자살기도, 양극성장애의 발병률이 일반인구에 비해 높고, 사회적응문제 역시 많았다는 보고(Weissman et al., 1999)를 고려할 때 소아기에 나타나는 우울장애가 단순히 발달 과정 중의 일시적 현상이 아니라, 성인기까지 지속되는 만성적인 질환일 가능성이 추정된다.

결론

소아기 우울장애에 대한 인식이 높아지면서 최근 수십 년간 많은 연구가 시행되었다. 현재까지 연구결과를 종합해볼 때, 소아기 우울장애는 성인기 우울장애와 발달학적 연속성을 갖는 질환으로 생각된다. 그 근거로는 첫째, 소아, 청소년, 성인의 우울증이 임상적으로 유사하다는 점, 둘째, 성인기 주요우울장애 중 청소년기에 발생하는 경우가 많다는 점, 셋째, 소아기에 시작된 우울장애를 장기 추적한 결과, 성인기에서의 재발률이 매우 높았다는 점, 마지막으로 가족연구 등 유전학적인 연구에서 우울장애를 가진 소아의 친척에서 우울장애의 발병률을 높다는 점 등을 들 수 있겠다. 소아기 우울장애를 평가하기 위해서는 소아의 발달학적 단계에 따른 증상

발현의 차이를 고려해야 하며, ADHD, 품행장애, 불안장애 등과의 감별진단을 위하여 주의 깊은 병력청취와 경과에 대한 관찰이 이루어져야 한다. 성인기 우울장애에 대한 연구들과 비교할 때, 현재까지 소아기 우울장애의 원인 및 위험인자, 다양한 치료방법의 효과와 안정성에 대한 장기적이며 통제된 연구가 부족하기 때문에 향후 이 방면에 대한 연구들이 보다 활발하게 시행되어야 하겠다.

파탄적 기분조절장애

개념 및 정의

DMDD는 만성적이고 지속적인 심한 과민함(irritability)이 핵심증상인 질환이다. 심한 과민함은 두 가지의 특징적인 임상현상으로 나타나는데, 하나는 잦은 분노발작(temper ourburst)이며 다른 하나는 분노발작 사이에 존재하는 만성적이며 지속적인 과민함이나 화가 나 있는 기분상태이다. 이 진단은 만성적이고 지속적인 과민함을 보이는 소아를 양극성장애로 진단하는 경향에 대한 우려와 함께, 이러한 증상군을 보이는 소아에 대하여 적절한 분류와 치료방침을 마련하기 위하여 제안되었다.

 DSM-5에 추가된 이 진단과 관련하여 그동안 논란이 지속되었던 것은 이 진단을 사용한 기존의 연구가 없었다는 것에서 비롯된다. 이 진단에 대한 과학적 근거를 마련한 연구들은 이 진단과 관련되었지만 일치하지는 않는 severe mood dysregulation(SMD)에 대한 연구들이다. DMDD 진단기준을 최초로 적용한 Copeland 등(2013)의 연구에서 DMDD와 SMD이 같이 진단되는 비율이 39%임을 관찰한 것은 DMDD 진단에 대한 근거가 아직 부족함을 시사한다.

역학

지역사회에서의 DMDD 유병률은 확실하지 않다. Copeland 등(2013)의 연구에서는 학령기 소아의 1% 정도, 학령전기 소아의 3.3% 정도에서 전체 진단기준을 충족시키는 것으로 보고하였다.

원인

현재까지 연구가 잘 이루어져 있지 않다. 소아기 양극성장애와 비교 시 가족 내 불안장애, 우울장애, 물질남용의 비율에는 차이가 없는 것으로 관찰되었다.

임상특징 및 진단

소아의 발달수준에 맞지 않는, 심하고 반복적인 분노발작이 상황이나 자극 정도에서 현저하게 벗어나는 수준의 강도와 지속기간을 가져야 한다(표 11.4). 분노발작은 평균적으로 1주일에 3번 이상 발생하여야 하며, 분노발작 사이의 기분은 하루 중 대부분, 거의 매일, 지속적으로 과민하거나 화가 나 있는 상태이어야 한다. 이러한 증상들은 12개월 이상 존재하여야 하며, 증상이 없는 기간이 3개월 이상 되어서는 안 된다. 진단은 6~18세 사이에 내리며 발병연령은 10세 이전이다. 조증이나 경조증 삽화의 진단기준을 만족시킨 경우(지속기간 제외)가 1일 이상 있었으면 이 진단을 내릴 수 없다. DSM-5의 진단기준에서 DMDD는 반항성 도전장애 ODD, 간헐적 폭발장애(intermittent explosive disorder), 혹은 양극성장애와 공존할 수 없다. 주요 우울장애, ADHD, 품행장애, 물질사용장애와 같은 진단들과는 공존할 수 있다. DMDD와 반항성 도전장애의 진단을 동시에 충족하는 경우에는 DMDD의 진단만을 내린다.

임상특징과 관련한 공존질환 연구에서 DMDD는 우울장애, 불안장애와 같은 내재화장애, ADHD, ODD, CD와 같은 외현화장애 등과 공존하는 것으로 보고된다. 특히 ODD와의 공존유병률이 매우 높은 것으로 보고된다. Copeland 등(2013)의 연구에서는 학령기 ODD의 25%에서 DMDD의 진단기준을 충족하는 것으로 관찰되었고(odds ratio, OR : 53-103), Axelson 등(2012)이 정신과 치료를 위하여 병원에 의뢰된 소아들을 대상으로 시행한 연구에서는 ODD의 58%가 DMDD의 진단을 만족하였고, OR은 69로 보고되었다. 임상적으로 ODD가 기분문제와 파탄적 행동문제를 포함하는 다양한 표현형을 보인다는 것을 고려할 때, 향후의 연구들에서는 DMDD와 ODD가 서로 다른 독립적인 질환인지, 하나가 다른 하나에 포함될 수 있는 질환인지 등에 대한 분석, 고찰이 이루어져야 하겠다.

감별 및 공존질환

(1) 양극성장애 : 임상경과를 추적 관찰해야지만 구분이 가능하다. 양극성장애는 삽화가 있지만 DMDD는 그렇지 않고 증상이 지속된다. 기분 고조 혹은 팽창, 과대사고가 있는 경우에는 양극성장애를 시사한다.

(2) 반항성 도전장애 : DMDD의 기분증상은 ODD에서 지극히 드물게 나타난다. DMDD에서 우울 및 불안장애의 위험이 높은 것도 두 질환의 감별점이다.

(3) 간헐적 폭발장애 : 분노발작 사이의 지속적인 기분문제가 간헐적 폭발장애에서는 관찰되지 않는다. DMDD에서는 주요 증상이 12개월 이상 존재하는 경우 진

표 11.4 파탄적 기분조절장애(DMDD)의 DSM-5 진단기준

A. 심하고 반복적인 분노발작이 언어(예 : 언어적 분노표출) 또는 행동(예 : 사람이나 재산 대상의 신체적 공격)으로 표현되는데 이는 상황이나 자극 정도에서 현저하게 벗어나는 수준의 강도와 지속기간을 가진다.

B. 분노발작은 발달수준에 맞지 않는다.

C. 분노발작은 평균적으로 1주일에 3번 이상 발생한다.

D. 분노발작 사이의 기분은 하루 중 대부분, 거의 매일, 지속적으로 과민(irritable)하거나 화가 나 있는 상태로, 타인(예 : 부모, 교사, 동료)의 관찰이 가능하다.

E. A~D의 진단기준은 12개월 이상 존재한다. 이 동안은 A~D의 진단기준의 증상이 모두 없었던 기간이 3개월 이상 되어서는 안 된다.

F. A와 D 진단기준은 세 가지 상황(집, 학교, 동료와 함께 있을 때) 중 최소한 두 가지 이상에서 있어야 하며, 이 중 최소한 한 가지에서는 심각하여야 한다.

G. 진단은 6세 미만에 처음 내려지거나 18세 이후에 내려져서는 안 된다.

H. 병력이나 관찰상 A~E 진단기준의 발병연령은 10세 이전이다.

I. 조증이나 경조증삽화를 지속기간을 제외한 전체 진단기준을 만족시킨 경우가 1일 이상 있어서는 안 된다.

주 : 매우 긍정적인 사건이나 그에 대한 기대에 따라 발달수준에 적절하게 기분이 상승하는 경우에는 이를 조증이나 경조증 증상으로 간주해서는 안 된다.

J. 증상들은 주요우울장애의 삽화 동안에만 발생해서는 안 되며, 다른 정신질환[예 : 자폐범주장애, 외상후스트레스장애, 분리불안장애, 지속우울장애(기분부전증)]으로 더 잘 설명되지 않아야 한다.

주 : 이 진단은 반항성 도전장애, 간헐적 폭발장애 혹은 양극성장애와 공존할 수 없다. 주요우울장애, ADHD, 품행장애, 물질사용장애와 같은 진단들과는 공존할 수 있다. DMDD와 반항성도전장애의 진단을 동시에 충족하는 경우에는 DMDD의 진단만을 내린다. 조증이나 경조증 삽화가 있었다면 DMDD의 진단을 내릴 수 없다.

K. 증상들은 물질의 생리학적 영향이나 다른 내과적 · 신경과적 상태에 기인한 것이 아니다.

출처 : APA. (2013). DSM-5. 저자가 국문으로 번역함.

단할 수 있지만 간헐적 폭발장애는 주요증상이 3개월 이상 있으면 진단할 수 있다.

치료

DMDD에 대한 치료지침은 아직 없는 실정이다.

경과 및 예후

DMDD 소아의 절반 정도에서 1년 후까지 진단기준을 충족한다. 양극성장애로 이

행하는 비율은 매우 낮다. 대신 성인기에 우울 및 불안장애가 발병할 위험이 높은 것으로 알려졌다.

결론

DMDD에 대한 과학적 근거는 부족하지만, 만성적으로 과민한 기분을 보이는 소아들을 독립된 집단으로 구분하여 연구하겠다는 취지는 주목할 만하다. 이는 최근 NIMH에서 시도하는, 범주(categorical)보다는 차원(dimensional)을 측정하는 것을 중시하는 Research Domain Criteria (RDoC) approach를 따르고 있는 것으로 볼 수 있다(Ryan et al., 2013).

참고문헌

조수철, 이영식. (1990). 한국형 소아 우울척도의 개발. *신경정신의학, 2*, 138-149.

American Academy of Child and Adolescent Psychiatry. (1998). Practice parameters for the assessment and treatment of children and adolescents with depressive disorders. *J Am Acad Child Adolesc Psychiatry, 37*, 63S-83S.

American Psychiatric Association. (2013). *Diagnostic and Statistical Manual of Mental Disorders, 5th ed.*, Washington DC: American Psychiatric Association.

Axelson, D., Findling, R. L., Fristad, M. A., Kowatch, R. A., Youngstrom, E. A., Horwitz, S. M. et al. (2012). Examining the proposed disruptive mood dysregulation disorder diagnosis in children in the Longitudinal Assessment of Manic Symptoms study. *J Clin Psychiatry, 73*, 1342-1350.

Barbe, R. P., Bridge, J., Birmaher, B., Kolko, D. J., Brent, D. A. (2004). Lifetime history of sexual abuse, clinical presentation, and outcome in a clinical trial for adolescent depression. *J Clin Psychiatry, 65*, 77-83.

Birmaher, B., Dahl, R. E., Williamson, D. E., Perel, J. M., Brent, D. A., Axelson, D. A. et al. (2000). Growth hormone secretion in children and adolescents at high risk for major depressive disorder. *Arch Gen Psychiatry, 57*, 867-872.

Birmaher, B., Kaufman, J., Brent, D. A., Dahl, R. E., Perel, J. M., al-Shabbout M., et al. (1997). Neuroendocrine response to 5-hydroxy-L-tryptophan in prepubertal children at high risk of major depressive disorder. *Arch Gen Psychiatry, 54*, 1113-1119.

Brent, D., Emslie, G., Clarke, G. et al. (2008). Switching to another SSRI or to venlafaxine with or without cognitive behavioral therapy for adolescents with SSRI-resistant depression: the TORDIA randomized controlled trial. *JAMA, 299*(8), 901-913.

Brent, D. A, Maalouf, F. T. (2009). Pediatric depression: is there evidence to improve evidence-based treatments? *J Child Psychol Psychiatry, 50*, 143-152.

Bridge, J. A., Iyengar, S., Salary, C. B., Barbe, R. P., Birmaher, B., Pincus, H. A. et al. (2007). Clinical response and risk for reported suicidal ideation and suicide attempts in pediatric antidepressant treatment: a meta-analysis of randomized controlled trials. *JAMA, 297*, 1683-1696.

Copeland, W. E, Angold, A., Costello, E. J, Egger, H. (2013). Prevalence, comorbidity, and correlates of DSM-5 proposed disruptive mood dysregulation disorder. *Am J Psychiatry, 170*, 173-179.

Dahl, R. E., Birmaher, B., Williamson, D. E., Dorn, L., Perel, J., Kaufman, J. et al. (2000). Low growth hormone response to growth hormone-releasing hormone in child depression. *Biol Psychiatry, 48*, 981-988.

Dahl, R. E., Ryan, N. D., Puig-Antich, J., Nguyen, N. A., al-Shabbout, M., Meyer, V. A., Perel, J. (1991). 24-hour cortisol measures in adolescents with major depression: a controlled study. *Biol Psychiatry, 30*, 25-36.

Emslie, G. J., Rush, A. J., Weinberg, W. A., Gullion, C. M., Rintelmann, J., Hughes, C. W. (1997). Recurrence of major depressive disorder in hospitalized children and adolescents. *J Am Acad Child Adolesc Psychiatry, 36*, 785-792.

Emslie, G. J., Rush, A. J., Weinberg, W. A., Kowatch, R. A., Carmody, T., Mayes, T. L. (1998). Fluoxetine in child and adolescent depression: acute and maintenance treatment. *Depress Anxiety, 7*, 32-39.

Forbes, E. E., Hariri, A. R., Martin, S. L., Silk, J. S., Moyles, D. L., Fisher, P. M. et al. (2009). Altered striatal activation predicting real-world positive affect in adolescent major depressive disorder. *Am J Psychiatry, 166*, 64-73.

Forbes, E. E., May, C., Siegle, G. J., Ladouceur, C. D., Ryan, N. D., Carter, C. S., et al. (2006b). Reward-related decision-making in pediatric major depressive disorder: an fMRI study. *J Child Psychol Psychiatry, 47*, 1031-1040.

Forbes, E. E, Shaw, D. S., Dahl, R. E. (2007). Alterations in reward-related decision making in boys with recent and future depression. *Biol Psychiatry, 61*, 633-639.

Forbes, E. E., Fox, N. A., Cohn, J., Galles, S., Kovacs, M. (2006a). Children's affect regulation during a disappointment: psychophysiological responses and relation to parent history to parent history of depression. *Biological Psychiatry, 71*, 264-277.

Halari, R., Simic, M., Pariante, C. M., Papadopoulos, A., Cleare, A., Brammer, M., et al. (2009). *J Child Psychol Psychiatry, 50*, 307-316.

Hazell, P., O'Connell, D., Heathcote, D., Henry, D. (2002). Tricyclic drugs for depression in children and adolescents. *Cochrane Database Syst Rev, 2*, CD002317.

Kaufman, J., Birmaher, B., Brent, D., Rao, U., Flynn, C., Moreci, P., et al. (1997). Schedule for Affective Disorders and Schizophrenia for School-Age Children-Present and Lifetime version (K-SADS-PL): initial reliability and validity data. *J Am Acad Child Adolesc Psychiatry, 36*, 980-988.

Maalouf, F. T., Brent, D. A. (2012). Child and adolescent depression intervention overview: what works, for whom and how well? *Child Adolesc Psychiatr Clin N Am, 21*, 299-312.

MacMaster, F. P, Rosenberg, D. R, Kaufman, J. (2011). *Neurobiology of early-onset mood disorders.* In: Martin, A., Scahill, L., Kratochvil, C. J. editors, Pediatric Psychopharmacology: Principles and Practice. New York: Oxford University Press.

Molnar, B. E., Buka, S. L., Kessler, R. C. (2001). Child sexual abuse and subsequent psychopathology: results from the national comorbidity survey. *Am J Public Health, 91*, 753-760.

Monk, C. S., Klein, R. G., Telzer, E. H., Schroth, E. A., Mannuzza, S., Moulton, J. L. et al. (2008). Amygdala and nucleus accumbens activation to emotional facial expressions in children and adolescents at risk for major depression. *Am J Psychiatry, 165*, 90-98.

Rosso, I. M., Cintron, C. M., Steingard, R. J., Renshaw, P. F., Young, A. D., Yurgelun-Todd, D. A. (2005). Amygdala and hippocampus volumes in pediatric major depression. *Biol Psychiatry, 57*, 21-26.

Ryan, N. D. (2005). Treatment of depression in children and adolescents. *Lancet, 366*, 933-940.

Ryan, N. D. (2013). Severe irritability in youths: disruptive mood dysregulation disorder and associated brain circuit changes. *Am J Psychiatry, 170*, 1093-1096.

Ryan, N. D., Birmaher, B., Perel, J. M., Dahl, R. E., Meyer, V., al-Shabbout, M., Iyengar, S, Puig-Antich, J. (1992). Neuroendocrine response to L-5-hydroxytryptophan challenge in prepubertal major depression. Depressed vs normal children. *Arch Gen Psychiatry, 49*, 843-851.

Ryan, N. D., Dahl, R. E., Birmaher, B., Williamson, D. E., Iyengar, S., Nelson, B., et al. (1994). Stimulatory tests of growth hormone secretion in prepubertal major depression: depressed versus normal children. *J Am Acad Child Adolesc Psychiatry, 33*, 824-833.

Schaffer, D., Fisher, P., Lucas, C. (2004). *The Diagnostic Interview Schedule for Children*

(DISC). In: M. J. Hilsenroth & D. L. Segal (Eds.), Comprehensive handbook of psychological assessment, Volume 2: Personality assessment(pp. 256-270). Hoboken, NJ: John Wiley & Sons.

Silk, J. S., Dahl, R. E., Ryan, N. D., Forbes, E. E., Axelson, D. A., Birmaher, B., Siegle, G. J. (2007). Pupillary reactivity to emotional information in child and adolescent depression: links to clinical and ecological measures. *Am J Psychiatry, 164*, 1873-1880.

Silk, J. S., Shaw, D. S., Skuban, E. M., Oland, A. A., Kovacs, M. (2006). Emotion regulation strategies in offspring of childhood-onset depressed mothers. *J Child Psychol Psychiatry, 47*, 69-78.

Swedo, S. E., Allen, A. J., Glod, C. A., Clark, C. H., Teicher, M. H., Richter, D. et al. (1997). A controlled trial of light therapy for the treatment of pediatric seasonal affective disorder. *J Am Acad Child Adolesc Psychiatry, 36*, 816-821.

Thomas, K. M., Drevets, W. C., Dahl, R. E., Ryan, N. D., Birmaher, B., Eccard, C. H. et al. (2001). Amygdala response to fearful faces in anxious and depressed children. *Arch Gen Psychiatry, 58*, 1057-1063.

Todd, R. D., Botteron, K. N. (2002). Etiology and genetics of early-onset mood disorders. *Child Adolesc Psychiatr Clin N Am, 11*, 499-518.

Walter, G., Rey, J. M. (1997). An epidemiological study of the use of ECT in adolescents. *J Am Acad Child Adolesc Psychiatry, 36*, 809-815.

Weissman, M. M., Wolk, S., Wickramaratne, P., Goldstein, R. B., Adams, P., Greenwald, S. et al. (1999). Children with prepubertal-onset major depressive disorder and anxiety grown up. *Arch Gen Psychiatry, 56*, 794-801.

제12장

소아 · 청소년 양극성장애

박민현
가톨릭대학교 성빈센트병원 정신건강의학과

개념

소아 양극성장애는 양극성장애 중에서도 가장 심각하고 인생 전반에 걸쳐 엄청난 영향을 미치는 장애로 여겨진다(B. Birmaher et al., 2009). 일찍이 Kraepelin이 조증환자 중 약 0.5%에서 10세 이전에 첫 삽화가 발생하였다고 보고한 바 있으며 (Kraepelin, 1921) 드물지만 소아기에도 조증삽화가 처음 발생할 수 있다고 받 들여 지게 되었다.

하지만 소아 · 청소년 양극성장애는 매우 짧고 자주 반복되는 기분 삽화, 경조증 삽화, 과민성(irritability), 우울증상 또는 혼재성 양상을 보이는 조증(mixed mania) 등과 같은 비전형적 양상으로 나타나는 경우가 많아 그 진단이 매우 어렵기 때문에 (Boris Birmaher, 2007; Tobias Banaschewski, 2008) 질환이 삶에 미치는 영향의 심각성에도 불구하고 양극성장애 외의 다른 진단이 내려지는 경우가 흔하였으며 양극성장애라는 것을 인지하고 첫 치료를 시작하기까지 평균 10년이나 소요되는 것으로 알려졌다(Egeland et al., 2003). Weller 등(Weller, Weller, Tucker & Fristad, 1986)은 DSM-III 조증진단을 만족시키는 소아 중 약 반수가 이전에 주의력결핍 · 과잉운동장애, 품행장애 또는 조현병으로 진단받았다고 보고하였다. 최근에는 여러 연구를 통해 소아기 양극성장애가 더 이상 드문 정신과적 질환이 아니라는 것이 드러나고 있으며 소아기 양극성장애의 진단율도 점차 증가하고 있다.

임상특징

진단기준

소아 · 청소년 양극성장애에 대해서는 최근에 와서야 활발한 연구가 이루어지기 시작하였으며 기본적으로 성인의 양극성장애 DSM 진단기준에 준하여 소아 · 청소년 양극성장애를 진단 내리는 경우가 많지만, 그 진단에 대해서 아직까지 많은 논란이 거듭되고 있는 실정이다.

소아 · 청소년 양극성장애 환아의 임상양상은 성인에 비해 삽화 간격이 매우 짧거나 삽화 간 경계가 불분명한 비삽화적(nonepisodic) 양상으로 나타나는 경향이 많은데(Geller & Luby, 1997; Geller et al., 2000) 심지어 불과 몇 시간에서 며칠이 지속되는 양상으로 나타나기도 하며 만성적인 과민성(irritability), 공격성(aggression), 갑작스러운 기분 불안정성(outburst of mood lability), 충동성(impulsive behaviors) 등을 보이는 경우가 많다. Boris 등(Boris Birmaher et al., 2007)은 소아 · 청소년 양극성장애 진단에서 가장 논란이 되고 있는 핵심 쟁점(issue)은 다음과 같다고 언급 하였다.

① 소아 · 청소년 양극성장애 진단에서 고양된 기분이나 과대성(grandiosity)과 같은 핵심 증상(cardinal symptoms)이 반드시 존재하여야 하는가
② 과민한 기분(irritable moo)의 소아 양극성장애에서의 역할(role)
③ 기분삽화 간의 경계가 명확해야 하는가
④ 조증증상과 우울증상 및 기분변동 패턴(mood cycling pattern) 간의 시간적 상관관계
⑤ DSM 진단기준의 조증, 경조증 또는 혼재성 삽화의 증상 심각도 및 기간의 역치를 넘어서지 않는(subthreshold) 조증증상의 타당성 및 중요성[1]
⑥ 다른 소아정신과 질환에서 흔히 나타나는 잠재적 조증증상에 기여하는 요소

DSM-5(APA, 2013)가 소개되면서 생긴 소아 · 청소년 양극성장애 진단의 큰 변화

---

1) DSM-IV까지는 제1형 양극성장애의 혼재성 삽화를 설명하기 위하여 bipolar I disorder-most recent episode mixed라고 하였으나 DSM-5에 들어서면서 기술 방법이 바뀌어 더 이상 most recent episode mixed라는 기술 방법은 사용치 않고 manic, depressive, or hypomanic episode에 with mixed feature라는 말을 붙이게 되었다.

중 하나는 파괴적인 기분조절부전장애(disruptive mood dysregulation disorder, DMDD)(자세한 내용은 제11장 우울장애 참조)가 새로운 진단으로 추가되었다. 파괴적인 기분조절부전장애(DMDD)는 "지속적으로 발작을 일으켜 1년 이상에 걸쳐 주 3회 이상 자주 '갑작스러운 기분 변화'가 자주 일어나는 소아·청소년"에 내리는 진단이다.

파괴적인 기분조절부전장애(DMDD)의 등장으로 소아·청소년 양극성장애 진단이 내려지던 많은 소아에게 이 진단이 내려지게 되어 소아·청소년 양극성장애의 과잉진단을 피할 수 있게 된 반면 정신장애 자체의 과도한 진단이라는 논란을 불러일으키게 되었다. 'Huffington Post'지는 파괴적인 기분조절부전장애(DMDD)란 '변덕 증상'에 불과하다고 평가하기도 하였다.

역학

소아·청소년 양극성장애 진단의 어려움과 논란이 있기 때문에 그 유병률 또한 조사와 연구에 따라 크게 달라지는 경향이 있다. 임상 현장에서 양극성장애의 유병률은 0.6~15%까지 다양하게 보고되고 있다(Pavuluri, Birmaher, & Naylor, 2005). 성인 양극성장애 환자에 대한 후향적 연구에서 60%의 환자는 20세 이전에 발병하는 것으로 나타났다(Chengappa et al., 2003; Egeland et al., 2003; Lish, Dime-Meenan, Whybrow, Price & Hirschfeld, 1994). 국내 2,000명의 고등학생들을 대상으로 한 양극성장애의 선별검사에서 양극성장애 범주(bipolar spectrum disorders)에 해당되는 경우는 5.2%인 것으로 나타났다(배승오 등, 2009).

합병증

약 50~80%에서 주의력결핍·과잉운동장애, 20~60%에서 파탄적 장애(disruptive disorder), 30~60%에서 불안장애를 동반이환하는 것으로 나타났다(Pavuluri et al., 2005).

감별진단

주의력결핍·과잉운동장애, 파탄적 행동장애(품행장애와 적대적 반항장애), 단극성 우울증(unipolar depression) 등의 정신과적 질환, 갑상선 항진증 등의 내과적 질환, 뇌종양이나 두부외상 등의 뇌신경학적 질환, 코르티코스테로이드, 항우울제, 정신 자극제와 같은 약물의 부작용 등과 감별이 필요하다. 또한 정상적인 범위 내의 기분의 변동(fluctuation)이 양극성장애로 오인되지 않아야 한다. 그중에서도 소아·청소년 양극성장애와의 감별이 가장 문제가 되는 질환은 주의력결핍·과잉운동장애인데 주의력결핍·과잉운동장애로 진단받은 환아에서 양극성장애를 의심해야 하는 상황은 다음과 같다(Boris Birmaher, 2004).

① 주의력결핍·과잉운동장애 증상이 10세 이후에 새로이 나타나는 경우
② 건강했던 아이에게서 주의력결핍·과잉운동장애 증상이 갑작스럽게 나타나는 경우
③ 이전에는 주의력결핍·과잉운동장애 증상이 정신자극제 치료에 반응하였으나 이제는 정신자극제 치료에 반응하지 않는 경우
④ 주의력결핍·과잉운동장애 증상이 기분변화에 따라 나타났다 사라졌다 하는 경우
⑤ 과장된 기분 고양, 과대성, 우울, 수면의 필요성 부정(no need for sleep), 부적절한 성적 행동을 보이는 기간을 나타내기 시작하는 경우
⑥ 반복되는 심한 기분의 두드러진 변화(mood swing), 분노 폭발 등을 보이는 경우
⑦ 망상이나 환각이 나타나는 경우
⑧ 양극성장애의 강력한 가족력이 있는 경우(특히, 적절한 주의력결핍·과잉운동장애 치료에 반응하지 않는 경우)

원인

1) 가족력

일차 친족 중 성인 양극성장애 환자가 있는 경우 발병률은 8~10배 정도 증가하는데 이를 통해 양극성장애가 가족력이 매우 강한 질환임을 알 수 있다(Neuman, Geller, Rice & Todd, 1997; Pavuluri et al., 2005).

부모가 양극성장애가 있는 경우 자녀가 양극성장애를 앓게 될 확률은 5.4~15%까지로 높게 보고되고 있다(Chang, Steiner & Ketter, 2000; Henin et al., 2005; Lapalme, Hodgins & LaRoche, 1997).

2) 유전학적 원인

양극성장애의 유전율(heritability)은 80% 이상인 것으로 보고되어 있다(Althoff, Faraone, Rettew, Morley & Hudziak, 2005; McGuffin et al., 2003). 불완전 침투(incomplete penetrance), 유전자좌 이형성(locus heterogeneity) 등은 양극성장애의

유전적 연구의 복제(replication)에 있어서 장애요인으로 작용하며(Sklar et al., 2002) 다유전자적 원인(polygenic contribution)이 양극성장애 발현에 기여할 것으로 짐작된다(Craddock & Sklar, 2013). 최근의 대규모 유전 연관 연구(genetic linkage study)에서 4p16(Asherson et al., 1998; Blackwood et al., 1996), 12q23-24(Craddock et al., 1994; Dawson et al., 1995; Ewald, Degn, Mors, & Kruse, 1998; Morissette et al., 1999), 21q22(Detera-Wadleigh et al., 1996; Detera-Wadleigh et al., 1997; Straub et al., 1994), 18q21(McMahon et al., 1997; Stine et al., 1995), 18q22(Escamilla et al., 1996; Freimer et al., 1996) 및 18번 염색체의 동원체 (centromere)(Berrettini et al., 1994) 등의 염색체 자리 등이 주목을 받고 있다. 76개의 후보유전자(90개 단일염기다형성, single nucleotide polymorphism)와 양극성장애의 연관성을 연구한 연구에서는 뇌유리 신경성장인자(brain derived neurotrophic factor, BDNF) 유전자만이 유일한 위험 유전자인 것으로 나타났다(Sklar et al., 2002).

3) 뇌영상학적 연구

소아 · 청소년 양극성장애 환아의 구조적 뇌영상 연구에서 편도체(amygdala), 해마 (hippocampus), 대상회(cingulated), 배외측 전전두피질(dorsolateral prefrontal cortex)의 용적 감소가 보고되었으며(Blumberg et al., 2003; Botteron, Vannier, Geller, Todd, & Lee, 1995; DelBello, Zimmerman, Mills, Getz, & Strakowski, 2004; Dickstein et al., 2005; Frazier et al., 2005; Kaur et al., 2005) 기능적 뇌영상 연구에서는 배외측(dorsolateral) 전전두피질, 복외측(ventrolateral) 전전두피질, 안와측 전두(orbitofrontal) 영역의 비정상적 활성이 평상시 기분(euthymic) 상태의 환아 (Dickstein et al., 2007; Pavuluri, Passarotti, Harral & Sweeney, 2009; Garrett, Reiss et al., 2012) 및 여러 기분 상태(mood state)의 환아로 구성된 연구(Ladouceur et al., 2011)에서 관찰되었다. 편도체 과활성 또한 평상시 기분 상태의 환아(Pavuluri, O'Connor, Harral & Sweeney, 2007; Rich et al., 2006; Garrett, Reiss et al., 2012)(그림 12.1) 및 여러 기분 상태의 환아로 구성된 연구(Olsavsky et al., 2012)에서 관찰되었다. 흥미롭게도 라모트리진 치료 이후 복외측전전두엽피질의 비정상적 활성은 정상화 되었으나 조증 또는 경조증 상태에서 보였던 과활성은 지속 되었다 (Passarotti, Sweeney, & Pavuluri, 2011).

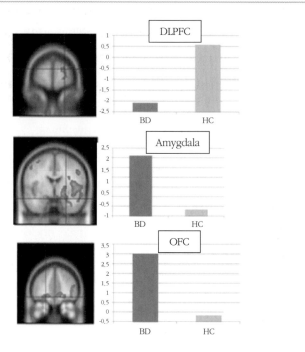

Garrett, A. S., A. L. Reiss, et al. "Abnormal amygdala and prefrontal cortex activation to facial expressions in pediatric bipolar disorder." *J Am Acad Child Adolesc Psychiatry 51*(8), 821-831.에서 (저자 동의 하에) 인용.

| 그림 12.1 | 평상시 기분의 소아·청소년 양극성장애 환아는 대조군 환아에 비하여 배외측전전두엽에서 저활성 및 편도체와 안와측전두의 과활성을 보임 |

4) 신경인지학적 기능

양극성장애 청년기(youth) 환자에게서 주의 갖춤새 전환(attentional set-shifting), 공간인지 기억(visuospatial memory), 언어 기억(verbal memory), 실행 기능(executive function)과 같은 몇몇 인지기능에 문제가 있는 것으로 나타났으며(Dickstein et al., 2004; McClure, Pope, Hoberman, Pine & Leibenluft, 2003; Olvera, Semrud-Clikeman, Pliszka & O'Donnell, 2005; Rich et al., 2005) 이러한 인지기능의 장애는 병의 상태 또는 약물 복용 상태와 상관없이 나타나는 것으로 보고되었다(Pavuluri et al., 2006).

약물치료

1) 조증 · 혼합삽화 및 경조증삽화

정신증적 증상이 없는 경우 기분조절제 단독치료로서 40~50%의 치료 반응을 나타내는 것으로 보고되고 있으며(Geller et al., 1998; Kafantaris, Coletti, Dicker, Padula & Kane, 2003; Kowatch et al., 2000; Kowatch et al., 2005; Pavuluri, Henry et al., 2004; Pavuluri et al., 2005) 비정형 항정신병 약물은 기분조절제만큼 효과적이면서도 더욱 빠른 치료 반응을 보이는 것으로 보고되고 있다(Delbello, Schwiers, Rosenberg & Strakowski, 2002; DelBello et al., 2006; Wagner et al., 2002). 또한 기분조절제 단독치료보다는 기분조절제 두 가지를 병합하거나 기분조절제와 비정형 항정신병 약물을 동시에 사용하는 것이 더 효과가 뛰어나 그 반응률이 60~90%에 이르는 것으로 나타났다(Delbello et al., 2002; Findling et al., 2003; Findling et al., 2005; Kafantaris, Coletti, Dicker, Padula & Kane, 2001; Kafantaris, Dicker, Coletti & Kane, 2001). 아직까지 소아 · 청소년 경조증 삽화에 관한 연구결과는 보고된 바 없으나 심각한 기능 장애를 야기하는 만큼 조증 및 혼합삽화의 치료에 준하여 치료할 것이 권장된다(Boris Birmaher, 2007).

2) 우울삽화

그간 항우울제가 소아 · 청소년 양극성장애의 우울증상 흔히 사용됐으나 조증 전환(manic-switch) 또는 삽화를 가속화시킬 수 있는 위험이 뒤따름에 유의해야 한다(Truman et al., 2007). 성인 양극성장애 환자에 대한 연구에서 기분조절제에 항우울제를 병합하여 치료하는 것이 위약(placebo)병합에 비해 증상 호전에 유의한 이득이 없으며(Sachs et al., 2007) 항우울제 사용 후 44%에 이르는 환자들이 조증 또는 혼재성 삽화로의 전환(switch)을 경험한 것으로 보고되기도 하였다(Truman et al., 2007). 따라서 일차치료(first-line treatment)로서 리튬, 라모트리진, 올란자핀-플루옥세틴 복합제제(olanzapine-fluxetine combination)(Calabrese et al., 2004), 쿼티아핀(Keck, McIntyre & Shelton, 2007) 등과 같은 항우울제 외의 다른 약물이 추천된다. 통제연구(controlloed trial)에서 디발프로엑스(divalproex), 올란자핀, 프라미펙솔(pramipexole) (Ketter, Wang, Nowakowska & Marsh, 2004)도 효과를 나타내는 것으로 보고되었다. 그러나 이들 연구는 성인대상의 연구이고 소아 · 청소년 대상의 연구는 현재까지 3개의 개방 연구(open-label trial)와 1개의 위약대조 연구

(placebo-controlled trial)만이 있는 상태이다. 소아·청소년은 성인과는 신경발달학적 차이를 보일 것으로 예상되며, 소아·청소년은 항우울제의 악영향(deteriorating effect)에 보다 더 취약할 것으로 생각된다(K. Chang, 2009). 예컨대 5~29세 주요우울장애로 진단받은 환자를 대상으로 한 대규모 연구에서 10~14세 사이의 환자가 선택적 세로토닌 재흡수 억제제(selective serotonin reuptake inhibitors, SSRI)를 처방받은 후 양극성장애로의 전환(switch)에 가장 취약한 것으로 나타났다(Martin et al., 2004). 한 후향적 의무기록 검토(chart review) 연구에서 (Biederman, Mick, Spencer, Wilens, & Faraone, 2000) 아무 약물도 처방받지 않은 양극성장애 우울삽화 환아에 비해 선택적 세로토닌 재흡수 억제제를 처방받은 환아는 우울증상이 호전될 가능성이 7배 큰 것으로 나타났으나 차후에 조증삽화를 경험할 확률도 3배 높은 것으로 나타났다. 더군다나 54명의 양극성장애 소아를 대상으로 한 후향적 연구에서 50%가 선택적 세로토닌 재흡수 억제제를 시작한 이후 1개월 이내에 조증삽화가 발생하였으며 25%에서는 자살사고(suicidal-ideation)가 새로 발생한 것으로 나타났다(Baumer et al., 2006).

유일한 이중맹검 연구는 12~18세 양극성장애 우울삽화 환아들에게 퀘티아핀과 위약을 비교한 연구였는데 퀘티아핀과 위약 사이에 유의한 효과 차이는 관찰되지 않았다(DelBello et al., 2009).

3) 유지치료

성인 양극성장애 환자를 대상으로 한 이중맹검 연구에서 리튬, 라모트리진, 비정형 항정신병 약물의 효과가 위약에 비하여 뛰어나다는 사실이 분명하게 드러나고 있으며 발프로에이트도 몇몇 연구결과들에서 유지치료에 대한 효과가 있는 것으로 나타났다(Muzina & Calabrese, 2005; Vieta & Goikolea, 2005). 전문가들은 소아·청소년 양극성장애의 유지치료는 관해가 이루어진 시점으로부터 12~24개월 정도 지속할 것을 권장한다(Kowatch et al., 2005). 하지만 진단이 애매하거나 증상이 경할 때는 그보다 유지치료 기간을 짧게 하는 것이 바람직하다(Boris Birmaher, 2007). 소아·청소년 양극성장애 유지치료에 대한 데이터는 충분하지 않은데 리튬치료에 안정적인 소아·청소년 양극성장애 환아를 대상으로 한 18개월간의 자연적 추적 연구(naturalistic followup study)에서 리튬치료를 지속하고 있는 군에서 38%의 재발률을 보인 데 비해 리튬치료를 중단한 군에서 92%의 재발률을 보였다(Strober et al., 1995).

4) 약물치료의 부작용과 모니터링

① 리튬

리튬 체내 농도 상승은 치명적인 부작용을 야기할 수 있으므로 치료 농도 내에서 유지될 수 있도록 혈액 검사를 하는 것이 중요하다.

리튬의 흔한 부작용은 다뇨증, 목마름증, 진전, 체중증가, 구역, 설사, 갑상선기능저하, 인지기능저하, 졸림, 백혈구증가증(leukocytosis) 등이 있으며 드문 부작용으로는 신기능저하, 부정맥, 갑상선 기능항진, 추체외로 증상, 경련 등의 증상이 있고 독성 효과(toxicity) 발생 시 뇌사 및 사망이 일어날 수도 있다(Stahl, 2013).

② 발프로에이트(valproate)

발프로에이트로 인한 부작용을 최소화하려면 조심스러운 적정(titration) 및 정기적인 혈액 검사를 통해 적절 혈중 농도를 유지하는 것이 중요하다.

흔한 부작용으로는 소화기계 부작용, 체중 증가, 진전, 구역, 설사, 인지기능 저하, 졸림, 피곤함, 운동실조, 현기증(dizziness) 등의 증상이 있으며 매우 드물지만 치명적일 수 있는 부작용으로는 간부전(hepatic failure), 혈소판 감소증(thrombocytopenia), 췌장염, 심각한 피부질환 등이 있다.

③ 카바마제핀(carbamazepine)

카바마제핀 역시 적절한 용량유지 및 혈액학적 검사를 비롯한 모니터링을 하는 것이 중요하다. 카바마제핀의 흔한 부작용은 구역, 구토, 어지러움, 둔함(clumsiness), 현기증, 안진(nystagmus), 졸림, 시야 혼탁(blurred vision), 복시, 인지기능 저하, 운동실조, 광과민성, CYP450 효소 유도 등이 있고 드문 부작용으로는 저나트륨혈증, 발진, 백혈구 저하증, 심각한 피부발진, 부정맥, 간염, 신기능저하 등이 있다.

④ 라모트리진

라모트리진의 신경학적, 인지적 부작용은 다른 항경련제들과 비슷하다. 라모트리진 사용과 관련된 가장 염려스러운 부작용은 스티븐존슨증후군(Stevens-Johnson syndrome) 또는 독성 표피 괴사(toxic epidermal necrosis)와 같은 심각한 피부 부작용이다. 심각한 발진(rash)의 발생은 서서히 약물용량을 적정함으로써 감소 가능하며 특히 발프로에이트와 함께 사용 시 유의하여야 한다. 그 밖의 흔한 부작용에는 현기증, 운동실조, 두통, 진전, 시야 혼탁, 복시 등이 있다.

⑤ 비정형 항정신병 약물

약물에 따라 비정형 항정신병 약물의 부작용은 다르지만 대체적으로 공통적인 부작용 중 흔한 부작용은 체중 증가, 기립성 저혈압, 추체외로 증상, 현기증, 졸림 등이 있다. 비교적 드문 부작용으로는 고혈당(hyperglycemia), 당뇨, 고지질혈증, 프로락틴 상승, 발진, 광과민성, 구역, 설사, 소화불량, 변비, 간수치(AST/ALT) 상승, 배뇨곤란, 성기능장애, 인지기능저하, 지연성 운동장애(tardive dyskinesia), 신경이완제 악성증후군(neuroleptic malignant syndrome), 경련, 간부전 등이 있다. 소아환자에 대한 비정형 항정신병 약물에 대한 일과적(routine) 모니터링에 대한 정해진 규정은 없으나 체질량 지수(body mass index, BMI), 공복혈당, 지질(lipid)을 약물 시작 전과 매 6개월마다 측정할 것이 권고된다(Boris Birmaher, 2007).

비약물적 치료

소아 · 청소년 양극성장애 환아에 대한 심리사회적 치료는 약물 남용이나, 반항적 행동(oppositional behavior) 등 동반된 합병증의 호전에 특히 효과적이다(Boris Birmaher, 2007). 가족 중심 인지치료는 보상 기반(reward-based) 인지행동 치료와 대인관계 정신치료의 기본 원칙을 결합한 것으로 공감적 인정(empathic validation)을 강조하고 있으며 8~18세의 양극성장애 환아를 위해 개발되었다(Pavuluri, Graczyk et al., 2004). 이 모델은 부모의 환아의 병에 대한 인식을 높이고 적절하게 대처할 수 있도록 도와주는 한편 부모-자녀 관계를 향상시킬 수 있도록 돕는다.

소아 · 청소년 양극성장애의 지지 치료 방법에는 경청하기, 희망 회복(restoration of hope), 부모-자녀 관계 회복, 사례 관리(case management) 등이 있다(Colom & Vieta, 2004; Miklowitz et al., 2004). 환아의 가족들은 질병의 경과 증상, 치료 및 치료와 연관된 문제점 등에 대해서도 교육받아야 한다.

심리교육(psychoeducation)은 치료 순응도를 향상시키고 기분 증상 경감에 도움을 주는 것으로 알려졌다(Brent, Poling, McKain & Baugher, 1993; Fristad, Gavazzi & Mackinaw-Koons, 2003; Renaud et al., 1998). 특히 수면 박탈은 질병 경과 악화와 밀접하게 관련되므로 수면 위생 교육은 매우 중요하다. 학교 교사 또한 환아의 질병에 대해 인식하고 도울 수 있도록 하는 것이 중요하다.

경과 및 예후

연구방법론에 따라 결론에 많은 차이를 보이고 있기는 하지만 대체적으로 70~

100%의 소아·청소년 양극성장애 환아들이 궁극적으로는 삽화로부터 회복(최소 2개월 동안 심각한 증상이 관찰되지 않는 경우)되는 것으로 보고되고 있다(B. Birmaher et al., 2006; Geller, Tillman, Craney & Bolhofner, 2004; Jairam, Srinath, Girimaji & Seshadri, 2004; Lewinsohn, Klein & Seeley, 2000; Srinath, Janardhan Reddy, Girimaji, Seshadri & Subbakrishna, 1998; Strober et al., 1995). 하지만 삽화로부터 회복된 환아의 80%가 2~5년 사이에 1차례 이상의 재발을 하는 것으로 나타났다(Bashir, Russell & Johnson, 1987; Carlson, Davenport & Jamison, 1977; Carlson, Bromet, Driessens, Mojtabai & Schwartz, 2002; Jarbin, Ott & Von Knorring, 2003; McGlashan, 1988; Rajeev et al., 2003; Welner, Welner & Fishman, 1979; Werry & McClellan, 1992). 또한 뚜렷한 삽화 이외에도 역치하증상을 나타내는 기간이 많으며(B. Birmaher et al., 2006; Findling et al., 2001; Geller et al., 2004) 각 삽화 간의 변동이 잦고 빠른 것으로 나타났다(B. Birmaher et al., 2006; Findling et al., 2001; Geller et al., 2004). 질병의 좋지 않은 경과 및 예후와 연관되는 요소로는 조기발병, 낮은 사회경제적 수준, 혼재성 또는 순환성 삽화(mixed or cycling episode), 정신증(psychosis), 역치하증상, 동반이환된 다른 질병이 있을 때, 부정적인 다른 인생 사건에 노출, 가족에게 정신병리가 있을 때 등이 있는 것으로 나타났다(Boris Birmaher, 2007).

결론

소아·청소년 양극성장애의 진단 및 치료는 매우 까다롭고 도전적인 일이다. 하지만 적절한 진단 및 치료, 가족의 협력이 효과적으로 이루어질 경우 좋은 치료 결과를 기대할 수도 있다. 양극성장애의 조기 발병은 질병 경과 및 예후에 부정적인 영향을 미칠 수 있는 요소로 알려졌지만 조기발견과 조기치료는 질병으로 인한 부담을 경감시키는데 상당한 도움을 줄 수 있다. 아직 소아·청소년 양극성장애에 대한 약물치료 연구결과는 충분치 않아 앞으로 통제 연구들이 많이 시행되어야 할 필요가 있다. 앞으로 소아·청소년 양극성장애 환아 및 양극성장애 환자를 부모로 둔 소아에 대한 뇌영상학적, 유전학적 연구를 통해 질병과 관련된 위험 요소를 밝히고 조기에 치료적 개입을 할 수 있을 것으로 기대된다.

참고문헌

배승오, 윤보현, 박원명 등. (2009). 고등학생을 대상으로 한 양극성장애의 선별 검사. *신경정신의학, 48*(6), 502-509.

Althoff, R. R., Faraone, S. V., Rettew, D. C. et al. (2005). Family, twin, adoption, and molecular genetic studies of juvenile bipolar disorder. *Bipolar Disord, 7*, 598-609.

Asherson, P., Mant, R., Williams, N. et al. (1998). A study of chromosome 4p markers and dopamine D5 receptor gene in schizophrenia and bipolar disorder. *Mol Psychiatry, 3*, 310-320.

Assocaition, A. P. (2013). *Diagnostic and Statistical Manual of Mental Disorders* (DSM-5), in. Edited by. Arlington: American Psychiatric Publishing.

Bashir, M., Russell, J., Johnson, G. (1987). Bipolar affective disorder in adolescence: a 10-year study. *Aust N Z J Psychiatry, 21*, 36-43.

Baumer, F. M., Howe, M., Gallelli, K. et al. (2006). A pilot study of antidepressant-induced mania in pediatric bipolar disorder: Characteristics, risk factors, and the serotonin transporter gene. *Biol Psychiatry, 60*, 1005-1012.

Berrettini, W. H., Ferraro, T. N., Goldin, L. R. et al. (1994). Chromosome 18 DNA markers and manic-depressive illness: evidence for a susceptibility gene. *Proc Natl Acad Sci U.S.A., 91*, 5918-5921.

Biederman, J., Mick, E., Spencer, T. J. et al. (2000). Therapeutic dilemmas in the pharmacotherapy of bipolar depression in the young. *J Child Adolesc Psychopharmacol, 10*, 185-192.

Birmaher, B. (2004). *New Hope for Children and Teens with Bipolar Disorder:* Your Friendly, Authoritative Guide to the Latest in Traditional and Complementary Solutions in. Edited by. New York: Three Rivers Press.

Birmaher, B., Axelson, D., Strober, M. et al. (2006). Clinical course of children and adolescents with bipolar spectrum disorders. *Arch Gen Psychiatry, 63*, 175-183.

Birmaher, B., Axelson, D., Goldstein, B. et al. (2009). Four-year longitudinal course of children and adolescents with bipolar spectrum disorders: the Course and Outcome of Bipolar Youth (COBY) study. *Am J Psychiatry, 166*, 795-804.

Blackwood, D. H., He, L., Morris, S. W. et al. (1996). A locus for bipolar affective disorder on chromosome 4p. *Nat Genet, 12*, 427-430.

Blumberg, H. P., Kaufman, J., Martin, A. et al. (2003). Amygdala and hippocampal volumes in adolescents and adults with bipolar disorder. *Arch Gen Psychiatry, 60*, 1201-1208.

Boris Birmaher, D. A., (2007). Mani Pavuluri (ed.). Chapter 5.4.2 Bipolar Disorder (Lewis's Child and Adolescent Psychiatry: A Comprehensive Textbook). Philadelphia:Wolter Kluwer/Lippincott Williams & Wilkins.

Botteron, K. N., Vannier, M. W., Geller, B. et al. (1995). Preliminary study of magnetic resonance imaging characteristics in 8- to 16-year-olds with mania. *J Am Acad Child Adolesc Psychiatry, 34*, 742-749.

Brent, D. A., Poling, K., McKain, B. et al. (1993). A psychoeducational program for families of affectively ill children and adolescents. *J Am Acad Child Adolesc Psychiatry, 32*, 770-774.

Calabrese, J. R., Kasper, S., Johnson, G. et al. (2004). International Consensus Group on Bipolar I Depression Treatment Guidelines. *J Clin Psychiatry, 65*, 571-579.

Carlson, G. A., Davenport, Y. B., Jamison. K. (1977). A comparison of outcome in adolescent- and later-onset bipolar manic-depressive illness. *Am J Psychiatry, 134*, 919-922.

Carlson, G. A., Bromet, E. J., Driessens, C. et al. (2002). Age at onset, childhood psychopathology, and 2-year outcome in psychotic bipolar disorder. *Am J Psychiatry, 159*, 307-309.

Chang, K. (2009). Challenges in the diagnosis and treatment of pediatric bipolar depression. *Dialogues Clin Neurosci, 11*, 73-80.

Chang, K. D., Steiner, H., Ketter, T. A. (2000). Psychiatric phenomenology of child and adolescent bipolar offspring. *J Am Acad Child Adolesc Psychiatry, 39*, 453-460.

Chengappa, K. N., Kupfer D. J., Frank, E. et al. (2003). Relationship of birth cohort and early age at onset of illness in a bipolar disorder case registry. *Am J Psychiatry, 160*, 1636-1642.

Colom, F., Vieta, E. (2004). A perspective on the use of psychoeducation, cognitive-behavioral therapy and interpersonal therapy for bipolar patients. *Bipolar Disord, 6*, 480-486.

Craddock, N., Owen, M., Burge, S. et al. (1994). Familial cosegregation of major affective disorder and Darier's disease (keratosis follicularis). *Br J Psychiatry, 164*, 355-358.

Craddock, N., Sklar, P. (2013). Genetics of bipolar disorder. *Lancet, 381*, 1654-1662.

Dawson, E., Parfitt, E., Roberts, Q. et al. (1995). Linkage studies of bipolar disorder in the region of the Darier's disease gene on chromosome 12q23-24.1. *Am J Med Genet, 60*, 94-

102.

Delbello M. P., Schwiers M. L., Rosenberg H. L. et al. (2002). A double-blind, randomized, placebo-controlled study of quetiapine as adjunctive treatment for adolescent mania. *J Am Acad Child Adolesc Psychiatry, 41,* 1216-1223.

DelBello, M. P., Zimmerman, M. E., Mills, N. P. et al. (2004). Magnetic resonance imaging analysis of amygdala and other subcortical brain regions in adolescents with bipolar disorder. *Bipolar Disord, 6,* 43-52.

DelBello, M. P., Kowatch, R. A., Adler, C. M. et al. (2006). A double-blind randomized pilot study comparing quetiapine and divalproex for adolescent mania. *J Am Acad Child Adolesc Psychiatry, 45,* 305-313.

DelBello, M. P., Chang, K., Welge, J. A. et al. (2009). A double-blind, placebo-controlled pilot study of quetiapine for depressed adolescents with bipolar disorder. *Bipolar Disord, 11,* 483-493.

Detera-Wadleigh, S. D., Badner, J. A., Goldin, L. R. et al. (1996). Affected-sib-pair analyses reveal support of prior evidence for a susceptibility locus for bipolar disorder, on 21q. *Am J Hum Genet, 58,* 1279-1285.

Detera-Wadleigh, S. D., Badner, J. A., Yoshikawa, T. et al. (1997). Initial genome scan of the NIMH genetics initiative bipolar pedigrees: chromosomes 4, 7, 9, 18, 19, 20, and 21q. *Am J Med Genet, 74,* 254-262.

Dickstein, D. P., Treland, J. E., Snow, J. et al. (2004). Neuropsychological performance in pediatric bipolar disorder. *Biol Psychiatry, 55,* 32-39.

Dickstein, D. P., Milham, M. P., Nugent, A. C. et al. (2005). Frontotemporal alterations in pediatric bipolar disorder: results of a voxel-based morphometry study. *Arch Gen Psychiatry, 62,* 734-741.

Dickstein, D. P., Rich, B. A., Roberson-Nay, R. et al. (2007). Neural activation during encoding of emotional faces in pediatric bipolar disorder. *Bipolar Disord, 9,* 679-692.

Egeland, J. A., Shaw, J. A., Endicott, J. et al. (2003). Prospective study of prodromal features for bipolarity in well Amish children. *J Am Acad Child Adolesc Psychiatry, 42,* 786-796.

Escamilla, M. A., Spesny, M., Reus, V. I. et al. (1996). Use of linkage disequilibrium approaches to map genes for bipolar disorder in the Costa Rican population. *Am J Med Genet, 67,* 244-253.

Ewald, H., Degn, B., Mors, O. et al. (1998). Significant linkage between bipolar affective disorder and chromosome 12q24. *Psychiatr Genet, 8,* 131-140.

Findling, R. L., Gracious, B. L., McNamara, N. K. et al. (2001). Rapid, continuous cycling and psychiatric co-morbidity in pediatric bipolar I disorder. *Bipolar Disord, 3*, 202-210.

Findling, R. L., McNamara, N. K., Gracious, B. L. et al. (2003). Combination lithium and divalproex sodium in pediatric bipolarity. *J Am Acad Child Adolesc Psychiatry, 42*, 895-901.

Findling, R. L., McNamara, N. K., Youngstrom, E. A. et al. (2005). Double-blind 18-month trial of lithium versus divalproex maintenance treatment in pediatric bipolar disorder. *J Am Acad Child Adolesc Psychiatry, 44*, 409-417.

Frazier, J. A., Chiu, S., Breeze, J. L. et al. (2005). Structural brain magnetic resonance imaging of limbic and thalamic volumes in pediatric bipolar disorder. *Am J Psychiatry, 162*, 1256-1265.

Freimer, N. B., Reus, V. I., Escamilla, M. et al. (1996). An approach to investigating linkage for bipolar disorder using large Costa Rican pedigrees. *Am J Med Genet, 67*, 254-263.

Fristad, M. A., Gavazzi, S. M., Mackinaw-Koons, B. (2003). Family psychoeducation: an adjunctive intervention for children with bipolar disorder. *Biol Psychiatry, 53*, 1000-1008.

Garrett, A. S., A. L. Reiss, et al. (2012). Abnormal amygdala and prefrontal cortex activation to facial expressions in pediatric bipolar disorder. *J Am Acad Child Adolesc Psychiatry, 51*(8), 821-31.

Geller, B., Luby, J. (1997). Child and adolescent bipolar disorder: a review of the past 10 years. *J Am Acad Child Adolesc Psychiatry, 36*, 1168-1176.

Geller, B., Cooper, T. B., Sun, K. et al. (1998). Double-blind and placebo-controlled study of lithium for adolescent bipolar disorders with secondary substance dependency. *J Am Acad Child Adolesc Psychiatry, 37*, 171-178.

Geller, B., Zimerman, B., Williams, M. et al. (2000). Diagnostic characteristics of 93 cases of a prepubertal and early adolescent bipolar disorder phenotype by gender, puberty and comorbid attention deficit hyperactivity disorder. *J Child Adolesc Psychopharmacol, 10*, 157-164.

Geller, B., Tillman, R., Craney, J. L. et al. (2004). Four-year prospective outcome and natural history of mania in children with a prepubertal and early adolescent bipolar disorder phenotype. *Arch Gen Psychiatry, 61*, 459-467.

Henin, A., Biederman, J., Mick, E. et al. (2005). Psychopathology in the offspring of parents with bipolar disorder: a controlled study. *Biol Psychiatry, 58*, 554-561.

Jairam R., Srinath S., Girimaji S. C. et al. (2004). A prospective 4-5 year follow-up of juvenile onset bipolar disorder. *Bipolar Disord 6*, 386-394.

Jarbin, H., Ott, Y., Von Knorring, A. L. (2003). Adult outcome of social function in adolescent-onset schizophrenia and affective psychosis. *J Am Acad Child Adolesc Psychiatry, 42,* 176-183.

Kafantaris, V., Coletti, D. J., Dicker, R. et al. (2001). Adjunctive antipsychotic treatment of adolescents with bipolar psychosis. *J Am Acad Child Adolesc Psychiatry, 40,* 1448-1456.

Kafantaris, V., Dicker, R., Coletti, D. J. et al. (2001). Adjunctive antipsychotic treatment is necessary for adolescents with psychotic mania. *J Child Adolesc Psychopharmacol, 11,* 409-413.

Kafantaris, V., Coletti, D., Dicker, R. et al. (2003). Lithium treatment of acute mania in adolescents: a large open trial. *J Am Acad Child Adolesc Psychiatry, 42,* 1038-1045.

Kaur, S., Sassi, R. B., Axelson, D. et al. (2005). Cingulate cortex anatomical abnormalities in children and adolescents with bipolar disorder. *Am J Psychiatry, 162,* 1637-1643.

Keck, P. E., Jr., McIntyre, R. S., Shelton, R. C. (2007). Bipolar depression: best practices for the outpatient. *CNS Spectr, 12,* 1-14.

Ketter, T. A., Wang, P. W., Nowakowska, C. et al. (2004). New medication treatment options for bipolar disorders. *Acta Psychiatr Scand Suppl,* 18-33.

Kowatch, R. A., Suppes, T., Carmody, T. J. et al. (2000). Effect size of lithium, divalproex sodium, and carbamazepine in children and adolescents with bipolar disorder. *J Am Acad Child Adolesc Psychiatry, 39,* 713-720.

Kowatch, R. A., Fristad, M., Birmaher, B. et al. (2005). Treatment guidelines for children and adolescents with bipolar disorder. *J Am Acad Child Adolesc Psychiatry, 44,* 213-235.

Kraepelin, E. (1921). *Manic-Depressive Insanity and Paranoia.* Edinburgh: E. & S. Livingstone.

Ladouceur, C. D., Farchione, T., Diwadkar, V. et al. (2011). Differential patterns of abnormal activity and connectivity in the amygdala-prefrontal circuitry in bipolar-I and bipolar-NOS youth. *J Am Acad Child Adolesc Psychiatry 50,* 1275-1289.

Lapalme, M., Hodgins, S., LaRoche, C. (1997). Children of parents with bipolar disorder: a metaanalysis of risk for mental disorders. *Can J Psychiatry 42,* 623-631.

Lewinsohn, P. M., Klein, D. N., Seeley, J. R. (2000). Bipolar disorder during adolescence and young adulthood in a community sample. *Bipolar Disord, 2,* 281-293.

Lish, J. D., Dime-Meenan, S., Whybrow, P. C. et al. (1994). The National Depressive and Manic-depressive Association (DMDA) survey of bipolar members. *J Affect Disord 31,* 281-294.

Martin, A., Young, C., Leckman, J. F. et al. (2004). Age effects on antidepressant-induced manic conversion. *Arch Pediatr Adolesc Med 158*, 773-780.

McClure, E. B., Pope, K., Hoberman, A. J. et al. (2003). Facial expression recognition in adolescents with mood and anxiety disorders. *Am J Psychiatry 160*, 1172-1174.

McGlashan T. H. (1988). Adolescent versus adult onset of mania. *Am J Psychiatry 145*, 221-223.

McGuffin, P., Rijsdijk, F., Andrew, M. et al. (2003). The heritability of bipolar affective disorder and the genetic relationship to unipolar depression. *Arch Gen Psychiatry 60*, 497-502.

McMahon, F. J., Hopkins, P. J., Xu, J. et al. (1997). Linkage of bipolar affective disorder to chromosome 18 markers in a new pedigree series. *Am J Hum Genet 61*, 1397-1404.

Miklowitz, D. J., George, E. L., Axelson, D. A. et al. (2004). Family-focused treatment for adolescents with bipolar disorder. *J Affect Disord 82 Suppl 1*, S113-128.

Morissette, J., Villeneuve, A., Bordeleau, L. et al. (1999). Genome-wide search for linkage of bipolar affective disorders in a very large pedigree derived from a homogeneous population in quebec points to a locus of major effect on chromosome 12q23-q24. *Am J Med Genet 88*, 567-587.

Muzina, D. J., Calabrese, J. R. (2005). Maintenance therapies in bipolar disorder: focus on randomized controlled trials. *Aust N Z J Psychiatry 39*, 652-661.

Neuman, R. J., Geller, B., Rice, J. P. et al. (1997). Increased prevalence and earlier onset of mood disorders among relatives of prepubertal versus adult probands. *J Am Acad Child Adolesc Psychiatry 36*, 466-473.

Olsavsky, A. K., Brotman, M. A., Rutenberg J. G. et al. (2012). Amygdala hyperactivation during face emotion processing in unaffected youth at risk for bipolar disorder. *J Am Acad Child Adolesc Psychiatry 51*, 294-303.

Olvera, R. L., Semrud-Clikeman, M., Pliszka, S. R. et al. (2005). Neuropsychological deficits in adolescents with conduct disorder and comorbid bipolar disorder: a pilot study. *Bipolar Disord 7*, 57-67.

Passarotti, A. M., Sweeney, J. A., Pavuluri, M. N. (2011). Fronto-limbic dysfunction in mania pre-treatment and persistent amygdala over-activity post-treatment in pediatric bipolar disorder. *Psychopharmacology (Berl) 216*, 485-499.

Pavuluri, M. N., Graczyk, P. A., Henry, D. B. et al. (2004). Child- and family-focused cognitive-behavioral therapy for pediatric bipolar disorder: development and preliminary results. *J Am Acad Child Adolesc Psychiatry 43*, 528-537.

Pavuluri, M. N., Henry, D. B., Devineni, B. et al. (2004). A pharmacotherapy algorithm for stabilization and maintenance of pediatric bipolar disorder. *J Am Acad Child Adolesc Psychiatry 43*, 859-867.

Pavuluri, M. N., Birmaher, B., Naylor, M. W. (2005). Pediatric bipolar disorder: a review of the past 10 years. *J Am Acad Child Adolesc Psychiatry 44*, 846-871.

Pavuluri, M. N., Schenkel, L. S., Aryal, S. et al. (2006). Neurocognitive function in unmedicated manic and medicated euthymic pediatric bipolar patients. *Am J Psychiatry 163*, 286-293.

Pavuluri, M. N., O'Connor, M. M., Harral, E. et al. (2007). Affective neural circuitry during facial emotion processing in pediatric bipolar disorder. *Biol Psychiatry 62*, 158-167.

Pavuluri, M. N., Passarotti, A. M., Harral, E. M. et al. (2009). An fMRI study of the neural correlates of incidental versus directed emotion processing in pediatric bipolar disorder. *J Am Acad Child Adolesc Psychiatry 48*, 308-319.

Rajeev, J., Srinath, S., Reddy, Y. C. et al. (2003). The index manic episode in juvenile-onset bipolar disorder: the pattern of recovery. *Can J Psychiatry 48*, 52-55.

Renaud, J., Brent, D. A., Baugher, M. et al. (1998). Rapid response to psychosocial treatment for adolescent depression: a two-year follow-up. *J Am Acad Child Adolesc Psychiatry 37*, 1184-1190.

Rich, B. A., Schmajuk, M., Perez-Edgar, K. E. et al. (2005). The impact of reward, punishment, and frustration on attention in pediatric bipolar disorder. *Biol Psychiatry 58*, 532-539.

Rich, B. A., Vinton, D. T., Roberson-Nay, R. et al. (2006). Limbic hyperactivation during processing of neutral facial expressions in children with bipolar disorder. *Proc Natl Acad Sci U.S.A. 103*, 8900-8905.

Sachs, G. S., Nierenberg, A. A., Calabrese, J. R. et al. (2007). Effectiveness of adjunctive antidepressant treatment for bipolar depression. *N Engl J Med 356*, 1711-1722.

Sklar, P., Gabriel, S. B., McInnis, M. G. et al. (2002). Family-based association study of 76 candidate genes in bipolar disorder: BDNF is a potential risk locus. Brain-derived neutrophic factor. *Mol Psychiatry 7*, 579-593.

Srinath, S., Janardhan Reddy, Y. C., Girimaji, S. R. et al. (1998). A prospective study of bipolar disorder in children and adolescents from India. *Acta Psychiatr Scand 98*, 437-442.

Stahl, S. M. (2013). Stahl's Essential Psychopharmacology 4th Edition Edition. Cambridge: Cambridge University Press.

Stine, O. C., Xu, J., Koskela, R. et al. (1995). Evidence for linkage of bipolar disorder to chromosome 18 with a parent-of-origin effect. *Am J Hum Genet 57*, 1384-1394.

Straub, R. E., Lehner, T., Luo Y. et al. (1994). A possible vulnerability locus for bipolar affective disorder on chromosome 21q22.3. *Nat Genet 8*, 291-296.

Strober, M., Schmidt-Lackner, S., Freeman, R. et al. (1995). Recovery and relapse in adolescents with bipolar affective illness: a five-year naturalistic, prospective follow-up. *J Am Acad Child Adolesc Psychiatry 34*, 724-731.

Tobias Banaschewski LAR. (ed.). (2008). *Biological Child Psychiatry: Recent Trends and Developments* (Brain Model for Pediatrci Bipolar Disorder). Basel: Karger.

Truman, C. J., Goldberg, J. F., Ghaemi, S. N. et al. (2007). Self-reported history of manic/hypomanic switch associated with antidepressant use: data from the Systematic Treatment Enhancement Program for Bipolar Disorder (STEP-BD). *J Clin Psychiatry 68*, 1472-1479.

Vieta, E., Goikolea, J. M. (2005). Atypical antipsychotics: newer options for mania and maintenance therapy. *Bipolar Disord 7 Suppl 4*, 21-33.

Wagner, K. D., Weller, E. B., Carlson, G. A. et al. (2002). An open-label trial of divalproex in children and adolescents with bipolar disorder. *J Am Acad Child Adolesc Psychiatry 41*, 1224-1230.

Weller, R. A., Weller, E. B., Tucker, S. G. et al. (1986). Mania in prepubertal children: has it been underdiagnosed? *J Affect Disord 11*, 151-154.

Welner, A., Welner, Z., Fishman, R. (1979). Psychiatric adolescent inpatients: eight- to ten-year follow-up. *Arch Gen Psychiatry 36*, 698-700.

Werry, J. S., McClellan, J. M. (1992). Predicting outcome in child and adolescent (early onset) schizophrenia and bipolar disorder. *J Am Acad Child Adolesc Psychiatry, 31*, 147-150.

제13장

불안장애

이철순
경상대학교병원 정신건강의학과

개념

불안이란 위험으로부터 자신을 보호하는 의미로서 다양한 범위의 행동적·생리적 반응 상태이며 회피, 각성 또는 예민함 등이 동반될 수 있다. 이러한 불안은 발달적으로 다양하게 나타난다. 유아는 새로운 경험, 소음, 낯선 사람들에게 불안을 느낄 수 있고, 걸음마기에는 괴물과 같은 가상의 위협 또는 부모와 분리 같은 실제 생활과 관련될 수 있다. 학령기 소아는 자신의 신체적 안전함이나 학교 및 사회적 관계의 결과에 대한 불안을 가질 수 있다. 이러한 불안들은 발달적 관점에서 당연하고 적응적인 반응들이다. 하지만 불안이 지속되거나 지나치게 심할 때 임상적인 불안장애로 진행될 수 있다. 실제적인 위험이 없음에도 불구하고 회피하거나, 스트레스 받거나, 등교, 친구 사귀기, 시험수행 등에 지장을 받게 된다. 소아 불안 장애를 평가하는 임상가는 병리적 불안장애와 정상적인 발달 과정에서 나타날 수 있는 일시적 불안을 먼저 구분해야 하며 이러한 과정은 중요하다(Merikangas et al., 2011). 불안장애는 드문 장애가 아니며, 흔히 다른 소아정신과적 질환과 함께 공존하거나 불안의 다른 형태로 나타나는 경우가 많기 때문에 임상가는 소아에 대하여 평가할 때 불안장애를 항상 고려할 필요가 있다. 또한 소아는 생물정신사회적 모델을 기준으로 한 평가가 필요하다. 유전적 취약성, 생물학적 원인들, 개인적 경험들, 현재 발달

상태 및 가족과의 관계 등이 어떻게 상호작용을 하며 병리적 불안을 나타나게 하는지를 항상 생각해야 한다.

분리불안장애

분리불안장애(separation anxiety disorder)는 DSM-IV-TR에서 소아·청소년기에 처음으로 진단되는 질환(disorders usually diagnosed infancy, childhood or adolescence)에 속하는 유일한 불안장애였으나, DSM-5에서 불안장애에 속한다. 가장 큰 특징은 주요한 애착 대상이나 집안 환경으로부터 분리되는 것에 대한 지나친 불안이다. 만 1세 이후, 부모와 분리되었을 때 이러한 불안은 정상적으로 나타날 수 있다. 이러한 반응은 적응적인 반응이며, 15개월 이후 감소하기 시작한다. 분리불안장애를 가진 아이들은 부모나 사랑하는 사람들이 위험에 빠지거나 사라질지 모른다는 걱정에 빠져든다. 길을 잃어버리거나 납치를 당할 수 있다는 걱정도 흔하다. 이러한 걱정으로 인하여 등교, 수면, 집에 혼자 있기 등에 저항을 보이거나, 친구 집에 자러 가기, 캠프 참가를 하지 않으려 한다. 이러한 소아는 흔히 분리와 관련된 악몽을 겪기도 하고, 다양한 신체적 증상을 호소하기도 한다. 분리불안장애를 겪는 아이들은 종종 학교 출석 문제 때문에 상담소나 치료기관을 방문하게 되며 부모가 지속적으로 아이를 학교에 데리고 가게 된다면, 분노폭발부터 저항까지 다양한 증상들이 동반되어 나타날 수 있다.

특정공포증

특정공포증(specific phobia)은 특정 대상이나 강렬한 불안을 야기할 수 있는 상황에 대하여 심각하고 지속적인 두려움이다. 정상발달 과정에서도 다양한 공포는 흔하다. 학령전기에는 낯선 사람, 어둠, 동물 그리고 상상의 캐릭터들을 두려워할 수 있다. 초등학교 아이들에게는 동물, 어둠, 안전에 대한 위협 그리고 천둥, 번개 등이 공포대상이 될 수 있다. 청소년은 광장공포나 성적, 실패와 관련된 주제에 대해 두려움을 가질 수 있다. 이러한 두려움은 시간이 갈수록 사라지게 된다. 이러한 정상발달 과정에서 두려움은 실제 특정공포증에서 두려움에 비하여 장애의 강도와 정도에 의해 구별된다. 특정공포증은 나이와 관련된 공포들과 관련된 주제와 비슷하거나 독특할 수 있다. 특정공포증을 가진 어린이는 그 대상이나 상황을 피하려고 한다. 만약 피할 수 없다면 많은 스트레스를 겪게 될 것이며 울거나, 짜증을 내거나, 얼어붙거나, 징징거리게 된다. DSM-5에서는 현재 다섯 가지 종류의 특정공포증(동물형, 자연환경형, 혈액-주사-신체 손상형, 상황형, 기타형)이 있다. DSM-5 진단기준을 만족하기 위해서는 아이들은 최소한 6개월 이상의 임상적 어려움이나 심각한 장애를 겪어야 한다.

사회불안장애

사회불안장애(social anxiety disorder)와 사회공포증(social phobia)은 서로 같은 의미로 사용되는 용어로서 DSM-5에서는 사회불안장애와 사회공포증이 함께 사용되고 있다. 사회불안장애는 익숙하지 않은 사람들이나 관찰당하는 사회적 상황에서 심각하고 지속되는 공포와 관련된다. 아이들에게 진단되기 위해서는 나이에 적절한 사회적 관계에 대한 능력이 있어야 하고, 어른과의 관계에서뿐만 아니라 또래 관계에서 불안이 나타나야 한다. 사회불안장애를 가진 아이들은 울거나, 얼어버리거나, 회피하거나, 공황발작 등으로 증상이 나타날 수 있다. 청소년은 자신의 불안이 과도하다는 것을 알고 있지만, 소아에서는 인지하지 못하는 경우가 많다.

범불안장애

DSM-IV로 개정되면서 기존의 과잉불안장애(overanxious disorder)는 범불안장애(generalized anxiety disorder)로 바뀌었으며 DSM-5에서도 이 진단명은 계속 사용되고 있다. 진단기준에 따르면 성인에서는 6가지 증상 중 세 가지 이상의 증상이 필요하나, 소아에서는 한 가지 이상이면 진단할 수 있다. 범불안장애는 종종 다른 불안장애와 동반되는 경우가 많아 임상적인 특징도 겹쳐서 나타난다. 소아기 범불안장애는 발달의 맥락에서 평가가 이뤄져야 한다(kendall et al., 2010). 어느 정도의 불안은 정상발달에서 나타날 수 있다. 공포, 걱정 그리고 무서운 꿈들은 대부분의 아이들이 수차례 경험할 수 있다. 따라서 임상가는 발달적으로 적절한 불안과 병리적인 불안을 구별해야 한다. 범불안장애를 가지고 있는 아이들은 좀 더 다양한 영역의 걱정들을 가지고 있으며, 좀 더 큰 스트레스를 받으며, 좀 더 강한 일상의 간섭과 조절의 어려움을 겪는다(Weems et al., 2000).

선택적 함구증

Tramer(1934)는 특정 사람이나 특정 상황에서만 말을 하는 아이들에 대해서 elective mutism이라는 명칭을 붙였다. 1994년 DSM-IV에서는 selective mutism이라는 명칭으로 바뀌었으며, 소아에서 처음으로 진단되는 질환에 속하였다. 비록 불안장애에 속하지는 않았지만, 선택적 함구증(selective mutism)은 불안장애의 증상으로서 또는 사회공포증과 같은 특정 불안장애의 변형으로서 이해되었다(Dow et al.,

1995). 하지만 DSM-5에서 선택적 함구증(selective mutism)은 불안장애의 한 종류로 속하게 되었다. 선택적 함구증은 다른 상황에서는 말을 할 수 있음에도 불구하고 이야기를 해야 할 특정 상황에서 말을 지속적으로 하지 않는 것을 특징으로 한다. 이러한 함구증은 지식이 부족하거나 다른 특정 언어나 의사소통에 대해 편안함을 느끼는 것으로 인하여 생기는 것이 아니어야 한다. 다른 정신과적 질환이나 언어장애로 인한 당혹스러움으로 인해 더 잘 설명된다면, 선택적 함구증은 진단될 수 없다.

임상특징

분리불안장애

과거에는 분리불안장애(separation anxiety disorder)의 유병률이 4~5% 정도로 추정되었으나(Masi et al., 2001), 최근 연구에서 평생 유병률은 7.6%로 보고되었으며, 가장 흔한 소아불안장애들 중 하나로 보고 있다(Merikangas et al., 2010). 대부분의 연구에서 여아가 남아보다 흔하지만, 성별에 따른 증상에 차이는 없다(Compton et al., 2000). 분리불안장애는 18세까지 진단될 수 있으며, 평균 7.5세에 진단된다(Last et al., 1987). 사회경제적 상태 측면에서 분리불안장애를 가진 소아들은 하층인 경우가 흔하다(Masi et al., 2001).

진단은 분리불안장애의 DSM-5 진단지침에 준하여 시행된다. 증상의 4주 기간이 임상적으로 중요하며, 주관적인 어려움이 사회적, 학업적, 직업적 기능에 지장을 주고 있다는 사실이 진단에 필요하다. 집 또는 애착 대상과의 분리에 대한 불안이 발달 수준에 비해 지나칠 정도로 나타나며, 다음 8가지 중 세 가지 이상이 나타난다. ① 애착대상과 분리되거나, 분리가 예상될 때 반복적으로 심한 고통을 보인다. ② 애착 대상을 잃거나 그에게 해로운 일이 일어날 거라고 지속적으로 심하게 걱정한다. ③ 운 나쁜 사고가 생겨 애착 대상과 분리될 거라는 비현실적이고 지속적인 걱정을 한다. ④ 분리에 대한 불안 때문에 학교나 그 외의 장소에 지속적으로 가기 싫어하거나 거부한다. ⑤ 애착 대상 없이 혼자 지내는 데 대해 지속적이고 과도하게 두려움을 느끼거나 거부한다. ⑥ 애착대상이 가까이 있지 않은 상황이나 집을 떠나는 상황에서는 잠 자기를 지속적으로 싫어하거나 거부한다. ⑦ 분리의 주제와 연관되는 반복적인 악몽을 꾼다. ⑧ 애착 대상과의 분리가 예상될 때 반복적인 신체 증상을 호소한다.

진단을 위해서는 자세한 병력 청취가 가장 도움이 된다. 분리불안장애는 내재화된 증상을 보이기 때문에 부모나 선생님보다는 아이와 면담이 중요하다. 분리 직전 상황들에 대한 묘사, 부모가 떠나기 직전 아이의 반응, 결과적으로 나타나는 학교에서 행동 등은 분리불안장애의 유발인자와 증상 패턴을 이해하는 데 도움이 된다. 정신과적 질환에 대한 전반적인 가족력 청취도 중요하며, 이 과정에서 분리불안장애가 다른 가족 구성원에서 발견되는 경우도 있다. 임상가는 가족들이 아이에 대하여 표현하는 감정과 표현되지는 않지만 아이에게 전달되는 감정에 대해서도 민감해야 하며, 이러한 것들이 증상의 유발인자나 지속요인이 될 수 있다. 분리불안장애의 공존질환은 흔하다. 분리불안장애를 진단받는 아이들에서 60% 정도가 최소한 하나 이상의 공존하는 불안장애를 가지고 있으며, 30%는 두 가지 불안장애를 가지고 있고, 대부분 범불안장애와 특정공포증이다(Kashiani & Orvaschel, 1990). 분리불안장애 진단을 받은 소아들의 3분의 1은 공존하는 주요우울장애를 가지고 있다(Last et al., 1987). 반대로 분리불안장애는 주요우울장애를 가진 사춘기 전 아이들의 가장 흔한 불안장애이다(Doerfler et al., 2008). 분리불안장애가 공황장애의 위험요인인가에 대해서는 아직 논란의 여지가 많으나, 여러 연구가 상관관계를 지지하고 있다(Biederman et al., 2007).

임상가는 우선 분리불안장애와 발달적으로 적절한 불안을 감별해야 한다. 학교거부를 주소로 내원한 경우는 먼저 적대적 반항장애와 품행장애를 감별한 후 다른 불안장애들이 있는지 확인해야 한다. 학교거부는 특정공포증, 공황장애, 사회공포증 및 분리불안장애들과 모두 연관된다. 범불안장애는 좀 더 다양한 표현양상을 보이며 분리 이외의 주제들과 연관되어 진다. 비록 분리불안을 가진 아이들이 공황발작을 경험할 수는 있지만, 공황장애에서는 공황발작이 다른 상황에서도 생기게 된다. 상대적으로 편안한 사회적 상황은 사회불안장애로부터 분리불안장애를 감별하는 데 도움을 줄 것이다. 특정공포증은 특정 주제가 확연하게 나타날 것이다. 분리불안 장애를 가진 아이들은 흔히 불안이나 우울을 가진 부모와 연관되어 있다. 따라서, 필요하다면 부모 치료를 동반하는 것이 아이의 치료에도 도움이 된다.

특정공포증

특정공포증(specific phobia)은 아이들에게 흔한 불안장애이다. 유병률은 대략 3~4% 정도이며, 남아보다는 여아에서 흔하다(Lewis, 2002). 최근 역학연구에서는 평생 유병률이 19.3%를 보이고 있으며, 심각한 장애를 가지는 경우는 0.8%에 이른다(Merikangas et al., 2010). 가장 흔한 발병시기는 10~13세 사이이다(Essau et al.,

2000).

특정공포증의 DSM-5 진단기준은 지나치거나 비합리적이며, 현저하고 지속적인 두려움이 있고, 특정대상이나 상황에 직면하거나 예견될 때 두려움이 유발된다. 공포자극에 노출되면 예외 없이 즉각적으로 불안반응이 유발되며, 상황과 관계가 있거나 상황이 소인되는 공황발작의 양상으로 나타날 수 있다. 회피, 예기불안 또는 두려움 상황에서의 고통이 개인의 정상적인 일상생활, 학업, 사회적 활동에 심각한 지장을 초래한다. 예기불안이나 두려운 상황에 대한 회피는 아이들의 놀이, 친구들과 가족과의 관계뿐만 아니라 학교에서 수행능력에도 부정적인 영향을 미칠 수가 있다. 정확한 진단을 위해서는 사건의 순서대로 정확한 묘사, 공포스러운 상황, 결과, 공포의 정도 등을 포함한 자세한 병력청취가 중요하다.

감별진단에서 먼저 해야 할 일은 발달적으로 적절한 공포를 구분하는 것이다. 특정공포증은 다른 불안장애에 의해 설명되는 불안이 있다면 진단하지 않는다. 사회공포증에서는 사회적 상황, 특히 다른 사람들로부터 관찰되는 상황에 국한된다. 공황장애에서 공포는 공황발작에 대한 재경험과 관련 있다. 범불안장애에서는 공포와 걱정이 특정 상황과 대상에 국한되지 않는 경향이다. 외상후스트레스장애에서는 과거 외상경험 관련된 기억에 대한 회피와 공포가 특징적이다. 기괴한 공포는 종종 정신병적 장애의 한 증상일 수도 있으나, 그런 경우는 사고의 과정이나 내용에서의 다른 증상들이 동반될 것이다.

사회불안장애

사회불안장애(social anxiety disorder)는 가장 흔한 성인불안장애로서, 전체 정신질환 중 주요우울장애, 알코올 남용들과 함께 세 번째로 흔한 질환이며, 평생 유병률은 15%이다. 소아·청소년에선 이전 유병률은 1% 정도로 보고되었으며, 진단되지 않는 경우가 흔하다. 최근 연구에서는 청소년에서 평생 유병률 9.1%이며, 1.3%에서는 심각한 장애를 가진다(Merikangas et al., 2010). 사회불안장애는 단지 수줍음으로 이해되거나 스스로 불안을 줄이기 위하여 주의를 끌지 않으려는 노력 때문에 학교나 집에서 간과되는 경향이 있어 진단되지 않는 경우가 많다.

DSM-5 진단기준은 다음 항목들을 포함한다. 낯선 사람들이나 타인에 의해 주시되는 상황에 대한 심각하고 지속적인 두려움을 보인다. 자신들의 수치심이나 당혹스러움이 남에게 노출될까봐 두려워한다. 두려운 사회적 상황에의 노출은 언제나 예외 없이 불안을 유발하며 이 상황과 연관된 공황발작을 보인다. 공포가 너무 지나치거나 비합리적임을 인식하나 소아는 예외일 수 있다. 공포스러운 사회적 상황이나 활동에 대한 회피, 예기불안, 이로 인해 정상적인 일상생활, 직업, 학업 또는 사회적 활동에 심각한 장애와 고통을 유발한다. 18세 이하에서 증상 기간이 6개월 이상이 되어야 한다.

학교거부, 시험불안, 수줍음, 서툰 또래 관계, 공중화장실 사용의 어려움, 다른 사람들 앞에서 식사나 전화기 사용하는 데 어려움 등이 보일 때, 임상가는 사회불안장애에 대해 전반적인 평가가 필요하다는 것을 숙지해야 한다. 임상적인 평가는 반드시 아이와 부모 모두 인터뷰를 해야 하며 신체적 증상, 특정한 걱정 그리고 사회불안장애와 연관된 상황에 초점을 맞춰야 한다. 감별진단으로는 공황장애, 분리불안장애, 범불안장애 그리고 특정공포증 등을 고려해야 한다. 사회불안장애는 사회적 상황을 피하려는 것이 특징이다. 비록 사회적 상황에 대한 회피는 공황장애에서도 나타날 수 있지만, 공황장애에서는 공황발작에 대한 특정한 두려움을 가지는 것이 특징이다. 분리불안장애는 양육자로부터 분리되는 것에 근본적인 두려움을 가지고 있다. 범불안장애와 특정공포증에서도 사회적 상황에 대한 불안이 있을 수 있지만, 주요한 관심 대상은 되지 못한다. 사회적 불안과 회피는 주요우울장애, 신체질환, 성격장애 등의 많은 장애에서 나타날 수 있기 때문에 다른 장애로 설명이 된다면 사회불안장애로 진단되지 못한다.

범불안장애

소아·청소년에서 범불안장애(generalized anxiety disorder)의 역학에 대한 이해는 이전의 과잉불안장애(overanxious disorder)의 진단명으로 수집된 자료에 의존한다. 이 오래된 진단기준을 이용한 청소년에서 유병률은 2.2~5.7%까지 보고되었고, 나이에 따라서 증가한다(Shaffer et al., 1996). 평균 8.8세에 시작하며 성별의 차이는 없으나 청소년으로 가면 여아가 좀 더 흔하다(Werry, 1991). 공존율은 매우 높아서 7~13세 사이 그룹의 87%가 공존질환을 가지며 가장 흔한 질환은 우울장애이다(Masi et al., 1999). 한 연구에서는 범불안장애, 사회공포증, 분리불안장애에 대한 공존율이 36%에 이른다(Biederman et al., 2006).

범불안장애의 진단은 적어도 지난 6개월간 일이나 학업에서 지나친 불안, 걱정을 보인 날이 아닌 날보다 많아야 하고, 걱정을 조절하는 것이 힘들어야 한다. 지난 6개월 간 아래 6가지 중 세 가지(소아는 한 가지 이상) 이상을 보여야 한다. ① 안절부절, ② 쉽게 피로하다, ③ 집중을 못한다, ④ 짜증이 난다, ⑤ 근육이 긴장된다, ⑥ 수면 어려움. 소아·청소년에서 범불안장애는 그들의 수행과 능력에 관하여 지나치게 걱정하는 경향이 있다. 과거 실수에 대해서 회상하고 미래 일어날 나쁜 일들에 대해 걱정을 하는 것은 학업 기능에 영향을 미치게 된다. 부모들은 종종 아이들이 조숙한 걱정을 한다고 보고한다. 예를 들면 질병, 노환, 죽음, 경제적 문제, 전쟁, 재해 등을 포함한다. 범불안장애를 가진 아이들은 완벽주의자로 보이는 경우가 흔하다. 걱정을 중단하는 것이 불가능하기 때문에 아이들은 집중하지 못하고 긴장하며, 가만히 있지 못하고 예민해진다. 공존하는 공포증, 공황발작 또는 공황장애는 흔하다. 좀 더 어린 아이들에게서는 분리불안장애와 주의력결핍·과잉운동장애가 동반되기도 한다. 신체증상 호소도 흔하여 가장 흔한 증상은 안절부절못함, 위통증 호소, 가슴 두근거림 등이다. 범불안장애는 여러 영역의 걱정이나 전반적인 특성에 의해 분리불안과는 구분된다. 공황장애는 급성기 증상들이 동반하게 되며, 미래 공황발작에 걱정을 많이 하게 된다. 특정공포증은 공포가 특정 대상에 한정되어 있다. 강박장애에서 강박적 사고는 침투적 특징과 불안을 줄이기 위한 강박적 행위가 동반된다. 외상후스트레스증후군은 사고나 사건의 재경험과 연관된다.

선택적 함구증

선택적 함구증(selective mutism)의 유병률은 0.03~2%까지 보고되었다(Wiener & Dulcan, 2004). 평균 발병연령은 2.7~4.1세 사이이다(Viana et al., 2009). 여아에서 흔하여 비율은 3:1이며, 남아가 평균 2.3년 더 일찍 의뢰되어 방문하고, 방문 전에는 수년의 시간을 보내는 경우가 많아 주로 초기 학령기에 방문하게 된다(Kumpulainen, 2002). 발병 시작과 진단 시점 사이의 시간이 지연되는 이유는 집에서 증상이 보이지 않기 때문인 경우가 많다.

DSM-5에 따른 진단기준은 다음과 같다. 다른 상황에서는 말을 할 수 있음에도 불구하고 특정한 사회적 상황에서는 지속적인 말을 하지 못하며, 장애가 학업적·직업적 성취나 사회적 의사소통을 방해하며, 장애의 기간이 적어도 1개월 이상 지속되어야 한다. 말하지 못하는 이유가 사회생활에서 요구되는 언어에 대한 지식이 없거나 그 언어에 대한 불편함이지 않아야 한다.

감별진단으로는 수줍음, 언어에 대한 불편감, 의사소통장애에 대한 유무가 포함될 수 있다. 조현병, 지적장애, 자폐장애에서도 특정한 사회적 상황에서 말을 하지 못할 수 있으나, 선택적 함구증을 진단하기 위해서는 반드시 집과 같은 다른 사회적 상황에서는 말을 할 수 있는 능력이 있다는 것이 확인되어야 한다. 난치성 간질을 호전시키기 위하여 Corpus callosum 부위를 수술하거나, Posterior foss 부위에 뇌종양을 제거하는 수술을 받은 경우에도 유사한 증상이 드물게 발생할 수 있다(Gordon, 2001).

불안장애들은 다른 대부분의 정신질환과 마찬가지로 뇌기능의 개별적 차이를 보인다. 많은 기능적 신경영상 연구들이 소아불안장애에서 부정적인 자극에 대한 반응에 대하여 Amygdala의 증가된 활성화를 밝혀냈다(Monk et al., 2008). 또한 무서운 자극에 대한 Amygdala의 과도한 반응은 불안장애를 가진 소아·청소년에서 관찰되는 인지적인 왜곡과 관련되며(McClure et al., 2007), amygdala의 활성 정도가 불안증상의 정도와 일치하였다(Monk et al., 2008). 소아불안장애들에서 amygdala는 Prefrontal cortex를 포함하는 감정조절 회로의 한 부분으로서 중요한 기능을 하는 것으로 보인다(Monk et al., 2006). 뇌의 구조적 차이에 대한 연구에서도 불안장애 가진 소아들은 건강한 대조군에 비하여 amygdala 모양의 차이가 있다는 것을 밝혔다(Milham et al., 2005). 이러한 기능적이며 때로는 구조적 차이는 유전자와 환경의 복잡한 상호작용의 결과에 의해 나타난다. 이러한 상호작용을 포함한 위험인자들은 뇌가 발달하는 동안 뇌의 신경회로에 영향을 미치며, 뇌기능에서 질적 또는 양적인 차이를 유발한다. 그리하여 뇌발달의 전형적인 궤도로부터 벗어나는 것으로 인해 다양한 증상이 나타나게 된다. 유전자 연구측면에서 보면, 불안장애에 대한 유전자가 원인으로 설명될 수 있는 유전 가능성은 25~60%에 이른다(Giovanni et al., 2013). 주의력결핍·과잉운동장애나 자폐증과 같은 높은 유전적 경향을 가진 질환들 보다는 낮지만, 명확한 유전적 경향을 보여주고 있다. 한 연구에서는 불안장애를 가진 부모의 자녀들이 건강한 대조군에 비하여 3배 이상 많이 불안해하였다(Micco et al., 2009). 유전자와 환경은 복잡한 상호작용들을 통하여 불안과 다른 행동증상을 만들어낼 수 있다. 이러한 상호작용의 종류로서 첫째, 유전자와 환경의 상호작용이 있다. 즉 유전자는 환경적 스트레스에 대한 취약성을 증가시켜 신경회로에 변화를 가져와 불안을 야기할 수 있다. 대표적인 예로서, promoter region of the serotonin transporter gene(5-HTTLPR)에서의 특정 유전적 변이는 공포스러운 자극에 대하여 amygdala의 활성도를 증가시키며, 이러한 양상은 불안장애를 가진 소아·청소년과 매우 유사한 반응을 보였다(Hariri et al., 2003). 둘째, 유전자-환경의 관련성이다. 즉, 유전적 요인들에 의해서 개인의 특정환경에 대한 경험 자체가 증가 또는 감소할 수 있다. 셋째, 후생유전학적 방법을 통해 환경적 요인들이 유전자 발현에 영향을 미쳐 유전자 효과를 조절하게 된다(Rutter et al., 2006). 이러한 상호작용을 통해서 불안과 다른 복잡한 행동들은 한 가지 유전자의 효과만으로 설명되기는 어려우며, 발달의 환경적 상태에 대한 영향을 배제할 수는 없다. 환경적 요인들로서는 과도한 보호나 지나친 부모의 간섭 등과 같은 훈육의 문제, 일상에서 정신적 외상 및 사건, 그리고 주변에 대한 학습 등이 있을 수 있다. 하지만 이러한 환경적 요인들만으로는 불안장애와 연관성을 설명하는 데 한계가 있다. 일상의 스트레스 유발 사건, 훈육, 가족, 사회적 지지, 또래 관계 및 결혼생활의 질적 수준 등은 유전적 영향을 받는 것으로 밝혀졌으며, 유전 가능성은 0.07~0.39까지 다양하다(Kendler & Baker, 2007). 이러한 결과는 불안과 환경적 요인과의 관계에서도 유전적으로 매개될 수 있다는 것을 제시하고 있다.

유전자와 환경의 상호작용의 결과가 다양한 신경회로에 영향을 미치게 되면 인지 및 정보처리 과정에 영향을 받게 된다. 소아불안이 관여하는 정보처리 과정에 대한 연구는 매우 제한적이지만, 잠정적인 결론으로서는 어릴 적 기질들(예 : 행동억제)들이 이러한 역기능적 정보처리와 관련될 수 있으며, 이러한 역기능적 과정은 다섯 가지 정보처리 과정으로 나눌 수 있다(Giovanni et al., 2013). 첫째, 위험과 주의의 상호작용, 예를 들어 불안한 아이들은 위험에 대하여 더 집중하거나 더 피하려는 경향이 있다. 둘째, 위험 평가로써 자극이 중립적이거나 위협적이지 않아도 마치 위험한 것으로 여기는 경향이다. 셋째, 기억과 학습 과정으로 공포 조건화와 소거 실험에서도 나타나듯이 안전한 자극을 위험한 자극으로 학습하게 된다. 넷째, 사회적 평가 과정으로는 또래들의 평가에 대하여 걱정하게 되며, 다섯째, 보상에 대하여 증가된 민감성을 위험으로 인식되는 자극을 피하려는 보상을 시도할 때 행동을 강하게 변화시키게 되는 것이다. 이러한 일련의 과정들은 불안장애들이 다양한 기분과 인지 과정에서 역기능적 과정들과 관련된다는 것을 제시하고 있으며, 이러한 과정들은 불안장애의 정신병리를 담당하고 있는 것으로 보이는 특정 뇌영역에 의해 조절된다. 그 영역들로서 amygdala, ventrolateral and dorsomedial prefrontal cortex 그리고 Basal ganglia 등을 포함한다.

그 이외에도 불안장애에서 신경전달물질로서 세로토닌과 노르에피네프린의 역할에 대한 연구들도 정신약물의 효과 연구와 연관하여 활발히 연구되고 있다. 신경생물학적 이론에 근거하여 hypothalamic-pituitary-adrenal axis의 문제, thyroid 호르몬과 성장호르몬 조절의 문제 등과 연관될 수 있으며, gamma-amino butyric acid (GABA), adenosine dysfunction 등이 불안에 기여하고 있다(Millan, 2003). 이러한 전반적인 생물학적 원인과 함께 각 개별적 질환의 원인에 대한 이론은 다음과 같은 것이 있다.

분리불안장애(separation anxiety disorder)

부적절하게 해결된 분리개별화 갈등(Mahler et al., 1975), 기질에 의해 결정된 취약성(Kagan et al., 1998), 애착의 안정성(Dallaire & Weinraub, 2005) 등이 분리불안의 시작에 기인할 수 있다. 유전적이고 가족 환경요인들이 원인으로서 선행하기도 한다.

특정공포증(specific phobia)

원인에 대한 최근 이론은 공포증을 유발하고 유지하는 데 있어 학습된 경험의 역할을 강조하고 있다. 세 가지 경로, 즉 혐오적 고전 조건화, 모델링, 부정적 정보 전달 등이 이론적으로 강력한 지지를 받고 있다(Muris et al., 2002). 한 번 생긴 이후 공포는 회피의 결과로 인하여 지속된다.

사회불안장애

유전적 연구들이 사회불안장애(social anxiety disorder)의 유전 경향성에 대하여 설명하고 있다(Stein et al., 1998). 행동억제(Behavioral inhibition) 성향도 발달적으로 사회불안장애로 진행될 수 있다(Schwartz et al., 1999). 부모의 높은 강도의 비난과 과도한 통제 등이 발병 전 경험이 될 수 있다(Whaley et al., 1999). 일단 나타나게 된다면 사회불안장애는 부정적인 지각과 정동, 사회기술부족 그리고 회피의 긍정적 강화에 의해서 지속된다(Kashdan & Herbert, 2001).

범불안장애(generalized anxiety disorder)

기질의 한 특징으로서 행동억제(behavioral inhibition)가 잠재적 위험요인으로 고려된다(Biederman et al., 1993). 행동이론들은 불안을 부적절한 보상반응으로 개념화하고 있고, 인지이론은 각성과 연관된 역기능적 인지에 의한 것으로 보며 이후 회피를 통한 재강화로 이어진다고 본다. 가족 요인으로는 부모의 높은 기대와 성취에 대한 강조가 아이의 불안을 유발할 수 있다.

선택적 함구증(selective mutism)

원인에 대한 이전 연구들은 대부분 단일 사례연구 형식의 특정 원인에 대한 연구였다. 심리학적 외상(Hayden, 1980), 역기능적 가족 역동(Meyers, 1984), 소아의 환경으로 인하여 재강화되는 학습된 행동(Porjes, 1992), 해결하지 못한 갈등의 표현(Valner, 1995) 또는 말하는 것에 대한 반항적 거절(Hoffman, 1986) 등이 원인으로 보고되었다.

최근 30년 동안 소아불안장애 치료에 있어서 많은 발전이 있었으며, 대부분은 인지행동치료와 약물치료에 관련된 연구들이었다. 인지행동치료는 소아불안장애에서 약물치료와 동등한 효과를 보이는 것으로 보고 있으며, 약물치료와 같이 사용할 때는 약물치료 또는 인지행동치료 단독으로 사용할 때보다 더 효과적인 것으로 보고 있다. 미국 소아청소년정신의학회에서는 인지행동치료를 치료적 선택으로서 가장 먼저 고려할 것을 제안하고 있다. 하지만 공존질환이 존재하거나, 인지행동치료에 반응이 없거나 치료에 협조하지 못할 정도로 심각하다면 약물치료가 반드시 고려된다. 약물치료에 관련된 연구들에서 지속적으로 많은 근거가 제시되고 있다. 최소 13개의 무작위, 이중맹검, 위약조절 임상연구가 소아불안장애에 대한 약물치료의 효과와 안정성을 평가하기 위해서 수행되었다(표 13.1). 그 중 7개 연구는 선택적 세로토닌 재흡수차단제(SSRI)와 관련된 것이며 모든 연구가 긍정적인 효과를 보여주었다. 2개 연구는 세로토닌 노에피네프린 재흡수차단제(SNRI)인 Venlafaxine ER과 관련된 연구들로서 긍정적 효과를 확인하였다. 그러나 삼환계 항우울제 연구들과 벤조다이아제핀 관련된 연구들에서 약물효과는 아직 확실한 근거를 제시하지 못하고 있다.

분리불안장애

가족에 대한 정신교육적 개입으로서 진단에 대한 설명과 현재 부적절한 행동이 어떻게 진단과 연관되는지, 그리고 가족구성원에 의한 행동, 인지 및 감정 변화가 어떻게 아이를 도와줄 수 있는지 등을 설명한다. 행동치료적 접근으로서 모델링과 노출 기반 치료들이 효과적이며, 역기능적 사고를 중심으로 한 인지적 개입도 도움을 준다. 신체화 증상이 있을 때는 근육이완 훈련이나 긴장이완 훈련 등이 유용할 수 있다. 그룹 및 가족치료는 모델링 및 일반화 등을 위한 효과적인 수단으로서 의미가 있다. 인지행동치료가 주요한 치료적 형태이지만, 인지행동치료와 동반된 약물치료적 접근은 더 나은 결과를 가져온다(Walkup et al., 2008). 정신약물치료는 증상이 난치성이며 복잡한 경우에 사용되며, 불안이 심하여 다른 치료적 방법의 접근이 어려울 때 사용될 수 있다(Bernstein et al., 1997). 분리불안장애에 대하여 허가된 약물은 없지만, 공통되는 의견은 선택적 세로토닌 재흡수차단제(SSRI)가 약물치료의 최우선 선택이다. 분리불안장애를 가진 소아에 대한 무작위 대조군 연구에서 imipramine(Klein et al., 1992)과 clonazepam(Graae et al., 1994)이 효과적이었지

표 13.1 소아불안장애에 대한 약물치료와 관련된 무작위, 이중맹검, 위약조절 임상연구

진단	약물, 용량, 기간, 배제질환	참가인원, 나이, 공존질환	결과	연도
GAD, SAD and/or SoP	Sertraline, 25~200mg/day, 12주, MDD	488명, 7~17세, ADHD, PTSD, ODD, CD, Dysthymia	Sertraline + CBT > CBT=Sertraline > Placebo	Walkup et al. 2008
GAD, SAD and/or SoP	Fluoxetine, 20mg, 12주, MDD	74명, 7~17세, ADHD, PTSD, ODD, CD, Dysthymia	Fluoxetine > Placebo	Birmaher et al. 2003
GAD, SAD and/or SoP	Fluvoxamine, 50~250mg/day, 8주, MDD	128명, 6~17세, ODD, Dysthymia, ADHD, PTSD, CD	Fluvoxamine > Placebo	Walkup et al. 2001
GAD	Venlafaxine-ER, 37.5~225mg/day, 8주	320명, 6~17세	Venlafaxine-ER > Placebo	Rynn et al. 2007
GAD	Sertraline, 50mg/day, 9주	22명, 5~17세	Sertraline > Placebo	Rynn et al. 2001
GAD	Alprazolam, 0.25~3.5mg/day, 4주	30명, 8~16세, OCD, Dysthymia	Alprazolam=Placebo	Simeon et al. 1992
SoP	Fluoxetine, 10~40mg/day, 12주	80명, 7~17세, GAD, SAD	Fluoxetine > Placebo	Beidel et al. 2007
SoP	Venlafaxine-ER, 37.5~225mg, 16주	293명, 8~17세	Venlafaxine > Placebo	March et al. 2007
SoP	Paroxetine, 10~50mg/day, 16주	322명, 8~17세, GAD, SAD	Paroxetine > Placebo	Wagner et al. 2004
SoP	Alprazolam, 0.25~3.5mg, 4주	30명, 8~16세	Alprazolam=Placebo	Simeon et al. 1992
SAD	Clonazepam, 0.5~2.0mg, 8주	15명, 7~13세, SoP	Clonazepam=Placebo	Graae et al. 1994
SAD	Imipramine 70~275mg, 6주	21명, 6~15세, MDD, SoP, OCD, SAD	Imipramine=Placebo	Klein et al. 1992
Selective Mutism	Fluoxetine syrup, 12~27mg, 12주	15명, 6~11세, simple phobia, enuresis	Fluoxetine > Placebo	Black & Uhde. 1994

GAD : generalized anxiety disorder, SAD : separation anxiety disorder, SoP : social phobia, MDD : major depressive disorder, ODD : oppositional defiant disorder, ADHD : attention deficit hyperactivity disorder, CD : conduct disorder, PTSD : posttraumatic stress disorder, OCD : obsessive compulsive disorder, CBT : cognitive behavioral therapy

만, 위약에 비하여 유의한 통계적 차이를 보이지는 못하였다.

특정공포증

소아·청소년의 특정공포증(specific phobia)에서는 인지행동적 치료기법이 널리 이용되고 있다. 노출, 재강화 훈련, 긍정적 재강화 그리고 소거기술 등을 혼합한 방법이 증상 조절에 효과적이다. 최근 연구는 단지 한 세션만의 노출치료로 치료적 효과가 오래 지속될 수 있으며, 동반되는 불안과 다른 공포증도 줄여줄 수 있다 (Ollendick et al., 2009). 가족치료도 유용한 부가적 치료가 될 수 있다. 특히 가족이 아이의 공포심을 조장하는 왜곡된 가족관계를 다루기 위해 유용할 수 있다. 불안에 대한 강화와 소거에 대한 기본적인 부모교육은 치료에 있어서 중요하다. 회피가 결국에는 불안을 지속시키고, 노출이 불안을 줄여줄 수 있다는 정보를 제공하는 것은 유용할 수 있다. 비록 소아·청소년에서 무작위대조군 약물치료 연구가 시행되지는 않았지만, 성공적 치료가 보고되었고, fluoxetine 시도를 한 개방연구가 있다 (Fairbanks et al., 1997).

사회불안장애

사회불안장애(social anxiety disorder)를 가진 아이들 치료에 있어 인지행동치료의 효과를 지지하는 연구들이 있지만, 대부분의 연구는 사회불안장애를 가진 아이들을 초점으로 하기보다는 불안장애들이라는 큰 카테고리를 가진 아이들에 대한 연구이다. 그럼에도 불구하고 인지행동 치료적 접근이 소아·청소년 사회불안장애에 대하여 가장 선호되고 있는 치료적 접근이다. 비록 FDA 허가된 약물치료는 없지만, 선택적 세로토닌 재흡수차단제(SSRI)가 약물치료에서는 가장 우선으로 고려된다. Paroxetine(Wagner et al., 2004), Fluoxetine(Beidel et al., 2007) and Venlafaxine ER(March et al., 2007) 등의 효과들에 대한 약물연구가 근거를 제시하고 있다. 소아에서 사회불안장애 예후에 대하여 알려진 것은 많지 않다. 8세 경에 진단 되는 경우도 있지만, 대부분 청소년기에 발견되며, 평균 15세 정도에 진단된다. 경로는 만성적이며, 증상 호전 없이 지속되는 경우가 많아 평생 동안 심각한 사회적 상호작용에 어려움을 준다. 사회불안장애를 가진 성인은 결혼, 취업, 높은 학업적 성취 등의 가능성이 떨어진다(Keller, 2003).

범불안장애(generalized anxiety disorder)

정신역동적 치료는 불안의 방어적이고 비적응적 본성을 인지하는 것에 초점을 둔다. 하지만 아이들에게 치료적 가치와 근거는 부족하다. 놀이치료나 지지적 정신치료도 경험적 증거가 존재하지 않는다. 반대로 인지행동치료는 청소년 불안장애에서 많은 근거를 가지고 있다. 이런 형태의 치료가 최근 임상표준에서 지지되고 있다. 공통적인 치료 구성은 탈감작, 지속적 노출, 모델링, 자기조절 등을 포함한다. 이완, 가상적 이미지, 자기 확인적 사고, 자기 지시, 부정 사고인식과 기능적 사고로 대체 등 다양한 방법으로 인지행동치료와 연결된다. 가족치료를 동반한 인지행동치료도 치료효과를 증가시킨다. 만약 환아의 부모가 불안을 가지고 있다면 부모의 불안을 같이 조절해주는 것이 중요하다. 약물치료로서는 선택적 세로토닌 재흡수차단제(SSRI)가 고려된다. RUPP(research unit on pediatric psychopharmacoloy)anxiety 그룹은 특히 Fluvoxamine이 범불안장애를 포함한 불안장애에 효과적이며 부작용도 적다고 보고하였다(Walkup et al., 2002). 다른 연구는 Sertraline(Walkup et al. 2008), Fluoxetine(Birmaher et al. 2003), Citalopram(Baumgartner et al. 2002), Venlafaxin-ER(Rynn et al. 2007) 등을 소아 범불안장애에 대한 치료제로써 근거를 제시하고 있다. Benzodiazepine 사용의 효용성에 대해서는 제한적인 정보만 존재한다. 초기 연구(Simeon et al. 1992)에서 Alprazolam 이 위약보다 효과적이지 못하였고, 다양한 부작용의 걱정으로 인하여 임상적 사용은 제한되는 경향이다. 하지만 불안증상이 심하여 SSRI 효과가 나타나는 동안 증상조절이 필요하다면 단기간 사용 할 수도 있다.

선택적 함구증

선택적 함구증(selective mutism)에 대한 치료는 개인, 가족, 행동 및 정신분석 등 다양한 영역을 포함하여 시도 되었지만, 근거가 부족한 것이 현실이다. 치료의 최우선 선택은 다학제적 치료 접근이며 약물치료도 동반될 수 있다. 인지행동치료는 기본적인 개입으로서 환아가 불안으로 인하여 말하는 것이 억제되는 것을 줄여 주고, 말을 함으로써 긍정적 강화를 시키는 것을 목표로 한다. 모델링이나 또래 압력과 같은 것을 이용한 정신사회적 개입도 재강화 또는 점진적 접근에 이용되기도 한다. 가족치료도 함구증의 역동을 이해하고 인지행동치료의 개입을 위해서 유용할 수 있다. 약물치료에 있어서는 선택적 세로토닌 재흡수차단제(SSRI)의 효능에 대한 연구들이 있다. 5~16세의 선택적 함구증을 가진 소아·청소년을 대상으로 한 무작위 대조군 연구에서 Fluoxetine이 부모의 평가상 유의한 효과를 보였다(Black & Uhde, 1994). Fluoxetine은 다른 개방연구에서도 유용함이 증명되었다(Dummit et al., 1996). 이중맹검 대조군 연구에서는 Sertraline이 증상호전을 보였으나 위약과는 차이가 없었다(Carlson et al., 1999). 비록 초등학교에서 수년간 지속되는 것도 드물지 않지만, 대부분의 아이는 회복하는 것으로 보인다. 10세 이전에 회복하지 않는 아이들의 증상은 지속될 가능성이 높다는 보고가 있다(Kolvin & Fundudis, 1981).

결론

불안증상은 소아·청소년에서 매우 흔하여, 개인과 가족에게 심리적, 사회적 그리고 경제적 영향을 주게 된다. 불안장애의 생물학적 원인으로는 유전자와 환경의 복잡한 상호작용이 뇌가 발달하는 동안 뇌의 신경회로에 영향을 미치며, 뇌기능에서 질적 또는 양적인 차이를 유발하고, 뇌 발달의 전형적인 궤도로부터 벗어나는 것으로 인해 다양한 증상들이 나타나게 된다. 임상가는 병리적 불안과 정상적 불안을 구분하기 위하여 소아·청소년에서 불안의 발달적 경로와 그 결과에 대하여 익숙할 필요가 있다. 소아·청소년에서 불안장애는 흔하기 때문에 임상가는 항상 불안장애의 가능성에 대해 고려해야 한다. 다양한 정보 이용과 함께 자세한 병력청취를 동반한 생물정신사회적 관점에서 평가가 필요할 것이다. 치료에 있어서는 인지행동치료와 약물치료가 대표적이다. 약물치료에 대한 다양한 효과와 관련된 데이터도 축적되고 있으며, 특히 선택적 세로토닌 재흡수차단제(SSRI)는 비교적 안전하고 효과적일 수 있다. 가장 성공적인 치료는 정신교육적, 인지행동적 접근, 약물치료 등의 통합적 형태가 될 것이며, 더불어 소아와 보호자가 같이 협력하는 것이 필수적이다.

참고문헌

Baumgartner J. L, Emslie G. J. & Crismon M. L. (2002). Citalopram in children and adolescents with depression or anxiety. *the annals of pharmacotherapy, 36*, 1692-1697.

Beidael, D. C., Turner, S. M., Sallee, F. R., Ammerman, R. T., Crosby, L. A. & Pathak, S. (2007). SET-C versus fluoxetine in the treatment of childhood social phobia. *Journal of the American Academy of child and adolescent psychiatry, 46*, 1622-1632.

Bernstein G. A. & Shaw K. (1997). Practice parameters for the assessment and treatment of children and adolescents with anxiety disorders. *Journal of the American Academy of child and adolescent psychiatry, 36*(10 Suppl.), 69S-84S.

Biederman, J., Rosenbaum, J. F., Bolduc-Murphy, E. A., Faraone, S.V., Chaloff, J., Hirshfeld D. R. et al. (1993). A 3-year follow-up of children with and without behavioral inhibition. *Journal of the American Academy of child and adolescent psychiatry, 32*, 814-821.

Biederman J, Petty C. R., Hirshfeld-Becker D. R., Henin A., Faraone S. V., Fraire M., et al. (2007). Developmental trajectories of anxiety disorders in offspring at high risk for panic disorder and major depression. *Psychiatry Research, 153*, 245-252.

Birmaher B., Axelson D. A., Monk K., Kalas C., Clark D. B., Ehmann M. et al. (2003). Fluoxetine for the treatment of childhood anxiety disorders. *Journal of the American Academy of Child and Adolescent Psychiatry, 42*, 415-423.

Black, B. & Uhde, T. W. (1994). Treatment of elective mutism with fluoxetine: double blind controlled study. *Journal of the American Academy of Child and Adolescent Psychiatry, 33*, 1000-1006.

Carlson, J. S., Kratochwill, T. R. & Johnston, H. F. (1999). Sertraline treatment of 5 children diagnosed with selective mutism: a single case reserch trial. *Journal of child and Adolescent Psychopharmacology, 9*, 293-306.

Compton S. N., Nelson A. H. & March J. S. (2000). Social phobia and separation anxiety symptoms in community and clinical samples of children and adolescents. *Journal of the American Academy of child and adolescent psychiatry, 39*, 1040-1046.

Dallaire D. H. & Weinraub M. (2005). Predicting children's separation anxiety at age 6: the contributions of infant-mother attachment security, maternal sensitivity, and maternal separation anxiety. *Attach and Human Development, 7*, 393-408.

Doerfler L. A., Toscano P. F. Jr & Connor D. F. (2008). Separation anxiety and panic disorder in clinically referred youth. *Journal of Anxiety Disorders, 22*, 602-611.

Dow S. P., Sonies B. C., Scheib D., Moss S. E. & Leonard H. L. (1995). Practical guidelines for the assessment and treatment of selective mutism. *Journal of the American Academy of child and adolescent psychiatry, 34*, 836-846.

Dummit, E. S., Klein, R. G., Tancer, N. K., Asche, B. & Martin, J. (1996). Fluoxetine treatment of children with selective mutism: an open trial. *Journal of the American Academy of Child and Adolescent Psychiatry, 35*, 615-621.

Essau C. A., Conradt J. & Petermann F. (2000). Frequency, comorbidity, and psychosocial impairment of specific phobia in adolescents. *Journal of Clinical Child & Adolescent Psycholgy, 29*, 221-231.

Fairbanks, J. M, Pine, D. S., Tancer, N. K., Dummit, E. S., Kentgen, L. M., Martin, J., et al. (1997) open fluoxetine treatment of mixed anxiety disorders in children and adolesecents.

Journal of child and adolescent psychopharmacology, 7, 17-29.

Gordon N. (2001). Mutism: elective or selective, and acquired. *Brain & Development, 23*, 83-87.

Graae, F., Milner, J., Rizzotto, L. & Klein, R. G. (1994). Clonazepam in childhood anxiety disorders. *Journal of the American Academy of Child and Adolescent Psychiatry, 33*, 372-376.

Hariri, A. R., Mattay, V. S., Tessitore, A., Fera, F. & Weinberger, D. r. (2003). Neocortical modulation of the amygdala response to fearful stimuli. *Biological Psychiatry 53*, 494-501

Hayden T. L. (1980). Classification of elective mutism. *Journal of the American Academy of child and adolescent psychiatry, 19*, 118-133.

Hoffman S. & Laub B. (1986). Paradoxical intervention using a polarization model of cotherapy in the treatment of elective mutism: A case study. *Contemporary Family Therapy, 8*, 136-143.

Kashdan T. B. & Herbert, J. D. (2001). Social anxiety disorder in childhood and adolescence: current status and future directions. *Clinical Child and Family Psychology Review, 4*, 37-61.

Kagan J., Snidman, N. & Arcus D. (1998). Childhood derivatives of high and low reactivity in infancy. *Child Development, 69*, 1483-1493.

Kashani J. H. & Orvaschel H. (1990). A community study of anxiety in children and adolescents. *American Journal of Psychiatry, 147*, 313-318.

Keller M. B. (2003). The lifelong course of social anxiety disorder: a clinical perspective. *Acta Psychiatrica Scandinavica Supplementum, 417*, 85-94.

Kendall, P. C, Compton, S. N., Walkup, J. T., et al. Clinical characteristics of anxiety disordered youth. *J Anxiety Disord* 2010;24:360-365.

Kendler, K. S. & Baker J. H. (2007). Genetic influences on measures of the environment: a systemic review. *Psychology and Medication. 37*:615-626.

Klein, R. G., Koplewicz, H. S. & Kanner, A. (1992). Immipramine treatment of children with separation anxiety disorder. *Journal of the American Academy of Child and Adolescent Psychiatry 31*, 21-28.

Kolvin, I. & Fundudis, T. (1981). Elective mute children: psychological development and background factors. *Journal of Child Psychology and Psychiatry, 22*, 219-232.

Kumpulainen, K. (2002). Phenomenology and treatment of selective mutism. *CNS Drugs, 16*, 175-180.

Last, C. G., Hersen, M., Kazdin, A. E., Finkelstein, R. & Strauss, C. C. (1987). Comparison of DSM-III separation anxiety and overanxious disorders: demographic characteristics and patterns of comorbidity. *Journal of the American Academy of child and adolescent psychiatry, 26*, 527-531.

Lewis, M. (2002). Child and Adolescent Psychiatry: A Comprehensive Textbook, 3rd edn. Philadelphia: Lippincott Williams & Wilkins.

Mahler, M. S., Pine, F. & Bergman, A. (1975). The Psychological Birth of the Human Infant: Symbiosis and Individuation. New York: Basic Books.

Masi G., Mucci M., Favilla L., Romano R. & Poli P. (1999). Symptomatology and comorbidity of generalized anxiety disorder in children and adolescents. *Comprehensive Psychiatry, 40*, 210-215.

Masi, G., Mucci, M. & Millepiedi, S. (2001). Separation anxiety disorder in children and adolescents: epidemiology, diagnosis and management. *CNS Drugs, 15*, 93-104.

March, J. S., Entusah, A. R., Rynn, M. Albano, A. M. & Tourian, K. A. (2007) A randomized controlled trial of venlafaxine ER versus placebo in pediatric social anxiety disorder. *Biological Psychiatry, 62*, 1149-1154.

McClure, E. B., Monk, C. S., Nelson, E. E., Parrish, J. M., Adler, A., Blair, R. J., et al., (2007) Abnormal attention modulation of fear circuit function in pediatric generalized anxiety disorder. *Archives of General Psychiatry, 64*(1), 97-106.

Merikangas, K. R., He, J. P., Burstein, M., Swanson, S. A., Avenevoli, S., Cui, L. et al. (2010). Lifetime prevalence of mental disorders in U.S. adolescents: results from the National Comorbidity Survey Replication-Adolescent Supplement(NCS-A). *Journal of the American Academy of child and adolescent psychiatry, 49*, 980-989.

Merikangas, K. R., He, J. P., Burstein, M., Swanson, S. A., Avenevoli, S., Case B. et al. (2011). Service utilization for lifetime mental disorders in U.S. adolescents: results of the National Comorbidity Survey-Adolescent Supplement (NCS-A). *Journal of the American Academy of child and adolescent psychiatry, 50*, 32-45.

Meyers, S. V. (1984). Elective mutism in children: A family systems approach. *American Journal of Family Therapy, 12*, 39-45.

Micco, J. A., Henin, A., Mick, E., Kim, S, Hopkins, C. A., Biederman, J. et al. (2009). Anxiety and depressive disorders in offspring at high risk for anxiety: a meta-analysis. *Journal of Anxiety Disorder, 23*, 1158-1164.

Millan. M. J. (2003). The neurobiology and control of anxious states. *Progress in Neurobiology, 70*, 83-244.

Milham, M. P., Nugent, A. C., Drevets, W. C., Dickstein, D. P., Leibenluft, E., Ernst, M., et al., (2005). Selective reduction in amygdala volume in pediatric anxiety disorders: a voxel based morphometry investigation. *Biological Psychiatry, 57*(9), 961-966.

Monk, C. S., Nelson, E. E., McClure, E. B., Mogg, K., Bradley, B. P., Leibenluft, E., et al., (2006). Ventrolateral prefrontal cortex activation and attentional bias in response to angry faces in adolescents with generalized anxiety disorder. *American journal of Psychiatry, 163* (6), 1091-1097.

Monk, C. S., Telzer, E. H., Mogg, K., Bradley, B. P., Mai, X., Louro, H. M., et al., (2008) Amygdala and ventrolateral prefrontal cortex activation to masked angry faces in children and adolescents with generalized anxiety disorder. *Archives of General Psychiatry, 65*(5), 568-576.

Muris, P., Merckelbach, H., de Jong, P. & Ollendick, T. H. (2002). The etiology of specific fears and phobias in children: a critique of the non-associative account. *Behaviour Research and Therapy, 40*, 185-195.

Ollendick, T. H., Ost, L. G., Reuterskiold, L., Costa, N., Cederlund, R., Sirbu C., et al. (2009). One-session treatment of specific phobias in youth: a randomized clinical trial in the United States and Sweden. *Journal of Consult Clinical Psychology, 77*, 504-516.

Porjes, M. D. (1992). Intervention with the selectively mute child. *Psychology in the Schools, 29*, 367-376.

Rutter, M., Moffitt, T. E. & Caspi, A. (2006). Gene-environment interplay and psychopathology: multiple varieties but real effects. *Journal of child psychology and psychiatry, 47*, 226-261.

Rynn, M. A., Riddle, M. A., Yeung, P. P, & Kunz, N. R. (2007). Efficacy and safety of extended release venlafaxine in the treatment of generalzied anxiety disorder in children and adolescents: two placebo-controlled trials. *American Journal of Psychiatry, 164*, 290-300.

Rynn. M. A., Siqueland L., & Rickels, K. (2001). Placebo-controlled trial of sertraline in the treatment of children with generalized anxiety disorder. *American Journal of Psychiatry 158*, 2008-2014.

Salum, G. A., Desousa, D. A., do Rosario, M. C., Pine, D. S. & Manfro, G. G. (2013). Pediatric anxiety disorders: from neuroscience to evidence-based clinical practice. *Revista Brasileira de Psiuquiatria, 35*, S3-S21.

Schwartz, C. E., Snidman, N. & Kagan, J. (1999). Adolescent social anxiety as an outcome of inhibited temperament in childhood. *Journal of the American Academy of child and adolescent psychiatry, 38*, 1008-1015.

Shaffer, D., Fisher, P., Dulcan, M.K., Davies, M., Piacentini, J., Schwab-Stone, M. E. et al. (1996).The NIMH Diagnostic Interview Schedule for Children Version 2.3 (DISC-2.3): description, acceptability, prevalence rates, and performance in the MECA Study. Methods for the Epidemiology of Child and Adolescent Mental Disorders Study. *Journal of the American Academy of child and adolescent psychiatry, 35*, 865-877.

Simeon, J. G., Ferguson, H. B., Knott, V., Roberts, N. Gauthier, B., Dubois, C. et al. (1992). Clinical, cognitive, and neurophysiological effects of alprazolam in children and adolescents with overanxious and avoidant disorders. *Journal of the American Academy of child and adolescent psychiatry, 31*, 29-33.

Stein, M. B., Chartier, M. J., Kozak, M. V., King, N. & Kennedy, J. L. (1998). Genetic linkage to the serotonin transporter protein and 5HT2A receptor genes excluded in generalized social phobia. *Psychiatry Research, 81*, 283-291.

Valner, J. & Nemiroff, M. (1995). Silent eulogy. Elective mutism in a six-year-old Hispanic girl. *Psychoanalytic Study of the Child, 50*:327-340.

Viana, A.G., Beidel, D. C. & Rabian, B. (2009). Selective mutism: a review and integration of the last 15 years. *Clinical Psychology Review, 29*, 57-67.

Walkup J. T., Albano A. M., Piacentini J., Birmaher B., Compton S. N., Sherrill J. T. et al. (2008). Cognitive behavioral therapy, sertraline, or a combination in childhood anxiety. *New England Journal of Medicine, 359*, 2753-2766.

Walkup J., Labellarte M., Riddle M. A., Pine D. S., Greenhill L., Fairbanks J. et al. (2002). Treatment of pediatric anxiety disorders: An open-label extension of the Research Units on Pediatric Psychopharmacology Anxiety Study. *Journal of Child and Adolescent Psychopharmacology, 12*, 175-188.

Walkup J., Labellarte M., Riddle M. A., Pine D. S., Greenhill L., Klein R. et al. (2001). Fluvoxamine for the treatment of anxiety disorders in children and adolescents. *New England Journal of Medicine, 344*, 1279-1285.

Weems C. F., Silverman W. K. & La Greca A. M. (2000). What do youth referred for anxiety problems worry about? Worry and its relation to anxiety and anxiety disorders in children and adolescents. *Journal of Abnormal Child Psychology, 28*, 63-72.

Werry J. S. (1991). Overanxious disorder: a review of its taxonomic properties. *Journal of the American Academy of child and adolescent psychiatry, 30*, 533-544.

Whaley S. E., Pinto A. & Sigman M. (1999). Characterizing interactions between anxious mothers and their children. *Journal of Consulting and Clinical Psychology, 67*, 826-836.

Wiener J. M. & Dulcan M. K. (2004). Textbook of Child and Adolescent Psychiatry, 3rd edn. Washington, DC: American Psychiatric Publishing.

Wagner, K. D., Berard, R., Stein, M. B., Wetherhold, E., Carpenter, D. J., Perera, P., et al. (2004). A multicenter, randomized, double blind, placebo controlled trial of paroxetine in child and adolescents with social anxiety disorder. *Archives of General Psychiatry 61*, 1153-1162.

요약

불안은 소아에서 흔히 볼 수 있으며, 정상적인 발달에서 생길 수 있는 불안부터 치료가 필요한 불안장애의 증상까지 다양하다. 불안장애의 원인으로는 유전적 요인들과 환경적 요인들의 복잡한 상호작용을 통하여 뇌기능에 지장을 줌으로서 불안 및 동반되는 다른 증상들이 나타나는 것으로 생각되며, 그 외 신경전달 물질 등을 포함한 다양한 생물학적 원인들이 관여 한다. 각각의 불안 장애들의 특징으로는 다음과 같다. ① 분리불안 장애 : 양육자, 부모 또는 사랑하는 사람들로부터 분리에 대한 지나친 불안이 특징이다. ② 사회불안장애 : 사회적 상황 또는 평가되는 상황에서 지속적인 두려움이 나타난다. ③ 범불안장애 : 다양한 주제에 대하여 지나치고 조절 되지 않는 걱정이 특징이며 신체적 호소도 동반될 수 있다. ④ 특정 공포증 : 특정 상황이나 대상에 대한 극단적 공포로서 다섯 가지 종류의 공포증(동물형, 자연환경형, 혈액-주사-신체 손상형, 상황형, 기타형)이 있다. ⑤ 선택적 함구증 : 상황에 따라 말을 하지 않는 상황으로서 단지 언어만의 문제라기 보다는 극단적인 불안에 의한 언어의 지나친 억제로 이해된다. 불안에 대한 전반적인 평가로서 질환의 심한 정도, 기능적 장애, 동반 질환 유무 등과 함께 여러 정보제공자들의 정보들을 충분히 고려한 후 치료 계획이 결정되어 진다. 치료는 불안이 소아의 일상생활, 학교통학, 또래 관계, 학업 수행 등에 지장을 주게 된다면 고려되어 진다. 소아의 치료 과정에서 부모의 불안장애도 함께 치료가 필요할 수 있다. 불안장애의 치료로서 인지행동치료와 약물치료가 될 수 있다. 인지행동치료는 소아불안장애에서 약물치료와 동등한 효과를 보이는 것으로 보고 있으며, 약물치료와 같이 사용할 때는 약물치료 또는 인지행동치료 단독으로 사용할 때보다 더 효과적인 것으로 보고 있다. 약물치료에 주로 사용되는 약물은 선택적 세로토닌 재흡수차단제가 사용되며, 효과와 안전성에서 많은 증거들이 연구되어 있다. 임상이나 학교에서 조기 발견 및 조기 개입이 성공적 치료에 중요하며, 부모의 적극적 협조를 통한 환경적 변화도 필요할 때가 많다.

제14장
외상후스트레스장애(PTSD)

박재홍
동아대학교병원 정신건강의학과

인체는 개체의 생존을 위해 스트레스에 대처하는 복잡하고 정교한 대응체계를 가지고 있다. 하지만 스트레스가 감당하기 힘들 정도로 심하거나 오랜 기간 지속되거나 혹은 스트레스 대응체계가 취약한 상황에서는 이러한 대응전략이 무너지면서 다양한 증상이 나타나게 된다. 스트레스 대응전략이 무너졌을 때 발생하는 대표적인 정신질환에는 적응장애, 급성스트레스장애 그리고 외상후스트레스장애(posttraumatic stress disorder, PTSD)가 있다. 세 가지 질환의 진단은 스트레스의 정도, 증상의 지속기간, 증상의 정도차이로 구분되지만, 병태생리 면에서는 인체의 스트레스 대응체계의 이상이라는 점을 공유한다. PTSD는 세 가지 스트레스 관련 질환 중 증상 정도와 지속기간이 길어 질환으로 인한 고통이 상대적으로 크다고 할 수 있다. 더욱이 스트레스 관련 질환의 생물학적 원인과 치료에 대한 연구는 PTSD에 집중되어 있다. 따라서 이 장에서는 지금까지의 연구결과를 바탕으로 PTSD의 개념, 진단, 원인, 치료에 대해 기술하고자 한다.

개념

PTSD는 극심한 외상성 스트레스 사건에 노출된 후 심각한 고통이나 장애를 초래하는 특징적 증상이 나타나는 질환이다(조수철 등, 2008). 극심한 외상성 스트레스 사건이란 자연재해, 전쟁, 사고, 성폭력, 가정폭력, 학교폭력, 가족의 죽음 등 다양하다.

PTSD 증상에 대한 초기 의학적 기술은 1800년대 "Da Costa Syndrome" 또는 "Soldier's Heart"에 대한 기술로 시작된다. 미국 남북전쟁에 참전한 군인을 치료한 Jacob Mendes Da Costa는 참전 군인 중 심장 통증을 호소하지만 신체검사상 아무런 이상을 찾지 못하는 환자가 있다고 기술하였다(Costa, 1871). 현대의 개념으로는 불안증상에 해당하는 이 질환에 대한 치료법으로 그는 규칙적 생활과 운동을 권유하였다. 1, 2차 세계대전을 거치면서 주로 참전 군인들에 대한 연구가 이어져 왔지만, 소아·청소년을 대상으로 한 연구는 1945년 David Levy가 수술을 받는 아이들이 겪는 불안에 관해 기술하면서부터 학문적 관심의 대상이 되었다(Levy, 1945). Levy는 수술을 받은 아이들이 수술 이후에도 불안증상이 지속되는 것을 관찰하고 2차 대전 참전 군인들이 보이는 증상과 유사하다는 점을 기술하였다. 이후 정신분석적 이론을 바탕으로 몇 가지 사례 보고들이 있어 오다가 1956년 Block 등(1956)이 미시시피에서 토네이도 피해를 당한 아이들의 부모 면담을 통해 아이들의 불안증상을 평가하는 연구를 수행하였다. 이 연구는 부모만 면담하였다는 제한이 있지만, PTSD에 대한 대규모 역학연구였다는 점에서 의의가 있다. 1976년 미국 Chowchilla에서 발생한 유괴 사건의 피해를 당한 26명의 아이에 대해 추적 연구가 있었는데, 이들 모두가 PTSD 증상이 발생하였고 이들을 연구하면서 성인과 다른 소아·청소년의 특징적인 PTSD 증상을 이해하는 계기가 되었다(Terr, 1979).

국내에서도 소아·청소년의 PTSD에 대한 연구가 있었는데 신체 공격, 성폭력, 학교폭력 피해자를 대상으로 한 연구가 보고되고 있다. 학령전기 유아를 대상으로 한 연구로는 갑작스럽게 신체 공격을 받은 9명의 유치원 소아를 대상으로 외상 후 증상을 평가한 연구가 있었는데, 이 중 6명의 소아가 PTSD 진단기준에 부합하였다(신의진 등, 2004). 성폭력 피해 소아 지원을 위한 센터가 지역마다 설치되면서 이들의 피해 실태 조사가 이루어졌고(송숙형 등, 2008), 매년 국가적 통계로 수집되고 있다. 성폭력 피해 소아 86명을 대상으로 정신의학적 진단평가를 시행한 연구에서는 피해 소아의 41.7%가 PTSD 진단기준을 만족하여 정신의학 질환 중 가장 높은 빈도를 보였다(김태정 등, 2006). 최근 학교폭력에 대한 관심이 증가하면서 학교폭력 피해 학생에 대한 실태 조사(권순재 등, 2012)와 정신병리에 대한 연구가 이어지고 있다(방수영 등, 2012). 한편, 한차례 외상 사건을 목격한 167명의 초등학생을 대상으로 30개월간 정신병리를 조사한 전향적 추적 연구도 시행되었다(Song et al., 2012). 이 연구에서 대상 학생의 PTSD 증상은 외상 이후 시간이 지날수록 감소하는 경과를 보였다.

현재까지 PTSD의 생물학적 원인을 규명하고 치료적 접근법을 찾고자 하는 연구는 꾸준히 계속되고 있으며 신경내분비, 신경전달물질, 신경해부학 등 광범위한 접근이 이루어지고 있다. 하지만 성인 PTSD에 대한 연구는 활발한 반면, 연구 설계의 어려움과 윤리적인 문제로 인해 소아·청소년에 대한 연구는 상대적으로 부족한 편이다.

임상특징

역학

PTSD의 유병률은 연령에 따라 차이를 보인다. 미국에서 시행한 대규모 역학연구를 살펴보면 다음과 같다. 성인(18세 이상)을 대상으로 한 역학연구에서는 PTSD의 평생 유병률을 6.8%로 보고하고 있다(Kessler et al., 2005). 그리고 904명의 청소년(13 ~17세)을 대상으로 한 연구에서는 유병률이 4.7%로 성인보다 다소 낮았다(Kessler et al., 2012). 소아(9~13세)를 대상으로 한 역학연구에 따르면 1,420명의 소아를 16세까지 전향적 추적 연구를 시행하였을 때, 이들 중 3분의 2는 외상성 스트레스 사건에 노출되고, 이 중 13%는 일부 PTSD 증상을 보였지만 DSM-IV의 PTSD 진단기준을 충족하는 빈도는 0.5%에 불과하였다(Copeland, Keeler, Angold & Costello, 2007). 단, 외상성 스트레스 사건의 특성이 PTSD 진단에 영향을 미치는 데 신체적 폭행, 성폭력 그리고 복합적인 스트레스 사건이 있는 경우는 증상 정도가 심하였다. 따라서 연령이 어릴수록 PTSD의 유병률은 낮아진다고 볼 수 있지만, 소아에 적합한 진단기준의 적용과 외상성 스트레스 사건의 심각성을 고려해야 할 것이다.

진단기준

외상후스트레스장애는 정신의학의 역사에서 비교적 최근에 진단 분류 체계로 들어온 질환이다. 1980년 DSM-III에 외상후스트레스장애라는 공식 진단명이 처음 사용되었으나 성인과 소아의 진단기준은 차이가 없었다. 1987년 개정된 DSM-III-R에서는 성인의 외상에 대한 반복적 회상증상을 소아는 놀이를 통해 재현할 수 있다는 점과 성인의 흥미감소 증상을 소아는 발달 단계에서 획득한 기술(배변 훈련, 언어 습득)을 잃어버리는 것으로 성인과 소아의 차이점을 기술하였다. 1994년 DSM-IV에서는 소아와 성인 PTSD 증상이 다르게 나타날 수 있음을 다음의 네 가지로 설명하였다. 첫째, 외상 사건에 대한 극심한 공포 반응이 소아는 와해되거나 초조한 행동

증상으로 나타날 수 있다. 둘째, 외상의 반복적 회상을 소아는 놀이를 통해 재현할 수 있다. 셋째, 외상에 대한 반복적 악몽이 소아는 내용을 인지할 수 없는 무서운 꿈으로 나타날 수 있다. 넷째, 외상이 마치 재발하고 있는 듯한 느낌이나 행동을 소아는 외상과 관련된 행동을 재연함으로써 표현할 수 있다. 이와 같이 소아에 특이적인 PTSD 증상을 기술하기 위한 노력을 기울이면서 2013년 발간된 DSM-5 (American Psychiatric Association, 2013)에서는 6세 이하의 소아를 위한 진단기준이 구분되기에 이르렀다.

DSM-5에서는 외상후스트레스장애가 외상과 스트레스요인관련장애(Trauma-and Stressor-Related Disorders)로 분류된다. PTSD는 DSM-IV까지는 불안장애로 분류되었으나, 원인에 기반해 분류하려는 시도와 불안 이외의 다양한 증상을 보인다는 점에서 외상과 스트레스요인관련장애로 분류되었다. DSM-5 진단기준의 특징을 살펴보면 다음과 같다. 우선 외상 경험을 규정하는 진단기준 A1이 보다 확장되고 구체적으로 명시되었다. 외상을 직접 경험하거나 목격하는 것에 추가하여 가족이나 친구의 외상 사건을 알게 되는 것, 외상 사건의 혐오스러운 세부 사항들에 극심하게 혹은 반복적으로 노출되는 상황을 포함하고 있다. 외상이라 함은 실제적이거나 위협적인 죽음이나 심각한 상해 또는 성범죄를 일컫는다. 그리고 외상에 대한 개인의 반응을 기술하는 진단기준 A2는 삭제되었다. 즉 DSM-IV에서는 외상에 대한 극심한 공포나 무력감 등 개인의 반응이 진단에 필수적이었지만 DSM-5에서는 삭제됨으로써 외상에 대한 반응의 다양성을 반영하였다. 따라서 DSM-IV에서 소아의 외상 사건에 대한 반응은 놀이를 통해 나타날 수 있다는 설명도 자연스럽게 사라지게 되었다. PTSD의 증상을 기술하는 진단기준도 DSM-5에서 재분류 및 추가·개정되었다. 이전의 DSM-IV는 PTSD의 핵심증상을 재경험, 회피/무감각, 각성증상의 세 가지로 대별하였는데, DSM-5에서는 재경험, 회피, 인지 및 기분의 부정적 변화, 각성증상의 네 가지로 대별하고 있다. DSM-IV의 재경험증상은 DSM-5에서 그대로 유지되었으며 성인과 달리 소아가 보일 수 있는 증상에 대한 기술도 유지되고 있다. DSM-IV의 회피/무감각 증상은 DSM-5에서 각각 분리되어 회피, 인지 또는 기분의 부정적 변화로 진단기준을 나누어 기술하였다. 인지 또는 기분의 부정적 변화에 대한 진단기준은 DSM-IV의 무감각 증상의 개념을 포함하면서 외상으로 인한 자신과 세상에 대한 인지적 왜곡과 공포, 분노, 죄책감 같은 부정적 기분이 지속되는 증상을 추가하여 기술하였다. DSM-5에서 각성증상은 DSM-IV에 기술된 증상을 포함하고 있으며 무모하고 자기 파괴적 행동을 진단기준에 추가시켰다. DSM-5에서는 6세 이하의 소아의 경우 적용할 수 있는 진단기준을 따로 제시하고 있는데, 6세 이상의 진단기준과 차이점은 회피, 인지 또는 기분의 부정적 변화 진단기준을 하나로 묶고 그 중

하나의 증상만 있으면 진단기준을 충족하는 것으로 하고 있다. 그리고 각성증상 중자기 파괴적 행동에 대한 진단기준은 6세 이하에서는 적용되지 않는다. 전체적으로 DSM-5의 PTSD 진단기준은 발달 단계에 따라 PTSD 증상이 다르게 나타날 수 있음을 고려한 진단기준이며, 소아 PTSD의 진단에 필요한 증상 개수가 적어 진단이 보다 수월해졌다고 할 수 있다.

감별진단 및 공존질환

PTSD는 외상이라는 원인이 선행되어야 진단할 수 있는 질환이다. DSM-5 진단체계하에서 스트레스 외상관련 장애에 속하는 반응성 애착장애, 탈억제형사회적참여장애, 급성 스트레스장애, 적응장애와 감별하는데 진단기준에 따른 외상의 특성, 증상의 발현 및 지속 기간이 주된 기준이 된다. 하지만 진단기준 자체보다는 소아의 특성상 언어 표현이 정확하지 않을 수 있고 외상 사건과 직접적 연관이 없어 보이는 불안 및 악몽, 반항행동, 과잉행동 등으로 증상이 표현될 수 있다는 점에 주의를 기울여야 한다.

임상적 측면에서 보면 감별진단도 중요하지만, 공존질환의 평가가 대단히 중요하다고 하겠다. PTSD는 우울, 불안, 물질사용장애, 품행장애와 같은 공존질환의 빈도가 높은 것으로 알려졌고, PTSD의 진단기준이 불안, 우울, 해리 등 다양한 증상을 포함하고 있기 때문에 공존질환의 평가와 치료가 필수적이라 하겠다.

원인

신경내분비계(neuroendocrine system)

1) 시상하부-뇌하수체-부신 축
   (hypothalamic-pituitary-adrenal axis, HPA axis)

HPA axis는 스트레스 반응을 조절하는 주요 신경내분비 체계이다. 개체가 스트레스에 노출되면 시상하부의 뇌실곁핵(paraventricular nucleus)에서 코르티코트로핀분비호르몬(corticotropin-releasing hormone, CRH)이 분비되고 CRH는 뇌하수체전엽에서 부신피질자극호르몬(adrenocorticotropic hormone, ACTH)의 분비를 촉진한다. ACTH는 혈액을 타고 최종 작용기관인 부신피질로 이동하여 코르티솔(cortisol)분비를 증가시킨다. 코르티솔은 외부 스트레스에 맞서 에너지를 공급하기 위해 뇌에 필요한 포도당을 증가시키는 역할을 한다.

정상 상태에서 코르티솔은 HPA axis의 음성되먹임기전(negative feedback mechanism)을 통해 조절되지만, 외상성 스트레스의 정도가 심하거나 빈도가 잦거나 노출 기간이 길어질 경우 코르티솔 분비 조절장애를 초래하게 된다. 미국의 9.11테러로 부모를 잃은 소아를 대상으로 한 연구에서, 덱사메타손 억제 검사를 시행하였을 때 PTSD 소아는 일반 소아에 비해 코르티솔 억제 정도가 강하였고 코르티솔 기저 농도도 낮았다(Pfeffer, Altemus, Heo & Jiang, 2007). 이는 HPA axis의 음성되먹임기전이 보다 민감한 상태에 있음을 나타내는 것이다. PTSD 환자에서 나타나는 음성되먹임기전의 민감성 증가는 코르티솔 수용체의 민감성이 증가된 결과라 볼 수 있다(Yehuda, Brand & Yang, 2006). 또한 PTSD 환자의 경우 CRH에 대한 ACTH의 반응도 떨어지는데, 이는 낮은 코르티솔 농도로 인해 CRH의 농도가 증가된 상태가 지속되면서 뇌하수체의 CRH 수용체의 하향조정(downregulation)이 발생하기 때문인 것으로 여겨진다(Yehuda, 2006). 그리고 HPA axis를 억제하는 해마의 위축도 PTSD 환자의 코르티솔 분비 조절장애의 원인이 될 수 있다(Bremner, Elzinga, Schmahl & Vermetten, 2008). 한 전향적 연구의 결과에 따르면 외상 사건 당시의 코르티솔 농도가 낮을 경우 향후 PTSD로 발전할 위험이 증가하였다(Yehuda, McFarlane & Shalev, 1998). 이 결과는 치료법으로서의 의미도 있는데, 이후 연구는 외상 사건 직후 히드로코르티존(hydrocortisone)을 피해자에게 투여하여 코르티솔 농도를 증가시키면 PTSD를 예방하는 효과가 있음을 보고하였다(de Quervain, 2008).

요약하면 PTSD 환자는 HPA axis의 조절장애로 인해 스트레스에 대한 코르티솔 반응이 떨어지게 되어 비적응적인 스트레스 반응을 보이게 된다. 같은 맥락으로 외상 사건 직후 코르티솔 농도를 증가시키면 PTSD의 증상을 줄이거나 예방할 수 있는 가능성도 있다.

2) 시상하부-뇌하수체-갑상샘 축
(hypothalamic-pituitary-thyroid axis, HPT axis)

갑상샘호르몬은 분해대사(catabolism)와 합성대사(anabolism)를 조절하여 스트레스 상황에서 인체 항상성을 유지시키는 기능을 한다. 스트레스는 갑상샘호르몬의 불균형을 초래하는 것으로 알려졌는데, 지진 피해를 당한 청소년을 대상으로 한 연구에서 갑상샘자극호르몬(thyroid stimulating hormone, TSH) 농도가 높을수록 PTSD 증상 정도가 심하였다(Goenjian et al., 2003). 성폭력 피해를 당한 청소년을 대상으로 한 연구에서는 T3 농도가 낮을수록 PTSD 증상(특히 회피 무감각)이 심하였다(Haviland et al., 2006). 현재까지의 연구결과로는 심한 스트레스 상황에서는 HPT axis의 기능이 저하되는 것으로 생각되지만 향후 연구결과가 더 축적되어야 할 것이다.

신경화학물질(neurochemical factor)

1) 카테콜아민(catecholamine)

스트레스와 관련된 카테콜아민계 주요 신경전달물질은 노르에피네프린(nore-pinephrine, NE)과 도파민(dopamine, DA)으로, 두 가지 물질은 모두 티로신(tyrosine) 대사 과정을 통해 생성된다. NE는 스트레스에 대한 교감신경계 반응을 조절하는 기본 신경전달물질로 말초와 중추신경계 작용이 있다. 말초성 NE는 부신수질(adrenal medulla)에서 분비되어 스트레스 상황에서 혈류, 혈압, 심박동수, 피부전도를 증가시킨다. 중추신경계 NE는 뇌간(brain stem)의 청반(locus ceruleus)에서 분비되어 전전두엽(prefrontal cortex), 편도(amygdala), 해마(hippocampus), 시상하부(hypothalamus) 등 다양한 뇌부위에 작용한다. 중추신경계 NE는 스트레스 상황에서 각성수준을 증가시키고 외상과 관련된 기억 저장을 촉진시키는 작용을 한다. 또한 NE는 HPA axis에서 코르티솔 분비를 증가시키며 역으로 코르티솔은 NE 분비를 억제하는 상호작용이 있어 스트레스에 대한 내분비계 반응과 자율신경계 반응을 통합하는 기능을 한다.

PTSD 환자의 경우 교감신경계의 지속적인 항진 상태가 관찰된다. PTSD 소아를 대상으로 시행된 연구에서 PTSD 소아는 일반 소아에 비해 심박동수가 증가되어 있었으며(Scheeringa, Zeanah, Myers & Putnam, 2004), NE 농도도 높았다(De Bellis, Baum, et al., 1999). PTSD 환자에서 관찰되는 NE 과항진 상태는 해마와 편도의 부적절한 기억 처리과정을 초래하여 반복적이고 침습적으로 외상 기억을 떠오르게 한다. 요힘빈(yohimbine)은 α2 수용체 길항제로 NE 분비를 증가시키는데, PTSD 성인을 대상으로 요힘빈을 투여하였을 때 플래시백(flashback)의 빈도가 증가하였다(Southwick, Morgan, Charney & High, 1999). 전향적 연구에서는 외상 사건 당시 심박동수와 NE 농도가 향후 PTSD의 예측인자임을 보고하였다(Yehuda et al., 1998). 그리고 외상 사건 당시 β 수용체 차단제인 프로프라놀롤(propranolol)을 투여하면 PTSD의 증상 정도를 경감시켜 치료에 활용되기도 한다(Brunet et al., 2008).

DA는 측좌핵(nucleus accumbens)에서 생산되며 전전두엽과 변연계(limbic system)를 통해 스트레스 상황을 평가하고 스트레스를 피하거나 중단시키기 위한 능동적 대처전략을 수립하는 역할을 한다. 하지만 지속적이거나 통제할 수 없는 스트레스 상황에서는 전전두엽의 DA가 증가된 상태가 지속되고 결과적으로 측좌핵의 DA 생산은 억제된다. 감소된 측좌핵 DA로 인해 개체는 스트레스를 자신이 통제할 수 없다고 여겨 이에 대처하려는 노력을 포기하고(helplessness) 압도당하는 결과를 초래한다(Cabib & Puglisi-Allegra, 2012).

2) 세로토닌(serotonin, 5HT)

5HT는 단가아민 신경전달물질로서 트립토판(tryptophan)으로부터 합성된다. 5HT 신경세포는 뇌간의 솔기핵(raphe nucleus)으로부터 기원하여 편도, 해마, 시상하부, 전전두엽 등 광범위한 뇌 영역에 분포한다. 5HT는 주로 스트레스에 대한 정서반응과 관련되어 있는데 수용체에 따라 각기 다른 작용을 한다. $5HT_2$ 수용체를 통해서는 불안을 증가시키는 쪽으로 작용하고(anxiogenic effect) $5HT_{1A}$ 수용체를 통해서는 불안을 감소시키는 쪽으로 작용한다(anxiolytic effect). 만성적인 스트레스 상황에 노출되면 $5HT_2$ 수용체는 상향조절(upregulation)되고, $5HT_{1A}$ 수용체는 하향조절(downregulation)되어 스트레스 반응을 더욱 증가시킨다. PTSD 환자는 5HT의 활성이 떨어지는데, 이로 인해 우울, 수면장애, 무감동(apathy), 이인감(depersonalization), 충동조절장애 등의 증상을 보인다. 또한 5HT는 NE를 억제하여 스트레스 반응을 조절하는 역할을 하는데, PTSD 환자는 감소된 5HT로 인해 NE 활성 억제가 어렵게 되어 중립적인 자극에도 놀람반응과 과민성(irritability)이 증가하게 된다(Davis, Clark, Kramer, Moeller & Petty, 1999).

3) 아미노산(amino acid)

감마아미노부티르산(γ-Aminobutyric acid, GABA)은 대뇌의 대표적인 억제성 신경전달물질로 스트레스 상황에서 불안을 감소시키는 역할을 한다. $GABA_A$ 수용체는 벤조디아제핀(benzodiazepine) 결합부위를 가지고 있고, 벤조디아제핀은 항불안 효과를 증가시키는 역할을 한다. SPECT와 PET 연구에서 PTSD 환자는 전전두엽, 해마, 시상의 $GABA_A$ 수용체에 대한 벤조디아제핀 결합이 감소한 것으로 나타났다(Geuze et al., 2008).

글루탐산(glutamate)은 뇌의 대표적인 흥분성 신경전달물질로 NMDA 수용체를 통해 작용한다. NMDA 수용체는 학습과 기억에 관여하는데 PTSD 환자의 외상 관련 기억을 공고(consolidation)히 하는 역할을 한다. NMDA 수용체는 케타민(ketamine)의 작용 부위이기도 한데, 케타민의 임상적 사용에서 해리증상이 발생하는 것을 볼 때, NMDA 수용체가 PTSD 환자의 해리증상을 일으키는 것으로 생각된다. 한편 글루탐산이 고농도로 유지되면 신경세포에 독성작용(excitotoxicity)이 있어 PTSD 환자의 전전두엽과 해마의 신경세포와 신경 연접의 소실을 일으키게 된다. 한편 스트레스호르몬인 코르티솔은 글루탐산의 분비를 촉진시키고 NMDA 수용체의 민감성과 수를 증가시켜 PTSD 환자의 경우 신경세포 독성이 더욱 증가하게 된다.

4) 펩티드(peptide)

엔도르핀(endorphin)과 엔케팔린(encephalin)은 내인성아편유사체로 스트레스 상황에서 NE의 활성을 억제하고 HPA axis에서 CRF 분비를 억제하는 기능을 한다. PTSD 환자는 내인성아편유사체(endogenous opioids)의 활성이 증가하여 뇌척수액의 베타엔도르핀이 증가되어 있다. 증가된 내인성아편유사체로 인해 외상 사건에 대한 심리적 마비(stress-induced analgesia), 멍한 상태(numbing), 해리(dissociation) 증상이 나타난다. 한편 치료적으로 아편수용체 길항제인 날트렉손(naltrexone)을 PTSD 환자에게 투여하면 해리증상을 감소시키는 효과가 있다(Vermetten & Bremner, 2002).

뉴로펩티드 Y(neuropeptide Y, NPY)는 CRH와 NE를 억제한다. 따라서 스트레스를 견디고 불안을 줄이는 역할을 담당해 PTSD의 위험을 낮추는 것으로 생각된다. NPY 농도가 낮으면 과도한 스트레스 반응을 억제하지 못해 PTSD의 위험이 증가하게 되는데 실제 PTSD 성인을 대상으로 한 연구에서 혈중 NPY 농도가 낮은 것으로 보고되었다(Rasmusson et al., 2000). 반대로 NPY의 농도를 높여주면 PTSD의 위험을 낮출 수 있을 것으로 제안되고 있다(Yehuda, 2006).

신경해부(neuroanantomy)

1) 해마

해마(hippocampus)는 대뇌 구조 중 가장 가소성(plasticity)이 높은 부위이며, 해마 용적의 감소는 성인 PTSD의 가장 특징적인 소견 중 하나이다. PTSD의 해마 위축은 코르티솔의 과다 분비로 설명되는데, 코르티솔은 세포 대사의 장애를 일으키고 글루탐산의 세포 독성을 강화시켜 해마 신경세포의 가지돌기(dendrite)를 감소시키고 신경세포생성을 저해한다. 하지만 De Bellis 등(1999)은 학대 피해를 당한 소아와 청소년을 대상으로 한 뇌영상 연구에서 성인과 달리 해마의 용적이 일반 대조군과 차이가 없다고 보고하였다. 저자들은 소아와 청소년 PTSD에서 해마의 위축이 나타나지 않는 것은 성인에 비해 해마의 위축을 가져올 수 있는 동반질환(물질사용장애 등)이 적고 해마의 용적이 증가하는 시기가 성인기이기 때문에 해마 위축이 차폐(masking)되었을 가능성을 지적하였다.

2) 편도

편도(amygdala)는 공포 자극에 대한 감정 반응을 담당하는 곳으로 PTSD 증상과 밀접한 관련이 있는 부위이다. 성인 PTSD 환자의 뇌기능영상 연구에서는 외상 관련 자극뿐 아니라 중립적인 자극을 주었을 때도 편도의 과활성이 나타났다(Shin, Rauch & Pitman, 2006). 이 결과는 PTSD 환자의 공포조건형성(fear conditioning) 과정의 장애를 의미하는데, 편도의 과활성은 PTSD를 예측하는 위험인자이기도 하다(Hariri et al., 2002). 하지만 소아 · 청소년 대상의 연구는 아직 부족한 편이다.

3) 대뇌피질(cortex)

전전두엽은 공포 자극에 대한 편도의 반응을 억제하여 과도한 공포 반응을 제어하는 기능을 하는데, PTSD 환자는 전전두엽의 용적과 활성이 감소되어 있다. PTSD 환자는 전측대상피질(anterior cingulate cortex, ACC)도 용적과 활성이 감소되어 있는데, 이것은 PTSD의 재경험(re-experience) 증상과 관련이 있다. 안와전두내측피질(orbitofrontal cortex, OFC)은 편도의 부적절한 공포 조건 형성을 소거(extinction)시키는 역할을 하는데, PTSD 환자의 OFC 기능장애는 과각성(hyperarousal) 증상을 유발한다(Newport & Nemeroff, 2000). 대뇌피질에 대한 연구도 주로 성인을 대상으로 하였다.

유전연구

PTSD는 외상경험이라는 환경적 선행조건이 있어야 성립되는 질환인데, 과연 외상경험 자체가 유전과 관련이 있는지 의문을 가질 수 있다. 하지만 가족연구와 쌍생아연구를 통해 PTSD가 유전성을 가지고 있음이 확인되었다. 특히 쌍생아연구를 통해 환경요인과 유전요인을 구분할 수 있었고, 이들 연구결과는 다음 몇 가지로 요약할 수 있다. 첫째, 유전인자는 외상에 노출될 위험을 증가시킬 수 있다(gene-environmental correlation). 이것은 유전자가 발현시키는 성격, 분노조절 능력, 과민성 등 개인의 특성이 매개가 되어 외상경험을 증가시키는 것으로 생각된다. 둘째, 특정 유전인자는 외상경험 이후 PTSD로 진행하는 취약성을 증가시킨다. 같은 외상을 경험하였더라도 개인이 가진 유전인자에 따라 PTSD 증상이 나타날 수도 있고, 큰 문제 없이 회복하는 사람도 있다. 셋째, PTSD의 위험을 증가시키는 유전인자는 다른 불안장애, 우울장애, 물질사용장애 등의 위험도 증가시킨다. 이것은 PTSD에 병발 혹은 합병증으로 생각되는 공존질환들이 같은 유전자의 영향을 받는다는 점에서 흥미로운 결과이다. 넷째, 쌍생아 연구를 통해 내적 표현형(endophenotype)에 대한 정보도 얻을 수 있는데, 적은 해마 용적, 큰 뇌실 사이 중격강(cavum septum pellucidum)이 PTSD와 관련된 내적 표현형으로 생각된다.

가족연구와 쌍생아연구를 통해 PTSD가 유전성을 띤다는 것이 밝혀진 이후, 분자 유전학 연구를 통해서 과연 PTSD와 관련된 특정 유전자는 무엇인가에 대한 연구 자료가 축적되고 있다. 현재까지 PTSD와 관련된 후보유전자로 HPA axis와 관련된 FKBP5, NE와 관련된 COMT, DA와 관련된 DRD2, 5-HT와 관련된 SLC6A4, 5-HTR2A 유전자 등이 거론되고 있다(Skelton, Ressler, Norrholm, Jovanovic & Bradley-Davino, 2012).

치료

아드레날린성 약물

α2 효현제인 클로니딘(clonidine), 구안파신(guanfacine)과 β 차단제인 프로프라놀롤(propranolol)은 PTSD의 교감신경흥분 증상을 감소시키는 효과가 있다. Harmon(1996)은 7명의 PTSD 소아를 대상으로 한 개방연구(open-label study)에서 클로니딘(0.1~0.2mg.day)이 PTSD 증상을 감소시킴을 보고하였다. Horrigan(1996)은 7세 소아의 사례연구(case study)에서 구안파신이 외상 관련 악몽을 줄이는 효과가 있다고 하였다. Famularo 등(1988)은 학대 피해 소아 11명을 대상으로 프로프라놀롤(2.5mg/kg/day)을 5주간 비투여-투여-비투여 방식으로 적용하였는데 투여한 날의 PTSD 증상 정도가 투여하지 않은 날보다 유의하게 감소하였다. 이 연구에서 PTSD 증상 중 침습적 회상, 과각성이 특히 프로프라놀롤에 반응이 좋았다. 소아 PTSD의 아드레날린성 약물효과에 대한 연구는 개방연구와 사례연구에 머물러 있고 무작위 조절연구(randomized controlled study, RCT)는 진행되지 않았다. 연구가 부족함에도 불구하고 아드레날린성 약물은 임상에서 PTSD 증상 개선을 위해 널리 쓰이고 있다(Cohen, Mannarino & Rogal, 2001).

도파민 차단 약물

도파민 차단 약물(dopamine-blocking agents)은 개방연구와 사례연구를 통해 PTSD

의 과각성, 재경험, 해리, 분노, 공격성 등의 증상에 효과를 보이고 있다. Horrigan 과 Barnhill(1999)은 18명의 PTSD 소아를 대상으로 리스페리돈(risperidone)을 투여한 개방연구를 시행하였는데, 이 중 13명이 PTSD 증상의 완화를 보였다. Meighen 등(2007)은 학대로 인해 화상을 입고 입원한 3명의 소아(2~3세)에게 리스페리돈을 투여하여 과각성, 재경험, 해리증상을 빠르고 효과적으로 개선시켰다. Stathis 등 (2005)은 6명의 청소년 PTSD 환자를 대상으로 6주간 쿠에타핀(quetiapine, 50~ 100mg/day)을 투여하였을 때 해리, 불안, 우울, 분노 증상이 감소하였다고 보고하였다. Wheatley 등(2004)은 PTSD 증상에 대한 클로자핀(clozapine)의 효과를 보고하였는데, 정신증적 증상을 보이는 6명의 PTSD 청소년에게 클로자핀을 투여하여 (400~800mg/day) 이 중 4명의 증상이 호전되었다. 특기할 점은, 이 연구의 대상 청소년들은 다른 PTSD 치료에 효과를 보이지 않는 집단이었다는 점이다. 제한적인 연구 자료에도 불구하고 도파민 차단 약물이 PTSD에 효과가 있는 것으로 생각된다. 하지만 부작용을 고려할 때 도파민 차단 약물은 다른 치료에 반응이 없거나 정신증적 증상을 보이는 PTSD 환자에게 신중히 선택하여야 할 것이다.

세로토닌 약물

선택적 세로토닌 재흡수억제제(selective serotonin reuptake inhibitor, SSRI)는 우울장애와 불안장애에 널리 쓰이고 있는데, 두 장애는 PTSD의 흔한 공존질환이기도 하고 우울과 불안증상 자체가 PTSD 주요증상이기 때문에 PTSD 치료에 SSRI를 적용하려는 연구가 이루어져 왔다.

개방연구를 통해 Seedat 등(2001)은 청소년 PTSD 치료에 대한 시탈로프람 (citalopram)의 효과를 평가하였다. 8명의 소아 · 청소년(12~18세) PTSD 환자를 대상으로 시탈로프람(20mg/day)을 12주간 투여 후 임상의사가 평가한 PTSD 증상 (clinician administered PTSD scale, CAPS)이 38% 감소하였다. 하지만 환자 스스로 평가한 우울증상의 정도는 호전이 없었다. 이들의 후속연구에서는 24명의 소아 · 청소년과 14명의 성인 PTSD 환자를 대상으로 시탈로프람의 효과를 비교하였다. 8주간 시탈로프람(20~40mg/day)을 투여 후 두 군 모두 CAPS와 전반적 임상인상척도 (clinical global impression, CGI)의 유의한 감소를 보였고, 소아 · 청소년과 성인의 효과 차이는 없었다(Seedat et al., 2002).

Cohen 등(2007)은 24명의 소아 · 청소년 PTSD 환자(10~17세)를 대상으로 외상 집중 인지행동치료(trauma-focused cognitive behavioral therapy, TF-CBT)를 받으면서 추가적으로 서트랄린(sertlaline)을 투여하였을 때의 효과를 평가하였다. TF-CBT

와 서트랄린을 함께 병합한 군이 TF-CBT와 위약치료군보다 증상감소 정도가 더 컸지만 통계적인 유의성은 보이지 않았다.

현재까지 연구결과로는 소아·청소년 PTSD 증상에 대한 SSRI의 효과를 입증하는 데는 한계가 있다. 하지만 성인 PTSD 연구결과를 살펴보면 SSRI가 PTSD의 불안, 공격성, 재경험, 해리, 자살사고를 줄여 주는 것으로 생각된다(Albucher & Liberzon, 2002). PTSD 치료 시 SSRI의 충분한 효과를 위해서는 통상적인 우울증 치료에 비해 고용량으로 장기간(8~12주) 치료해야 한다(Brent et al., 1995).

삼환계 항우울제(tricyclic antidepressant, TCA)

TCA 약물 중에는 이미프라민(imipramine)이 PTSD 환자의 재경험, 우울, 수면장애 증상에 효과가 있는 것으로 보인다. Robert 등(1999)은 화상으로 인해 급성스트레스장애(acute stress disorder, ASD) 증상을 보이는 25명의 소아·청소년 환자(2~19세)를 대상으로 이미프라민과 클로랄하이드레이트(chloral hydrate)의 효과를 7일간 무작위 이중맹검 방법으로 비교하였다. 이 연구에서 이미프라민이 클로랄하이드레이트 보다 ASD 증상 개선에 더 효과가 있었는데, 특히 플래쉬백과 불면증상에 대한 반응이 좋았다. 이미프라민은 1mg/kg 정도로 저용량을 사용하였다. Tcheung 등(2005)은 128명의 화상 환자의 의무기록을 조사하여 이미프라민과 플루오세틴(fluoxetine) 모두 ASD 증상에 효과가 있다는 결론을 내렸다. 하지만 Robert 등(2008)은 무작위 이중맹검 연구를 통해 이미프라민, 플루오세틴, 위약의 효과를 비교하였을 때, 세 약물 모두 효과에 차이가 없다고 보고하였다. 이 연구는 4~18세 소아·청소년 60명을 대상으로 하였지만, 연구기간이 1주일로 효과를 판정하기에는 짧았다는 제한점이 있다. TCA는 부작용(특히 심장독성)에 대한 주의가 필요하기 때문에, 소아·청소년 치료 시 일차 약물로 선택되지는 않고 있으며 SSRI의 보조적 약물로 혹은 이차 약물로 사용되고 있다.

벤조디아제핀 약물

성인을 대상으로 한 연구에서 벤조디아제핀은 PTSD의 핵심 증상보다는 전반적인 불안 수준을 낮추는 것으로 생각된다. 소아 PTSD 치료에 벤조디아제핀의 사용은 신중해야 하는데, 일반적으로 소아에게 벤조디아제핀 약물을 사용하게 되면 탈억제, 진정, 과민성의 부작용이 발생할 위험이 높고 금단 증상에 대한 주의가 필요하므로 추천되는 약물은 아니다.

아편계 약물

Saxe 등(2001)은 모르핀이 PTSD 발생을 예방할 수 있다는 연구결과를 보고하였다. 이 연구에서 화상 치료를 위해 입원한 24명의 소아·청소년을 6개월간 추적 관찰하였는데, 입원 시 사용한 모르핀의 용량이 높을수록 6개월 후 PTSD 증상 정도가 약하였다. 저자들은 외상의 급성기 치료 시 모르핀을 사용하게 되면 공포 조건화를 줄여 주는 효과가 있기 때문에 향후 PTSD의 증상을 예방할 수 있다고 제안하였다.

항전간제

발프로산(valproic acid)은 무작위 이중맹검 연구를 통해 효과가 검증되었다. Steiner 등(2008)은 품행장애와 PTSD가 동반된 12명의 청소년을 대상으로 고용량의 divalproex sodium(500~150mg/day)과 저용량의 divalproex sodium (250mg/day)을 각각 투여하였을 때 고용량을 사용한 경우에 PTSD 증상(재경험, 회피, 과각성)이 호전되었다고 보고하였다. Loof 등(1995)은 카르바마제핀(carbamazepine)이 PTSD 치료에 효과가 있음을 보고하였다. 이들은 28명의 성폭력 피해로 인해 PTSD 증상을 보이는 소아, 청소년에게 카르바마제핀(300~1200mg/day)을 투여하였는데, 이 중 22명은 PTSD 증상이 소실되었으며 6명은 전반적인 증상이 감소하였다. 하지만 이 연구의 대상군 중 절반은 ADHD, 우울증, 물질사용장애 등이 동반되어 있었고 이에 따라 다른 약물을 같이 복용하고 있었다.

안구운동 민감소실 및 재처리요법

안구운동 민감소실 및 재처리요법(eye movement desensitization and reprocessing, EMDR)은 마치 REM 수면에서 보이는 안구운동을 유발시킴으로써 외상기억을 재처리하는 치료법이다. 성인 PTSD 환자를 대상으로 EMDR과 플루오세틴(fluoxetine)의 치료효과를 비교한 연구에서, 8주간 EMDR 치료를 받은 환자들은 6개월 후 평가에서도 증상이 없는 상태를 유지하였다(van der Kolk et al., 2007). 하지만 이 연구에서 성인기 발병 PTSD 환자들의 회복률이 75%인 반면, 소아기 발병 PTSD 환자의 회복률은 33%로 상대적으로 EMDR의 효과가 작다. EMDR이 PTSD 증상을 호전시키는 기전은 아직 불분명하다. EMDR은 외상기억의 잘못된 처리과정을 바로잡아 증상을 호전시키는 것으로 생각된다. 외상기억과 동반된 감정은 대뇌피질에서 통합되지 못한 채 변연계에 파편화되어 남아있게 되는데, EMDR은 안구운동을 통해 이 기억을 다시 활성화시키고 동반된 감정을 재처리함으로써 외상기억을 의미기억

(semantic memory)으로 통합시키는 역할을 한다. 하지만 EMDR의 기전에 대해 명확히 정립된 이론은 아직 없다.

기타

반복적 경두개자기자극술(repetitive transcranial magnatic stimulation, rTMS)은 자기장의 주파수를 조절하여 뇌세포의 활성을 증가 혹은 감소시키는 방법으로 PTSD 증상 호전에 효과를 보고한 연구가 있었다(Osuch et al., 2009). 바이오피드백(bio-feedback)은 자율신경반응이나 뇌파를 환자가 조절할 수 있도록 훈련하는 것으로 PTSD 환자의 자율신경증상, 특히 통증에 효과가 있다는 보고가 있다(Muller et al., 2009). 하지만 이러한 치료법에 대한 연구는 단편적이거나 예비연구에 그쳐 그 근거는 제한적인 편이다.

결론

소아 · 청소년은 외상성 스트레스사건에 노출될 위험이 높다. 성인에 비해 소아는 외상 이후 회복력이 다소 높은 것으로 보이지만 외상의 특성과 지속 기간에 따라 심각한 PTSD를 경험할 수 있다. PTSD의 발생에는 스트레스호르몬을 조절하는 HPA axis와 노르에피네프린, 도파민과 같은 신경전달물질 및 편도, 해마, 전전두엽과 같은 대뇌영역이 밀접하게 관련되어 있다. 이러한 원인인자들이 규명됨에 따라 근거 중심의 치료가 가능하게 되었다. 소아 · 청소년 PTSD 치료에 SSRI, TCA, 아드레날린계 약물, 도파민 차단제, 항전간제 그리고 EMDR 등이 효과가 있는 것으로 생각되나 향후 더 많은 연구를 통해 자료가 축적되어야 할 것으로 보인다.

참고문헌

권순재, 박태원, 박선희, 양종철, 정영철, 정상근. (2012). 소아청소년 집단에서 집단 따돌림의 유병률과 이와 관련된 정신병리 현상. 소아청소년정신의학, 233(3), 143-153.

김태경, 김소향, 최경숙, 최지영, 임자영, 엄소용, 신의진. (2006). 한국 성폭행 피해 소아의 정신병리. 신경정신의학, 45(2), 165-173.

방수영, 유한익, 김지훈, 김봉석, 이영식, 안동현, et al. (2012). 청소년정서행동발달검사 표준화연구 자료를 활용한 학교폭력 피해 전국유병률 및 관련요인 조사. 소아청소년정신의학, 23(1), 165-173.

송숙형, 김신영, 정영기, 신윤미. (2008). 소아청소년 성폭력 피해의 실태: 원스톱 지원센터 대상자를 중심으로. 소아청소년정신의학, 19(3), 162-167.

신의진, 엄소용, 최의겸, 송원영, 오경자. (2004). 한번의 심각한 외상 경험을 한 학령 전기 소아의 발달정신병리. 신경정신의학, 43(2), 172-182.

조수철, 김재원. (2008). 청소년기의 정신질환. 대한의사협회지, 51(2), 176-186.

Albucher, R. C., & Liberzon, I. (2002). Psychopharmacological treatment in PTSD: a critical review. *J Psychiatr Res, 36*(6), 355-367.

American Psychiatric Association., & American Psychiatric Association. DSM-5 Task Force. (2013). *Diagnostic and statistical manual of mental disorders : DSM-5*(5th ed.). Washington, D.C.: American Psychiatric Association.

Bloch, D. A., Silber, E., & Perry, S. E. (1956). Some factors in the emotional reaction of children to disaster. *The American Journal of Psychiatry, 113*, 416-422.

Bremner, J. D., Elzinga, B., Schmahl, C., & Vermetten, E. (2008). Structural and functional plasticity of the human brain in posttraumatic stress disorder. *Prog Brain Res, 167*, 171-186.

Brent, D. A., Perper, J. A., Moritz, G., Liotus, L., Richardson, D., Canobbio, R., et al., C. (1995). Posttraumatic stress disorder in peers of adolescent suicide victims: predisposing factors and phenomenology. *J Am Acad Child Adolesc Psychiatry, 34*(2), 209-215.

Brunet, A., Orr, S. P., Tremblay, J., Robertson, K., Nader, K., & Pitman, R. K. (2008). Effect of post-retrieval propranolol on psychophysiologic responding during subsequent script-driven traumatic imagery in post-traumatic stress disorder. *J Psychiatr Res, 42*(6), 503-506.

Cabib, S., & Puglisi-Allegra, S. (2012). The mesoaccumbens dopamine in coping with stress. *Neurosci Biobehav Rev, 36*(1), 79-89.

Cohen, J. A., Mannarino, A. P., Perel, J. M., & Staron, V. (2007). A pilot randomized controlled trial of combined trauma-focused CBT and sertraline for childhood PTSD symptoms. *J Am Acad Child Adolesc Psychiatry, 46*(7), 811-819.

Cohen, J. A., Mannarino, A. P., & Rogal, S. (2001). Treatment practices for childhood posttraumatic stress disorder. *Child Abuse Negl, 25*(1), 123-135.

Copeland, W. E., Keeler, G., Angold, A., & Costello, E. J. (2007). Traumatic events and posttraumatic stress in childhood. *Arch Gen Psychiatry, 64*(5), 577-584.

Costa, D. (1871). On irritable heart; a clinical study of a form of functional cardiac disorder and its consequences. *The American Journal of the Medical Sciences, 61*, 18-52.

Davis, L. L., Clark, D. M., Kramer, G. L., Moeller, F. G., & Petty, F. (1999). D-fenfluramine challenge in posttraumatic stress disorder. *Biol Psychiatry, 45*(7), 928-930.

De Bellis, M. D., Baum, A. S., Birmaher, B., Keshavan, M. S., Eccard, C. H., Boring, A. M., et al., (1999). A.E. Bennett Research Award. Developmental traumatology. Part I: Biological stress systems. *Biol Psychiatry, 45*(10), 1259-1270.

De Bellis, M. D., Keshavan, M. S., Clark, D. B., Casey, B. J., Giedd, J. N., Boring, A. M., et al., (1999). A. E. Bennett Research Award. Developmental traumatology. Part II: Brain development. *Biol Psychiatry, 45*(10), 1271-1284.

de Quervain, D. J. (2008). Glucocorticoid-induced reduction of traumatic memories: implications for the treatment of PTSD. *Prog Brain Res, 167*, 239-247.

Famularo, R., Kinscherff, R., & Fenton, T. (1988). Propranolol treatment for childhood posttraumatic stress disorder, acute type. A pilot study. *Am J Dis Child, 142*(11), 1244-1247.

Geuze, E., van Berckel, B. N., Lammertsma, A. A., Boellaard, R., de Kloet, C. S., Vermetten, E., & Westenberg, H. G. (2008). Reduced GABAA benzodiazepine receptor binding in veterans with post-traumatic stress disorder. *Mol Psychiatry, 13*(1), 74-83, 73.

Goenjian, A. K., Pynoos, R. S., Steinberg, A. M., Endres, D., Abraham, K., Geffner, M. E., & Fairbanks, L. A. (2003). Hypothalamic-pituitary-adrenal activity among Armenian adolescents with PTSD symptoms. *J Trauma Stress, 16*(4), 319-323.

Hariri, A. R., Mattay, V. S., Tessitore, A., Kolachana, B., Fera, F., Goldman, D., et al., (2002). Serotonin transporter genetic variation and the response of the human amygdala. *Science, 297*(5580), 400-403.

Harmon, R. J., & Riggs, P. D. (1996). Clonidine for posttraumatic stress disorder in preschool children. *J Am Acad Child Adolesc Psychiatry, 35*(9), 1247-1249.

Haviland, M. G., Sonne, J. L., Anderson, D. L., Nelson, J. C., Sheridan-Matney, C., Nichols, J. G., et al., (2006). Thyroid hormone levels and psychological symptoms in sexually abused adolescent girls. *Child Abuse Negl, 30*(6), 589-598.

Horrigan, J. P. (1996). Guanfacine for PTSD nightmares. *J Am Acad Child Adolesc Psychiatry, 35*(8), 975-976.

Horrigan, J. P., & Barnhill, L. J. (1999). Risperidone and PTSD in boys. *Journal of Neuropsychiatry and Clinical Neurosciences, 11*, 126-127.

Kessler, R. C., Avenevoli, S., McLaughlin, K. A., Green, J. G., Lakoma, M. D., Petukhova,

M., et al., (2012). Lifetime co-morbidity of DSM-IV disorders in the US National Comorbidity Survey Replication Adolescent Supplement (NCS-A). *Psychol Med, 42*(9), 1997-2010.

Kessler, R. C., Berglund, P., Demler, O., Jin, R., Merikangas, K. R., & Walters, E. E. (2005). Lifetime prevalence and age-of-onset distributions of DSM-IV disorders in the National Comorbidity Survey Replication. *Arch Gen Psychiatry, 62*(6), 593-602.

Levy, D. M. (1945). Psychic trauma of operations in children: And a note on combat neurosis. *American Journal of Diseases of Children, 69*(1), 7-25.

Looff, D., Grimley, P., Kuller, F., Martin, A., & Shonfield, L. (1995). Carbamazepine for PTSD. *J Am Acad Child Adolesc Psychiatry, 34*(6), 703-704.

Meighen, K. G., Hines, L. A., & Lagges, A. M. (2007). Risperidone treatment of preschool children with thermal burns and acute stress disorder. *J Child Adolesc Psychopharmacol, 17*(2), 223-232.

Muller, J., Karl, A., Denke, C., Mathier, F., Dittmann, J., Rohleder, N., & Knaevelsrud, C. (2009). Biofeedback for pain management in traumatised refugees. *Cogn Behav Ther, 38*(3), 184-190.

Newport, D. J., & Nemeroff, C. B. (2000). Neurobiology of posttraumatic stress disorder. *Curr Opin Neurobiol, 10*(2), 211-218.

Osuch, E. A., Benson, B. E., Luckenbaugh, D. A., Geraci, M., Post, R. M., & McCann, U. (2009). Repetitive TMS combined with exposure therapy for PTSD: a preliminary study. *J Anxiety Disord, 23*(1), 54-59.

Pfeffer, C. R., Altemus, M., Heo, M., & Jiang, H. (2007). Salivary cortisol and psychopathology in children bereaved by the september 11, 2001 terror attacks. *Biol Psychiatry, 61*(8), 957-965.

Rasmusson, A. M., Hauger, R. L., Morgan, C. A., Bremner, J. D., Charney, D. S., & Southwick, S. M. (2000). Low baseline and yohimbine-stimulated plasma neuropeptide Y (NPY) levels in combat-related PTSD. *Biol Psychiatry, 47*(6), 526-539.

Robert, R., Blakeney, P. E., Villarreal, C., Rosenberg, L., & Meyer, W. J., 3rd. (1999). Imipramine treatment in pediatric burn patients with symptoms of acute stress disorder: a pilot study. *J Am Acad Child Adolesc Psychiatry, 38*(7), 873-882.

Robert, R., Tcheung, W. J., Rosenberg, L., Rosenberg, M., Mitchell, C., Villarreal, C., et al. (2008). Treating thermally injured children suffering symptoms of acute stress with imipramine and fluoxetine: a randomized, double-blind study. *Burns, 34*(7), 919-928.

Saxe, G., Stoddard, F., Courtney, D., Cunningham, K., Chawla, N., Sheridan, R., et al.

(2001). Relationship between acute morphine and the course of PTSD in children with burns. *J Am Acad Child Adolesc Psychiatry, 40*(8), 915-921.

Scheeringa, M. S., Zeanah, C. H., Myers, L., & Putnam, F. (2004). Heart period and variability findings in preschool children with posttraumatic stress symptoms. *Biol Psychiatry, 55*(7), 685-691.

Seedat, S., Lockhat, R., Kaminer, D., Zungu-Dirwayi, N., & Stein, D. J. (2001). An open trial of citalopram in adolescents with post-traumatic stress disorder. *Int Clin Psychopharmacol, 16*(1), 21-25.

Seedat, S., Stein, D. J., Ziervogel, C., Middleton, T., Kaminer, D., Emsley, R. A., & Rossouw, W. (2002). Comparison of response to a selective serotonin reuptake inhibitor in children, adolescents, and adults with posttraumatic stress disorder. *J Child Adolesc Psychopharmacol, 12*(1), 37-46.

Shin, L. M., Rauch, S. L., & Pitman, R. K. (2006). Amygdala, medial prefrontal cortex, and hippocampal function in PTSD. *Ann N Y Acad Sci, 1071*, 67-79.

Skelton, K., Ressler, K. J., Norrholm, S. D., Jovanovic, T., & Bradley-Davino, B. (2012). PTSD and gene variants: new pathways and new thinking. *Neuropharmacology, 62*(2), 628-637.

Song, S. H., Kim, B. N., Choi, N. H., Ryu, J., McDermott, B., Cobham, V., et al., (2012). A 30-month prospective follow-up study of psychological symptoms, psychiatric diagnoses, and their effects on quality of life in children witnessing a single incident of death at school. *J Clin Psychiatry, 73*(5), e594-600.

Southwick, S. M., Morgan, C. A., 3rd, Charney, D. S., & High, J. R. (1999). Yohimbine use in a natural setting: effects on posttraumatic stress disorder. *Biol Psychiatry, 46*(3), 442-444.

Stathis, S., Martin, G., & McKenna, J. G. (2005). A preliminary case series on the use of quetiapine for posttraumatic stress disorder in juveniles within a youth detention center. *J Clin Psychopharmacol, 25*(6), 539-544.

Steiner, H., Saxena, K. S., Carrion, V., Khanzode, L. A., Silverman, M., & Chang, K. (2007). Divalproex sodium for the treatment of PTSD and conduct disordered youth: a pilot randomized controlled clinical trial. *Child Psychiatry Hum Dev, 38*(3), 183-193.

Tcheung, W. J., Robert, R., Rosenberg, L., Rosenberg, M., Villarreal, C., Thomas, C., et al., (2005). Early treatment of acute stress disorder in children with major burn injury. *Pediatr Crit Care Med, 6*(6), 676-681.

Terr, L. C. (1979). Children of Chowchilla: a study of psychic trauma. *Psychoanal Study*

Child, 34, 547-623.

van der Kolk, B. A., Spinazzola, J., Blaustein, M. E., Hopper, J. W., Hopper, E. K., Korn, D. L., & Simpson, W. B. (2007). A randomized clinical trial of eye movement desensitization and reprocessing (EMDR), fluoxetine, and pill placebo in the treatment of posttraumatic stress disorder: treatment effects and long-term maintenance. *J Clin Psychiatry, 68*(1), 37-46.

Vermetten, E., & Bremner, J. D. (2002). Circuits and systems in stress. II. Applications to neurobiology and treatment in posttraumatic stress disorder. *Depress Anxiety, 16*(1), 14-38.

Wheatley, M., Plant, J., Reader, H., Brown, G., & Cahill, C. (2004). Clozapine treatment of adolescents with posttraumatic stress disorder and psychotic symptoms. *J Clin Psychopharmacol, 24*(2), 167-173.

Yehuda, R. (2006). Advances in understanding neuroendocrine alterations in PTSD and their therapeutic implications. *Ann N Y Acad Sci, 1071*, 137-166.

Yehuda, R., Brand, S., & Yang, R. K. (2006). Plasma neuropeptide Y concentrations in combat exposed veterans: relationship to trauma exposure, recovery from PTSD, and coping. *Biol Psychiatry, 59*(7), 660-663.

Yehuda, R., McFarlane, A. C., & Shalev, A. Y. (1998). Predicting the development of posttraumatic stress disorder from the acute response to a traumatic event. *Biol Psychiatry, 44*(12), 1305-1313.

소아ㆍ청소년이 심한 스트레스 상황, 예를 들어 신체적, 성적학대를 당했거나 심한 사고나 폭행을 당했거나 가족이나 중요한 친구의 죽음을 알게 되었을 때 외상후스트레스장애(PTSD)를 겪을 수 있다. 소아ㆍ청소년의 약 60%는 이러한 심한 스트레스 상황을 경험할 수 있으며 이들 중 약 10%는 PTSD 증상을 보일 수 있다. PTSD 증상에 영향을 미치는 요인은 크게 사건의 특성, 사건에 대한 부모의 반응, 사건과 아이의 거리이다. 사건의 심각성이 클수록, 그리고 반복될수록 PTSD 증상은 심할 수 있습니다. 하지만 부모가 사건에 대해 크게 당황하지 않고 차분히 대처한다면 아이는 사건을 심리적으로 보다 잘 처리할 수 있을 것이다. 그리고 사건이 벌어진 장소, 시간과 아이가 멀리 떨어져 있다면 증상이 심하지 않을 수 있다.

PTSD 증상은 크게 네 가지로 나뉜다. 네 가지 주요 증상은 첫째, 사건장면이 지속적으로 자신이 조절할 수 없게 떠오르거나 무서운 꿈을 꾸는 것(재경험), 둘째, 사건이 일어난 장소나 사람, 사건을 떠오르게 하는 물건 등을 피하는 것(회피), 셋째, 자신을 지나치게 비난하거나 두려움, 우울한 기분이 지속되는 것(인지 및 기분의 변화), 넷째, 지나치게 경계하거나 놀라는 반응, 분노 폭발(과각성)이다.

PTSD 증상은 연령별로 조금씩 다르게 나타날 수 있다. 소아는 사건의 중요한 부분을 기억하지 못하거나 사건을 시간 순서대로 설명하는 것이 어려울 수 있다. 그리고 놀이를 통해 자신이 경험한 사건을 재현할 수 있다. 교통사고로 심하게 다친 아이가 자동차가 부딪히는 놀이를 반복하는 것이 그 예이다. 그리고 사건과 관련 없어 보이는 악몽을 꾸기도 한다. 청소년은 성인과 유사한 증상을 보이기도 하지만 충동적이거나 공격적인 행동을 보일 수도 있다. 때로는 부모나 다른 사람들에게 반항적인 모습으로 보일 수도 있다. 또 하나 중요한 점은 PTSD에 동반되는 다른 질환이 있을 수 있다는 점이다. 우울증, 불안장애, 흡연 및 음주문제, 비행행동 등이 흔히 동반될 수 있어 적절한 평가가 필요하다.

최근 뇌과학의 발전으로 PTSD의 원인을 신경학적 이상에서 설명하고 있다. 심한 스트레스 상황에서 뇌가 어떻게 반응을 하고 어떤 부조화가 일어나는지가 밝혀지고 있다. 스트레스 호르몬이나 노르에피네프린 같은 신경전달물질, 그리고 다양한 뇌영역(편도, 해마, 전두엽)이 심한 스트레스 상황에서 정상 기능을 하지 못하기 때문에 PTSD 증상이 나타나는 것이다. 따라서 뇌신경학적 관점에서 치료가 필요하다.

PTSD의 치료는 다양하다. 스트레스 사건에 초점을 맞춘 인지행동치료, 놀이치료, 안구운동훈련(EMDR), 약물치료(예 : 선택적 세로토닌 재흡수차단제, 자율신경 조절약물) 등이 사용되고 있다. 하지만 소아정신과 의사의 정확한 평가와 진단이 우선되어야 하며 아이의 특성과 증상에 맞는 적절한 치료를 선택하여야 할 것이다.

표 14.1 PTSD의 신경생물학적 이상

	변화	증상
신경내분비계		
Hypothalamic-pituitary-adrenal axis	음성되먹임 민감성 증가 Cortisol 감소 CRH 증가 CRH에 대한 ACTH 반응성 감소	과각성, 불안, 스트레스 반응 증가 해마 위축
Hypothalamic-pituitary-thyroid axis	TSH 증가, T3 감소	불안, 회피, 무감각
신경화학물질		
Norepinephrine	NE 증가	심박수/혈압 증가, 과각성, 놀람 반응, 외상관련 기억 저장 촉진, 침습적 회상
Dopamine	전전두엽 DA 증가 측좌핵 DA 감소	과각성, 플래쉬백, 편집증, 공격성, 회피, 무력감
Serotonin	5-HT 감소 5-HT2(anxiogenic) 수용체 상향조절 5-HT1A(anxiolytic) 수용체 하향조절	우울, 수면장애, 무감동, 이인감, 충동조절 장애, 과민성 스트레스 반응 증가
Amino acids	GABA 감소 Glutamate 증가	해리, 기억처리과정의 장애 세포독성
Peptides	β-endorphin 증가 NPY 감소	심리적 마비, 멍한상태, 해리 스트레스 반응 증가
신경해부		
Hippocampus	위축	침습적 기억, 재경험
Amygdala	활성 증가	과각성, 공포조건형성의 과활성
Cortex	전전두엽의 용적과 활성 감소 전측대상피질의 용적과 활성감소	실행기능 장애 재경험

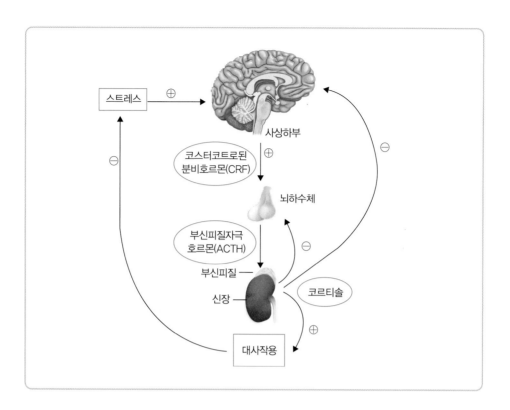

스트레스

코스터코트로된
분비호르몬(CRF)

사상하부

뇌하수체

부신피질자극
호르몬(ACTH)

부신피질

신장

코르티솔

대사작용

그림 14.1 스트레스에 대한 시상하부–뇌하수체–부신피질 축의 반응

제15장

학대 관련 장애(애착문제 포함)

정운선
경북대학교병원 정신건강의학과

개념

소아에게 가족이란 소아의 발달과 행동에 대해서 정신사회적인 환경에 주된 영향을 주는 존재이다. 가족은 또한 발달학적, 행동학적, 정서적인 욕구를 충족시키는 역할을 하며, 정상적, 사회적 관계를 촉진시키고 가르치는 역할도 담당하고 있다. 이렇듯 소아의 발달에 있어서 가장 중요한 역할을 담당하는 것이 가족이라 할 수 있는데, 이러한 가족의 역할이 제대로 기능하지 않을 때 애착의 문제를 포함한 학대 상황에 소아가 높이게 된다.

신체적 학대(Physical abuse)란, 소아의 건강이나 안녕이 위험하거나 위협되는 상황에서 소아의 안녕을 책임져야 하는 사람에 의해 18세 미만의 소아가 신체적 손상을 받는 것(Child Abuse Prevention, Adoption and Family Services Act, 1988)을 말한다. 소아방임(Child neglect)이란, 책임이 있는 양육자인 성인이 적절한 신체적 돌봄과 감독을 제공하지 못하는 것을 의미하며, 성폭력(Sexual abuse)이란 부적절한 신체적 접촉-성교 및 강간에 이르는 스펙트럼의 행동을 일컫는다. 그중 가장 심각한 형태인 친족 성폭력(incest)은 핵가족 내에서의 소아 성적학대를 말하는데 대개 부모-소아 간 혹은 형제간 성적 행동이 포함된다. 이러한 학대에서는 법적 정의도 중요한 데, 성학대의 법적 정의는 대개 성인과 미성년자 사이의 성적 접촉을 포함하며, 만일 가해자와 피해자 모두 미성년자의 경우, 연령 차이가 많이 나거나 강제성이 있었을 경우 성적학대로 본다.

임상특징

Kempe 등(1962)은 소아학대를 주된 소아과, 정신과 및 사회적인 문제로 보았으며 1965년에 미국 전역에서 소아보호서비스가 확립되었고, 소아학대 및 방임에 대해 의학적 보고를 하고 법적 조사를 요하는 법이 통과되었다. 그러나 성학대는 여전히 보고가 많이 되지 않는 것으로 나타난다.

소아학대의 주된 가해자는 부모이다. 2001년 미국 보건복지국의 보고에 따르면 피해자 중 60%가 방임을 경험하였고 21.3%가 신체학대를 받았으며 11.3%가 성학대를 경험하였다고 한다(U.S. Department of Health and Human Services 2001a, 2001b).

학대에 의한 소아 사망자 숫자는 변하지 않고, 어린아이들, 특히 3세 미만 소아와 남아의 사망 위험이 가장 높다. 기타 위험요인에는 21세 미만의 어머니, 백인이 아닌 경우, 다태아 중 1명인 경우이다. 생후 1주 이내의 살해는 대개 어머니에 의해 일어나지만, 생후 1주에서 13세 사이의 소아의 경우에는 부모의 가해 확률이 거의 동일하다. 13~15세 경우에는 63%, 6~19세의 경우 80%가 아버지에 의해 일어났다.

성적학대를 받은 여아 중 10%에서 25%는 18세 이전에 가해를 당하며, 가장 흔히 8~11세에 시작된다. 아버지나 아버지 역할을 하는 남성이 가해자인 경우가 가장 많다. 여성이 가해자인 경우는 매우 적고, 20%의 사례에서는 청소년이 가해자이다 (American Academy of Pediatrics Committee on Child Abuse and Neglect 1999).

남아의 성학대는 연구가 상대적으로 적게 되었고, 보고나 치료에 대한 연구결과도 훨씬 적게 되어왔다. 남아는 사람에 대한 불신이나 보고에 대한 응징, 혹은 남자가 성적으로 폭력을 당한 것에 대한 사회적으로 낙인이 찍힐까 두려워하거나 자신의 취약성을 인정하는 것에 대한 저항 때문에 성적학대를 폭로할 가능성이 적다. 남아에 대한 가해자는 대개 남성이고, 가해자와 친척 관계가 없다. 연구상 성적학대를 받은 남아들이 궁극적으로 동성애적인 성향을 보일 가능성이 더 높았다. 가해자가 여성인 경우, 남아들은 학대를 보고하려고 하지 않았고 학대가 알려지더라 양육자가 소아를 지지할 확률이 더 낮았다.

학대의 피해 소아는 다양한 정서적, 행동적 증상을 보인다. 모든 상해를 사진 찍

어놓는 것은 필수적이다. 상해를 입은 모든 소아에서 신체학대의 가능성을 고려해야 하며, 자세한 병력 청취, 신체검사, 영상검사 및 실험실 검사(lab)를 실시해야 한다.

학대의 가능성을 시사하는 요인들로는 상해의 원인에 대한 합리적인 설명이 없을 때, 상해의 병력이 모순되고 모호할 때, 걱정이 지나치거나 부적절할 때, 의학적 평가를 지연시킬 때, 상해에 대해 소아의 형제 탓을 하거나 소아가 자초한 것이라 할 때, 소아에 대해 비현실적이고 시기상조의 기대를 할 때이다. 학대받은 소아는 특정 행동을 보이므로 임상가는 이러한 행동 특징을 민감하게 인지하고 있어야 한다. 이런 소아들은 비정상적으로 두려워하거나 유순하거나 사람을 믿지 못하거나 사람에 대한 경계심을 가진다. 신체적인 접촉을 이유 없이 두려워하며, 위험 신호에 대해 민감하게 반응한다. 부모와 자식의 역할이 전도되어 있으며 부모의 요구를 충족시키려고 노력한다. 집으로 가기를 꺼려하고 분노반응과 일탈적인 비행행동이나 과도한 성적인 행동을 보인다. 또한 자신에 대해 너무 많은 것을 드러내며 성적인 활동이나 공격성을 주제로 한 미술 활동이나 놀이를 하는 경우가 많다. 물질 남용 및 자살시도, 방화행위를 하거나 잠을 잘 자지 못하고 악몽을 꾸는 경우가 많다.

영아나 걸음마기 소아의 신체학대에 대해 검사할 때는 더욱 주의를 기울여야 한다. 분명한 이유가 있는 경우를 제외하고는 영아에서의 중대한 상해는 사고인 경우가 드물다. 두부 상해는 외상적 소아 사망과 소아학대 사망의 가장 흔한 원인이다.

편타성 손상(whiplash shaken baby syndrome)(John Caffey, 1972)은 영아나 걸음마기 소아에서 두개골에 외부적인 외상의 증거 없이 망막출혈, 경막하출혈 및 지주막하출혈이 있는 경우를 말한다. 골격계의 상해에 대한 영상기록은 가장 좋은 초기 증거가 될 수 있다. 의심스러운 타박상이나 골절을 입은 2세 미만의 소아에게서는 최근/이전의 골절을 알아내기 위한 골격계 검사가 적용된다. 5세 미만의 소아에서 감지하기 힘든 골절을 찾기 위해 뼈 스캔이 시행되어야 한다. 엑스레이 검사상 골단 분리(epiphyseal separation)가 의심되는 경우 MRI가 도움된다. 골단 손상을 보기 위해서는 초음파도 도움이 될 수 있다. 그러나, 흉부-복부의 외상은 CT로 가장 잘 평가되며, 뇌손상이나 두부손상이 의심될 경우에도 CT가 1차 검사이다. MRI는 지주막하출혈이나 골절에는 덜 민감하기 때문에 이는 CT에 보완적인 것으로 여겨지고, 가능하다면 2~3일 후에 시행되어야 한다.

질이나 항문의 확장, 타박상, 흉터, 항문 주위의 열상은 적절히 포착되고 기록되어야 하는 중요한 소견이다(American Academy of Child and Adolescent Psychiatry 1999). 성매개성 질환은 성적인 활동이나 학대를 확정 지을 수도 있고 그렇지 않을 수도 있다. 대개 주산기 외의 시기에 진단된 소아의 gonorrhea, genital herpes, syphilis는 성관계를 맺고 있다는 소견이나 학대를 확정 지을 수 있게 한다. HIV, 클라미디아(Chlamydia), 콘딜로마(anogenital condylomata acuminate)가 있을 경우 성학대가 의심이 되나, 진단적으로 확실한 것은 아니다. 성적인 활동을 확정 짓는 분명한 소견에는 임신이나 정액의 존재가 포함되므로, 청소년의 임신에서는 성학대 의의 가능성을 꼭 확인해야 한다.

응급실 의사는 위기 대처와 증거 수집을 포함하는 급성 평가를 시행해야 할 때가 있으며 드물지 않게 이런 일에 대한 요청을 받는다. 신체검사는 신속히 이루어져야 한다. 학대가 이전 72시간 이내에 일어났을 경우, 신체검사는 신체적 증거를 얻는 것을 목적으로 즉시 이루어져야 하며 성학대 평가를 할 때는 숙련된 의사가 이 검사를 하는 것이 권유되며, 검사는 가능한 한 적은 수의 의사에 의해, 가능한 한 적은 수로 시행되어야 한다. 만일 신체적 증거가 있다면, 가해자들이 법적 처벌을 받을 가능성이 2.5배 높다(American Academy of Child and Adolescent Psychiatry, 1997).

원인

소아학대는 가정의 불안정성과 부모의 성격문제 혹은 인격장애가 있는 다수의 문제를 가진 가족에서 일어나는 경향이 있다. 기타 위험인자에는 부모의 정신질환, 물질 남용, 사회적 지지의 결여, 가난, 유색인종, 문화적응의 결여, 네 자녀 이상 가정, 어린 연령의 부모, 스트레스 상황, 그리고 가정 폭력에의 노출이 있다. 성학대는 전 사회경제적인 계층에서 일어나지만, 신체적인 학대와 방임은 사회경제적으로 낮은 계층에서 비교적 흔하다. 그러나 가해자들은 일반인구와 유사한 인종, 종교, 민족적 분포를 보인다. 소아의 위험인자에는 조산, 지적장애, 신체적 장애가 있다. 가해자들은 다양한 인격적 병리를 보이며, 가해자 사이에서의 공통점은 그들이 피해자를 독립적인 존재가 아니라 자신의 자기애적 연장선으로 보거나 자신의 만족을 위해서만 존재하는 것으로 여긴다는 것이다. 가해자 자신이 처음으로 학대를 받은 당시 스스로의 모습이나 연령에 맞춰, 연령이나 성별, 신체적 특징이 관련되어 있는 소아를 피해자로 선택한다. 가해자들은 삶의 대부분의 영역에서 수동적이고 부적절한 것으로 묘사되며, 소아와의 신체적인 접촉은 그들에게 힘을 가졌다는 느낌을 주고 통제력을 발휘한다는 느낌을 준다. 성적 가해자는 소아와 접촉할 수 있는 사건이나 환경, 예를 들면 소아가 방과 후 가는 학원이나 학교, 놀이시설 등에서 근무할 수 있다. 가해자들은 피해자를 고르는 데 있어서 대개 특정 성별을 선호한다. 남아와 여아 두 성별을 모두 피해자로 선택하는 경우에는 정신병리가 더욱 심하다. 가해자가 지인인 경우가 더 흔하다. 성폭력의 약 30%에서 50% 정도와 강간으로 인해 체포된 경우 중 15%의 경우 가해자가 18세 미만이며, 대개 15세 이전에 가해 행위를 시작한다(American Academy of Child and Adolescent Psychiatry, 1999). Ryan(2000)의 연구에서 가해 청소년 중 거의 40%가 성폭력을 당한 경험이 있다고 보고하였다. 여성 청소년 가해자의 대다수는 피해 경험이 있으며 60% 이상이 학교에서 무단결석, 행동의 문제, 학습장애의 문제를 가진다. 이들은 더 어린 나이에 학대를 당했고 여성에게 학대를 당했을 확률이 세 배 더 높다. 가해 청소년들이 행실장애, 기분장애, 불안장애 등의 공존질환이 있는 경우가 잦다. 피해 소아 중 다수가 자라서 유능하고 학대를 하지 않는 부모가 되며 이들을 보면 학대가 세대 간에 내려간다는 원칙은 꼭 그렇지 만은 않다고 한다. '학대의 고리를 끊은' 어머니들은 어렸을 때 양부모나 친척에게 정서적 지지를 받아서 자존감과 유능한 부모가 될 수 있는 능력이 향상되었다고 보고하였다(Egeland et al., 1993). 어린 시절 학대를 당한 경우 자신의 자녀를 학대할 확률이 높다고 널리 알려져 있었지만, 이런 결과를 도출한 연구에 대해서 방법론상의 문제점이 있었다는 견해가 있다(Ertem et al., 2000).

여러 종류의 학대를 당한 경우(polyvictimization)가 한 가지 학대를 당한 경우보다 훨씬 많은데, 성적학대나 신체적학대뿐 아니라 왕따, 재산 파괴, 형제나 동료가 왕따를 당하는 것을 목격하기, 부모와 같은 다른 사람이 학대를 당하는 것을 목격하기 등 다른 학대를 당한 경우가 많다. Leventhal(2007)의 연구상, 이렇게 여러 종류의 학대를 당한 경우 정신질환을 측정하는 도구를 사용하였을 때 임상적 범위에 해당하는 점수를 기록할 확률이 높았다. 예를 들어 소아가 신체적인 학대를 당하였거나 성적인 학대를 당한 경우 소아가 경험한 학대의 수와 전반적인 고통의 정도에 비해서 기간의 얼마나 오래 되었냐는 중요성이 덜했다(Leventhal 2007, Finkelhor et al., 2007). 고통이 더 심각할수록 후유증이 더 컸다. 신체적 학대를 당했느냐, 성적인 학대를 당했느냐고 단순히 묻는 것은 큰 의미가 없다. 오히려 소아에게 따르는 정신병리의 위험도를 측정하여 필요한 치료적 접근을 찾기 위해 고통의 정도가 어느 정도였는지를 탐색하여야 한다.

학대의 피해자가 되는 소아는 기간, 횟수, 학대의 특징적인 성격 등에 때라 다양한 증상과 후유증을 보인다.

다음의 4가지 요인이 성학대 피해소아가 외상을 받는 정도를 이야기한다. ① 외상적 성적 희생화(trumatic sexualization), ② 무력, ③ 낙인화, ④ 배신(이들 각각이 소아에서 공포, 불안, 조절력 상실을 야기한다.

증상과 결과에 영향을 주는 기타 요인에는 소아의 연령과 발달 수준, 성학대의 발단, 기간, 빈도, 강제성과 신체적 외상의 정도, 소아와 가해자 사이의 관계, 소아의 기존 성격, 급성 혹은 장기적 변수 간의 상호작용 등이 있다. 조기의 성학대는 성적인 고위험 행동과도 연관된다. 캐나다 밴쿠버에서 시행한 위험 청소년 연구(At Risk Youth Study)에서, 소아기의 성적학대와 정서적 학대는 이후의 성 매매업에 종사하게 되는 것과 연관되었다. 이 연구에서 성적학대를 받은 소아는 성적 공격에 취약했고 성적학대를 받을 만한 고위험 행동을 할 가능성이 높았다.

소아청소년 복지에 대한 국가 조사 사업(National Survey of Child and Adolescent Well-bein)에서 McCrae 등(2006)은 성학대의 특성과 공존하는 가족 문제를 조사하였다. 3~7세 사이의 소아에서 소아의 행동문제는 양육자의 가정 폭력과 정신질환과 연관되었다. 8~11세 소아에서 우울증상은 심한 학대와 다수의 가족 문제와 연관되었고, 외상후스트레스장애는 만성적인 미해결된 학대와 연관되었다. 나쁜 예후와 연관된 성학대의 특성은 학대의 기간, 완력의 사용, 성기 삽입, 소아와 관계가 가깝거나 연관된 가해자였다. 우울증 외의 증상들은 성교나 구강성교 등과 같은 심한 학대를 받은 소아에서 가장 높이 나타났다. 8세에서 11세 흑인 소아는 사회경제적 수준과 관계없이 행동증상을 많이 보였다. 이것은 성학대에 대한 문화적 관점이 피해자의 수치심을 증가시킬 수 있고 (정신) 건강시설 이용상의 차이가 더욱 큰 심리적 문제를 야기할 수 있음을 시사한다.

1) 신경학적 발달에 학대가 미치는 영향

외상적 사건은 소아에게는 압도적인 경험이고 뇌의 항상성(homeostasis)을 파괴하고 비적응적인 보상반응을 야기한다. 지속되는 스트레스는 뇌하수체 축(hypothalamic-pituitary-adrenal axis, HPA)을 과잉자극하게 되어 코르티솔 수치를 높이게 된다. 뇌의 모든 부위가 영향을 받을 수 있고, 강력한 외상적 기억이 만들어 질 수 있다. 코르티솔 항상성의 변화는 인지기억, 사건에 관해서 이야기를 구성하는 기억(narrative memory)에 영향을 주며, 변연계 항상성의 변화는 정서적인 기억에 영향을 준다. 중뇌 항상성(mid brain homeostasis)의 변화는 운동 기억(motor memory)에 영향을 주고, 뇌간 항상성(brainstem homeostasis)의 변화는 생리학적인-상태에 관한 기억(physiological-state memories)에 영향을 줄 수 있다.

뇌의 항상성의 변화는 과각성, 해리의 자연적 스트레스 반응에 영향을 줄 수 있다. 과각성은 중뇌의 locus coeruleus에서 나오는 노르에피네프린 특정 신경세포(norepinephrine-specific neurons)를 통해 교감신경계가 활성화되는 것을 포함한다. Locus coeruleus와 HPA axis 사이의 상호작용은 신체가 방어에 대비할 수 있도록 adrenocorticotropin과 코르티솔 분비를 증가시킨다. 이런 변화는 각성, 놀람 반응, 안절부절 못함, 수면 모두에 영향을 준다. HPA axis의 만성적 활성화와 이에 기인한 코르티솔 체계의 변화는 해마(hippocampus)에 해를 끼칠 수 있다. 피해 소아에 대한 연구상 해마와 변연계의 이상이 나타났고 이 소아들은 기억에 손상이 나타나고 정서를 조절하는 데 취약해진다. 급성 공포반응에 이어, 뇌는 외상을 상기시키는 인자(reminder)에 의해 급속히 자극될 수 있는 기억들을 만들어낸다. 따라서 피해 소아들은 과민성과 정서적 과잉반응성을 보이며 지속적인 공포상태에 있을 수 있다. 많은 경우 학대의 고통에 대한 가장 적응적인 반응은 해리 기전을 작동시키는 것이 될 수 있다. 해리는 소아를 학대로부터 심리적으로 구원함으로써 그 당시에는 보호적인 역할을 하지만, 시간이 지나면서 이 방어는 비적응적인 것이 되기 쉽고 적절하지 않은 시간에 나타난다. 학대받은 소아에서 인지적, 학업적, 언어적 지연이 지속적으로 보고되며, 심한 학대를 받은 소아에서 전두엽과 측두엽, 뇌 앞부분에서의 뇌파 이상이 보고되었다.

2) 불안정 애착의 비조직화된 형태(attachment dysregulation)

학대적 양육은 불안정 애착, 대개 와해된 형태의 애착(disorganized type)과 연관되며 이것은 종종 훗날 아이에게 정신병리를 야기한다. 역으로 소아와 양육자 사이 애착의 안정성은 HPA 축을 하향 조절(downregulation)함으로써 스트레스를 완충시킨다. 어머니와 안정애착이 형성된 18개월의 아기들은 어릿광대를 보고 놀랐을 때 불안정 애착을 가진 영아들에 비해 코르티솔 수치가 낮았다. 반응적이고 예측 가능한 양육자의 역할이 건강한 신경생물학적 스트레스 반응을 초래한다는 것을 밝히기 위해 수많은 연구가 시행되었다. 생애 첫 2년 동안 뇌에서는 유전적으로 프로그래밍된 축삭(axon), 가지돌기(dendrites), 시냅스(synapse)의 과잉형성이 일어나고 이후 사용되지 않는 것은 가지치기(pruning)로 사라진다. 환경은 어떤 시냅스 연결이 유지되고 살아남을지에 영향을 주는 것이다. Lyons-Ruth 등(1990)과 Beardslee

등(1997)의 연구는 건강한 영아-부모의 애착이 최적의 발달을 촉진하고 부정적인 결과에 대해 보호작용을 한다는 것을 보여 주었다.

3) 공격성

학대의 가장 흔한 결과는 공격성(aggression)이다. 학대받은 학령전기 소아들은 또래에 비해 공격적 행동에 더 많이 가담하고 적대적 의도를 또래에게 전가하는 경우가 많다. 학대받은 소아들은 청소년기와 성인기에 폭력적인 범죄 행동의 위험이 더 높은 것으로 보고되었다. 공격자와 동일시를 포함한 병적 방어기전도 그러한 범죄 행동에 역할을 할 수 있다.

4) 물질남용 및 자기 신체 손상행위(Substance Abuse and Self-Injurious Behavior, SIB)

소아들은 부딪히기, 머리 흔들기, 자해와 같은 고통스러운 자극이 뇌의 내인적인 오피오이드(endogenous opiate)를 활성화하기 때문에 오피오이드를 매개로 한 해리(opioid-mediated dissociation)를 촉진하는 이 같은 행동에 의지할 수 있다. 학대받은 소아들은 물질남용이 생길 가능성도 큰데 이러한 물질남용은 자신의 고통에 대해서 자가 투약(self-medication)을 하는 것이다. 알코올은 불안을 줄여주고, 오피오이드(opiates)는 아이를 위로해 주는 해리(soothing dissociation)를 촉진하고, 자극활성제(stimulants)는 삶에서 진정한 보상이 결핍된 소아의 mesolimbic 도파민 관련 보상 영역(dopaminergic reward areas)을 활성화한다.

Glassman 등(2007)은 정서적인 학대, 성학대가 자살과 관련 없는 자해(nonsuicidal self-injury, NSSI)와 가장 강한 연관성을 보인다고 하였다. 이 연구는 소아기의 정서적인 학대와 NSSI 사이의 강한 연관성을 보였다는 점에서 독창적이다. 저자들은 정서적인 학대가 자기비판적인 인지 스타일을 야기해서 자기처벌의 형식으로 NSSI를 야기한다고 제안했다. 기저의 우울증은 NSSI 행동을 강화할 수 있다.

5) 주의력결핍 · 과잉운동장애(Attention-Deficit/Hyperactivity Disorder)

몇몇 연구상 학대받은 소아 · 청소년에서 ADHD 유병률이 높았다. ADHD 소아는 어른에게서 학대적 행동을 촉발시킬 가능성이 더 크다고 할 수도 있으며, 학대의 외상 자체가 ADHD 증상 발현에 원인적 역할을 한다는 제안도 있었다.

6) 우울증과 자살(depression and suicide)

학대받은 영아들은 정서적으로 위축되어 있거나 즐거움을 느끼는 능력이 감소 되기 쉽고 부정적 정동을 보이는 경향이 있다. 학대받은 잠복기 소아의 27%에서 주요 우울증이나 기분부전장애가 보고되었다. 한 연구상 학대받은 소아 · 청소년의 약 8%가 현재 주요우울장애 진단에 부합하고 40%가 주요 우울 장애의 평생 유병률을 가지며 최소 33%가 평생 하나 이상의 파탄적인 질환으로 진단된다. 소아기 학대와 차후 자살 행동과 위험을 감수하는 행동 사이의 연관성도 보고되었으며, 성적학대를 받은 여아들은 다른 정신병리와 독립적으로 자살 기도의 위험이 특히 높다.

Danielson 등(2005)은 학대의 종류가 성적학대인지 신체적 학대인지 아니면 두 가지 형태의 학대를 모두 당했는지 여부와 성별에 따라 청소년기 우울증의 정도와 증상의 차이를 연구했다. 두 가지 학대를 모두 당한 청소년은 다른 군에 비해 더 우울했고 자살사고와 외상후스트레스장애를 가지는 경우가 더 많았다. 학대의 기간이 더 길수록 우울증의 정도, 수면 장애, 불안이 더 컸다. 친척에게 학대받은 경우 죄책감이 더 컸으며, 여자 청소년들이 남자에 비해 더 우울했다. 외상과 이후의 우울증 발생 사이의 분명한 연관성을 보고, 저자들은 기분장애 환자에서 학대 병력을 조사하도록 강력히 권한다. 그러한 평가는 꼭 이루어져야 하는데, 아이가 현재 학대적 환경에 있다는 점을 처음으로 밝혀낼 수도 있기 때문이다.

7) 해리장애(dissociative disorder)

학대가 해리장애를 야기할 수 있다. 해리증상이 있는 아이들은 단기간 환청 같은 정신병적 증상을 경험할 수 있으며, 심한 학대를 받은 소아는 자신이나 타인을 해치라고 명령하는 목소리를 듣는 경우가 많다. 그 결과 그들은 정신병으로 오진되기 쉽다. 해리증상을 겪는 아이들은 주의력결핍 · 과잉운동장애, 적대적 반항 장애, 충동조절장애와 같은 외현화 장애로 오진될 수도 있다. 주거시설에 거주하는 심한 학대 피해소아들을 대상으로 한 연구에서 23%의 남아가 해리성 주체성 장애의 진단기준을 만족시켰다. 해리장애는 어린 소아들에서는 알기 어려우며, 특히 구체적 추론(concrete reasoning) 능력이 덜 발달된 7세 미만에서는 진단하기가 더욱 어렵다. 해리는 신체학대 환아에서 보다 성학대 환아에서 더 흔히 보일 수 있다. 어떤 소아들은 방어기전의 하나로 해리적 경험을 하거나 학대적 경험을 재경험하기 때문에 이에 대한 이해와 지배력을 얻기 위한 방법으로 해리적 경험을 할 수도 있다.

8) 불안장애와 외상후스트레스장애(anxiety disorder and posttraumatic stress disorder)

불안장애는 공포증이나 사회 불안, 전반적 불안장애, 외상후스트레스장애 등과 같이 여러 형태를 취할 수 있다. 만성적이고 심한 학대는 외상후스트레스장애 진단의 가능성을 높인다. 어른에서 보이는 공포, 조절력의 상실감보다 소아들에서는 종종 비조직화되거나 불안 초조해하는 행동이 보인다. 전형적인 플래시백이나 외상의 반복적이거나 침습적인 기억보다는 외상 주제를 포함하는 놀이를 반복적으로 하는 경우가 더 흔하다.

Terr(1996)는 아이가 나쁜 일이 일어났고 자신이 위험에 처했다는 것을 이해하고 자신의 조절력 상실을 느끼고 내현적·외현적 외상 기억을 뇌에 저장할 때, 외상적 사건이 정신적 외상을 초래한다고 하였다. 외상 사건 직후, 놀이는 '음침하고 단조롭고 때로는 위험'해질 수 있으나, 아이는 놀이와 외상을 연관 짓지 못 하는 경우가 많다. 학대받은 아이들이 느끼는 자신의 미래가 단축된 느낌은 무분별한 위험 초래 행동을 야기할 수 있다. 무의식적인 외상의 재현은 아이가 재외상화(retraumatization)되게 할 수 있다. 신체적인 학대에 비해 성학대는 더 높은 수준의 비밀성과 수치심을 동반하고 이것은 외상후스트레스장애 증상의 출현을 재강화할 수 있다.

9) 다양한 신체 건강 문제

응급실이나 건강 전문가를 자주 방문하거나 스스로 평가한 건강 상태가 나쁘다고 평가하거나 통증을 느끼는 등과 같은 성인기 건강 문제가 소아기 학대와 연관성이 있음이 밝혀졌다. 성적으로 위험한 행동을 하는 것은 10대 임신을 증가시키며 HIV 나 성병에 대한 노출을 증가시킨다.

치료

예방

학대는 더 이상 일어나지 않도록 예방하는 것이 가장 중요한 치료이다. 학대받은 소아의 치료 기초는 더 이상 학대를 당하지 않도록 소아의 안전을 보장하는 것이며, 치료를 통해 학대의 후유증으로부터 소아를 보호하는 것이다. 경찰이나 소아보호 전문기관과 같은 소아보호서비스에 보고하는 것은 가능한 한 가장 빨리 이루어져야 하며 초기 평가나 첫 폭로의 맥락에서 이루어지면 좋다. Kaplan 등 (1998)

은 소아학대의 일차적 예방 전략을 다음과 같이 정리하였다: ① 부모 교육 프로그램으로 부모의 유능성을 강화할 것, ② 미디어 캠페인, 핫라인, 부모 사회화 프로그램을 구축할 것, ③ 한부모 가정이나 10대 부모, 낮은 사회경제적 지위, 신경인지적으로 문제가 있는 소아와 같은 고위험 그룹을 초점으로 도움을 줄 것.

뇌 발달은 환경의 영향을 받기 때문에, 집중적이고 조기에 시행되는 개입이 보다 건강한 결과에 대한 희망을 줄 수 있다. 미국 질병예방관리국(The Centers for Disease Control and Prevention, CDC)은 일차적 예방에 대한 인식과 노력을 증진하기 위한 중요한 조언을 개발했다. 일차적 예방은 '나쁜 접촉(bad touch)'에 대해 소아에게 교육하고 그들로 하여금 가해자에게 대항하는 힘을 부여하는 것을 포함한다. 학교 기반의 일차 예방 프로그램은 학대에 대한 인식을 높이는 데 효과가 있음을 보였고, 특히 어린 소아뿐 아니라 고연령 소아에게 장기간 실시되었을 때 더욱 그러했다. 가해자이거나 피해자인 성인들을 대상으로 직접 나가는 파견 프로그램을 제공하는 것도 그러한 노력에 포함된다. 심각한 육체적인 학대를 받은 2/3의 가해자는 가족 구성원 중의 남성에 해당하기 때문에, Leventhal(2001)은 아버지들에게 특별한 주의를 기울여야 한다고 하였다. 전형적으로 이 남성들은 소아 양육 경험이 부족하고 자신의 충동조절에 어려움을 겪으며 배우자에게 폭력적인 경향이 보인다. 전략 가운데 하나는 어머니가 배우자를 떠나 더 나은 동반자를 선택할 수 있도록 여성에게 적절한 도움을 주어 여성 자신이 힘을 갖게 하는 것이다. 또 다른 전략은 아버지가 보다 효율적인 부모가 될 수 있도록 돕는 것이다. 애착이론에 근거한 예방 전략들은 양육자–소아 관계를 호전시키는데 초점을 두는데, 이것은 소아의 스트레스에 완충역할을 해 준다.

Lyons-Ruth 등(1990)은 양육자에 대한 소아애착의 안정성을 개선시키는 데 있어 가정 방문의 효율성을 평가했다. 가정 방문 서비스는 다음과 같이 네 가지 목표가 있다.

1. 수용적인 관계 제공
2. 자원에 접근하는 가족의 능력 증진
3. 모자간의 보다 상호적이고, 긍정적이고, 발달적으로 적절한 소통을 모델링하고 재강화시키기. 어머니는 아이에 대한 선생님으로서의 역할도 수행하며 정서적 안정 자원으로서 기능하여야 함을 강조
4. 역동적, 행동적 개입을 사용해 매주 양육그룹(weekly parenting group)이나 매달 사회시간(monthly social hour)을 함으로써 사회적 고립을 줄이기

가정 방문 서비스를 받는 우울증 어머니들의 18개월 아기들은(그렇지 않은 경우

에 비해) Bayley 검사상 인지 발달점수가 평균 10점 더 높았다. 또한 그들은 어머니와 안정 애착으로 분류될 확률이 2배 높았다. 안정 애착이 학대의 낮은 위험도와 연관되었기 때문에, 이것은 신체학대의 위험을 줄일 수 있는 강력한 개입이 될 수 있다.

소아와 부모 치료(child and parent treatment)

치료의 주된 목적은 첫째로 소아를 보호하고 가족 역량을 높이는 것이다. 그리고 소아와 가족 치료에서 과거 학대의 영향을 다루는 것이다. 생태학적 모델은 소아 학대의 다면적 측면에 초점을 맞출 것을 요구한다. 치료는 소아의 발달 수준에 따라 다양하다. 우울증이나 외상후스트레스장애와 같은 뒤따르는 정신질환의 치료는 즉각 이루어져야 하고 소아·청소년 정신과 의사에게 의뢰하는 것이 필요하다. 모든 학대-특이적 치료에서 소아가 다시 외상화되지 않도록 고려하는 것이 중요하다.

가족 중심 치료는 부모의 평가절하된 자기 상을 개선시키고, 자신의 아이를 희생양 삼을 수 있는 아이에 대한 부모의 왜곡을 바로잡고, 현재의 학대와 부모 자신의 학대 병력 사이의 연관성을 해석하고, 부모에게 자녀 양육의 긍정적 모델을 제공할 필요에 초점을 둔다. 소아의 정신치료는 (개인 혹은 그룹 세팅의) 치료적 환경 조성을 포함하고, 이것은 아이로 하여금 외상을 지배할 수 있도록 한다. 부분적으로는 인형, 퍼펫, 그림 등으로 상징적인 재연(symbolic reenactments)을 사용해 사건에 대해 조절력을 가지고 반복(controlled repetition)함으로써 그렇게 한다.

소아는 학대가 자신의 잘못이 아니며, 소아가 비난받을 것이 아니라는 이야기를 들어야 한다. Terr는 임상가들이 배신, 과잉흥분, 개인의 책임에 대한 문제를 탐구해야 한다고 하였고, 특히 가족에 의해 학대받은 아이들에서 더욱 그러하다. 놀이치료는 외상을 입은 어린 소아 치료에게 유용할 수 있다. 놀이와 그림은 학대에서 비롯되는 복잡한 생각과 감정을 안전하게 전치할 수 있도록 하고 말로 하기에는 너무 고통스러운 사건에 대해 비언어적으로 상징적인 표현을 사용하도록 도와준다. 치료의 목표는 소아가 더욱 건강한 대처 반응을 사용하도록 돕는 것이어야 한다.

임상가들은 폭로에 따르는 결과에 민감해야 하고, 적절한 권위자에게 사건을 보고함에 있어 불가능한 약속은 하지 않아야 한다. 개별 사례에 대해 치료의 방식, 기간, 빈도가 특정적으로 고려되어야 한다. 치료자의 유연성이 필수적이다. 전반적인 치료목표는 개선이 필요한 행동·기능적 문제에 분명히 초점이 맞춰져야 한다.

그룹 치료는 상대적으로 긍정적인 자존감이 있는 고연령 청소년에게 좋을 수 있다. 치료 시작 전에 안전한 장소 설정은 필수적이다. 그룹 치료에 대한 이상적인 후

보군은 이 경험에서 이익을 얻고, 타인의 치료를 손상시키지 않을 수 있는 정서적·인지적 능력이 있는 환자이다. 그룹 치료를 권하기에 앞서, 임상가는 환자와 연관된 해결되지 않은 법적 문제가 있는지를 고려해야 한다. 법적 증언을 하기 전에 피해자를 그룹 치료에 포함하는 것은 권유되지 않는데, 증언이 기각되거나 타인의 암시에 의해 오염되었다고 받아들여질 수 있기 때문이다.

소아의 피해에 대한 부모 자신의 반응을 받아들이는 것을 돕기 위해, 부모에 대한 가족 치료나 개인 치료가 종종 필요하다. 가해자가 아닌 부모는 소아의 피해를 자신이 막지 못했다는 것에 대해 죄책감이나 우울감 문제를 종종 가진다. 가해자가 아닌 부모에 대한 개인 치료를 포함하는 치료는 피해 소아의 정신사회적 기능을 개선시킬 수 있다. 부모 자신의 소아기 성적학대 문제가 드러나, 소아 치료와 동시에 폭로될 수도 있다. 가족치료는 가족구성원의 적절한 경계와 역할을 수립하고, 피해 소아를 희생양 삼는 것을 피하도록 도울 수 있다.

무작위 대조군 연구에서 외상초점 인지행동치료에서는 외상후스트레스장애 증상뿐 아니라 학대의 귀인, 수치감, 우울감, 기타 행동 문제도 개선함이 나타났다. 또한 외상초점 인지행동치료에서는 공존 우울증, 불안증, 외현화 증상의 개선에 있어 대조군에 비해 우월함을 보였다.

투약은 학대 소아의 결과를 개선시킬 수 있는데, 외상후스트레스장애 증상을 겪고 있다면 투약이 더욱 효과적이다. 소아기 외상후스트레스장애 치료에 대한 Cohen 등(2007)의 연구에서, 외상초점 인지행동치료에 설트랄린(sertraline)을 추가하는 것은 뚜렷한 이점이 없었다. 따라서 외상후스트레스장애가 있는 대부분의 소아에서 약물을 추가하기 전에 외상초점 인지행동치료나 다른 외상초점 정신치료 단독을 먼저 사용하는 것이 권유된다.

빠른 조기의 효율적인 정신치료적인 개입에 의해 긍정적인 결과가 촉진될 수 있다. 학대 이후의 예후는 가족, 인구학적, 치료적 특성을 포함하는 다수의 인자에 따라 달라진다. 일반적으로 부모의 지지와 치료 참여는 훨씬 나은 결과를 도출한다.

자아 탄력성(resilience)

Heller 등(1999)은 소아학대의 영향에 대한 자아탄력성에 대한 문헌을 연구하였다. 소아의 기질적 속성은 평균 이상의 지능, 높은 자존감, 조절의 내적 중심, 외부에 대한 비난의 귀인, 자아탄력성, 높은 자아조절력을 포함한다. 유능한 수양부모의 돌봄을 포함하는 가족의 응집력은 소아의 자아탄력성개발과 연관된다. 긍정적인 학교 경험 같은 가족 외적 지지도 자아탄력성을 촉진한다. Rutter는 자아탄력성은 고착된 상태가 아니라 영향을 잘 받고 유기적인 성질이므로 양육적 환경에 의해 촉진될 수 있다고 하였다. 자아탄력성은 학대의 영향을 완충하고 자신의 가치에 대한 긍정적 인식을 촉진할 수 있다.

Daigneault 등(2007)은 자아탄력성을 예측할 수 있는 4개의 인자를 연구했다. 대인관계상의 믿음, 어머니의 갈등, 가정 폭력, 집 이외의 곳에서 살게 된 적이 있는지 등이 자아탄력성에 대한 가장 좋은 예측인자로 나타났다. 소아에게 권한을 부여하는 것 또한 중요한 요소로 알려졌다.

학대 소아를 치료하는 사람들은 신뢰 관계를 만들고, 권한과 자기 효능감의 인식을 촉진시켜야 한다. 치료에서 안전한 공간이 만들어진 이후, 치료에 대한 어느 정도의 조절력과 힘을 제공하는 것은 기저의 자아탄력성을 촉진하기 위해 중요하다.

법적인 고려(legal considerations)

법적인 고려는 평가의 초기 단계에서 중요하다. 모든 주에서, 의사와 정신건강 임상가들은 소아성학대가 의심될 경우 보고하도록 법에 규정되어 있다. 가장 중요한 것은 법의학적 정보가 적절하게 모이고 유효화되도록 소아보호서비스 기관에 신속히 의뢰하는 것이다.

법의학적 평가는 이에 숙련된 임상가에 의해 시행되어야 한다. 이는 진행 중인 치료에 개입된 의사나 치료자가 아니어야 한다. 법의학적 평가 전에 비밀보장 문제가 명료화되어야 한다. 재판을 위해 평가가 이루어진다는 사실이 시작부터 부모와 소아에게 분명히 전달되어야 한다. 치료자는 직접적인 이해관계(statements of disclosure)를 의무기록에 기록해야 하는데, 인용의 형태가 좋다. 법적 상황에 따라, 그러한 정보는 피해 소아가 직접 증언할 필요성을 없애줄 수 있다.

결론

앞에서 본 바와 같이 소아에 대한 부적절한 양육 및 학대는 소아의 스트레스 처리와 감정적인 반응과 기억에 관련된 뇌와 신체의 생물학적인 시스템에 장기적으로 심각한 영향을 미친다. 우리나라에서 최근 소아학대에 대한 사회적 관심이 증가하고 있으며 정책적인 고려가 시작되고 있는 바 이러한 정책이 제대로된 방향성을 가지기 위해서는 우리나라 소아에 대한 학대의 영향에 대해 연구가 시행되어야 할 것이다. 미래의 연구는 학대의 원인에 대한 현재의 이해를 확장시켜야 한다. 유전적 요소의 역할은 학대받은 소아들의 결과를 완화하는 것으로 나타났다. 미래의 연구는 ① 부적 결과에 가장 취약할 소아를 조기 발견하기 위해 관련된 유전적, 환경적, 보호적 요소를 검사하고, ② 자아탄력성을 촉진하는 것을 돕는 환경적, 신경적 기전을 기술할 수 있을 것이다. 주요한 보호인자인 자아탄력성은 더 연구되고 이해되어야 한다.

학대·방임이 발달하고 있는 뇌에 미치는 영향과 학대·방임이 정서적·행동적 조절부전과 사회적 발달의 탈선에 미치는 영향을 탐구하기 위해 신경발달적 연구가 지속되어야 한다. 이것은 보다 효과적인 정신치료적 기법을 개발하는 것을 도울 수 있다. 학대받은 소아에서 보이는 해리증상의 역할도 보다 잘 이해되어야 한다. 잘 정의되고 믿을 수 있는 측정도구 개발에 초점을 두는 것도 매우 중요하다.

참고문헌

American Academy of Pediatrics. (2001). Shaken baby syndrome: rotational cranial injuries-technical report. *Pediatrics, 108*(1), 206.

American Academy of Pediatrics. (2000). American Academy of Pediatrics. Section on Radiology: Diagnostic imaging of child abuse. *Pediatrics, 105*(1), 1345-1348.

American professional society on child abuse. (1990). *Guidelines for psychosocial evaluation of suspected sexual abuse in young children.* 1st ed. Chicago: American professional society on child abuse.

American psychiatric association. (1994). *Diagostic and statistical manual of mental disorder.* 4th ed. Washington D.C.: American psychiatric association.

Beardslee WR, Salt P, Versage EM, et al. (1997). Sustaining change in parents receiving preventive interventions for families with depression. *AM J Psychiatry, 154*, 1301-1309.

Bergen, H. A., Martin, G., Richardson, A. S., Allison, S., & Roeger, L. (2003). Sexual abuse and suicidal behavior: a model constructed from a large community sample of adolescents. *Journal of the American Academy of Child & Adolescent Psychiatry, 42*(11), 1301-1309.

Bernet, W. (1997). Practice parameters for the forensic evaluation of children and adolescents who may have been physically or sexually abused. *Journal of the American Academy of Child & Adolescent Psychiatry, 36*(3), 423-442.

Bowlby, J. (1969). *Attachment: Attachment and loss (vol. 1). 2nd ed.* London: Hogarth.

Bremner, J. D., Vythilingam, M., Vermetten, E., Southwick, S. M., McGlashan, T., Nazeer, A., ... & Charney, D. S. (2003). MRI and PET study of deficits in hippocampal structure and function in women with childhood sexual abuse and posttraumatic stress disorder. *American Journal of Psychiatry, 160*(5), 924-932.

Caspi, A., Sugden, K., Moffitt, T. E., Taylor, A., Craig, I. W., Harrington, H., ... & Poulton, R. (2003). Influence of life stress on depression: moderation by a polymorphism in the 5-HTT gene. *Science, 301*(5631), 386-389.

Celano, M., Hazzard, A., Webb, C., & McCall, C. (1996). Treatment of traumagenic beliefs among sexually abused girls and their mothers: An evaluation study. *Journal of abnormal child psychology, 24*(1), 1-17.

Chartier, M. J., Walker, J. R., & Naimark, B. (2007). Childhood abuse, adult health, and health care utilization: results from a representative community sample. *American Journal of Epidemiology, 165*(9), 1031-1038.

Cheung, K. K. (1999). Identifying and documenting findings of physical child abuse and neglect. *Journal of Pediatric Health Care, 13*(3), 142-143.

Cicchetti, D., & Toth, S. L. (1995). A developmental psychopathology perspective on child abuse and neglect. *Journal of the American Academy of Child & Adolescent Psychiatry, 34*(5), 541-565.

Cohen, J. A., Deblinger, E., Mannarino, A. P., & Steer, R. A. (2004). A multisite, randomized controlled trial for children with sexual abuse?related PTSD symptoms. *Journal of the American Academy of Child & Adolescent Psychiatry, 43*(4), 393-402.

Cohen, J. A., Deblinger, E., Mannarino, A. P., & Steer, R. A. (2004). A multisite, randomized controlled trial for children with sexual abuse-related PTSD symptoms. *Journal of the American Academy of Child & Adolescent Psychiatry, 43*(4), 393-402.

Cohen, J. A., Mannarino, A. P., Perel, J. M., & Staron, V. (2007). A pilot randomized controlled trial of combined trauma-focused CBT and sertraline for childhood PTSD symptoms. *Journal of the American Academy of Child & Adolescent Psychiatry, 46*(7), 811-819.

Confirmed, S. T. D. (1999). Guidelines for the evaluation of sexual abuse of children: subject review. *Pediatrics, 103*(1), 186-191.

Daigneault, I., Hébert, M., & Tourigny, M. (2007). Personal and interpersonal characteristics related to resilient developmental pathways of sexually abused adolescents. *Child and adolescent psychiatric clinics of North America, 16*(2), 415-434.

Danielson, C. K., de Arellano, M. A., Kilpatrick, D. G., Saunders, B. E., & Resnick, H. S.

(2005). Child maltreatment in depressed adolescents: Differences in symptomatology based on history of abuse. *Child Maltreatment, 10*(1), 37-48.

Egeland, B., Carlson, E., & Sroufe, L. A. (1993). Resilience as process. *Development and psychopathology, 5*(4), 517-528.

Ertem, I. O., Leventhal, J. M., & Dobbs, S. (2000). Intergenerational continuity of child physical abuse: how good is the evidence? *The Lancet, 356*(9232), 814-819.

Fergusson, D. M., Horwood, L., & Lynskey, M. T. (1996). Childhood sexual abuse and psychiatric disorder in young adulthood: II. Psychiatric outcomes of childhood sexual abuse. *Journal of the American Academy of Child & Adolescent Psychiatry, 35*(10), 1365-1374.

Finkelhor, D., Ormrod, R. K., & Turner, H. A. (2007). Poly-victimization: A neglected component in child victimization. *Child abuse & neglect, 31*(1), 7-26.

Friedrich, W. N., Fisher, J., Broughton, D., Houston, M., & Shafran, C. R. (1998). Normative sexual behavior in children: A contemporary sample. Pediatrics, 101(4), e9-e9.

Glaser, D. (2000). Child abuse and neglect and the brain-a review. *Journal of child psychology and psychiatry, 41*(1), 97-116.

Glasser, M., Kolvin, I., Campbell, D., Glasser, A., Leitch, I., & Farrelly, S. (2001). Cycle of child sexual abuse: Links between being a victim and becoming a perpetrator. *The British Journal of Psychiatry, 179*(6), 482-494.

Glassman, L. H., Weierich, M. R., Hooley, J. M., Deliberto, T. L., & Nock, M. K. (2007). Child maltreatment, non-suicidal self-injury, and the mediating role of self-criticism. *Behaviour research and therapy, 45*(10), 2483-2490.

Green AH, (1997). '*Physical abuse of children*'. In: Weiner JM (ed), Child and Adolescent Psychiatry. 2nd ed. Washington DC: Americal Psyciatric Press. pp.687-697.

Gunnar, M. R. (1998). Quality of early care and buffering of neuroendocrine stress reactions: potential effects on the developing human brain. *Preventive medicine, 27*(2), 208-211.

Hamby, S. L., & Finkelhor, D. (2000). The victimization of children: Recommendations for assessment and instrument development. *Journal of the American Academy of Child & Adolescent Psychiatry, 39*(7), 829-840.

Harmon, R. J., & Riggs, P. D. (1996). Clonidine for posttraumatic stress disorder in preschool children. *Journal of the American Academy of Child & Adolescent Psychiatry, 35*(9), 1247-1249.

Haugaard, J. J. (2000). The challenge of defining child sexual abuse. *American Psychologist, 55*(9), 1036.

Hébert, M., Lavoie, F., Piché, C., & Poitras, M. (2001). Proximate effects of a child sexual abuse prevention program in elementary school children. *Child abuse & neglect, 25*(4), 505-522.

Scott Heller, S., Larrieu, J. A., D'Imperio, R., & Boris, N. W. (1999). Research on resilience to child maltreatment: Empirical considerations. *Child Abuse & Neglect, 23*(4), 321-338.

Herrenkohl, R. C., Egolf, B. P., & Herrenkohl, E. C. (1997). Preschool antecedents of adolescent assaultive behavior: A longitudinal study. *American Journal of Orthopsychiatry, 67*(3), 422-432.

Hilton, M. R., & Mezey, G. C. (1996). Victims and perpetrators of child sexual abuse. *The British Journal of Psychiatry, 169*(4), 408-415.

Holmes, W. C., & Slap, G. B. (1998). Sexual abuse of boys: Definition, prevalence, correlates, sequelae, and management. Jama, 280(21), 1855-1862.

Kaplan, S. J., Pelcovitz, D., Salzinger, S., Weiner, M., Mandel, F. S., Lesser, M. L., & Labruna, V. E. (1998). Adolescent physical abuse: risk for adolescent psychiatric disorders. *American Journal of Psychiatry, 155*(7), 954-959.

Kaplan, S. J., Pelcovitz, D., & Labruna, V. (1999). Child and adolescent abuse and neglect research: A review of the past 10 years. Part I: Physical and emotional abuse and neglect. *Journal of the American Academy of Child & Adolescent Psychiatry, 38*(10), 1214-1222.

Kempe, C. H., Silverman, F. N., Steele, B. F., Droegemueller, W., & Silver, H. K. (1962). The battered-child syndrome. *JAMA, 181*, 17-24

Kunz, J., & Bahr, S. J. (1996). A profile of parental homicide against children. *Journal of Family Violence, 11*(4), 347-362.

Leonard H, (1999). Guanfacine alleviates sleep disorders in boys with PTSD. Rhode Island: The Brown University Child and Adolescent Psychopharmacology update P1.

Leventhal, J. M. (2001). The prevention of child abuse and neglect: Successfully out of the blocks. Child Abuse & Neglect, 25(4), 431-439.

Leventhal, J. M. (2007). Children's experiences of violence: some have much more than others. *Child abuse & neglect, 31*(1), 3-6.

Lewis, D. O. (1996). Development of the symptom of violence. Child and adolescent psychiatry: a comprehensive textbook. 2nd ed. Baltimore: Williams & Wilkins, 334-43.

Lyons?Ruth, K., Connell, D. B., Grunebaum, H. U., & Botein, S. (1990). Infants at social risk: Maternal depression and family support services as mediators of infant development and security of attachment. *Child development, 61*(1), 85-98.

McCrae, J. S., Chapman, M. V., & Christ, S. L. (2006). Profile of children investigated for sexual abuse: Association with psychopathology symptoms and services. *American Journal of Orthopsychiatry, 76*(4), 468-481.

McMahon, P. M., & Puett, R. C. (1999). Child sexual abuse as a public health issue: Recommendations of an expert panel. *Sexual Abuse: A Journal of Research and Treatment, 11*(4), 257-266.

Morton, N., & Browne, K. D. (1998). Theory and observation of attachment and its relation to child maltreatment: A review. *Child Abuse & Neglect, 22*(11), 1093-1104.

Nachmias, M., Gunnar, M., Mangelsdorf, S., Parritz, R. H., & Buss, K. (1996). Behavioral inhibition and stress reactivity: The moderating role of attachment security. *Child development, 67*(2), 508-522.

Pelcovitz, D., Kaplan, S., Goldenberg, B., Mandel, F., Lehane, J., & Guarrera, J. (1994). Post-traumatic stress disorder in physically abused adolescents. *Journal of the American Academy of Child & Adolescent Psychiatry, 33*(3), 305-312.

Perry, B. D., & Pollard, R. (1998). Homeostasis, stress, trauma, and adaptation: A neurodevelopmental view of childhood trauma. Child and adolescent psychiatric clinics of North America.

Rutter M, (1990). *Psychosocial resilience and protective mechanisms in risk and protective factors in the development of psychopathology. 2nd ed.* New York: Cambridge University Press, pp. 181-214.

Ryan, G. (2000). Childhood sexuality: a decade of study. Part I-research and curriculum development. *Child Abuse & Neglect, 24*(1), 33-48.

Schetky, D. H., Green, A. H., Finkel, M. A., Becker, J. V., & Kaplan, M. S. (1988). *Child sexual abuse: A handbook for health care and legal professionals.* New York: Brunner/Mazel.

Sedlak, A. J., & Broadhurst, D. D. (1996). The national incidence study of child abuse and neglect. Washington D.C.: US Department of Health and Human Services.

Senn, T. E., Carey, M. P., Vanable, P. A., Coury-Doniger, P., & Urban, M. (2007). Characteristics of sexual abuse in childhood and adolescence influence sexual risk behavior in adulthood. Archives of Sexual Behavior, 36(5), 637-645.

Springer, K. W., Sheridan, J., Kuo, D., & Carnes, M. (2007). Long-term physical and mental health consequences of childhood physical abuse: Results from a large population-based sample of men and women. *Child abuse & neglect, 31*(5), 517-530.

Stoltz, J. A. M., Shannon, K., Kerr, T., Zhang, R., Montaner, J. S., & Wood, E. (2007). Associations between childhood maltreatment and sex work in a cohort of drug-using youth. *Social science & medicine, 65*(6), 1214-1221.

Shaw, J. A. (1999). Practice parameters for the assessment and treatment of children and adolescents who are sexually abusive of others. *Journal of the American Academy of Child & Adolescent Psychiatry.*

Terr, L. C. (1991). Childhood traumas: An outline and overview. *American journal of psychiatry, 148*(1), 10-20.

Terr, L. C. (1996). Acute responses to external events and posttraumatic stress disorders. Child and adolescent psychiatry: a comprehensive textbook, 2nd ed.

Toomey, S., & Bernstein, H. (2001). Child abuse and neglect: prevention and intervention. *Current opinion in pediatrics, 13*(2), 211-215.

Turner, H. A., Finkelhor, D., & Ormrod, R. (2007). Family structure variations in patterns and predictors of child victimization. *American Journal of Orthopsychiatry, 77*(2), 282-295.

US Department of Health and Human Services, & US Department of Health and Human Services. (2001a). HHS reports new child abuse and neglect statistics.

US Department of Health and Human Services, & US Department of Health and Human Services. (2001b). *Trends in the well-being of America's children and youth.* pp. 142-143

Vondra, J. I., Barnett, D., & Cicchetti, D. (1990). Self-concept, motivation, and competence among preschoolers from maltreating and comparison families. *Child Abuse & Neglect, 14*(4), 525-540.

Weinstein, D., Staffelbach, D., & Biaggio, M. (2000). Attention-deficit hyperactivity disorder and posttraumatic stress disorder: Differential diagnosis in childhood sexual abuse. *Clinical psychology review, 20*(3), 359-378.

Widom, C. S. (1989). Child abuse, neglect, and violnet crimint behavior*. *Criminology, 27*(2), 251-271.

Widom, C. S., DuMont, K., & Czaja, S. J. (2007). A prospective investigation of major depressive disorder and comorbidity in abused and neglected children grown up. *Archives of general psychiatry, 64*(1), 49-56.

Wodarski, J. S., Kurtz, P. D., Gaudin, J. M., & Howing, P. T. (1990). Maltreatment and the school-age child: Major academic, socioemotional, and adaptive outcomes. *Social Work, 35*(6), 506-513.

Yates A, (1997). 'Sexual abuse of children'. In: Weiner JM (ed), *Child and Adolescent Psychiatry*. 2nd ed. Washington DC: Americal Psychiatric press. pp. 699-709.

Yeager, C. A., & Lewis, D. O. (2000). Mental illness, neuropsychologic deficits, child abuse, and violence. *Child and adolescent psychiatric clinics of North America, 9*(4), 793-813.

Yuille, J. C., Hunter, R., Joffe, R., & Zaparniuk, J. (1993). *Interviewing children in sexual abuse cases*. In: Goodman GS(ed), pp. 95-115.

제16장

소아기발병 조현병

구영진
마인드닥터 소아청소년클리닉

개요

소아기발병 조현병은 매우 드물고 청소년기나 성인기발병에 비하여 더 불량한 예후를 보인다(Clemmensen et al., 2012; Masi et al., 2006; Sikich, 2009). 소아기발병 조현병(childhood-onset schizophrenia, COS)은 만 13세가 되기 전의 어린 연령에서 조현병이 발병한 경우로 정의하고 있다(AACAP, 2012). 발병 연령이 조현병의 예후에 중요한 인자이므로 많은 학자가 만 13세가 되기 전에 발병한 환자 군을 소아기발병 조현병(childhood-onset schizophrenia, COS)으로, 만 18세 이하에서의 발병군을 조기발병 조현병(early-onset schizophrenia, EOS)으로 구분하여 연구해왔다.

조현병의 핵심증상은 발병연령과 관계없이 공통적이다(DSM-5™, APA, 2013). 성인기발병 조현병에서 관찰되는 모든 증상이 소아기발병 환아들에게 나타나나 발병 시점의 발달단계가 발현되는 증상과 경과에 영향을 미친다. 서서히 발병하는 임상 경과와 발병 시점이 기존의 다양한 유형의 발달장애와 연속선상에 위치하므로, 소아 스스로 환각과 망상증상을 분명한 언어로 표현하기 전까지 확진이 어렵다(AACAP, 2012; Masi et al., 2006).

이 장에 기술된 신경생물학적 연구결과에는 1990년부터 시작된 미국 국립정신보건원(the National Institude of Mental Health, NIMH) 소아기발병 조현병 연구결과

(NIMH-COS 연구)가 주로 포함된다(Sikich & Bethea, 2011). NIMH-COS 연구의 경우, 생후 13번째 생일을 맞기 전에 정신병적 증상(psychosis)이 발병되었고, 병 전지능이 70 이상이고, 신경학적질환이 없는 소아들 187명 중에서 환각을 동반한 기분장애(13명, 7%), 조현정동장애(schizoaffective disorder, 20명, 11%), 자폐성 발달장애 (5명, 2%), 비정형 정신증(atypical psychotic disorders, 32명, 17%)이 배제되고 남은 111명을 소아기발병 조현병군으로 분류하였다. 대조군으로, 건강한 정상소아군과 환아의 건강한 형제군이 포함되어, 유전학적 연구와 전향적 종단 연구로 진행된 뇌영상 연구가 진행되었다.

치료와 관련하여 12세 이하 어린연령의 조현병 소아들을 대상으로 진행한 항정신약물치료와 비약물적 중재프로그램에 관한 체계적인 연구 자료는 아직까지 부족하다. 2세대 항정신병 약물들에 대한 12세 이하 어린연령에서의 효능과 안정성 조사자료도 마찬가지다. 2012년에 발표된 AACAP(the American Academy of Child and Adolescent Psychiatry)의 조기발병 조현병 치료 권고안과 NIMH에서 조기발병 조현병(18세 이전 발병) 소아 · 청소년 116명(8~19세)을 대상으로 진행한 TEOSS (Treatment of Early-Onset Schizophrenia Spectrum Disorders) 약물 연구결과가 주요한 참고문헌이다.

역학

일반 인구에서 어느 한 시점의 조현병 유병률은 약 1% 정도이고, 흔한 발병 연령대는 남성에서 20~24세, 여성에서 29~32세이다(Stilo & Murray, 2010). 전체 조현병 환자 중 약 4% 만이 만 15세 이전 발병이다(AACAP, 2012; Sikich, 2009).

소아기발병 조현병의 경우, 체계적인 역학조사 자료가 거의 없다. 발병 자체가 워낙 드물다 보니 대단위 연구가 필요하고, 어린연령에서의 임상양상과 진단적 면담과정의 표준화가 쉽지 않기 때문이다. 미국의 North Dakota 지역과 독일과 북구에서의 역학조사에서 추정된 만 12세 이하 소아기발병 조현병 유병률은 인구 3만 명당 1명 이하다(Burd & Kerbeshian, 1987; Hellgren et al., 1987; Sikich, 2009). 만 10세 이하에서 발병한 조현병 유병률은 인구 10만 명당 3명 이하로 매우 희귀하며, 만10세 이후부터 만 14세 사이에의 발병은 인구 10,000명당 1명 정도가 되고, 사춘기 이후 급격하게 증가하여 청소년기 발병은 50배 이상 증가된 1,000명당 1~2명으로 추산하고 있다(Sikich, 2009). 소아기발병 조현병은 성별에 따른 유병률이 1.67 대 1 정도로 남아에서 더 높고, 나쁜 예후를 보이는 비율도 남아에서 더 높다

(Clemmensen et al., 2012).

역학조사 결과

조현병의 발병 위험을 높이는 요인을 찾기 위한 역학조사가 있다. 산과적 합병증에 대한 조사에서, 산전 rubella, Toxoplasma gondii, Herpes simplex type 2 감염이 지적장애, 학습장애, 감각신경 장애 등 태생기 신경계 발달장애의 발생 위험을 높인다고 알려졌다. 임신 중 toxoplasma gondii 감염은 조현병 발병 위험(상대위험도 = 1.73)을 높인다(Rapoport et al., 2012; Torrey et al., 2012).

중국지역의 역학조사에서는 장기간의 기근이 조현병의 발생 위험을 2배 높이고, 품행장애와 기분장애의 위험률도 높인다고 하였다(Rapoport et al., 2012).

조현병에 대한 역학조사에서 출생 시 부친의 연령이 50세 이상이거나, 겨울 출생, 도시 거주자, 소수이민자인 경우, 조현병의 발병률이 증가한다고 알려졌으나 NIMH의 소아기발병 조현병 환자군 조사에서는 출생 시 부모의 연령이나 산과적 합병증 여부는 관련성이 없었다(Mattai et al., 2011a).

조현병의 발병 위험을 높이는 사회심리적 요인으로 유년기 심적 외상이 있다. 소아기 성적, 신체적 학대와 방임은 대뇌피질의 부피 감소와 환각증상을 피해적 망상으로 발전시킬 위험성을 높인다. 전향적 종단연구로 진행된 영국의 쌍생아 연구에서 고의적인 가해에 의한 심적 외상은 소아가 정신병적 증상을 더 늦게 보고하는 것과 연관성(상대위험도 = 3.15)을 보였다(Rapoport et al., 2012).

조현병의 가계 연구와 쌍생아 연구는 조현병의 유전적 소인을 시사한다(Stilo & Murray, 2013). 조현병의 유전성(heritability)은 약 80%이며, 일란성 쌍생아의 조현병 일치율은 40~60%로 이란성 쌍생아나 형제간의 일치율 5~15%보다 높다. 조현병 환자의 일차 혈족에서 조현병 발생률은 일반인구에서보다 5~20배가량 높다. 소아기발병 조현병 환아의 부모들에서 조현병 유병률은 약 8%로, 이는 일반 인구에서보다 8배 높고, 성인기발병 조현병 환자의 부모들에서 보다도 약 두 배 높은 수치다(Sikich, 2009).

조현병의 신경생물학적 취약성을 나타내는 원활추종 안구운동(smooth-pursuit eye movements) 장애는 소아기발병 조현병 환자군의 약 80%에서 관찰되며, 이는 성인 환자군의 40~80%보다 높은 수치다(Mattai et al., 2011a).

유전학적 연구결과

유전적 소인과 신경생물학적 취약성은 소아기발병 조현병의 병인론에서 가장 중요하다. NIMH-COS 연구에서 조현병 환아군 96명 중에서 약 10%인 9명이 fluorescent in situ hybridization(FISH)과 high resolution banding karyotype 기법 등에 의한 염색체 이상이 발견되었다(Mattai et al., 2011a).

NIMH-COS 연구에서 확인된 소아기발병 조현병 취약유전자로는 NRG1 (neuregulin 1, 8p12), DTNBP1(dysbindin, 6p22.3), DAOA(d-amino acid oxidase activator, 13q33.2), GAD1(glutamate decarboxylase 1, 2q31.1), COMT(catechol-O-methyltransferase, 22q11.2)와 22q11 결실증후군(22q11 deletion syndrome, velocardiofacial syndrome, VCFS), MYT1L(myelin transcription factor 1-like, 2p25.3), NRXN1(neurexin 1, 2p16.3)이 있다(Addington & Rapoport, 2009; Mattai et al., 2011a).

6p22.3에 위치한 dysbindin(dystrobrevin-binding protein 1 gene, DTNBP1) 유전자는 조현병에서뿐 아니라 기분장애에서의 정신병적 증상의 발현과 상관성을 보인다(Balu & Coyle, 2011). dysbindin은 근골격계에 분포하는 α-dystrobrevin (DTNA)이나 대뇌피질과 해마에 분포하는 β-dystrobrevin(DTNB)이 결합하는 단백분자로 처음 알려졌다. 대뇌피질과 해마에서 dysbindin은 200kDa의 BLOC-1 (biogenesis of lysosome-related organelle complex-1)을 구성하는 분자 중 하나로, 신경전달물질의 시냅스 방출 기제인 세포내 막이송(intracellular membrane trafficking)과 생합성 과정에 관여한다. dysbindin은 전두엽에서 시냅스 내 glutamate 분비를 증가시키고, 시냅스 후 NMDA 수용체 아단위(subunit)인 NR2A와 NR2B 발현을 억제함으로써 대뇌피질 glutamate 신호전달계 조절에 관여한다(Balu & Coyle, 2011). dysbindin은 세포막 수용체 recycling/insertion 기전을 억제한다. 유전자 조작 설치류 실험에서 dysbindin은 전두엽에서 D2 수용체의 세포막 발현을 억제하고, GABA 사이뉴런 (interneuron)의 GABA 분비를 증가시킨다(Ji et al., 2009). 소아기발병 조현병 환아군에서 dysbindin은 병 전 기능이 더 나쁜 임상양상과 상관성을 보였다(Gornick et al., 2005).

8p12에 위치한 NRG1 유전자는 EGF-like domain을 가진 성장인자(growth factor) neuregulin 1을 만든다(Balu & Coyle, 2011). 44kDa의 당단백질(glycoprotein)인 neuregulin 1은 glutamate와 함께 신경세포 내 vesicle에 저장되며, 세포 외로 방출되면, 시냅스 후 receptor tyrosine-protein kinase ErbB4 수용체와 결합한다. 대뇌 NRG1-ErbB4 신호전달계는 세포 내 MAPK와 PI3K 신호전달계를 활성화하여 신경

발달과 시냅스 가소성을 조절하며, 희소돌기아교세포(oligodendrocyte)의 발달과 분화를 촉진하여 수초화(myelination)가 진행되게 함으로써, 태생기부터 성인기까지 대뇌 발달에 중요한 기능을 담당한다(Balu & Coyle, 2011). NRG1 유전자는 대뇌 회백질과 백질의 부피 변화에 모두 관여하며, 소아기발병 조현병 환아군에서 사회성 결여와 사회적 철퇴 증상과의 상관성이 알려졌다(Addington et al., 2007).

설치류 실험에서 NRG1은 성숙한 뇌의 해마에서 PSD95에 인접한 ErbB4와 결합하여 장기강화(long-term potentiation)를 억제하며, 대뇌 피질 PV(+) GABA 사이뉴런(parvalbumin-positive GABA interneuron)에서 glutamate 신호에 의한 GABA 분비를 증가시켜 pyramidal neuron의 신호전달을 조절한다(Balu & Coyle, 2011). NRG1 유전자는 기분장애의 정신증상발생과 자폐성 발달장애의 취약유전자이기도 하다.

13q33.2의 DAOA(d-amino acid oxidase activator, G72/G30으로도 불림) 유전자도 소아기발병 조현병과 기타 정신병의 후보유전자 중 하나이다(Addington et al., 2004). DAOA는 생체 내 D-amino acid를 분해하는 D-amino acid oxidase(DAAO, 12q24)의 활성을 조절한다. 생체 내 단백질 합성에서는 광학 이성질체인 L-form amino acid만 사용된다. 조현병 발병기전으로서 DAOA는 NMDA 수용체의 co-agonist인 D-serine의 가용성 조절에 의할 것이라 생각되고 있다.

신생아 4,000명당 1명꼴로 나타나는 22q11 결실증후군(22q11 deletion syndrome, 또는 DiGeorge syndrome, 또는 velocardiofacial syndrome, VCFS)은 조현병 발생률을 높이는 것으로 알려졌고, NIMH-COS 96명 중 4명(4.2%)이 22q11 결실증후군으로 확인되었다(Mattai et al., 2011a; Rapoport et al., 2012). 22q11 결실증후군은 구순구개열, 얼굴기형, 심장기형 등과 함께 실행기능(executive function)에 속하는 반응억제(response inhibition)의 손상, 시공간의 인식과 계산 기능의 결함을 동반한다. 22q11 결실이 있는 소아와 청소년의 약 35~55%에서 주의력결핍·과잉운동장애, 강박장애, 자폐성 발달장애가 나타나고, 성인기까지 25~30%에서 조현병을 포함함 정신병적 상태를 동반한다.

22q11.2에 위치한 COMT 유전자의 Val158Met 유전자 다형성은 조현병의 발병과 22q11 결실증후군에서의 더 심한 행동증상 발현과 연관성이 알려졌다(Mattai et al., 2011a; Rapoport et al., 2012; Raznahan et al., 2011). NIMH-COS 환아군 가계 연구에서 Val-COMT 대립유전자형은 10세에서 16세 사이에 진행되는 전두엽과 측두엽, 대상회(cingulate)의 회백질(gray matter) 소실 폭이 더 컸다. 정상 대조군의 경우, Met-COMT 대립유전자형에서 대뇌피질 회백질 소실 폭이 더 컸다. 조현병 환아군 형제 중에서 COMT 대립유전자형이 Met/Met인 경우, 사춘기 이전에 관찰되었던 전

두엽 피질의 회백질 부피감소가 청소년기 동안 정상화되었다.

22q11.2 결실증후군에 포함되는 유전자에는 시냅스 구조 단백질 SHANK3(SH3 and multiple ankyrin repeat domains 3)가 있다. SHANK3는 조현병뿐 아니라 자폐성 발달장애의 취약유전자이기도 하다(Balu & Coyle, 2011).

가장 최근의 유전자 복제수변이(copy number variants, CNVs) 연구에서도 16p11.2 중복과 함께 22q11의 결실이 소아기발병 조현병의 유전적 취약성에 기여하는 것으로 보고되었다. CNVs는 NIMH-COS 환자군의 약 20%에서 발견되었다. 이는 CNVs가 성인기발병 조현병 환자군의 약 15%와 정상 대조군의 5%에서 나타난 빈도보다 높은 수치다(Mattai et al., 2011a; Walsh et al., 2008).

NIMH-COS 환자군에서 주목하는 3개의 CNVs에는 16p11.2 위치의 500kb 중복, 2p25.3 위치의 MYT1L(myelin transcription factor 1-like) 유전자 중복(duplication), 그리고 NRXN1 결실(exon 22, 23 위치의 115kb 결손)이 있다(Mattai et al., 2011a;). 이들 CNVs는 자폐성 발달장애와도 연관성을 보인다. 16p11.2 중복은 조현병 환아군에서 대뇌백질의 부피 감소와 상관성을 보였다.

2p16.3 위치의 NRXN1(neurexin 1) 유전자의 115-kb 결실은 조현병뿐만 아니라 지적장애, 뚜렛장애, 자폐성 발달장애에서도 연관성이 보고되었다(Kim et al., 2008). neurexin 단백분자는 시냅스 전 세포막에 위치한 cell adhesion molecule로서 시냅스 후 막 단백분자인 neuroligin과 결합하여, 시냅스 형성과 구조유지에 중요한 역할을 한다(Reichelt et al., 2012).

2p25.3 위치의 MYT1L(myelin transcription factor-1 like) 유전자는 NZF1(neural zinc finger transcription factor 1)로도 불리며, 수초화(myelination)를 형성하는 oligodendrocyte의 증식과 분화에 관여한다. NIMH-COS 연구에서 microduplication으로 인한 MYT1L 유전자의 손상이 소아기발병 조현병과 연관성을 보였다(Lee et al., 2012).

2q31.1에 있는 GAD1 유전자는 GABA 합성효소 GAD67(glutamic acid decarboxylase)을 만들며, 대뇌피질, 시상, 소뇌, 해마의 발달과 연관이 있다. 소아기발병 조현병 환아군의 가계에서 GAD1 유전자변이는 청소년기 동안 전두엽 피질의 회백질 부피 소실이 급격하게 진행되는 것과 연관성을 보였다(Addington et al., 2005). 사후 뇌조직 연구에서도 GAD67 mRNA 발현이 정상군에 비하여 감소된 결과를 보였다. 이는 소아기발병 조현병이 대뇌 피질에서 억제성 GABA 사이뉴런(interneuron)의 소실 또는 기능부전과 연관성이 있음을 시사한다(Balu & Coyle, 2011; Rapoport et al., 2012; Sikich, 2009).

뇌영상 연구결과

소아기발병 조현병이 타고난 신경생물학적 취약성에 기인함을 보여주는 대표적인 뇌영상 연구로, 소아기발병 조현병 환아와 그 형제들을 대상으로 뇌 MRI를 이용한 NIMH의 전향적 종단연구가 있다(Mattai et al., 2011a; Rapoport et al., 2012). 사춘기 동안 대뇌의 정상발달은 전두엽과 두정엽의 회백질(cortical gray matter) 부피 감소가 일어나는데, 4년간의 추적조사에서 조현병 환아군에서 전두엽과 측두엽의 회백질 부피 감소가 정상대조군과는 확연한 차이로 진행되었다. 청소년기 동안 조현병 환아군에서 진행되는 대뇌피질의 회백질 부피 감소는 두정엽에서 전두엽과 측두엽 방향으로 진행되었고, 양극성 기분장애 환아군에서는 관찰되지 않았으며, 약물치료와도 무관하였다. 조현병으로 발병하지 않은 그 형제들은 소아기 동안 환자군과 동일하게 관찰되었던 전두엽과 측두엽 피질의 회백질 감소가 청소년기를 거치면서 정상화되는 결과를 보였다(Gogtay et al., 2007: Mattai et al., 2011b).

조현병의 뇌구조 변화 연구에서 전두엽, 두정엽, 뇌량(corpus callosum), 기저핵(basal ganglia)의 부피저하는 환자군의 약 60%에서 관찰되나, 측두엽의 superior temporal gyrus(STG)의 회백질 위축은 환자군의 100%에서 관찰된다(Shenton et al., 2001).

측두엽의 superior temporal gyrus(STG)는 청각중추인 Brodmann area 41, 42와 언어적 정보처리과정에 중요한 Wernicke's area(BA 22)를 포함한다. 측두엽의 STG는 언어를 포함한 소리자극의 정보처리과정에 관여하는 동시에 사회인지(social cognition)를 담당하는 결정적인 해부학적 구조물이다. STG는 해마(hippocampus)와 편도(amygdale)와 연결되며 표정에서 감정을 지각하는 기능을 담당한다. 뇌전증 환자에서 신경외과 수술 과정에서 STG의 뒷부분을 전기 자극하면 사고장애(thought disorder)와 언어기억(verbal memory)의 이상을, 앞부분을 전기 자극하면 환청이 발생하므로, 조현병의 환청과 망상의 발생에 관여하는 뇌 부위로 주목받고 있다.

대뇌백질(white matter) 신경망의 형성과 연결성을 보여주는 뇌자기공명 영상기법인 diffusion tensor imaging 연구에서 소아기발병 조현병 환아군은 대뇌백질을 구성하는 신경다발들(fasciculi)이 정상군에 비하여 덜 복잡하고, 부피가 저하되어 있어 조현병이 대뇌 연결성(connectivity)의 장애이기도 함을 시사한다(Rapoport et al., 2012).

DSM-5™(American Psychiapic Association, 2013)에서 조현병을 정의하는 다섯 가지 핵심 증상 범주(domains)에는 양성증상군에 해당하는 ① 망상, ② 환각, ③ 와해된 사고와 언어, ④ 와해된 행동, 그리고 ⑤ 음성증상군이 있다(진단기준 표 16.1).

발병연령과 관계없이 조현병의 핵심증상은 공통적이다. 성인기발병 조현병에서 관찰되는 모든 증상이 소아기발병 조현병 환아들에게 나타날 수 있다. 소아기발병 조현병이 처음 진단되는 평균 연령은 9.5세 전후로 보고되나, 환각증상은 더 일찍부터 시작되어, 5.5세부터 환각증상을 보고한 사례도 있다(Masi et al., 2006).

소아기라는 발병 시점이 성인기발병 조현병과는 다른 임상양상 및 경과와 연관될 것이다(AACAP, 2012; Masi et al., 2006; Clemmensen et al., 2012). 소아기발병 조현병의 대부분(약 75%)이 점진적인 발병과정을 보이고, 운동 및 언어 발달의 지연이 흔하다(AACAP, 2012; Kyriakopoulos & Frangou, 2007; Masi et al., 2006). 소아기발병 조현병 환아들은 성인기발병 조현병에서보다 더 다양한 감각으로 환각을 경험한다. NIMH-COS 연구는 117명의 조현병 환아 중 대부분(95%)이 환청을 보고하였고, 환시는 약 80%(94명)에서, 환촉은 60%(70명)에서, 환후는 30%(35명)에서 경험한 것으로 보고하였다(David et al., 2011). 다양한 감각으로 경험하는 환각증상들은 사춘기를 거치면서 환청으로 좁혀지는 경과를 보인다.

소아기발병 조현병의 환각증상에서 환청이 가장 흔하다(Caplan, 2011; David et al., 2011; Masi et al., 2006). 만 7세 이전의 어린소아에서 환청증상 보고는 드물다. 환청을 경험하는 환아들은 "내 머릿속 컴퓨터", "외계인", "귀신", "사탄", 혹은 가족과 같은 익숙한 사람의 목소리라고 보고한다. 지속적으로 비난하는 목소리나 자신이나 타인을 죽이라고 지시하는 목소리도 흔하다. 환시를 경험하는 소아들은 귀신, 괴물, 악마, 해골, 무서운 얼굴, 외계인 등이 보인다고 보고한다. 환각을 경험하면 소아들은 인격을 부여하고, 이름을 만들기도 한다. 어릴수록 환각을 경험하더라도 이상하다고 생각하지 못한다.

소아기발병 조현병 환아의 약 60%에서 망상이 나타난다(Masi et al., 2006). 환청과 마찬가지로 망상도 만 7세 이전의 어린소아에서는 드물다. 소아기에 관찰되는 망상은 단순하고 덜 복잡하다. 어린 시절 학대와 방임을 경험한 소아는 환각 등 지각적 증상들을 피해사고(망상)로 구축하는 경향이 증가할 것이다.

급성기 양성증상이 확인되기 전에 부자연스럽고 부적절한 정동과 행동이 먼저 나타난다(Masi et al., 2006). 사회적으로 고립되어 부모에게만 징징거리며 들러붙는 변화를 흔히 보인다. 언어소통에서의 화용성(pragmatism)에 결함을 보이고, 이러한

표 16.1 DSM-5™(APA, 2013) 조현병 진단기준(Diagnostic Criteria)

A. 다음 증상 가운데 2개 이상 해당해야 하며, 1개월 중 상당 기간 존재해야 한다(단, 성공적으로 치료된 경우는 기간이 짧을 수 있다). 최소한 1개의 증상은 1번, 2번, 혹은 3번에 해당되어야 한다.

  (1) 망상

  (2) 환각

  (3) 와해된 언어(예 : 빈번한 탈선 또는 지리멸렬)

  (4) 심하게 와해된 행동이나 긴장증적 행동

  (5) 음성증상, 즉 정서적 둔마, 무논리증 또는 무욕증

B. 발병 후 상당한 기간 동안 직업적, 대인관계적, 또는 자기관리와 같은 주요기능영역에서 하나 이상 발병 이전과 비교하여 현저한 기능 감소가 있다(소아기나 청소년기에 발병될 경우에는 대인관계, 학업 또는 직업 분야에서 적절한 성취를 이루지 못함).

C. 장애의 징후가 적어도 6개월 이상 지속되어야 한다. 6개월의 기간은 진단기준 A를 충족시키는 증상(활성기 증상)이 존재하는, 적어도 1개월의 기간을 포함하며(성공적으로 치료되면 더 짧을 수 있음), 전구기와 잔류기를 포함할 수 있다. 전구기나 잔류기에는 음성 증상만 있거나 진단 기준 A의 증상 가운데 2개 이상의 증상이 가벼운 형태로 나타난다(예 : 괴상한 믿음, 이상한 지각적 경험).

D. 아래와 같은 경우, 조현정동장애와 정신병적 양상을 동반한 기분장애가 배제될 수 있다.

  (1) 조현병의 활성기에 나타나는 정신병적 증상이 주요우울삽화 또는 조증 및 혼재성 기분삽화와 동시에 나타나지 않는다.

  (2) 만약 조현병의 활성기에 나타나는 정신병적 증상이 기분삽화와 동시에 나타날 경우, 기분삽화의 전체 기간이 정신병적 증상의 활성기와 잔류기에 비하여 상대적으로 짧다.

E. 증상이 물질(substances)이나 약제 혹은 일반 의학적 상태의 직접적인 효과에 의한 것이 아니다.

F. 만약 자폐성 발달장애, 또는 소아기발병의 다른 의사소통장애의 병력이 있을 경우, 적어도 1개월 이상 지속되는 현저한 망상이나 환각증상이 있을 경우에만(성공적으로 치료되면 더 짧을 수 있음) 조현병 진단을 추가할 수 있다.

의사소통문제를 개선하려는 노력에 무관심하다. 표정의 폭이 감소되어 무표정(flat affect)하거나, 부자연스럽고 부적절한 정동(affect)을 보인다. 무표정하거나 혼자 이유 없이 웃거나 우는 증상이 나타난다. 또래에 비해 말수가 적고, 사람, 사물, 사건에 대해 모호하게 표현한다. 조현병 진단기준 모두를 충족시키기까지 수개월 혹은 수년이 걸린다.

  소아기발병 조현병 환아는 흔히 운동 및 시공간 지각 발달에 지체 및 결손이 있다. 주의력결핍장애의 공존율도 높다(Masi et al., 2006; Sikich, 2009). 집중의 어려움, 충동성, 이자극성(irritability), 파탄적 행동(disruptive behaviors) 등이 흔히 동반되어 주의력결핍·과잉운동장애나 반항장애(oppositional-defiant disorder)로 오진되기도 한다. 불안증상은 조현병 초기에 가장 특징적이다. 심한 불안을 동반한 강박증 환아는 망상적으로 보이고 조현병으로 오진되기 쉽다.

소아기발병 조현병은 청소년기나 성인기발병 조현병과 기본적으로 동일한 임상 양상이지만, 진단하기가 더 어렵고, 오진율도 더 높다(AACAP, 2012). 진단을 위한 병력 조사와 평가영역은 〈표 16.2〉와 같다(AACAP, 2012; Sikich & Bethea, 2011).

DSM-5 진단기준에 의하면(표 16.1), 다섯 가지 핵심증상 중에서 환각, 망상, 와해된 언어(사고) 중 한 가지를 포함한 두 가지 이상의 증상이 1개월 이상 지속되고, 이러한 증상들로 인하여 중요한 기능 영역들, 자조활동(self-care), 가족과 또래관계가 포함된 대인관계(interpersonal relationship), 학업 및 직업 활동을 포함한 과제수행(work) 능력 중 한 가지 이상에서 뚜렷한 기능부전이 상당 기간 나타나고, 이러한 유병기간이 6개월 이상 지속되면, 조현병으로 진단한다.

DSM-5에서 망상은 견고한 신념으로 상충하는 근거에도 불구하고 수정되지 못하는 사고내용이라고 정의한다. DSM-IV의 비현실적이고 괴이한 신념이라는 정의와는 차이가 있다. 견고하고 체계화된 망상은 만 16세가 되기 전에는 드물다. 망상의 빈도는 나이에 따라 증가한다. 어릴수록 망상이 단순하며, 동물이나 괴물이 망상의 소재가 된다(Clemmensen et al., 2012; Masi et al., 2006).

소아기발병 조현병에서 망상은 환각증상에 의하여 이차적으로 발생되는 증상으로 본다. 소아기 발달단계의 특성으로 망상은 덜 정교하며, 논리적이고 체계화된 망상의 형성은 어렵다. 망상증상을 평가할 때 정상 발달과정의 소아에서 나타나는 놀이와 공상활동에서의 마술적 사고와 감별해야 한다. 게임이나 만화 등에 영향을 받은 공격적인 공상이 일상을 지배하고 주변의 만류에도 실제 행동으로 실행하는 빈도가 높을 경우, 망상으로 발전할 가능성이 높다(Caplan, 2011).

DSM-5에서 환각증상은 외부자극 없이 발생하는 지각적 경험으로 다양한 감각(청각, 시각, 촉각, 후각, 미각 등)을 포함하며, 너무나 분명하고 생생하여 정상적인 지각을 압도하는 영향력을 가진다. 환각증상의 경험만으로 조현병을 진단할 수 없다(Caplan, 2011; Masi et al., 2006). 만 7세 이상의 소아는 현실과 공상을 잘 구별할 수 있다. 환각증상이 있다 해도 그로 인한 현실 왜곡이 없고, 일상생활에서 전반적인 기능이 안정적으로 유지될 경우, 정신병적 상태로 진단하지 않는다. 반드시 기능의 저하 혹은 기대되는 적응수준에 미치지 못하는 변화가 상당기간 동반되어야 한다. 정상 소아의 약 8%에서 정신병적 상태와는 무관한 환각을 일시적으로 경험한다는 조사가 있다. 일시적인 환청이나 환시는 심리사회적 스트레스(부모의 이혼, 삶에서의 커다란 상실이나 변화)를 경험한 소아에게서 나타날 수 있다. 또한 생생

표 16.2 진단을 위한 평가영역

평가항목	내용
임상 병력	– 가족력 : 정신장애 병력, 감정 표현 방식, 유전적 취약성 등 – 임신 및 산과적 합병증 : 조산, 난산, 자궁 내 감염, 저산소증 등 – 초기 발달력 : 기질, 애착, 낯가림, 걷기, 언어, 대소변 가리기 등 – 소아기 적응 : 유치원과 학교에서의 또래관계, 학업 적응력 – 병 전 지능과 기능 수준 – 조현형 인격 성향(schizotypal personality trait) – 전구기 증상 : 전구기의 기간, 양성증상이 발현 시점 – 치료 받지 않은 기간과 그 기간 동안의 증상, 증상의 경과 – 치료 받지 않은 기간 동안에 초래된 결과(기능적, 사회적) – 공존질환 : 병 전, 전구기, 발병 이후 기간 – 물질 사용 병력
정신상태 검사	– 양성증상 : 환각, 망상, 와해된 사고 및 언어, 와해된 행동 – 음성증상 : 무쾌감증(anhedonia), 무의욕증(avolition), 둔마된 정동(blunted affect), 사고내용의 빈곤함(thought paucity) 등 – 기분증상 : 불안, 우울, 조증 – 인지기능장애 – 병식
위험성 평가	– 자살 행동 위험성 – 폭력·공격행동 위험성 – 타인에 의해 희생될 수 있는 위험성 – 치료 비순응 위험성 : 병식 부재, 불충분한 치료적 동맹, 약물치료에 대한 부정적 태도, 항정신약물 복용 시 주관적인 부정적 느낌의 호소
사회적 평가	– 학교 생활과 학업 수행에서의 실제적 어려움 – 가족관계와 가정환경적 상황

한 악몽, 잠들기 직전과 잠에서 깨어날 때 경험하는 환각은 정신병적 상태와 무관하다.

DSM-5에서 와해된 사고와 언어는 사고형태의 장애(formal thought disorder)로서, 사고연상의 이완과 지리멸렬함으로 효과적인 의사소통을 어렵게 한다. 발달 단계의 특성상 어린소아들은 비논리적인 사고를 보인다. 사고연상의 이완과 유사한 사고의 흐름을 보인다. 와해된 언어 상태는 정신병적 상태가 아니어도 지적장애나 언어발달장애, 주의력결핍·과잉운동장애, 자폐성 발달장애가 있을 경우에 관찰된다. 따라서 어린소아에서는 와해된 언어만으로는 정신병적 상태라 진단하기 어렵고, 반드시, 환각이나 망상증상이 확인되어야 한다.

DSM-5에서 와해된 행동증상 범주는 긴장증(catatonia)을 포함한 명확하게 관찰되는 비정상적인 정신운동성 행동(grossly abnormal psychomotor behaviors)으로 기술하고 있다. 일상생활을 방해하는 목표지향적 행동과 비목표지향적 행동들을 모두 포함한다. 함구증(mutism), 혼돈(stupor), 자동증 등이 해당한다. 소아기발병 조현병 환아의 약 40%에서 발병 전에 자폐성 발달장애에 준하는 임상양상을 보인다 (Caplan, 2011; Masi et al., 2006). 환각과 망상증상이 확인되기 전의 와해된 행동 증상들은 자폐성 발달장애의 행동증상들과 명확하게 구분하기 어렵다.

　DSM-5에서 음성증상으로는 감소된 정동표현(diminished emotional expression), 무쾌감(anhedonia), 자발적인 동기에 따른 목표지향적 활동이 저하된 상태인 무의욕(avolition), 무언증(alogia), 사회적 관계에 대한 관심이 적은 비사회성(asociality)이 포함된다. 조현병 환아들은 인지기능평가에서 주의력과 학습, 추상적 개념화 기능이 정상대조군보다 저하되어 있다. 정상 지능임에도 학업성적이 저조한 경우가 많다. 양성 증상이 시작되기 전부터 나타나는 언어의 화용성 결함은 무표정, 무의욕과 함께 음상증상의 범주에 해당한다. 음성증상은 우울증에서 동반되는 비참하고 불행하다는 정서적 경험이 없다는 점도 중요한 특징이다.

　소아와의 진단적 면담에서 조현병의 핵심증상을 평가할 때 소아의 발달 수준을 고려하여야 한다(Caplan, 2011; Masi et al., 2006). 소아가 환각증상을 갖고 있더라도 부모가 인식하기는 쉽지 않다. 소아 스스로 자신이 경험하는 환각증상을 부모에게 자발적으로 말하지 않기 때문이다. 소아가 환각증상을 말한다 해도, 부모가 "별거 아니다.", "무시해라." 등으로 대수롭지 않게 넘기려는 반응이 흔하기 때문이다. 소아는 부모가 자신의 말을 믿지 않는다고 생각하여, 부모에게 자신의 증상을 말하지 않게 되기 쉽다. 어떤 소아는 사람들이 자신을 미쳤다고 생각할까 두려워 환각증세를 부모에게 털어놓기를 꺼리기도 한다. 또는 부모의 마음을 무겁게 할 것을 염려하여 말하지 않기도 한다. 어떤 소아는 환각증상을 누군가에게 털어놓는 순간 그것이 실제로 현실화될 것을 두려워하여 말하지 못하기도 한다.

　환각증상을 경험하는 소아들은 그 증상이 사라지기를 원하지만, 다양한 이유로 누구에게도 알리지 않는 경우가 많다. 따라서 임상의는 소아와의 진단적 면담에서 환각증상에 대하여 사려 깊은 문진으로 소아에게 직접 물어보는 것이 매우 중요하다(Masi et al., 2006). 예를 들면 "어떤 아이들은 다른 사람들이 듣지 못하는 목소리를 듣기도 하는데(또는 보지 못하는 존재를 보기도 하고, 느끼지 못하는 감각을 느끼기도 하는 등), 너는 그런 경험을 한 적이 있니?"

　소아가 환각증상을 호소할 경우, 정상발달 과정에서 나타나는 소아기의 놀이와 공상활동과 감별해야 한다. 일상에서의 현실 검증력과 안정된 정서 상태의 유지는 정신병적 상태가 아님을 시사한다. 7세 이전의 어린소아는 공상에서 만들어낸 보이지 않는 친구(invisible friend)와 놀이적 맥락에서 함께 대화하고 싸우기도 한다. 밤이 되면 어린소아는 옷장에 유령이 산다며 두려움에 떨기도 한다.

소아기발병 조현병은 임상경과상의 특성이 진단을 어렵게 한다. 서서히 발병하고 음성증상이 두드러지고, 진단 전에 기존에 가진 비특이적인 발달상 문제들(언어, 인지, 적응행동, 협응운동 영역)이 흔히 공존한다. 또한 소아는 자신이 경험하는 전구기 혹은 활성기 증상들을 스스로 인식하여 자발적으로 명확하게 보고하기가 어렵다. 부모도 진료실에서 보고하는 주 증상이 모호하고 광범할 가능성이 있다(Masi et al., 2006; Caplan, 2011). 따라서 임상의는 모든 소아와의 진단적 면담에서 조현병의 핵심증상에 대한 선별적인(screening) 문진을 하는 것이 필요하다(AACAP, 2012).

조현병의 진단기준을 모두 충족하는 경우에도 임상의는 소아기발병 조현병으로 진단 내리는데 망설이는 경향이 있다. 경과와 예후가 좋지 않은 질환이기 때문에 좀 더 신중해 지려는 경향 때문이다. 그러나 진단이 늦어지면서, 필요한 치료적 중재를 미루는 결과가 초래됨을 염두에 둘 필요가 있다.

감별진단 및 공존질환

NIMH-COS 연구에서 소아기발병 조현병 환아 111명 중 약 50%에서 공존질환을 가진다고 하였다(Mattai et al., 2011a). 공존질환으로 강박장애 23명(21%), 범불안장애 (16명, 15%), ADHD(16명, 15%)가 있다. 약 40%의 조현병 환아가 범불안장애, 분리불안장애, 강박장애, 공황장애 등을 포함한 불안장애 범주에 속하였다. 약 24%의 환아가 자폐성 발달장애 범주에 속하였다(아스퍼거 장애 2명; 기타 자폐성장애 25명).

소아기발병 조현병과 감별진단을 해야 하는 질환에는 우선 DSM-5에서 조현병 범주에 분류된 질환들(schizophrenia-spectrum psychotic disorders)이다. 조현병 범주에 분류된 질환들의 감별진단은 임상경과에 의한다. 정신병적 증상을 동반하거나 그와 유사한 증상들이 나타나는 질병군은 모두 조현병과의 감별진단을 요한다(표 16.3). 측두엽을 침범하는 감염이나 뇌전증(seizure), 갑상선 기능항진증, 정신병적 증상을 동반하는 양극성장애의 조증이나 혼재성 삽화, 주요우울장애, 물질사용장애, 그리고 자폐성 발달장애와 복합발달장애가 대표적이다(AACAP, 2012; Sikich & Bethea, 2011).

조현형 성격장애(schizotypal personality)의 경우, 조현병과 유사한 양상을 보인다. 부자연스러운 또는 둔마된 정동(inappropriate or blunted affect), 사회적 고립, 관계사고, 독특한 사고내용이나 행동이 나타날 수 있으나, 분명한 환각 또는 망상

표 16.3 소아기발병 조현병과 감별진단 해야 하는 질환들

평가항목	내용
신경학적-신체적 질환	- 중추신경계 감염 : 헤르페스 뇌염, HIV 뇌염, 신경매독 등 - 중추신경계 질환 : 외상성 뇌손상, 뇌종양, 뇌전증(seizures), 다발성 경화증 - 내분비 등 신체질환 : 쿠싱증후군, 갑상선기능항진증, 윌슨씨병, 급성 포피린증, 비타민B12 결핍증
물질유도성	- 독성(intoxication)/남용(abuse) : 중추신경흥분제, 항콜린성 제제, 항히스타민제, corticosteroid 제제, LSD, PCP, 휘발성 용매 흡입, 알코올 등
기분장애	- 양극성장애-조증, 혹은 혼재성 삽화 - 정신증을 동반한 주요우울장애
신경증 범주	- 외상후스트레스장애 - 공포 · 불안장애 - 해리장애
발달성 장애	- 자폐성 장애(Autism-spectrum disorders)

증상이 없다.

정신병적 증상은 주요우울장애나 양극성장애로 진단받은 소아에게도 나타난다. 이럴 경우, 기분삽화와 정신병적 증상이 동일한 시기에 나타나며, 망상이나 환각증상의 내용이 기분 상태를 반영한다. 감별진단은 지속적인 경과 관찰이 필요하다. 소아기발병 조현병으로 진단받은 소아의 약 1/3이 사춘기 이후 기분장애 범주로 진단이 바뀐다고 한다(Caplan, 2011; Masi et al., 2006).

알코올이나 다른 물질로 인해 정신병적 증상과 기능의 저하가 나타날 수 있다. 갑작스럽게 나타난 현저한 피해망상과 환각증상은 약물독성으로 인한 정신병적 상태를 시사한다. 마리화나는 조현병의 발병을 앞당긴다(Sikich, 2009).

자폐성 발달장애(autism spectrum disorder)는 조현병과 유사한 특성을 보인다. 사회적 관계 형성의 어려움과 언어소통에서의 화용성 장애, 와해된 사고나 언어 등이 특히 그러하다. 자폐성 발달장애 또는 복합발달장애는 만 5세 이전에 진단되며, 환각과 망상증상이 없다(DSM-5™, APA, 2013; AACAP, 2012; Masi et al., 2006).

경과 및 예후

소아기발병 조현병은 약 75%에서 서서히 발병하며, 약 60%가 불량한 예후에 속한다(AACAP, 2012; Clemmensen et al., 2012). 소아기발병 조현병은 청소년 또는 성

인기발병 조현병보다 약물치료 반응이 좋지 않고, 나쁜 예후에 속하는 비율이 더 높다. 소아기발병 조현병의 경과와 예후에 중요한 요인으로는 발병 전의 기능수준, 발병연령, 지능, 약물치료 반응, 첫 발병 이후 기능회복 정도, 지지적인 가족체계가 있다.

소아기발병 조현병으로 진단받은 소아들은 주의집중력, 작동기억, 실행기능 등 다양한 인지기능 영역에서 결함을 보인다. 소아기발병 조현병 환자들은 청소년기나 성인기에 발병한 환자들에 비하여, 지능과 기억력, 시지각-운동 협응력 등에서 유의하게 낮은 점수를 보인다. 이러한 차이는 소아기발병군이 발병 전부터 존재하는 신경발달학적 이상에 더하여, 조현병 발병 이후의 인지기능발달도 저해되면서, 확연한 신경심리적 차이를 초래하기 때문일 것이다(AACAP, 2012; Clemmensen et al., 2012).

발달 지연이 있거나 학습장애, 낮은 지능, 발병 전에 주의력결핍 · 과잉운동장애나 품행장애와 같은 공존질환이 있으면, 약물치료 반응과 예후가 좋지 않을 가능성이 높다. 10세 이전의 이른 발병과 성격장애가 공존하는 경우 나쁜 예후를 보인다(AACAP, 2012; Clemmensen et al., 2012).

성인기발병 조현병 환자군에서 가족이 비판적이고, 비난과 분노 폭발이 잦을 경우(high expressed emotion) 재발이 더 잦다고 알려졌다. 소아기발병 조현병 환자군에서 이에 대한 연구조사는 아직 없으나, 환아에게 지지적인 가족들이 비판적이거나 과도하게 관여하는 가족관계에서 보다 경과에 긍정적인 영향을 줄 것으로 예상된다(AACAP, 2012; Sikich & Bethea, 2011).

치료

치료 목표

첫째는 위험성의 최소화이다(AACAP, 2012; Sikich & Bethea, 2011). 조기발병 조현병 소아와 청소년의 약 5%가 자살 또는 사고로 사망한다. 자살 또는 자해의 위험성, 피해적 관계사고에 기인한 타인을 공격할 위험성, 학대나 착취당할 위험성, 범법행위로 인한 구금 위험성 등을 평가해야 한다. 이러한 위험성은 조현병 발병 첫 10년 이내에 높다. 물질사용장애나 품행장애가 공존할 경우 이러한 위험성이 증가한다. 물질사용 관련 예방 교육이 필요하다. 마리화나는 조현병의 발병시기를 앞당긴다. 평가 면담에서 위험성 관련 문진이 직접적으로 이루어져야 한다. 자살사고와 폭력적인 생각을 하고 있는지, 명령하는 환청과 타인으로부터 위협받는 느낌이나 생각이 있는지 직접 질문하여 평가한다.

자살위험성 또는 공격성의 증가로 인하여, 가정과 학교에서 안전을 유지하기 어려운 경우 입원치료를 고려해야 한다. 입원치료는 집중적인 외래치료에도 불구하고 정신증상이 악화될 경우, 그리고 조현병의 발병으로 가정이 위기상황에 놓일 경우에도 고려한다. 가족과 분리하여 평가 또는 치료가 필요한 사례에서도 필요하다. 입원치료는 신체적, 신경학적 질환에 대한 검사가 병행되어야 할 경우에도 고려할 수 있다.

둘째는 양성증상의 완화이다(AACAP, 2012; Sikich & Bethea, 2011). 항정신약물치료가 양성증상 완화에 가장 효과적이다. 심리적 스트레스가 양성증상의 악화와 지속에 기여한다. 항정신약물치료와 병행하여 스트레스의 경감과 대처를 돕는 비약물적 중재가 양성증상 완화에 필요하다.

셋째는 음성증상의 완화이다(AACAP, 2012; Sikich & Bethea, 2011). molindone, risperidone, olanzapine, aripiprazole, clozapine과 같은 항정신약물(antipsychotics)이 음성증상 호전에 도움이 된다고 알려져 있다(Miller et al., 2008; Findling et al., 2010). clozapine은 치료 저항성 조현병의 음성증상을 완화함에 있어서 risperidone과 olanzapine보다 탁월하다.

넷째는 사회기술 습득을 위한 중재프로그램(social skill training)이다. 소아기발병 조현병 환아들은 적응에 필요한 의사소통과 표정인식, 문제해결 등, 사회성 영역의 대처기술이 결여되어 있다. 이러한 기술의 습득을 위한 심리사회적 중재프로그램이 필요하다(AACAP, 2012; Sikich & Bethea, 2011). 현재까지 소아기발병 조현병 환아들을 대상으로 한 이와 같은 심리사회적 중재프로그램에 대한 무작위 통제 연구결과는 거의 없다. 성인 조현병 환자들을 대상으로 한 연구들에서 약물치료와 병행한 심리사회적 치료는 사회적응기능을 향상시키고, 삶의 질을 높이고, 재입원율을 낮춘다.

조현병의 특성과 치료에 대한 교육을 환아와 그 가족에게 제공하는 것이 필요하다. 양성증상의 경험, 원치 않는 입원과 약물치료가 조현병 환아들에게 외상적 경험으로 느껴질 수 있다. 치료 초기에 조현병에 대한 이해와 대처를 돕는 교육과 인지행동적 중재 프로그램들은 입원기간을 줄이고, 치료순응도를 높여 재입원 횟수를 줄여준다(AACAP, 2012).

다섯째는 정상발달과제의 달성이다(Sikich & Bethea, 2011). 나이에 적합한 발달과제 달성은 단순한 병 전 기능의 회복 이상의 의미를 가진다. 소아기발병 조현병의 경우 발병 전부터 다양한 영역에서 다양한 수준의 발달 지연이나 이상이 존재한다. 조현병이 발병하면, 학업과 또래관계 형성에서 어려움을 겪고, 정상발달과정은 중단되거나 후퇴한다. 신경심리학적 발달이 방해받으면서 조현병 환아들의 경과와 예후는 성인기발병 조현병에서보다 더 불량해진다. 그러므로 소아기발병 조현병은 약물유지요법과 함께 정상발달을 돕기 위한 중재가 필요하다. 자기 동기화(self-motivation)된 학습의 유지는 정상발달에서 매우 중요하다. 환아 개인마다 동기가 높은 활동 영역을 중심으로 교육이 유지되도록 도와야 한다. 조현병 청소년들에게 공인된 직업교육의 이수는 성인기 직업활동을 위하여 매우 중요하다.

항정신약물치료

1) 항정신병 약물의 선택

소아기발병 조현병의 일차치료는 항정신약물(antipsychotics)이다. 항정신약물은 낮은 용량에서부터 시작하여 효과가 나타나는 적절한 용량까지 천천히 증량하는 것이 원칙이다. 증상이 심할 경우 증량을 신속하게 해야 할 수 있다. 항정신약물의 종류, 초기 용량과 치료 용량, 부작용에 대한 내용은 대략 〈표 16.4〉와 같다(Sikich & Bethea, 2011).

아직까지 만 12세 이하에서 항정신약물치료의 효능과 안정성에 대한 자료는 거의 없다. 8~19세 사이의 조현병 소아·청소년 116명이 참여한 NIMH 연구인 "Treatment of Early-Onset Schizophrenia Spectrum(TEOSS)"는 1세대 항정신약물인 molindone과 2세대 항정신약물인 risperidone, olanzapine에 대한 효능과 안정성을 비교하고자 8주간의 무작위 이중맹검 연구로 시작하여 54명이 참여한 44주간의 연장 연구이다(Findling et al., 2010). 이 연구에서 2세대 항정신약물 risperidone, olanzapine이 1세대 항정신약물 molindone에 비하여 치료효과 면에서 우위를 보이지 않았고, 양성증상과 음성증상의 호전에서 약물 간의 차이는 미미한 수준이었다.

부작용 측면에서 1세대 항정신약물은 2세대 항정신약물에 비하여 추체외로 부작용, 고프로락틴혈증, 지연성 운동장애 위험성이 높다. 2세대 항정신약물은 1세대 항정신약물에 비하여 체중증가에 따른 비만, 대사장애, 인슐린저항성 당뇨병, QTc 연장 위험성이 높다(표 16.4, Sikich & Bethea, 2011). 2세대 항정신약물 처방 시 3개월마다 키와 체중을 측정하는 것이 필요하다. 혈중 포도당과 지질(lipids) 수치 검사가 약물치료 시작 전, 시작 후 3개월에 그리고 적어도 1년에 한 번씩 시행되는 것이 좋다.

clozapine은 치료저항성 조현병에서 탁월한 효능을 갖고 있으나, 무과립증(agranulocytosis), 혈전증(thrombosis), 심근염(myocarditis)으로 인하여 삼차 약물로

표 16.4 항정신약물의 특성

약물명	시작용량/ 치료용량	반감기 (시간)	부작용				
			진정 효과	추체외로 부작용	정좌 불안증	체중 증가	기타
chlorpromazine	25~50mg/ 400~600mg	30	4+	1+	1+	4+	
molindone	10mg bid/ 50~100mg	6	3+	3+	3+	0/1+	
haloperidol	2mg/ 5~10mg	20	1+	4+	4+	2+	PRL ↑
risperidone	0.5mg/ 3~6mg	22	2+	3+	1+/2+	3+	PRL ↑
olanzapine	5mg/ 15~30mg	30	3+	1+	1+	5+	대사성 장애, 당뇨병 위험성
quetiapine	50mg/ 600~800mg	6	3+	1+	1+	4+	cataracts (?)
aripiprazole	2mg/ 15~30mg	72	1+	1+	2+	2+	
ziprasidone	20mg bid/ 100~160mg	7	1+	3+	2+/3+	1+	QTc ↑ (EOS*에서 효능 입증안됨)
paliperidone	3mg/ 3~12mg	23	1+	2+	~	? 2+	EOS 안정성 자료 없음
clozapine	25mg/ 150~900mg	16	4+	0+	0+	4+	Neutropenia, seizure Myocarditis, blood clots

* EOS : early-onset schizophrenia

분류된다(AACAP, 2012). 공격성과 자살위험성이 높은 경우, clozapine은 이차약물이다.

ziprasidone은 소아기발병 조현병 환아들 대상으로 위약과 비교하였을 때 위약보다 나은 효능이 관찰되지 않아 처방이 권장되지 않는다(AACAP, 2012).

2) 항정신약물의 교체

적절한 용량으로 6~8주가 경과해도 치료 효과가 나타나지 않을 경우, 다른 약물로의 교체를 고려한다(Sikich & Bethea, 2011). 부작용에 따른 내약성 문제도 약물교체의 주요한 이유이다. 불충분한 효능의 경우, 약물 교체를 고려하기 전에 약물 순응도 평가가 필요하다. 약 복용이 일정치 않을 경우, 반감기가 긴 약물(예 : aripiprazole)을 고려한다. 약물 교체 시에 새로운 약물 부작용이 나타날 수 있다. 새로 교체한 약물 때문일 수도 있고, 체내에 두 가지 약물이 섞이면서 발생한 것일 수 있다. 임상양상을 악화시키지 않는 범위 내에서 천천히 약물교체 하는 것이 서두를 때보다 부작용이 적게 발생할 것이다.

3) clozapine 사용

일차로 항정신약물 두세 가지를 시도하였으나 충분한 치료효과를 얻지 못했을 경우, clozapine을 고려한다(AACAP, 2012; Sikich & Bethea, 2011). 치료저항성 소아기발병 조현병 환자군에서 clozapine이 haloperidol과 olanzapine에 비해 임상적 호전에서 우위에 있다고 보고된다.

Clozapine을 결정했을 경우, 최소량인 12.5mg bid로 시작하여 3~4일마다 혈압저하와 진정(sedation) 효과를 점검하면서 증량하여 150mg까지 증량한다. 치료저항성 조현병의 경우, 혈중 clozapine 농도가 적어도 350ng/dl 이상이 되어야 효과적이라고 알려졌다. 혈중 CYT 3A4를 억제하는 성분(예 : caffeine, ciprofloxacin, erythromycin, 기타 약물들)은 clozapine 혈중 농도를 높인다. 흡연은 혈중 clozapine 농도를 낮춘다. 갑작스러운 금연은 혈중 clozapine 농도를 증가시킬 수 있다.

clozapine은 무과립증과 중성구 감소증(neutropenia) 발생을 확인하기 위하여 첫 6개월 동안 매주 혈액검사에서 중성구 숫자를 확인해야 한다. 그 후 6개월 동안에는 2주마다 중성구 숫자를 확인하기 위한 혈액검사가 이루어져야 한다. 그 후에는 4주마다 중성구 숫자의 확인이 필요하다. Lithium은 clozapine에 의한 중성구 감소증을 예방하는 데 유용하다는 보고가 있다(Sikich & Bethea, 2011).

clozapine에 의한 심근염 발생 위험도는 0.015~0.188%이다(Sikich & Bethea, 2011). 심근염의 사망률은 약 40%이다. 따라서 clozapine 시작 전에 심장병 관련 과거력 조사와 심전도가 필요하다. clozapine 시작 후에는 심장 관련 부작용에 대한 평가가 필요하다. 피로감, 체온 상승, 호흡수 상승, 흉통, 운동 시 호흡곤란이 발생할 경우, 심전도와 심장관련 효소검사가 필요하며, 심근염 발생 여부에 대한 심장 전문의의 진찰이 필요하다. 심근염의 높은 사망률 때문에 신근염이 의심될 경우, clozapine 사용은 즉시 중단한다.

4) 항정신약물의 부작용

항정신약물의 네 가지 대표적인 부작용은 체중증가와 그에 따른 대사장애 및 심혈관 위험성증가, 추체외로 부작용, 지연성 운동장애(tardive dyskinesia), 고프로락틴혈증(hyperprolactinemia)이다(Sikich & Bethea, 2011).

체중 증가에 따른 비만은 장기적으로 가장 건강을 위협하는 위험성이다(AACAP, 2012; Sikich & Bethea, 2011). olanzapine과 clozapine이 가장 심각한 체중증가를 일으키고, 그 다음이 risperidone과 quetiapine으로 조사된다. 항정신약물 복용으로 체중이 증가할 경우, 공복시 혈중포도당 증가, 전체 콜레스테롤 증가, 중성지방(triglycerides) 증가, 중성지방 대 고밀도 콜레스테롤(HDL) 비율 증가 등이 나타난다(AACAP, 2012).

추체외로 부작용(extrapyramidal side effect)은 항정신약물의 D2 차단효과 때문이다(Sikich & Bethea, 2011). 정좌불능증(akathisia), 근긴장 이상증(dystonia), 파킨슨양 부작용은 편집증적 상태에 있는 환자들을 더 공포스럽게 하고, 치료받기를 꺼리게 할 수 있다. 성인보다 어린 연령에서 추체외로 부작용 위험성이 더 높다. 2세대 항정신약물 중에서 risperidone과 ziprasidone이 추체외로 부작용이 흔하다. 그러나 추체외로 부작용이 낮은 약물들인 olanzapine, quetiapine 조차도 어린 연령의 환자에서 추체외로 부작용이 나타난다.

항정신약물을 증량하기 전에 정좌불능증 등 추체외로 부작용 여부를 점검하는 것이 필요하다. 정좌불능증은 항정신약물 용량에 비례한다. 정좌불능증이 발생하면 감량을 고려한다. Benzodiazepine계 약물은 정좌불능증 완화에 도움이 되며, propranolol 20mg을 하루 2회 내지 4회 투여가 효과적이다. 항콜린성 제제는 정좌불능증에 효력이 없다.

파킨슨양 운동장애 부작용은 성인보다 소아 · 청소년에서 더 높은 빈도로 나타난다. 파킨슨양 부작용은 용량에 비례하므로, 나타날 경우 약물 감량을 고려한다. 항콜린성 약물 benztropine과 trihexyphenidyl이 파킨슨양 운동장애 증상 완화에 도움이 된다. 항콜린성 약물들은 부작용으로 구갈과 변비, 배뇨장애, 시력저하(blurry vision)와 함께 인지기능에 미치는 영향이 있다. 소아 · 청소년에서 파킨슨양 운동장애 부작용 조절에는 항콜린 효과가 작은 amantadine이 고려될 수 있다. amantadine의 부작용으로 정신병적 증상의 악화와 경련, 자살사고 증가가 있어 주의를 요한다.

항정신약물에 의한 지연성 운동장애(tardive dyskinesia) 발생 위험도는 소아 환자에서 매우 취약하다(Wonodi et al., 2007). 백인보다 유색인종에서 그 위험률이 더 높다(Tenback et al., 2009). 추체외로 증상 중 정좌불능증을 제외한 근긴장 이상증과 파킨슨양 운동장애 부작용은 지연성 운동장애와의 상관성이 높다(Miller et al., 2005).

2세대 항정신약물이 1세대 항정신약물보다 지연성 운동장애 발생률이 낮다고 알려졌으나, NIMH에서 성인 조현병 환자군 대상으로 18개월간 진행한 1세대와 2세대 항정신약물의 장기 효능과 안정성을 비교한 CATIE 연구에 의하면, 약물 간 지연성 운동장애의 위험성 차이는 관찰되지 않았다(Miller et al., 2008).

2세대 항정신약물을 복용하는 소아 환자군에서 6개월 이내 지연성 운동장애 발생빈도는 약 16%로 보고된다(Wonodi et al., 2007). 2세대 항정신약물 한 가지만 복용하는 소아 환자군에서 6개월 이내 지연성 운동장애 발생빈도는 6%이고, 1세대 항정신약물과 2세대 항정신약물을 함께 복용할 경우, 지연성 운동장애 발생 빈도는 27%로 증가하였다.

지연성 운동장애는 특별한 치료법이 없다. 정기적인 점검이 중요하다. 환아와 그 가족이 비정상적인 운동증상을 먼저 보고할 것이다. 지연성 운동장애가 의심되면, 원인 약물을 감량하면서 중단하고, 지연성 운동장애 위험성이 낮은 clozapine이나 quetiapine과 같은 약물로의 교체가 필요하다. 급작스러운 약물 중단은 금단성 이상운동증(withdrawal dyskinesia)을 유발할 수 있다. vitamine E 투여가 도움된다는 보고가 있다(Sikich & Bethea, 2011).

소아환자는 성인환자보다 항정신약물에 의한 고프로락틴혈증 위험도가 높다. 고프로락틴혈증은 여성형 유방(gynecomastia), 유즙분비(galactorrhea), 월경불순(menstrual irregularities)을 일으킨다. 고프로락틴혈증의 장기적인 위험성은 잘 알려지지 않았다. 대표적으로 골밀도 감소(osteopenia)를 생각해볼 수 있다.

항정신약물의 대표적인 부작용 중에 낮 동안의 진정효과가 있다. 낮 동안의 진정효과는 학업수행과 사회적 활동 참여에 부정적인 영향을 준다. 낮 동안의 진정효과는 음성증상으로 인하여 환자 스스로 낮 동안의 자극을 차단하기 위한 노력일 수도 있어 이에 대한 감별이 필요하다. 항정신약물에 의한 진정효과는 약물의 감량이나 투여시간 변경으로 개선될 수 있다. 덜 졸린 약물로의 교체도 고려해 볼 수 있다.

항정신약물의 부작용 중에는 항정신약물 악성증후군(neuroleptic malignant syndrome)이 있다(진단기준 표 16.5 참조, Sikich & Bethea, 2011). 항정신약물 악성증후군은 약물에 대한 특이반응 중 하나로, 치명적이다. 1세대 항정신약물에 의한 악성증후군의 치사율은 10~20%로 보고되었고, 5~25%에서 장기적인 후유증을 남긴다고 하였다. 2세대 항정신약물에 의한 악성증후군은 서서히 시작하여, 고열을 동반하지 않는다(Neuhut et al., 2009). 초조성 섬망이 가장 먼저 관찰되는 증상이며, 혈중 CPK 상승이 나타난다. 항정신약물 악성증후군은 약물치료 시작 후 1개월

표 16.5 항정신약물 악성증후군(Neuroleptic Malignant Syndrome) 진단기준

* 주 증상 : 다음 네 가지 중 두 가지 이상 해당함
  - 근육 경직(rigidity)
  - 의식 변화(mental status change)
  - 자율신경계 조절 이상(autonomic instability)
  - 고열(hyperthermia > 38℃)
* 부수 증상들 : 다음 증상 중 세 가지 이상 해당함
  - creatine phosphokinase 상승
  - 백혈구 상승
  - 빈맥(tarchycardia)
  - 혈압 불안정(labile blood pressure)
  - 땀을 흘림(diaphoresis)
  - 침을 흘림(sialorrhea)
  - 저산소증(hypoxia)
  - 대소변 실금(incontinence)
  - 진전(tremor)
  - 경련(seizure)
* 감별진단을 요하는 상태
  - 감염
  - 열사병(heatstroke)
  - 두부손상(head injury)
  - 세로토닌 증후군(serotonin syndrome)
  - 갑상선 중독증 (hyperthyroid storm)
  - 물질독성(toxin, drug intoxication)
  - 중증 긴장증(lethal catatonia)

이내에 가장 많이 발생한다. 25세 이하의 남성, 기분장애, 탈수상태에서 발생위험이 증가한다. 항정신약물의 D2 수용체 결합력이 높을수록, 두 가지 이상의 항정신약물을 병용할 경우, 위험성이 증가된다.

항정신약물 악성증후군은 입원치료가 필요하다. 수액공급과 해열, 횡문근 융해(rhabdomyolysis)로 인한 신부전(renal failure) 발생 예방을 위한 적극적인 응급처치가 즉각적으로 필요하다. D2 효현제 Bromocriptine과 근육이완제 dantrolene이 증상완화에 도움이 된다.

결론 및 요약

조현병은 발병 연령이 어릴수록 그 예후가 나쁘다. 성인기의 발병에서보다 유전적-생물학적 취약성이 더 많이 기여하고, 발병 이후 정상발달을 방해함으로써 성인기의 기능부전이 더 심각해질 가능성이 높다. 치료적 개입에서 양성증상 조절을 위한 약물치료와 함께 정상발달과제의 달성을 위한 비약물적 중재가 다학재적으로 필요한 이유이기도 하다. 아직까지 발병기전도 밝혀야 할 부분이 많고, 12세 이하 어린 연령에서 항정신약물의 장기적인 효능과 안정성에 대한 체계적인 연구결과도 매우 제한적이다. 아직까지 소아기발병 조현병 환아들을 대상으로 체계적인 비약물적 중재프로그램에 대한 연구결과도 거의 없다.

소아기 조현병은 매우 드물고, 오진율이 높다. 그러나 진단기준에 필요한 증상들이 확인되면, 적극적인 치료적 중재가 필요하다. 보다 긍정적인 경과와 예후에 지지적인 가족체계의 유지는 매우 중요하다. 소아기발병 조현병의 증상 조절에 항정신약물은 여전히 가장 중요하다. 대부분의 환아와 그 가족들은 항정신약물의 치료에 부정적인 태도를 가진다. 발병 후 치료를 받지 못한 기간이 길수록 약물치료 반응이 나쁘다고 알려졌다. 환자와 그 가족을 위한 조현병의 임상 경과와 치료에 대한 반복적인 교육은 병식과 치료 순응도를 높이고, 경과와 예후에 긍정적인 영향을 미친다. 신경발달학적 특성에 따른 심리사회적 적응을 증진시키는 비약물적 중재프로그램들에 대한 중요성은 이견이 없다. 의사소통과 정서적 교감을 돕는 중재프로그램, 심리적 고통과 스트레스를 완화하고 대처하기 위한 중재 프로그램, 사회적 상황에서의 사회기술 훈련 프로그램 등이 약물치료와 병행하는 것이 필요하다. 정상발달에 필요한 융통성 있는 학업 활동 유지와 청소년기 동안의 공인된 직업훈련은 성인기의 적응능력과 삶의 질을 개선하는데 유용할 것이다.

참고문헌

Addington, A. M. & Rapoport, J. L. (2009). The genetics of childhood-onset schizophrenia: when madness strikes the prepubescent. *Current Psychiatry Reports, 11*, 156-161.

American Psychiatric Association. (2013). *Diagnostic and Statistical Manual of Mental Disorders (5th ed)*. Washington, DC. American Psychiatric Association.

American Academy of Child and Adolescent Psychiatry. (2012). Practice parameter for the assessment and treatment of children and adolescents with schizophrenia. American

Academy of Child and Adolescent Psychiatry.

Addington, A. M., Gornick, M., Duckworth, J., Sporn, A. L., Gogtay, N., Bobb, A. ··· Straub R. E. (2005). GAD1 (2q31.1), which encodes glutamic acid decarboxylase (GAD67), is associated with childhood-onset schizophrenia and cortical gray matter volume loss. *Molecular Psychiatry, 10*, 581-588.

Addington, A. M., Gornick, M. C., Sporn, A. L., Gogtay, N., Greenstein, D., Lenane, M., ··· Rapoport, J. L. (2004). Polymorphisms in the 13q33.2 gene G72/G30 are associated with childhood-onset schizophrenia and psychosis not otherwise specified. *Biological Psychiatry, 55*, 976-980.

Addington, A. M., Gornick, M. C., Shaw, P., Seal, J., Gogtay, N., Greenstein, D., ··· Rapoport, J. L. (2007). Neuregulin 1 (8p12) and childhood-onset schizophrenia : susceptibility haplotypes for diagnosis and brain developmental trajectories. *Molecular Psychiatry, 12*, 195-205.

Balu, D.T., & Coyle, J.T. (2011). Neuroplasticity signaling pathways linked to the pathophysiology of schizophrenia. *Neuroscience and Biobehavioral Reviews, 35*(3), 848-870.

Burd, L. & Kerbeshian, J. (1987). A North Dakota prevalence study of schizophrenia presenting in childhood. *Journal of the American Academy of Child and Adolescent Psychiatry, 26*, 347-350.

Caplan, R. (2011). Childhood Schizophrenia: Diagnostic and Treatment Challenges. *Cutting Edge Psychiatry in Practice, 1*(3.3), 55-64.

Clemmensen, L., Vernal, D. L., Steinhausen, H. (2012). A systematic review of the long-term outcome of early onset schizophrenia. *BMC Psychiatry, 12*, 150-165.

David, C. N., Greenstein, D., Clasen, L., Gochman, P., Miller, R., Tossell, J. W. ··· Rapoport, J. L. (2011). Childhood onset schizophrenia: high rate of visual hallucinations. *Journal of the American Academy of Child and Adolescent Psychiatry, 50*(7), 681-686.

Findling, R. L., Johnson, J. L., McClellan, J., Frazier, J. A., Vitiello, B., Hamer, R. M. ··· Sikich, L. (2010). Double-blind maintenance safety and effectiveness findings from the Treatment of Early-Onset Schizophrenia Spectrum Study(TEOSS). *Journal of the American Academy of Child and Adolescent Psychiatry, 49*(6), 583-594.

Gornick, M. C., Addington, A. M., Sporn, A., Gogtay, N., Greenstain, D., Lenane, M., ··· Straub R. E. (2005). Dysbindin (DTNBP1, 6p22.3) is associated with childhood-onset psychosis and endophenotypes measured by the Premorbid Adjustment Scale (PAS). *Journal of Autism and Developmental Disorders, 35*, 831-838.

Gogtay N, Greenstein D, Lenane M, Clasen L, Sharp W, Gochman P, ⋯. Rapoport J. (2007) Cortical brain development in nonpsychotic siblings of patients with childhood-onset schizophrenia. *Archives of General Psychiatry, 64,* 772-780.

Hellgren, L., Gilberg, C., Enerskog, I. (1987). Antecedents of adolescent psychoses: a population-based study of school health problems in children who develop psychosis in adolescence. *Journal of the American Academy of Child and Adolescent Psychiatry, 26,* 351-355.

Ji, Y., Yang, F., Papaleo, F., Wang, H. X., Gao, W. J., Weinberger, D.R., Lu, B. (2009). Role of dysbindin in dopamine receptor trafficking and cortical GABA function. *Proceedings of the National Academy of Sciences of the United States of America, 106,* 19593-19598.

Kim, H. G., Kishikawa, S., Higgins, A. W., Seong, I. S., Donovan, D. I., Shen, Y. ⋯. Gusella, J. F. (2008) Disruption of neurexin 1 associated with autism spectrum disorder. *American Journal of Human Genetics, 82,* 199-207.

Kyriakopoulos, M. & Frangou, S. (2007). Pathophysiology of early onset schizophrenia. *International Review of Psychiatry, 19*(4), 315-324.

Lee, Y., Mattai, A., Long, R., Rapoport, J. L., Gogtay, N., Addington, A. M. (2012). Microduplications disrupting the MYT1L gene (2p25.3) are associated with achizophrenia. *Psychiatric Genetics, 22*(4), 206-209.

Masi, G., Mucci, M., Pari, C. (2006). Children with schizophrenia : clinical picture and pharmacological treatment. *CNS Drugs, 20*(10), 841-866.

Mattai, A. A., Rapoport, J. L., Gogtay, N. (2011a). Neurobiology of childhood schizophrenia and related disorders. In A. Martin, L. Scahill, & C. Kratochvil (Eds), *Pediatric Psychopharmacology.* (pp. 189-199). New York: Oxford University Press, Inc.

Mattai, A. A., Weisinger, B., Greenstein, D., Stidd, R., Clasen, L., Miller, R., ⋯ Gogtay, N. (2011b). Normalization of cortical gray matter deficits in non-psychotic siblings of patients with childhood-onset schizophrenia. *Journal of the American Academy of Child and Adolescent Psychiatry, 50,* 697-704.

Miller, D.D., Caroff, S. N., Davis, S. M., Rosenheck, R. A., McEvoy, J. P., Saltz, B. L. ⋯ Lieberman, J. A. (2008). Extrapyramidal side-effects of antipsychotics in a randomized trial. *British Journal of Psychiatry, 193*(4), 279-288.

Miller, D. D., McEvoy, J. P., Davis, S. M., Caroff, S. N., Saltz. B. L., Chakos, M. H. ⋯ Lieberman, J. A. (2005). Clinical correlates of tardive dyskinesia in schizophrenia: baseline data from the CATIE schizophrenia trial. *Schizophrenia Research, 80*(1), 33-43.

Neuhut, R., Lindenmayer, J., Silva R. (2009). Neuroleptic malignant syndrome in children and adolescents on atypical antipsychotic medication: a review. *Journal of Child and Adolescecnt Psychopharmacology, 19*(4), 415-422.

Rapoport, J. L., Giedd, J. N., Gogtay, N. (2012). Neurodevelopmental model of schizophrenia: update. *Molecular Psychiatry, 17*, 1228-1238.

Raznahan, A., Greenstein, D., Lee, Y., Long, R., Clasen, L., Gochman, P. ⋯ Gogtay, N. (2011). Catechol-o-methyl transferase (COMT) Val158Met polymorphism and adolescent cortical development in patients with childhood-onset schizophrenia, their non-psychotic siblings, and healthy controls. *NeuroImage, 57*(4), 1517-1523.

Reichelt, A. C., Rodgers, R. J., Clapcote, S. J. (2012). The role of neurexins in schizophrenia and autistic spectrum disorder. *Neuropharmacology, 62*, 1519-1526.

Shenton, M. E., Dickey, C. C., Frumin, M., McCarley, R.W. (2001). A review of MRI findings in schizophrenia. *Schizophrenia Research, 49*(1-2), 1-52.

Sikich, L. (2009). Early onset psychotic disorders. In B. J. Sadock, V. A. Sadock, P. Ruiz (Eds), *Kaplan & Sadock's Comprehensive Textbook of Psychiatry 9th ed.* (pp. 3699-3706). Baltimore: Lippincott Williams & Wilkins.

Sikich, L. & Bethea, T. C. (2011). Assessment and treatment of early-onset schizophrenia spectrum disorders. In A. Martin, L. Scahill, C. Kratochvil (Eds), *Pediatric Psychopharmacology* (pp. 531-545). New York: Oxford University Press.

Stilo, S. A. & Murray, R. M. (2010). The epidemiology of schizophrenia: replacing dogma with knowledge. *Dialogues in Clinical Neuroscience, 12*(3), 305-315.

Tenback, D. E., van Harten, P. N., van Os, J. (2009). Non-therapeutic risk factors for onset of tardive dyskinesia in schizophrenia: a meta-analysis. *Movement Disorders, 24*(16), 2309-2315.

Torrey, E, F., Bartko, J. J., Yolken, R. H. (2012). Toxoplasma gondii and other risk factors for schizophrenia: an update. *Schizophrenia Bulletin, 38*, 642-647.

Walsh, T., McClellan, J. M., McCarthy, S. E., Addington, A. M., Pierce, S. B., Cooper, G. M. ⋯ Sebat, J. (2008). Rare structural variants disrupt multiple genes in neurodevelopmental pathways in schizophrenia. *Science, 320*, 589-543.

Wonodi, I., Reeves, G., Carmichael, D., Verovsky, I., Avila, M. T., Elliott, A., ⋯ Thaker, G. K. (2007). Tardive dyskinesia in children treated with atypical antipsychotic medications. *Movement Disorders, 22*(12), 1777-1782.

제 **4** 부

행동 및 충동조절장애

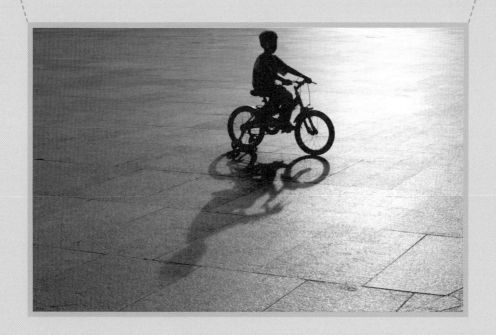

제17장

주의력결핍 · 과잉운동장애(ADHD)

김붕년
서울대학교병원 소아정신과

개념 및 정의

주의력결핍 · 과잉운동장애(attention deficit-hyperactivity disorder, ADHD)는 주의산만 · 과잉운동 · 충동성을 위주로 하면서, 초기 소아기에 발병하고(7세 이전), 만성 경과를 밟으며, 여러 기능 영역(가정 · 학교 · 사회 등)에 지장을 초래하는 매우 중요한 질병이다.

20세기 초 공격적이고, 말 안 듣고, 지나치게 감정적인 소아들에 대해 도덕적으로 자제력부족이 원인으로 논의되었다. 즉 버릇이 없는 것으로 생각되었던 것이다. 하지만 미국에서 뇌염이 전국적으로 유행(1917~1918년)한 후에 살아남은 소아들에서 산만하고, 활동적이며 충동조절 · 인지기능의 장애가 발생하는 보고들이 여럿 있었다. 그 후 이러한 과잉운동의 원인으로 뇌염과 같은 뇌손상뿐 아니라 출산 시 손상 · 홍역 · 납중독 · 간질 등이 보고되었다. 그리하여 1950~60년대에는 이들을 '두뇌손상아(brain-injured child)', '미세두뇌손상(minimal brain damage)', 혹은 '미세두뇌기능장애(minimal brain dysfunction, MBD)' 등으로 불렀다.

1950년대 말부터 60년대 초에 걸쳐 소아의 뇌손상에 의한 단일 증후군 개념에 대해 많은 비판이 제기되어, 결국 MBD라는 용어는 사라지고, 이 같은 불명확한 원인론에 입각한 명명보다는 관찰이 가능하고 정의할 수 있는 것에 근거하여 '난독증

(dyslexia)', '언어장애(language disorders)', '학습장애(learning disabilities)', '과잉운동(hyperactivity)', '과잉운동아증후군(hyperactive child syndrome)' 등으로 불렸다.

1970년대 여기에 관한 수많은 연구가 진행되어 헤아릴 수 없을 만큼 많은 양의 논문과 수십 권의 단행본들이 쏟아져 나왔다. 이때 주의집중력(sustained attention)과 충동조절(impulse control)이 과잉운동(hyperactivity)보다 이 소아들의 결함을 더 잘 설명한다는 주장으로 해서 미국정신의학회에서는 1980년 진단분류편람(DSM-III)에서 이 질환을 주의력결핍장애(Attention Deficit Disorder, ADD)라고 부르게 되었고(APA, 1980), 그 후 과잉운동증도 무시할 수 없다는 반론들이 제기되어 개정되면서(DSM-III-R, DSM-IV), 주의력결핍·과잉운동장애(Attention Deficit Hyperactivity Disorder, ADHD)로 변화되었다(APA, 1987; APA, 1994). 그러나 세계보건기구(WHO)에서 제정한 국제질병분류(ICD-10)에서는 아직 과잉운동장애(Hyperkinetic Disorder)로 명명하고 있다(WHO, 1992).

즉 산만하고 활동적인 소아들을 처음에는 단순히 버릇없이 키워져서 자제력이 부족한 아이들로만 생각해오다가, 뇌를 다치고 난 후에 오는 것으로 생각하다가, 특별히 관찰되는 뇌손상이 발견되지 않음에도 불구하고 유전적으로 혹은 선천적으로 나타나는 병적인 현상으로 인정되고 있지만, 아직도 의학에서 병으로 간주하는 것과는 달리 일반적으로 인식이 덜 되어 있는 실정이다.

역학

빈도

미국에서는 이 질환을 매우 흔하고, 뇌손상과 직접 관련이 없는 행동장애로 간주하는 반면, 영국을 중심으로 하는 유럽 쪽에서는 그 범위를 좁게 잡고 있다. 이러한 견해차는 질환의 빈도, 진단기준, 치료방법 등에서 많은 차이를 보여왔고, 1980년대 들어서서 그 차이를 줄이게 된다. 미국의 연구 결과를 중심으로 발생빈도를 보면, 전체적으로 일반소아에서 2~6.3% 정도가 해당하는 것으로 알려져 있다. 최근 미국에서 한 지역의 전체 공립초등학교 소아 전체의 5.96%가 정기적으로 약물치료(주로 각성제)를 받고 있다는 보고가 있을 정도로 매우 흔하게 진단되고 치료가 매우 보편화되고 있다(Safer & Zito, 2000). 국내에서의 역학조사를 보면 서울대학교병원과 서울시 소아·청소년광역정신보건센터 주관으로 진행된 2006년 연구가 가장 대표적인데, Diagnostic Interview Schedule for Children-DSM-IV(DISC-IV)를 활용한 구조화된 부모면담에서 확인된 ADHD의 빈도는 초등학생에서 약 13%였고, 중학생과 고등학생에서는 7% 내외였다(김붕년 등, 2006).

남녀 비는 일반인구 조사와 클리닉 인구 조사가 다소 차이를 보이는데, 일반 인구의 경우 2.5 : 1에서 5.1 : 1로 조사되어 대략 3~4 : 1로 남자에게 흔하다. 하지만 임상군을 대상으로 한 조사에서는 2 : 1 내지 10 : 1까지도 차이가 나는데 대략 6 : 1 정도로 남자가 높게 나타난다. 이것은 남자에게서 더 공격적이거나 반사회적인 문제 행동을 동반하여 클리닉을 방문하는 가능성이 많기 때문이 아닌가? 추정하고 있다(Barkley, 1998).

그 외에 여러 가지 요인들이 이 질환의 발생 빈도에 영향을 미치는 것으로 거론되었으나, 그 가운데 성별 · 가족 역기능 · 낮은 사회경제적 수준은 별 영향을 미치지 않는 것으로 판명되었고, 건강 문제 · 발달상의 결함 · 연령 · 도시지역 거주는 영향을 미치는 것으로 알려졌다(Szatmari, 1992).

동반증상

이 장애는 흔히 여러 다른 질환과 동반하거나, 혹은 증상의 일부로 나타나는 수가 많은데, 그 가운데 제일 흔하고 문제가 많은 것이 품행장애(conduct disorder) 혹은 적대적 반항장애(oppositional defiant disorder)이다. 대개 ADHD 소아의 약 40~70%에서 이들을 동반하는 것으로 보고되고 있다. 그 외에 과잉운동증상을 보이는 질환들이 많은데 앞의 두 가지 질환 외에도 주요우울증, 양극성장애, 뚜렛장애, 불안장애, 소아학대 등이 있다. 그 밖에도 모든 학습 및 언어장애, 전반적 발달장애(자폐증), 정신지체, 정신분열병 등에서 과잉운동증을 동반하는 수가 많고, 여러 가지 신체질환 중에서도 간질, 두뇌손상, 갑상샘 기능장애 등과 연관이 높다. 이에 대해서는 뒤에서 다시 논의할 것이다.

임상특성

발달학적 특성에 따른 다양한 증상

1) 유아기와 걸음마기

태아가 태내에서 갑자기 차서 엄마가 깜짝 놀라는 일이 많다. 태어나서는 많이 울고 잘 달래지지 않으며, 작은 자극에도 과민한 반응을 보인다. 먹거나 자는 행태가 매우 불규칙하다. 걷기 시작하면서 바로 뛰려고 해, 넘어지고 다치는 경우가 많다.

2) 학령전기

항상 바쁘게 무엇인가를 하지만, 한 가지 일에 깊이 몰두하지는 못하고 주변의 자극에 쉽게 산만해진다. 타인의 말을 끝까지 듣지 않고, 부분만을 듣고 행동으로 옮긴다. 친구들에게 공격적, 충동적이면서 하고 싶은 대로만 하려 하여 따돌림을 당하기 쉽다.

3) 학령기

수업 시간에 가만히 앉아 있질 못한다. 몸을 비비 꼬고, 친구들을 방해하고, 수업시간에 떠들고, 숙제나 알림장 등의 준비물을 챙기지 못한다. 물건을 잘 잃어버리고 성적의 기복도 매우 심하다. 때문에 선생님에게서 '학습에 의욕이 없는 것 같다', '게으르고 몽상가이다', '지나치게 나댄다'는 평가를 받기 쉽다.

　체계적으로 일을 완수해내도록 어른의 지속적인 지도가 필요하다. 학습장애가 오는 경우, 이차적으로 자존심의 저하, 우울증 등이 생기기도 한다.

4) 청소년기

증상이 상당 부분 호전된다고 하지만, 대인관계의 장애, 주의력결핍으로 인한 학습의 문제들, 사회적인 기술의 부족, 문제 해결 기술들의 결핍, 및 품행문제가 많이 발생한다.

5) 성인기

약 15~20% 정도는 성인기까지 증상이 지속된다. 충동적인 행동이 계속되며, 침착하지 못하고, 사회적 기술이 부족하다. 불안감이 증가되며 알코올, 약물남용의 위험이 크다.

핵심증상

앞에서 논의한바와 같이 주의력결핍·과잉운동장애(ADHD)가 많은 개념의 변천을 거치면서 다양한 명칭으로 불려 왔는데 이러한 변화와 혼란 속에서도 일련의 증상들—과잉운동, 주의집중력저하, 주의산만, 충동성, 반항, 학습문제, 운동실조—은 핵심증상으로 전문가들이 공통으로 인정해왔다. 그 가운데서도 특히 과잉운동 혹은 주의산만은 아직도 핵심증상으로 간주되고 있는데, 이는 단지 ADHD뿐 아니라, 다른 질병이나 혹은 정상적인 발달과정의 소아 및 청소년기에도 매우 중요하고 높은 빈도를 나타내는 증상이다. 영국 라이트섬(Isle of Wright)연구(Rutter et al., 1970)에서 일반 소아의 약 30%에서 주의산만함을 보고하고 있으며, 국내에서도 홍강의와 홍경자(1985)의 조사에서 "주의집중을 못 하고 산만하다"는 소아가 전체의 50% 이상, 그중에서 '자주/많이' 내지 '아주 자주' 산만하다고 보고된 소아가 남아의 15.1%, 여아의 7.6%에 달했다. 그 이후 소아행동조사표(CBCL)를 이용한 조사에서 "집중 못 함"(문항 #8)에서 '자주 그렇다'가 남아 13.7%, 여아 9.8%로 조사되었다. 이같이 많은 소아에서 이러한 증상이 나타나기 때문에 과잉운동을 어떻게 개념화하는가 하는 것이 문제가 되었다.

Werry(1992)는 과잉운동을 다음과 같이 세 가지 관점에서 논의하였다. 첫째, 증상으로서의 과잉운동이다. 이것은 단순히 정상이나 대다수의 소아보다 운동량이 많은 것을 지칭하는 것으로 임상적으로 평가척도에서 혹은 운동량 측정도구로 정의될 수 있다. 그렇지만 이것은 특정한 정신병리를 지칭하는 것이 아니고, 특수한 것이 아닌 정상 소아의 신체 질환에서도, 그 외에 거의 모든 정신질환이나 스트레스 상황에서 보일 수 있다. 단순히 과잉운동을 증상으로만 사용한다면 서로 소통이나 명확함에 있어서 별문제가 없지만 사실은 그렇지를 못하다. 특히 유럽에서 "hyperkinesis"라는 용어를 증상에 대해 많이 사용하고 있지만 반드시 그렇지도 않다. 둘째, 증후군이나 질병으로의 과잉운동이다. 이것은 앞에서 논의한 것과 같이 다양한 명칭과 개념을 거쳐 최근에 이르렀는데 아직도 많은 의료계에 종사하지 않는 전문가, 대중매체 종사자들, 일반인들은 이것을 질병으로 간주하는 것에 대해 회의적이거나 비판을 제기한다. 셋째, 성격 특성이나 차원으로의 과잉운동이다. 과잉운동을 종류(kind)가 다른 것이 아니라 정도(degree)의 차이로 간주하는 관점으로 과잉운동을 비정상으로 간주하는 것 자체가 자의적이라는 비판이다. 이것은 질병이나 증후군 관점과 아주 다른데, 특히 운동량을 측정하는 평가척도를 사용하는 역학 조사에서 흔히 제기되었다. 그렇지만 이들의 다차원적 접근과 다양한 문제에 대한 접근으로 해서 이 같은 관점은 약화되었다. 여기서는 이 같은 매우 흔하고, 중요한 증상인 과잉운동을 증후군 혹은 질병의 관점에서 그것의 핵심 증상과 경과, 감별 진단 등을 논의하겠다.

1) 과잉운동(hyperactivity)

1980년 발간된 DSM-III(APA, 1980)에서 일차 증상이 과잉운동에서 주의산만

(inattention)으로 변했지만, 여전히 핵심증상 중의 하나로, 안절부절·꼬부락 거림·불필요한 몸 움직임 등이 흔하다. 부모들은 흔히 "항상 가만히 있지를 않는다.", "마치 모터가 달린 것 같다.", "지나치게 기어오른다.", "가만히 앉아있지를 않는다."고 호소하며, 학교에서 자리를 벗어나 돌아다니거나, 팔다리를 가만히 두지 않고 흔들어대거나, 과제와 관계없는 다른 것을 갖고 놀거나, 다른 아이에게 말을 걸고 장난하거나, 쓸데없는 소리를 낸다. 이러한 과잉운동은 나이가 들면서 대근육 운동에서 소근육 운동으로, 외적 행동에서 내적 행동으로 변화한다. 따라서 학령전기 소아들에서는 나대고 돌아다니는 것과 같은 대근육 활동이 문제가 되지만 학령기가 되어 시간이 지나면 이러한 대근육 활동은 더 이상 문제가 되지 않고, 꼬무락거림, 자리에서 뒤돌아보기, 말하기, 다른 아이 집적거리기, 연필 입에 물기 등으로 변한다. 청소년기가 되면 이 같은 과잉운동은 대부분 크게 문제가 되지 않는다.

이러한 과잉운동은 낮에는 물론 심지어는 밤에 자는 동안에도 관찰되는데, 이것이 다른 질환에서 나타나는 것과 명확하게 구별되지 않는다. 최근 연구에서 환경이 변함에도 불구하고(학교, 집) 전반적으로 나타나는 과잉운동이 다른 경우에서의 과잉운동과 구별된다는 보고도 있지만 반드시 구별지어주지 못한다.

2) 주의산만(inattention)

소아는 주의력을 지속하는데 곤란함을 느끼거나, 혹은 무시해야 하는 자극에 주의가 산만해진다. 이 증상이 일차 증상이냐 아니면 과잉운동이 일차 증상이냐 하는 것은 오랫동안 논란을 거듭해왔는데, 이들은 서로 독립적이면서도 상호보완적인 것으로 간주되고 있다. 검사실 실험에서 ADHD 소아는 과제에 대한 지속적 주의력(sustained attention to task) 혹은 각성도(vigilance)에 결함을 갖고 있음을 보고하는데, 소아가 재미없고, 지루하고 반복적인 과제 수행(예 : 혼자 하는 숙제, 자습, 심부름 등)에서 특히 두드러진다.

부모들은 흔히 "귀 기울여 듣지를 않는다.", "끝맺음을 잘 못한다.", "쉽게 산만해진다.", "잔소리를 하지 않으면 스스로 하지를 않는다.", "물건을 잘 잃어버린다.", "집중하지 않는다.", "자꾸 지시해야만 한다.", "일을 끝내지도 않고 딴 일을 벌인다."라고 아이들을 표현한다. 이 같은 표현들은 후에 평가척도의 문항이 되었는데, 여러 가지 직접관찰 연구에서 놀 때 행동이나 특별히 주의력을 요하지 않는 일을 할 때도 정상 소아와 ADHD 소아가 구별되는 것으로 해서 이러한 결함이 행동 탈억제(behavioral disinhibition)의 문제에 대한 이차적인 것이 아니냐는 주장이 제기되고 있다(Barkley, 1990).

이같은 주의산만함은 학령전기 소아에게서는 주의집중이 덜 요구되기 때문에 과잉운동이나 요구가 많은 것으로 간과되다가, 청소년기가 되면 두드러진다. 이것은 특히 학업부진과 이차적인 동기저하를 유발할 수가 있다.

3) 충동성(impulsivity)

과잉운동은 요인분석에 의해 주의산만과는 구별되지만 충동성과는 잘 구별되지 않는다. 주의산만함과 같이 다차원적인 성격을 가지며, 충동성의 어떤 측면이 이 소아에게서 문제가 되는지 아직 확실치 않다. Kindlon 등(1995)은 충동성을 크게 두 가지 측면, 동기차원(motivational domain)과 인지차원(cognitive domain)으로 나누고 있다. 전자는 처벌에 대한 민감도와 보상에 대한 무관심, 수동적 회피 학습, 만족지연의 요소를 내포하고, 후자는 억제적 조절과 그 외의 일반적 처리과정의 결함을 포함한다. 임상적으로는 지시를 끝까지 기다리지 않고 재빨리 반응하는 것으로 나타나는데, 대개 부주의한 실수를 초래하는 수가 많다. 또 경우에 따라서는 부정적인, 파괴적인, 혹은 위험한 결과를 초래할 수도 있고, 자주 불필요하고 위험한 행동을 하기도 한다. 결과적으로 잘 다치거나, 물건을 잘 망가뜨리고, 게임에서 차례를 기다리거나 하는 데서 문제를 일으킨다.

앞에서도 논의했지만 Barkley(1990)는 ADHD의 가장 중요한 증상으로 오히려, 행동의 탈억제 혹은 행동의 조절과 억제곤란을 꼽고 있으며 그 이유로 다음과 같은 증거들을 제시하고 있다. 첫째, ADHD군과 다른 임상군 및 정상군을 주의산만함으로 명확하게 구분할 수 없다는 점, 둘째로 ADHD의 세 가지 증상에 대한 객관적 측정에서 ADHD군과 비 ADHD군을 구별하는 가장 좋은 것은 충동적 실수(각성도 검사에서)와 지나친 활동수준이라는 점, 셋째로 DSM-III-R(APA, 1987)의 ADHD 진단기준에 관한 14가지 행동 중 탈억제의 특성을 나타내는 증상들이 임상군과 정상군을 구별하는데 가장 좋다는 연구결과 등이다. 그는 주의산만함 보다는 오히려 행동적 탈억제가 가장 핵심 되는 증상으로 보고, 충동성 중에서도 동기차원을 강조하였다. 그렇지만 아직 이것은 좀 더 많은 논의를 거쳐야 할 것이고, 이러한 충동성은 소아의 연령이 증가하면서 다른 어떤 것보다 학습에서나 사회적으로 문제를 더 일으킨다.

4) 그 외의 증상들

(1) 인지발달 및 학업수행

ADHD 소아는 정상 소아가나 자기 형제들보다 지적발달이 뒤지는 것으로 알려졌으며, 표준화된 지능검사에서 대조군에 비해 평균 7~15점 낮다고 보고된다(McGee et al., 1989; Prior et al., 1983; Tarver-Behring et al., 1985). 그렇지만 이것이 검사 받는 행동(주의산만함으로 해서 수행이 저하되기 때문에)에서의 차이인지 혹은 실제 지능 차를 나타내는 것인지는 확실하지 않다. 또한 가능성이 이 소아들에서 흔히 동반하는 학습곤란에서 기인할 수도 있다. 후에 진단에서도 논의하겠지만 웩슬러 지능검사상 소위 "주의산만성 요인(산수, 숫자, 기호쓰기 : A-C-D)(Kaufman, 1979)"이 저하된다고 하여 연구가 진행되었고 국내에서도 신민섭 등(1990)이 비슷한 결과를 보고하기도 했지만, 그 후 홍강의 등(1996)의 연구나 그 외 다른 결과들에서 두드러진 특성을 관찰하기가 어렵다고 하였다. 또한 홍강의 등(1996)은 주의산만함을 주소로 한 다양한 임상군을 비교하면서 오히려 외향적 장애군(반항장애, 품행장애)이 ADHD군에 비해 지능 및 소검사(특히 상식)에서 저하되었고, 내향적 장애군(우울 및 불안장애)은 차이가 없었다고 하였다. 그 외에 공존질병을 동반한 ADHD군이 순수한 ADHD 군에 비해 지능지수가 낮았고, 특히 동작성에서 10점 정도의 차이를 보고하고 있다.

학업성취에 대해 Barkley(1990)는 자신의 클리닉을 방문하는 모든 소아가 학업상 결함을 가진다고 하였지만, 이것이 실제 임상적으로 많은 문제를 가져오는 것은 약 40% 정도로 추정하고 있다. 김미경 등(1996)은 학습수행평가척도를 이용하여 ADHD 소아의 46%가 학습상 상당한 곤란을 겪는 것으로 보고하였다.

(2) 학습장애

'학습장애를 얼마나 동반하는가?' 여부는 연구자에 따라 10% 정도에서부터(August & Holmes, 1984; Halperin et al., 1984), 50% 내외(Cantwell & Satterfield, 1978; Lambert & Sandoval, 1980; Prior & Sanson, 1986), 90% 이상(Korkman & Pesonen, 1994; Silver, 1981) 그 비율이 매우 다양하다. 이 차이를 극복하기 위하여 최근 학습장애를 진단하는 기준으로 전통적으로 사용해오던 능력-성취 차이(ability-achievement discrepancy)의 개념(지능지수와 성취도 검사치 간의 차이, 15점 혹은 1 표준편차 등)에 덧붙여, 성취도 절단점 방법(achievement cutoff score : 성취도검사에서 1.5 표준편차 이하), 복합 계산법(combined formula : 성취도 검사에서 7 퍼센타일 이하 및 지능과 성취도의 유의미한 차이를 모두 충족시킴)이 이용되고 있다. 전통적인 방법으로는 학습장애의 비율이 일반인구에서 너무 많이 잡히는 단점이 있었다. 이 같은 개선된 방법으로 약 20% 내외의 학습장애를 동반하는 것으로 보고된다.

최근 Biederman 등(1992)은 세 가지 방법 — 전체지능지수에 비해 성취검사에서 읽기와 산술계산이 10점 이상의 차이(방법 1), 20점 이상의 차이(방법 2), 성취검사에서 읽기 및 산술계산 85점 이하와 전체지능에 비해 15점 이상의 차이(방법 3) — 을 ADHD군, 기타 정신과 임상군, 정상 대조군에서 비교하였다. 그 결과 방법 1에서는 학습장애가 각각 38%, 43%, 8%, 방법 2에서는 23%, 10%, 2%, 방법 3에서는 15%, 3%, 0%로 조사되었다고 하면서 그동안 많은 문헌에서 방법 1을 주로 사용하였는데 이것이 지나치게 많은 학습장애를 동반하는 것으로 보고하고 있다고 비판하면서 방법 2가 유용하다고 주장하였다.

(3) 언어발달

ADHD 소아에서 심각한 언어지연은 발견되지 않는다. 그렇지만 일반 지역사회 연구에서 과거력상 정상 소아에 비해 일반적으로 언어발달의 지연이 높게 보고되고 있다(6% 대 35%, 2% 대 5.5%). 이 같은 언어발달의 지연 외에도 10~54%에 이르는 다양한 정도(대조군 2~25%)로 표현언어에 문제를 더 많이 갖는 것을 보고한다. 김미경 등(1996)은 ADHD 임상군에서 39%가 언어문제를 갖는 것으로 보고하면서, 특히 그 같은 소견을 뒷받침하는 것으로 지각-언어검사에서 다른 하위척도와 달리 특히 청각기억이 64.3%의 높은 비율로 결함을 보이고 있다. 이 하위척도는 후에 시각 운동, 시각 구성 하위척도와 함께 언어 표현은 물론 읽기 학습능력과도 관련이 높은 것으로 추정된다.

(4) 기억력 및 실행능력

안동현 등(1992)은 단기시각기억수행(visual memory task, VMT), 청각기억수행(auditory memory test, AMT)을 그의 연구 속에 포함시켜 조사하면서 단기기억수행은 약물투여에도 별 변화가 없을뿐더러, 검사가 단순하고 지각탐색이 덜 요구되는 난이도가 떨어지는 과제로 그 효용성이 떨어진다고 하였다. 청각기억수행검사 중 1, 2, 3차 시행은 단기기억인 데 비해, 4차 시행은 지연된 기억으로 학습과 상당히 밀접한 연관을 갖는 것으로 논의하면서 기억력 자체보다 언어학습과 관련 있는 수행에서의 차이로 추정하였다.

주의집중력에 있어서도 안동현 등(1992)은 연속수행검사에서 세 가지 과제 — 한글철자과제, 카드과제, 모호한 숫자과제 — 중에서 첫 번째 한글철자과제와 달리 나머지 두 과제에서 더 뚜렷한 약물효과를 관찰할 수 있었는데, 이것은 Douglas (1983)의 주장을 뒷받침하는 것이라고 할 수 있다. 즉 ADHD의 주된 정신병리를 파악하기 위해서는 단순히 자극에 의한 과제보다 복잡한 지각 탐색을 요하는 과제가 더 유용하다. 이것은 이들의 실행능력의 차이를 시사한다고 보인다.

(5) 신체 및 신경학적 이상

다음과 같은 많은 문제가 관련이 있는 것으로 제기되어 왔다.

- 청각(hearing) : 중이염 등 귀와 관련된 염증이 높다는 보고도 있지만 특별히 뚜렷한 청각의 이상은 보고되지 않는다.
- 시각(vision) : 사시(strabismus)를 포함한 시력의 문제가 제기되었다. 그렇지만 아직 뚜렷한 관련성은 아직 확인된바 없다.
- 대근육운동(gross motor) : 기기, 걷기 등 대근육운동발달의 지연은 뚜렷하지 않다.
- 운동조절기능(motor coordination) : 일부 보고가 있으며, 특히 미로 찾기나 판 꽂기과제(pegboard tasks)와 같은 미세운동 조절기능에서 결함이 보고되고 있다. 특히 이것은 소위 "과흐름 운동(motor overflow movements)"이라고 하여 어떤 특정한 근육을 움직이도록 지시했을 때[예 : 손가락 구부리기(finger flexion), 손가락 톡톡 치기(toe tapping) 등] 불필요한 연관 운동이 일어난다. 이것과 관련하여 ADHD 소아는 대부분 글씨 쓰기와 필기에서 아주 곤란함을 겪는 것으로 악명이 높다.
- 경한 신체 이상(minor physical anomalies) : 일부 연구에서 이러한 것들을 보고하기도 하지만, 이러한 소견과 과잉운동과의 연관에 대해서는 별로 알려진바가 없다.
- 모성 건강과 출산 전후의 문제들 : 임신중독증, 과숙, preeclampsia, fetal distress 등이 제기되기도 하였으나 아직 확인되지 않았다.
- 신체 건강 : 영아기 때 잦은 질병, 잦은 상기도 감염, 알레르기, 천식 등이 제기되었고, 국내에서도 연구가 있었지만 아직 확실하지 않다.
- 야뇨증 : 일부에서 약 2배 정도로 많이 보고하기도 하였지만 확실하지 않다.
- 수면 문제 : 일부에서 잠들기 어렵다(56% 대 23%), 자주 깬다(39%), 깨서 피곤해한다(55% 대 27%) 등을 보고한다. 그 외에 영아기에 더 많은 수면문제를 보고한다(52% 대 21%). 김미경 등(1996)은 39%에서 수면문제를 보고하였다.
- 김미경 등(1996)은 그 외에 만 3세 이전에 과잉운동(92%), 발달 과거력상 다소

지연(89%), 식사문제(46%) 등을 보고하였다.

(6) 정서 및 행실문제

일반적으로 외래 ADHD 환자군에서는 30~50%, 입원환자의 40~70%에서 공존질병이 있다고 추정된다는 주장(Popper & Steingard, 1994)에서와 같이 ADHD 소아에서 공존질병을 갖는 것은 매우 흔한 것으로 보고되고 있다. 신윤오 등(1993)은 소아정신과에 입원 중인 ADHD 환자군에서 평균 2.7개의 공존질병을 가진다고 보고하였으며, 홍강의 등(1996)은 외래 ADHD 환자군의 48.8%가 공존질병을 갖는다고 하였다. 그들은 그 빈도를 순서대로 특정발달장애(11.6%), 품행장애(9.3%), 반항장애(7%), 불안장애(7%), 유뇨증(4.7%), 정신지체(4.7%) 등의 순서로 제시하였다. 김미경 등(1996)은 전체 26명의 대상 소아 중 반항장애(23%), 행실(품행)장애(8%), 분리불안 및 과잉불안장애(16%) 등이 동반되었음을 보고하였다. 그 외에 이경숙 등(1996)은 총 42명 중 22명(52.4%)이 반항 및 행실장애를 동반하는 것으로 보고하였다.

이 부분은 여기에서 다루기에는 너무 광범위한 주제이기 때문에 여기에서는 이상으로 논의를 제한하고, 다음과 같은 제안을 한다. ADHD는 다양한 공존질병을 갖는 복합적인 질병이다. 따라서 치료전략을 세우는 데 있어서 그들이 동반하고 있는 증상 혹은 질병에 따라 다양한 전략이 요구되며, 진단적으로도 다양한 측면의 세밀한 평가를 통해 문제 영역 중심의 개별적인 접근이 요구된다. 이같이 공존질병 혹은 증상의 동반 여부는 진단 및 평가, 치료전략의 수립, 교육계획의 수립 등에 있어서 필수적인 고려사항임을 강조한다.

진단기준 및 감별진단

1. 진단기준

1) DSM-IV(APA, 1994)의 진단기준

이 질환은 심하게 움직이고 부산스러운 과잉운동(hyperactivity), 집중력이 짧고 끈기가 없어 쉽게 싫증을 잘 내는 주의산만함(inattention), 참을성이 적고 감정 변화가 많은 충동적 행동(impulsivity)의 세 가지 주된 특징적 행동을 가진다. 이것을 미국정신의학회에서는 가정이나 학교 또는 임상에서 나타나는 행동의 특징을 다음 〈표 17.1〉과 같이 그 진단기준으로 제시하고 있다. 물론 나이가 들면서 과잉운동은 줄어들어(표 17.1에서 (2)의 3항과 같이) 초등학교 고학년이 되면 부산한 모습은 보기 어렵지만, 끈기가 없고 주의산만한 모습과 '욱' 하는 충동적인 면은 남아서 성인이 되어서도 문제를 일으키는 수가 많다.

진단과정

주의력결핍·과잉운동장애(ADHD)는 소아정신과 영역에서 가장 중요한 질병으로, 외래를 찾아오는 환자의 상당수를 차지하는데, 이들을 정확하게 평가하는 과정은 진단뿐 아니라 치료에서도 매우 중요하다. 먼저 생물적 요인에서는 소아의 신체 상태, 유전적 소인, 그 외에 수많은 위험요소로 거론된 것들을 평가하는 것이 필요하다. 이 같은 위험요소 중에 임신 중의 어머니의 알코올 남용으로 인한 알코올 태아 증후군(fetal alcohol syndrome)의 예를 들 수 있는데, 이 증후군에서 과잉운동과 함께 정신 지체, 학습 곤란 등이 동반된다. 그 외에 여러 가지 환경에서 유래하는 독성 물질(예 : 납)과의 관련에 대해서도 논의되고 있다. 최근에 중추신경계의 기능, 그중에서도 대뇌영상검사에서 대뇌 혈류량의 감소나 신경심리검사에서 전두엽 기능의 저하 등이 거론되고 있어 연구가 활발히 진행되고 있지만 대개 일상적인 평가에는 포함되지 않는다. 또한 안동현(1994)의 연구에서 제안하듯이 갑상선 기능검사를 일반 평가에 포함시킬 것인지 여부도 계속 논란거리이다. 그 외에 소위 "경한 신경적학 증후(soft neurological sign)"와 경한 신체적 이상(minor physical anomalies)들도 ADHD와 관련이 많은 것으로 거론되고 있지만 진단에 필수적이거나, 일반적인 평가 과정에 반드시 포함되지는 않는다.

두 번째는 인지·신경심리적 요인으로 소아의 신경심리학적 및 중추신경계의 발달학적 능력을 평가하는 것이 필요하다. 실행능력(executive process), 규칙에 따르는 행동(rule-governed behavior), 행동억제(behavioral inhibition)에서의 결함이 ADHD의 핵심적인 것이다. 그렇지만 ADHD 소아가 과제나 상황에 따라 많이 달라지기 때문에, 소아가 과제를 성취하는지 여부뿐만 아니라, 다른 요소들―문제 해결 방식, 과제에 접근하는 방법, 전략을 수립하는 능력과 전략을 행동으로 옮기는 능력, 집중력을 유지하거나 혹은 과제를 피하는 보상 행위 등―도 파악해야 한다. 그 외에 소아가 보이는 과제 선호도, 기질이나 기분 상태, 오전에 혹은 오후에 더 잘 수행하는지 여부 등도 고려해야 한다. 이 같은 요소들은 평가에 있어서 서로 일치하는 자료들을 해석하는 데도 도움을 주지만, 치료에 더 많은 정보를 제공할 수 있다. 이러한 요소 외에 또 중요한 것이 소아의 인지능력이다. 소아가 평균이상의 지적 능력을 갖춘 경우에는 그렇지 못한 소아보다 훨씬 좋은 예후를 가진다. 이러

표 17.1 주의력결핍 · 과잉운동장애의 진단기준(미국정신의학회, 1994)

A. 다음과 같은 증상이 발달수준에 맞지 않고, 부적응하게 6개월 이상 지속될 때, (1) 항목 9개 중 6개 이상 혹은 (2) 항목 9개 중 6개 이상

(1) 주의산만 증상들(6개 이상)
1. 학업, 일, 기타 활동 중 세심한 주의를 기울이지 못하거나, 부주의한 실수를 자주 한다.
2. 과제 수행이나 놀이 중 지속적인 주의집중에 어려움을 자주 가진다.
3. 대놓고 이야기하는데도 듣지 않는 것처럼 보일 때가 자주 있다.
4. 지시를 따라오지 않고, 학업이나 심부름을 끝내지 못하는 수가 자주 있다(반항적이거나 혹은 지시를 이해하지 못해서가 아니다).
5. 과제나 활동을 체계적으로 조직하는 것에 곤란을 자주 겪는다.
6. 지속적으로 정신을 쏟아야 하는 일을 자주 피하거나, 싫어하거나, 혹은 거부한다.
7. 과제나 활동에 필요한 것을 자주 잃어버린다(예 : 숙제, 연필, 책 등)
8. 외부에서 자극이 오면 쉽게 주의가 산만해진다.
9. 일상적인 일을 자주 잊어버린다.

- -

(2) 과잉운동(1~6)/충동성(7~9) 증상들(6개 이상)
1. 손발을 가만두지 않거나, 자리에서 꼬무락거린다.
2. 가만히 앉아있어야 하는 교실이나 기타 상황에서 돌아다닌다.
3. 적절하지 않은 상황에서 지나치게 달리거나, 혹은 기어오른다[청소년이나 성인은 안절부절함 (restlessness)의 기분만을 갖기도 한다].
4. 조용하게 놀거나 레저활동을 하지 못하는 수가 많다.
5. "쉴 사이 없이 활동하거나" 혹은 마치 "모터가 달린 것같이" 행동한다.
6. 자주 지나치게 말을 많이 한다.
7. 질문이 끝나기도 전에 대답해 버리는 수가 많다.
8. 차례를 기다리는 것이 어렵다.
9. 다른 사람에게 무턱대고 끼어든다(예 : 말참견)

B. 단서 조항 : 7세 이전에 증상이 나타나야 한다.

C. 적어도 두 군데 이상(예 : 학교와 가정)에서 이 증상 때문에 문제를 가져야 한다.

D. 사회활동, 학업, 직업수행에서 임상적으로 중대한 결함의 증거가 있어야 한다.

E. 배제 조항 : 전반적 발달장애(자폐증), 정신분열병의 경과중이거나 혹은 기분장애, 불안장애, 해리장애, 인격장애의 기준에 부합하지 않을 것.

한 일반적인 인지 능력 외에도 일부의 ADHD 소아는 읽기, 쓰기, 산술계산과 같은 학습기술(academic skill)의 결함을 갖는 수가 있다(김미경 등, 1996). 따라서 이러한 학습기술과 같은 인지능력의 평가도 포함되어야 한다. 마지막으로 행실 문제나 공격성과 같은 심리적인 요소들의 평가도 포함되어야 한다.

　세 번째는 사회적 요소로서 Barkley(1990)는 이것을 다시 세 가지 — 행동 및 환

경 요소, 사회 및 가족 요소, 사회경제 및 정치적 요소 ─ 로 구분하였지만 여기서는 한데 묶어서 논의한다. 교사가 수업을 어떤 형태로 구조화하는가? 하는 여부가 ADHD 소아의 상태나 증상을 많이 변화시키기도 한다. 예를 들면 열린 혹은 몬테소리 형태의 교육과 같이 기대나 요구가 덜 명확하거나 한 가지에서 다른 것으로의 이행이 명확하지 않을 때, 소아는 종종 곤란함을 겪는다. 이러한 요소 외에도 학습 공간, 안락함, 주의분산도, 소음, 학생-교사 비율과 같은 물리적 환경이 모든 소아의 수행에 영향을 미치지만, ADHD 소아들에게서는 더욱 민감하게 작용한다. 이같은 환경요소 외에도 교사, 부모, 또래들과의 사회적 상호작용(social interaction)에 관한 평가도 이루어져야 한다. 이들이 또래로부터 부정적 평가가 많다는 보고, 또래들과 어울리지만, 비효율적인 방법으로 수행된다는 보고가 뒷받침하듯이 이들의 평가에서 여러 사회적 환경 요소에 관한 평가가 포함되어야 한다. 다음에 중요한 것이 부모와 형제들 간의 심리적 관계, 정신의학적 문제 여부, 부모의 결혼 만족도 여부, 스트레스 여부와 정도 등 가족 기능을 포함한 사회적 요소가 평가되어야 한다. 예를 들면 ADHD와 행실장애(conduct disorder, CD)를 모두 갖는 소아의 가족에게서 우울증, 알코올중독, 행실문제, 과잉운동이 더 많이 발견된다는 보고들이 있는데, 결국 이것은 치료에서도 중요한 의미가 있다. 만일 이러한 문제들이 동반된 경우에는 특히 부모 교육과 같은 치료가 덧붙여질 필요가 있다. 마지막으로 사회경제적 요소들로 부모의 교육 수준, 직업, 경제 상태 등이 영향을 미칠 수 있고, 그 외에 문화, 인종, 종교 배경 등도 영향을 미칠 수 있다. 이러한 배경에 따라 소아의 행동이나 학습 문제를 심각하게 받아들일 수도 있고, 혹은 치료를 할 문제로 받아들일 수도 있다. 그렇지만 ADHD에 관해서 이 같은 면에 있어서의 연구는 아직 활발하지 못하다.

1) 면담

ADHD는 임상진단이기 때문에 아직 특별한 검사에 의해 내려지는 것은 아니다. 따라서 ADHD 소아 및 청소년을 평가하는 데 있어서 중요한 세 가지 방법은 면담, 의학적 검사, 행동평가척도의 평가라고 할 수 있는데, 그중에서도 면담이 가장 중요하다. 소아에 대한 부모의 평가를 충분히 신뢰할 수 없다는 일부의 보고도 있지만, 그렇다고 해서 부모와의 면담의 중요성이 덜해지는 것은 아니다.

Barkley(1990)는 부모 면담의 목적을 다음과 같이 7가지를 열거하고 있다. 즉 ① 부모와 치료적 관계(rapport) 수립에 필요하다. ② 소아와 가족에 관한 매우 유용한 정보를 제공한다. ③ 소아의 문제로 인해 가족들이 당면한 고통이 무엇인지, 그리고 부모의 심리적 상태를 알 수 있다. ④ 부모-자녀 관계를 알 수 있기 때문에 반드시 부모면담 시 소아를 면담실에 함께 있도록 한다. ⑤ 소아의 문제에 관해 부모의 생각을 좀 더 중요하고, 구체적인 영역으로 초점을 맞추도록 한다. ⑥ 진단을 내리고, 치료 계획을 수립한다. ⑦ 속이 시원해지도록 돕는 기능이 있다. 특히, 전문가를 처음 찾아왔거나 혹은 지금까지의 상담들이 흡족하지 못했을 때 모두에게 해당될 수 있다.

ADHD 소아 및 청소년을 위한 면담에 보통 다음과 같은 내용들이 포함되어야 한다. 즉 ① 소아에 관한 정보, ② 학교 관련 정보, ③ 부모 및 가정에 관한 정보, ④ 부모-자녀 상호관계에 대한 정보들이 포함되어야 하는데, 특히 부모-자녀 상호작용에 대한 부모 면담에서 다음과 같은 내용이 다루어져야 한다. 예를 들어 혼자 놀 때부터 집에 손님이 왔을 때, 숙제할 때, 공공장소에 갔을 때 여러 상황에서 자녀에게 문제가 있는 지 여부, 그리고 문제가 있다면 어떤 행동이 가장 신경에 거슬리고, 그런 때 어떻게 조치하는지, 자녀의 반응은 어떠한지, 대개 이렇게 실랑이를 한 후 어떻게 결말이 나는지, 어느 정도 자주 일어나며, 어떤 기분이 되는지, 이런 문제가 얼마나 심각한지 여부를 평가한다(오경자, 1990). 그 외에 ① 소아와의 직접 면담, ② 부모-소아 구조화 정신과 면접 부모, ③ 부모-청소년 구조화 정신과 면접, ④ 교사 면담 등이 시행되기도 하지만, 실제로 교사 면담이 이루어지는 경우는 극히 드물다.

2) 평가척도 및 질문지

소아, 부모, 교사들과의 면담에 이어 혹은 면담과 함께 사용하는 중요한 평가 방법이 행동평가척도이다. 이것은 소아가나 청소년의 행동 특성이나 증상뿐 아니라, 부모의 특성이나 결혼 만족도 등도 포함할 수 있다. 또한 대부분은 부모나 교사를 통해 평가되지만, 일부는 특히 청소년은 스스로 자신의 상태를 평가할 수 있기 때문에 자기보고형 척도도 사용될 수 있다. 평가척도는 면담에서 얻기 어려운 정보를 제공하거나 객관적인 수치로 정량화하는 등 여러 가지 장점을 갖고 있기 때문에 임상에서 유용하게 사용될 수 있고, 임상가는 이것을 통해서 많은 정보를 제공받는다. 그렇지만 한편으로는 척도의 한계와 특성을 잘 알아야만 하는 면도 간과할 수 없다. 그 외에 성적표, 생활기록부, 적성검사 소견, 알림장이나 공책, 일기장 등을 참고로 하는 것도 좋다. 진단에서뿐 아니라 앞으로 치료과정에서도 이 같은 평가척도는 널리 이용되는데, 10문항짜리 코너스씨 단축형 평가척도가 많이 사용되고 있다.

(1) 부모 평정척도

① 소아행동조사표(Child Behavior Checklist, CBCL, Achenbach & Edelbrock, 1983) : 국내에서도 표준화 작업이 수행되어 아마 가장 널리 사용되는 척도라고 생각된다. 138문항 중 20문항은 사회적 자신감(social competence), 118문항은 행동문제척도(behavior problems scale)로 구성되어 있다. 전자는 3개 영역(활동-운동, 취미 등; 사회성-조직, 교우관계 등; 학교생활-학업, 문제 등)으로 나뉘고, 4~5세, 6~11세, 12~16세와 남녀 성별에 따른 6개 프로파일 중 하나를 따른다. 행동문제척도도 성별과 연령에 따라 각각 다르게 구분하여 평가한다. 이 표준형 외에 교사형, 청소년 자기보고형이 개발되어 있다.

② 코너스 부모용 평정척도-개정판(Conners Parent Rating Scale-Revised, CPRS-R; Goyette, Conners & Ulrich, 1978) : 이것도 세 가지 형태의 판이 존재한다. 원래 개발된 93문항 형(1970), 개정판인 48문항형(1978), 10문항의 단축형이 그것이다. 원래 93개 문항 중 내면화 증상(우울, 정신신체 증상 등)에 관한 항목을 대폭 줄이고, 주로 행실문제와 과잉운동을 평가하기 위해서 개정하였다. 요인분석에 의해 5개 영역(conduct problems, learning problems, psychosomatic, impulsive-hyperactive, anxiety)으로 나뉘고, 치료효과에 대해 민감한 것으로 연구되고 있다. 그렇지만 ADHD의 초기 평가나 진단에서는 CBCL보다 문항이 적기 때문에 덜 유용하다고 판단된다.

③ 코너스 부모용 평정척도(Original Conners Parent Rating Scale, CPRS, Conners, 1970) : 복사본 가능, 93항목, 0~3점 척도, 6~14세, 10~15분 정도 소요되며, 8개 요인 분석(conduct disorder, fearful-anxious, restless-disorganized, learning problem-immature, psychosomatic, obsessional, antisocial, hyperactive-immature), 주로 외현화 증상과 행실 문제 위주로 평가한다. 신뢰도 및 타당도도 만족스럽다. 수백 개의 문헌도 참고로 할 수 있다.

④ 코너스 단축형 증상질문지(Conners Abbreviated Symptom Questionnaire, ASQ, Goyette et al., 1978) : 10항목의 단축형, 3~17세, 0~3점 척도, 복사본 가능, 흔히 "Hyperactivity Index"라고 불린다. 보통 ADHD 소아에게서 이 항목에 있는 것들이 핵심 정신병리로 믿어져 왔고, 치료효과를 평가하는 데 사용되어 왔다. 부모간(.55~.71)에, 부모-교사 간(.49)에 일치도는 비교적 만족스러운 것으로 알려졌지만, 일차 시행보다 이차 시행 시에 다소 감소하는 경향이 있어 치료효과 평가 전에 적어도 2회 실시해야만 한다. 최근에 이 척도는 행실장애 증상과 과잉운동 증상이 혼재되어 있다는 비판으로 인해 그 사용이 줄어들고 있다. 실험실 상황에서 측정한 활동량 측정(actometer measurement)과 일치하지 않으며,

자극제 약물반응도 뚜렷하게 예측하지 못한다고 한다. 이 척도에서 공격성과 과잉운동 항목의 혼재로 인해 오히려 상호작용 갈등이나 행실 문제를 더 잘 평가하는 것으로 이야기되고 있고, 순수한 형태의 ADHD 증상의 평가에서는 다른 척도(예 : CAP) 사용이 권유되고 있다.

⑤ 아이버그 소아행동검사도구(Eyberg Child Behavior Inventory, ECBI; Eyberg, 1980) : 주로 평가하는 영역이 행실문제와 적대 행동에 제한되기 때문에 특히, 부모 교육 프로그램의 효과 측정과 같은 제한된 목적으로는 유용하지만 일반적인 사용은 제한될 수밖에 없다. 또한 연령 규준에서도 제한을 받고 그 자료로 매우 제한된다. 그 외에 일반적인 척도로서의 신뢰도, 타당도는 비교적 높은 편이다.

⑥ 가정환경질문지(Home Situation Questionnaire, HSQ, Barkley, 1987) 및 가정상황질문지-개정판(Home Situation Questionnaire-Revised, HSQ-R, DuPaul, 1990) : 대부분의 척도가 어떤 형태의 문제를 가졌는지를 평가하는 데 비해, 이 척도는 어디서 문제를 갖는가 하는 점을 평가한다. 치료효과에 대해 민감하며, 임상군과 정상군의 구별도 유용한 것으로 알려졌다. 또한 예측 타당도도 높은 것으로 조사되었다. 한 가지 문제는 행실 문제가 포함되기 때문에 순수한 집중력 문제를 평가하지 못한 것으로 이런 목적에서는 개정판(HSQ-R)을 사용하는 것이 좋은데, 개정판은 원래 판보다 4개 문항이 줄어든 것으로 좀 더 구체적으로 집중력 문제를 평가하기 위해서 고안되었다.

⑦ 소아용 성격검사도구(Personality Inventory for Children, PIC, Wirt, Lachar, Klinedinst & Seat, 1984) : 복사본 가능, 131개 항목부터 600항목까지 4종류의 척도가 있다. 0~1점 척도, 6~16세, 20분에서 2시간 걸린다. 임상에서 흔히 131개 항목의 판이 사용되지만 예-아니오의 채점으로 해서 정보가 제한되고 최근에는 CBCL과 같은 다른 척도가 더 유용하게 사용되고 있다.

⑧ 워리-와이스-피터스 활동평정척도(Werry-Weiss-Peters Activity Rating Scale, WWPARS, Werry & Sprague, 1970) : 2개의 판이 있다. 원래형은 31개 항목의 것이고, 학교 관련 항목을 제외한 22개 항목의 판이 개발되었다(Routh, Schroeder & O'Tuama, 1974). 그동안 많이 임상에서 사용되었지만, 연령 규준 자료가 만족스럽지 못하고, 활동수준 외에 적대행동과 행실문제가 포함되기 때문에 사용이 권고되지 않는다.

(2) 교사 평정척도

① 소아행동조사표-교사용(Child Behavior Checklist-Teacher Report Form, CBCL-TRF, Edelbrock & Achenbach, 1984) : 부모용과 거의 유사한데, 부모용에서의

사회적 자신감척도 대신 적응기능척도(adaptive functioning scale)를 평가한다. 아직 개발된 지 얼마 되지 않아서 타당도를 확립해가는 중인데 부모용과 마찬가지로 매우 유용한 것으로 추정되고 있다. 국내에서는 연구용으로만 사용되고 있고, 아직 표준화되어 있지 않다.

② 코너스 교사용 평정척도-개정판(Conners Teacher Rating Scale-Revised, CTRS-R, Goyette et al., 1978) : CTRS는 현재 네 가지 판이 있는데, 원래 판(1969, 1973), 개정판(1978), 단축형(1978), Iowa Conners Teacher Rating Scale(Loney & Milich, 1982)이 그것이다. 이 개정판은 원래 39문항이 28문항으로 단축되면서 표현이 약간 바뀐 것 이외에는 그대로이다. 원래 형이나 CBCL-TRF와도 일치율이 높고, 내현화 증상이 아닌 행실문제와 과잉운동을 빠르게 스크리닝하는 데는 매우 유용하다. 그렇지만 문항 수가 적은 것, 연령 규준의 제한, 내현화 증상에 관한 항목이 빠진 것으로 해서 초기 진단에서는 오히려 CBCL-TRF 사용이 추천되며, 약물 사용이나 다른 치료효과의 평가에 탁월한 가치가 있다.

③ 학교상황질문지(School Situation Queationnaire, SSQ, Barkley, 1987) 및 개정판(School Situation Queationnaire, SSQ-R, DuPaul, 1990) : 가정상황질문지(HSQ)와 마찬가지로 사용되고 있으며, 그 개정판(SSR-R)은 HSQ-R과 마찬가지 목적으로 개발되어 현재 검증 중이다.

④ 소아용 집중력·행동척도(Child Attention Problems, CAP, Barkley, 1988) : 이것은 주된 목적이 약물효과를 검증하기 위해서 개발되었다. CBCL-TRF에서 주의산만(Inattention) 영역의 7문항, 과활동(Overactivity)영역의 5문항을 선택하여 만들어졌다. 척도에 관해서 아직 연구 중이지만 현재까지 결과로 약물효과 판정에 매우 우수한 것으로 알려졌다. 특히 이 척도가 ADD/+H와 ADD/-H의 하위 유형 구분에 유용하다는 보고가 있으며, CTRS-R과 달리 Inattention 척도가 행실·정동 장애·과다활동과 관련이 적은 비교적 순수한 것으로 알려졌다.

⑤ 학업수행 평정척도(Academic Performance Rating Scale, APRS, DuPaul, Rapport, Perriello, 1990) : 이 척도는 소아의 학업성적, 정확도를 평가하기 위한 보완적인 목적으로 개발되었다. 초등학교 1학년부터 6학년까지 사용하는데, 4개의 요인(학습능력·학업수행·충동조절·사회적 위축)이 포함된다. 특히 다른 어떠한 척도로도 평가되지 않는 학업 정확도와 생산성에 관한 약물효과의 평가가 탁월하다.

⑥ 그 외에 코너스 교사용 평정척도(Original Conners Teacher Rating Scale, CTRS, Conners, 1969), 아이오와 코너스 교사용 평정척도(Iowa Conners Teacher Rating Scale, Loney & Milich, 1982), 주의력결핍장애 교사용 평정척도(ADD-H

Comprehensive Teacher Rating Scale, ACTeRS; Ullmann, Sleator, Sprague, 1984), 스완슨-놀란-펠함 평정척도(Swanson, Nolan & Pelham Rating Scale, SNAP, Swanson & Pelham, 1988) 등이 이용된다.

(3) 부모 혹은 교사 평정 척도

① 주의력결핍·과잉운동장애 평정척도(ADHD Rating Scale, DuPaul, 1990) : DSM-III-R(1987)의 진단기준으로부터 추출된 항목으로 14문항으로 개발된 척도로 국내에서도 조수철이 표준화한바 있다. 0~3점으로 채점하는데, 2 이상이면 비정상으로 간주하고, DSM-III-R에서는 8개 항목 이상에서 진단 내리도록 하였으나, 여기서 여아는 8개, 남아는 10개를 절단점으로 잡고 있다. 이 척도는 부모, 교사 모두가 사용할 수 있도록 한다.

② 주의력결핍장애 평가척도(Attention Deficit Disorders Evaluation Scale, ADDES, McCarney, 1989) : 최근에 상업적으로 개발된 척도로 약 5,000여 명가량의 연령 규준 자료를 포함하고 있다. 척도로서의 신뢰도는 만족스럽지만, 아직 타당도가 충분히 입증되어 있지 못하다. 치료전략을 담은 도구(kit)와 함께 판매되는데, 아직 과학적인 연구 논문이 부족한 것이 결점으로 지적된다. 또한 아직 요인분석과 같은 실험적인 것들이 개발되어 있지 않다. CBCL을 대치하지는 못하겠지만, 다른 간단한 척도들보다는 우수할 것으로 추정된다.

(4) 그 외에 부모와 십대 청소년 관계에서 의사소통 갈등과 질을 평가하기 위한 갈등행동질문지(Conflict Behavior Questionnaire, CBQ, Robin & Foster, 1989), CBQ에 보완해서 좀 더 특정한 갈등 주제를 국한하여 평가할 수 있는 주제조사표(Issues Checklist, IC, Robin & Foster, 1989), 소아행동조사표-청소년 자기보고형(Child Behavior Checklist-Youth Self-Report, CBCL-YSR, Achenbach & Edelbrock, 1987), 주의력결핍장애 청소년용 자기보고척도(ADD-H Adolescent Self-Report Scale, Conners & Wells, 1985), 청소년용 자기평가 자기보고[Self-Evaluation(Teenager's) Self-Report, Gittelman, 1985] 등이 청소년용으로 사용된다. 또한 다양한 부모들의 특성을 평가하는 방법으로 여러 부모용 자기보고 측정도구가 있다. 여기서는 자세한 것은 생략한다.

3) 검사(test) 및 객관적 측정 방법

① 지속수행검사 : 각성도(vigilance)나 주의집중력(attention)을 실험실에서 측정하

는 가장 흔한 방법이 지속수행검사(continuous performance test, CPT)이다. 이 방법에는 시각적·청각적 방법 등 다양하게 있지만 가장 보편적인 것이 컴퓨터를 이용하여 어떤 특정한 기호·숫자·문자 등을 빠른 속도로 화면에 나타나도록 하면서, 미리 지정된 경우(목표 자극)에 반응(예 : 단추를 누른다)을 하도록 하여, 정반응수, 반응하지 못한 자극 수(omission errors), 목표 자극이 아닌 자극에 잘못 반응한 수(오반응수, commission errors), 반응시간 등을 측정한다. 이러한 방법은 ADHD 소아와 정상 소아를 구별하거나, 약물효과를 측정하는데 매우 민감한 것으로 알려졌다. 그러나 아직은 표준화된 방법이 부족하고, 정상 규준의 부족 등으로 임상적인 사용에 제한을 받는다. 고든진단법(Gordon Diagnostic System, Gordon, 1983)을 위시하여, 최근 국내에서 많이 사용되는 토바검사(T.O.V.A.), 코너스검사(Conners System), 그리고 국내에서 개발되어 시판되고 있는 주의력평가시스템(ATA)과 종합주의력검사(Comprehensive Attention Test) 등이 사용되고 있다.

② 소아용 점검과제(Children's Checking Task, Margolis, 1972) : CPT의 지필묵검사에 해당한다. 한 줄에는 15개의 수(numerals)를, 한쪽에 16줄을 적고, 7쪽 분량을 수행하도록 한다. 옆에 녹음기를 각 줄마다 틀어놓고 숫자를 읽어 주는데, 적혀있는 것과 다르면 해당되는 숫자에 동그라미를 치도록 한다. 이것을 30분간 시행하는데, ADHD 소아와 읽기장애 소아를 구별해 주는 것으로 조사되었으며, 다른 집중력을 측정하는 검사와 비교적 높은 상관관계를 보였다. 그렇지만 ADHD 증상에 대한 민감도는 좀 더 연구되어야 한다.

③ 웩슬러 지능검사에서 주의산만성요인(Freedom from Distractibility Factor of the WISC-R, Kaufman, 1975)은 웩슬러 지능검사를 요인분석한 결과 이들이 언어(Verbal), 공간 구성(Spatial Construction), 주의산만성(Freedom from Distractibility)의 세 가지로 구성됨을 밝혀냈다. 이후에 많은 연구가 집중력 측정에 이 마지막 요소를 사용하였고, 이들은 산수(arithmetic), 숫자(digit span), 바꿔쓰기(coding) 하위검사들이다. 그러나 최근에 여러 연구(신민섭 등, 1990)에서 이에 관한 논란이 많이 있기 때문에 ADHD의 진단에 이용하는 것에는 다소 문제가 있다.

④ 충동 조절(impulse control)에 관한 검사 : 충동성을 측정하는 검사실 방법으로는 흔히 세 가지가 있다. 그 첫 번째가 앞에서 논의한 지속수행검사의 오반응수(commission errors)이다. 두 번째가 같은 그림 찾기(Matching Familiar Figure Test, MFFT, Kagan, 1966)이다. 한 그림과 비슷하게 생긴 그림 6개를 보여주고 그 속에서 같은 그림을 찾는 검사로, 모두 12개의 그림이 있다. 채점은 답하기까

지 걸린 시간(latency)과 오답의 수를 세는 것이고, 좀 더 나이가 많거나 청소년들에게서 신뢰도를 높이기 위해서 20개의 그림으로 구성된 MFFT-20(Cairns & Cammock, 1978)도 개발되었다. 불행히도 임상군과 정상군을 구별하는 데 실패하였고, 약물효과의 측정에서도 결과가 일관되지 못하다. 따라서 ADHD 소아의 진단에 사용하는데는 신뢰도가 낮아 사용하는 것이 바람직하지 않다.

마지막으로 고든진단법(Gordon Diagnostic System)의 일부로 그에 의해 개발된 지연과제(Delay Task, Gordon, 1983)가 있다. 그렇지만 이것도 아직 충분히 결과가 입증되어 있지 않다.

⑤ 신경심리검사 : 위스콘신 카드분류검사(Wisconsin Card Sort Test, Grant & Berg, 1948)는 성인에서 전두엽 기능장애를 측정하기 위해 널리 사용된 검사법이다. 여러 가지 색깔의 기하학적 모양, 여러 가지 숫자를 갖는 카드를 제시하고 피검자에게 어떤 특정한 주제(색깔, 숫자, 형태)에 따라 카드를 분류하도록 한다. 그런데 이 검사는 더 이상 ADHD 소아와 정상 소아를 구분하지 못하기 때문에 임상적으로 그리 유용하지 못하다.

스트룹검사(Stroop Word-Color Association Test, Stroop, 1935)는 다른 색깔로 인쇄된 특정 색깔명(예 : 푸른색으로 인쇄된 빨강)을 읽도록 한다. 전두엽 기능손상 성인에서 민감한 검사로 알려져 왔는데, 최근 ADHD와 정상군의 구분, ADD/+H, ADD/-H의 구분에 이용하여 양군을 구분한다는 보고가 있다. 앞으로 충동성 평가에 이용될 가능성이 있다.

⑥ 행동 관찰 : 여러 가지 직접 행동관찰법들이 이용된다. 그 가운데는 자연스러운 환경에서 행동을 관찰하여 채점하는 과잉운동행동채점법(Hyperactivity Behavior Code, Jacob, O'Leary & Rosenblad, 1978), 수업관찰법(Classroom Observation Code, Abikoff, Gittelman-Klein & Klein, 1977) 등이 있어 실제 교실에서 소아의 행동을 관찰하면서 채점하는 방식으로 정상군과의 구별뿐 아니라, 다른 평가척도와도 일치도가 매우 높음을 보여준다. 이 외에 비슷한 환경에서 채점하는 방법, 검사 도중에 채점하는 방법, 소아행동조사표-관찰용(Child Behavior Checklist-Direct Observation Form, CBCL-DOF), 과제수행도중 모-자상호작용관찰법, 부모-청소년 상호작용관찰법, 가정 내 모-자 상호작용 관찰법 등 다양하게 있지만, 일반적인 사용에는 제한을 받는다.

⑦ 활동수준 측정법 : 활동 수준을 측정하는 여러 가지 방법들이 고안되었다. 예를 들면 손목에 시계와 같이 차고 활동량을 측정하는 측정기(actometer, actigraph), 심지어 적외선 운동분석기 등이 고안되었지만 중요한 것은 전체 활동량보다 오히려 상황에 적절한지 여부이기 때문에 이들의 임상적 유용성은 높지 않다

(Teicher et al., 1996; AACAP, 1997).

4) 의학적 진찰 및 검사실 검사

신체검사를 포함한 의학적 평가는 매년 시행되는 것이 바람직하다. 물론 기초적으로 시력, 청력 등의 이상 여부를 평가한다. 만일 임상적으로 위험도가 높을 경우 혈중 납농도 측정, 갑상선 기능검사가 포함될 수 있다. 특히 갑상선 기능검사는 갑상선 기능저하 혹은 기능항진, 갑상선질환의 가족력, 성장 속도의 둔화, 유전적 요인이 강하게 시사되는 경우에 한하여 시행한다(안동현, 1996). 물론 간질, 유전질환, 기타 관련 질환의 유무를 배제하기 위해서 임상적으로 필요한 경우에는 많은 혈액검사, 소변검사, 뇌파검사, 두부영상검사, 사건유발검사, 염색체 및 유전자검사 등이 시행될 수 있지만 일반적으로는 권고되지 않는다.

감별진단

앞에서도 논의되었지만 여러 다른 질환과 공존하거나, 혹은 증상의 일부로 과잉운동을 나타내는 수도 있다. 그러므로 이 같은 공존질환의 여부나 감별은 매우 중요하다. ADHD는 매우 공존하는 질병이나 연관된 문제들이 많고, 가장 흔히 감별해야 할 질환이나 상태들은 〈표 17.2〉를 참조하면 된다.

표 17.2 ADHD와 감별이 필요한 질환이나 상태

1. 정상적인 외향적 기질
2. (신체)의학적 질환
   갑상선장애, 갑상선호르몬 내성증후군
   약물(phenobarbital, theophylline, pseudoephedrine)
3. 신경학적 질환
   대뇌손상(뇌염 후유증, 뇌좌상, 저산소증, 납중독, 간질)
4. 정신질환
   품행장애, 적대적 반항장애, 학습장애, 언어장애, 정신지체, 전반적 발달장애(자폐증)
   우울증, 양극성장애(조울증), 불안장애, 정신분열증, 기타 정신병, 기타 신경증
5. 가정이나 열악한 환경 조건
   소아학대, 부적절하고 혼란스런 양육환경, 부적절한 양육 방법

개념의 변천에서 이미 논의했듯이 ADHD의 정확한 원인은 아직 명확하게 밝혀져 있지 않다. 부적절한 양육, 생애 초기 경험의 중요성, 사회경제적 여건의 중요성이 논의되고 있지만, 흔히 일반적으로 생각하는 것과 달리 그것이 원인에 미치는 정도는 비교적 적다. 오히려 뇌의 신경생물학적 원인이 더 결정적인 것으로 알려졌다.

유전

1) 가계도 연구

이 질병은 가족력을 분명하게 가지며, 유전적 소인이 매우 중요하다. 우선 가계도 연구에서 ADHD 소아의 부모 및 친척들 가운데 ADHD를 포함하여 품행장애, 약물 남용, 우울장애가 높은 빈도로 보고된다. 이 가운데 ADHD를 보면 형제는 대략 30% 내외의 발현율, 부모가 ADHD인 경우에 그 자녀는 57%(Biederman et al., 1995)의 위험률을 나타낸다. 최근에 그들은 ADHD 소아의 가족 가운데 주요우울장애의 빈도가 높게 나타나면서, ADHD에 관여하는 동일한 유전자의 비특이적인 표현 가능성을 시사하였다.

두 번째 증거는 입양소아에 대한 연구로 Cadoret과 Stewart(1991)의 연구에서 283명의 입양아를 조사하였을 때, 친부모가 비행 혹은 범죄인이었을 경우, 입양 보낸 자녀가 ADHD로 진단될 가능성이 높았다. 이것은 다른 몇몇 연구에서도 상당히 유력한 관련이 있었다.

세 번째는 쌍생아연구인데, 1970년대와 80년대 시행된 초기 연구에서도 유전적 요인이 매우 높은 것으로 시사되었다. Goodman & Stevenson(1989)이 많은 수의 쌍생아를 대상으로 시행하였는데, 과잉운동과 주의산만 요인이 약 50%의 유전적 요인으로 밝혀졌다. 임상적으로 상당한 정도의 ADHD를 대상으로 했을 때는 유전적 요인비율이 65%로 높았다. 이후 Stevenson(1994)의 연구 등을 요약하면 이란성 쌍생아의 경우 약 30%에 비해 일란성 쌍생아는 약 80%의 일치율을 보였다.

2) 분자유전학 연구

분자유전학의 발달과 함께 이 질병의 원인 유전자를 찾기 위한 연구가 진행되고 있다. 분자유전연구는 ADHD의 감수성을 증가시키는 유전자를 밝혀내기 위해 여러 가지 방법을 사용한다. 첫 번째로 후보(candidate)유전자를 통한 접근방법은 그 질환의 병태생리에 중요한 역할을 하기 때문에 우리가 목표로 하는 특정한 유전자를 찾을 수 있게 한다. 예를 들면 많은 후보유전자가 밝혀져 있는 ADHD 연구의 경우 이 질환에 효과적인 중추신경 자극제가 도파민(dopamine, DA) 전달에 관여하기 때문에 도파민 시스템과 관련된 유전자를 찾으면 된다. 두 번째로 linkage and association 분석은 이러한 가설기반의 후보유전자 접근방법과는 달리 염기서열에 있어서 그 질환의 감수성을 높이는 개인차가 의심되는 부분을 DNA 마커를 사용하여 전체 genome이나 chromosomal region에서 찾게 된다.

15년 전에 첫 번째 후보유전자 연구가 종료된 이후 200여 개의 연구를 통해 100여 개의 다른 후보 유전자가 ADHD와 관련이 있는지를 밝혀왔다. 많은 유전자들이 초기에는 긍정적인 결과가 나왔지만, 재현성이 없다고 입증되었음에도 불구하고, 최근 메타(meta)분석 결과에 따라 7개의 유전자가 ADHD의 중요한 위험인자라는 것을 알게 되었다. 하지만 이 유전자들의 영향력은 odds ratio 1.1~1.3으로 작았고 모든 7개 locus의 영향력을 합하여도 ADHD의 genetic variance에서는 작은 부분이었다. 이러한 결과는 추가적으로 다른 유전자들이 ADHD에서 중요한 역할을 할 것이라는 가설을 세울만한 근거가 되었다. 그래서 전체 genome을 대상으로 genome-wide linkage and association 분석을 통하여 추가적인 locus를 찾는 연구가 진행되었다. 이러한 연구들에서 chromosome 16q가 중요한 감수성 locus라는 것이 밝혀졌고 위험성이 있을 것으로 생각되는 locus가 있는 region이 전체 genome에서 추가적으로 9개가 발견되었다. 하지만 메타분석 결과 이들 중 어떤 region도 기존의 후보유전자의 위치와 겹치지 않았고, 심지어 후보유전자와 linkage and association 연구에서 밝혀진 locus가 인구집단에서 ADHD 증상의 유전적 다양성의 주요한 부분을 차지하는지도 아직 설명되지 않았다.

결론적으로 ADHD의 높은 heritability에 대한 중요한 영향력을 가진 유전자는 밝혀질 것이다. 하지만 이러한 예상에 비해 후보유전자, linkage and association 연구의 결과는 상반되는데, 그 결과에 따르면 ADHD의 원인은 복잡하고 다유전적이며 여러 유전적이고 환경적인 위험인자를 가지며 이것이 질환의 인구집단 내에서 보여주는 표현형 전체를 결정한다고 한다. 미래 분자유전연구는 아직 불명확하지만 중요한 영향력을 가지는 드문 다형성(polymorphism)을 인구집단 일부에서 찾는 방향으로 흘러갈 것이다. 하지만 현재 문헌은 단일유전자 모델에 대한 논의가 이루어지고 있으며 이는 ADHD뿐만이 아니라 전반적 발달장애와 양극성장애, 주요 우울장애 그리고 조현병과 같은 질환에서와 유사한 측면이 있다. 현재까지 진행된 유전연구의 결과에 대한 요약은 표에 정리하였다.

국내의 분자유전학적 연구에서는 김붕년 등(2009)에 의해 도파민전달유전자(dopamine transporter gene, DAT1)의 특정 유전형이 대조군에 비해 더 높게 발견된다는 보고를 하였고, 도파민 4번 수용체 유전자(dopamine D4 receptor gene, DRD4)가 연구되었으나 유의한 차이는 발견되지 않았다. 이후 NE 시스템 유전자에 대한 연구에서 NET, Adrenergic 2a수용체의 유전자가 연관된다는 보고를 하였고(조수철 등), 이후 BDNF, NTF와의 부분적 연관성에 대한 보고가 있었다(김효원 등). 앞으로는 신경전달물질계외에도, 신경발달과 관련된 유전자나 시냅스 단백질과 관련된 유전자와의 연관성이 보다 폭넓게 연구될 것으로 기대된다.

　갑상선호르몬 저항증후군(Generalized resistance to thyroid hormone, GRTH)은 갑상선호르몬에 대해 반응하지 않는 유전질환으로, 우성 유전을 하고 있으며, 갑상선호르몬베타수용체 유전자의 돌연변이와 관련이 있었다(안동현, 1996). Hauser 등(1993)은 이 증후군의 70%에서 ADHD가 발견됨을 보고하였다. 일부 연구에서는 이 결과의 입증에 실패하기도 하였지만, 일부 다른 연구자들은 이 증후군에서 과잉운동, 학습장애 등을 관찰하였다. 일반적으로 이 증후군에서 보이는 ADHD의 증상 정도는 임상적으로 관찰되는 ADHD 소아에서 보다 경한 것으로 알려졌고, 이 증상보다는 오히려 학습장애나 인지장애가 더 심한 것으로 보고된다. 비록 ADHD 소아 가운데 매우 드물지만(약 2,500명 중 1명, Elia et al., 1994), 이것은 유전질환이고, 갑상선호르몬의 투여에 의해 호전이 기대되기 때문에 유전적 소인이 분명하고 인지 및 학습장애가 심한 ADHD 소아에서는 반드시 고려하여야 한다.

신경학적 요인

이미 앞에서 논의했듯이 대뇌 감염·외상·임신 혹은 출산 중의 손상이나 합병증과 같은 대뇌손상은 ADHD의 원인으로 오래전부터 연구됐다. 이 가운데 특히 저산소증을 유발하는 손상이 중요하게 거론됐으며, 많은 연구자가 대뇌 가운데 전두엽, 그중에서도 전전두엽 피질(prefrontal cortex)의 손상에 주목해왔다. 전전두엽은 주의력 유지·억제·감정 및 동기 조절·행동의 조직화 능력 등과 관련하여 중요한 기능을 한다.

1) 신경심리학적 연구

수많은 신경심리학적 연구가 진행되었는데 대부분이 주로 전두엽 기능에 초점을 맞추었다. 최근 Barkley(1997)는 광범위한 문헌을 종합하면서 주로 작동 기억·계획 세우기·언어적 유창성·운동 순서 정하기·기타 다른 전두엽 기능에서의 어려움과 함께 행동 반응의 억제 실패(disinhibition)가 일관되게 나타난다고 하였다.

표 17.3 ADHD 유전-환경 상호작용 연구결과

Environmental Risk/ Study	Candidate Genes[a]	ADHD Phenotype	Genetic Main Effect	Sig. G×E Inattention
Premantal Smoking				
Becker et al. (2008)[88]	DAT1	ADHD	No	Yes[b]
Brookes et al. (2005)[93]	DAT1	ADHD	Yes	No
Kahn et al. (2003)[89]	DAT1	Inattention symptoms	No	No
Kahn et al. (2003)[89]	DAT1	Hyp-Imp symptoms	No	Yes
Langley et al. (2008)[90]	DAT1, DRD4, 5HTT, DRD5	ADHD	No	No[c]
Neuman et al. (2007)[91]	DAT1, DRD4	Combined Type	No	Yes
Neuman et al. (2007)[91]	DAT1, DRD4	Inattentive Type	No	No
Todd et al. (2007)[92]	CHRNA4	Combined Type	No	Yes
Todd et al. (2007)[92]	CHRNA4	Inattentive Type	No	No
Premantal Alcohol				
Becker et al. (2006)[93]	DAT1	ADHD	Yes	Yes
Kahn et al. (2003)[89]	DAT1	Inattention symptoms	No	No
Kahn et al. (2003)[89]	DAT1	Hyp-Imp symptoms	No	Yes
Langley et al. (2008)[90]	DAT1, DRD4, 5HTT, DRD5	ADHD	No	No
Neuman et al. (2007)[91]	DAT1, DRD4	Combined Type	No	No
Neuman et al. (2007)[91]	DAT1, DRD4	Inattentive Type	No	No
Low Birth Weight				
Langley et al. (2008)[90]	5HTT, DRD4, DAT1, DRD5	ADHD	No	No[d]
Season of birth				
Seeger 2004[87]	DRD4	ADHD+CD	No	Yes
Brookes 2008[86]	DRD4	ADHD	No	No
Soci				
Lasky-Su et al. (2007)[81]	BDNF	Inattention symptoms	Yes	No[e]
Lasky-Su et al. (2007)[81]	BDNF	Hyp-Imp symptoms	Yes	Yes
Laucht et al. (2007)[82]	DAT1	ADHD	No	Yes
Nobile et al. (In press)[135]	COMT	ADHD	Yes	Yes
Nigg et al. (2007)[94]	DAT1, DRD4, ADRA2A[f]	ADHD	Yes	Yes
Retz et al. (2008)[84]	5HTT	ADHD	Yes	Yes
Waldman et al. (2007)[85]	DRD2	ADHD	No	Yes

2) 신경학적 연구들

① 신경생리학 연구 : 신경생리학적 연구는 뇌파·피부전도반응·심장박동 등 주로 자율신경계에 대한 연구가 수행되었지만, 그 결과가 일관되게 보고되지 않는다. 하지만 대체적으로 정상 집단에 비해 ADHD군에서 각성도(arousal)가 저하된 소

견을 보인다.

정량화 뇌파검사와 유발전위검사에서는 비교적 일관된 소견을 보이는 경향이다. 최근에 시행된 연구들을 종합한 Tannock(1998)의 보고를 보면 정량화 뇌파검사에서 주로 전두엽에서 서파와 베타파가 증가하였다. 유발전위검사에서는 P300과 같이 후기에 나타나는 양성파의 진폭이 줄어드는 것이 관찰되었다. 이러한 소견들은 대뇌 전전두엽 기능과 관련이 있는 것으로 판단되는데, 각성도 검사에서 수행 불량과 연관되고, 각성제를 투여하여 교정될 수 있다(Kuperman et al., 1996).

② 대뇌영상 연구 : 주된 구조이상의 관심영역은 전전두엽(prefrontal lobe)과 기저핵 그리고 뇌량이었다. 기저핵과 전전두엽은 상호 밀접한 연관을 맺고 있다고 알려졌으며, 기능적 상호작용을 하고 있고, 기저핵은 ADHD와 관련이 깊은 신경전달 물질인 도파민이 주된 신경물질로서 관여하는 영역이기도 하여 많은 관심을 받아 왔다. 이 부위의 이상을 보고한 연구들은 현재까지 일관된 결과를 보여주고 있는데, 정상적으로 존재해야 할 미상핵의 비대칭성이 소실되었거나 역전되어 있다는 것이다. 전전두엽의 경우 정상 소아에서는 우측 전부 대뇌가 좌측에 비해 큰 비대칭성이 있으나 ADHD 환아군에서는 이러한 비대칭성이 소실되며, 신경심리검사상 반응 억제 (response inhibition)의 장애와 정적 상관을 보인다는 보고가 있으며, 뇌량이 작아져 있다는 소견이 지속적으로 관찰되고 있지만, 아직 정확하게 국재화되고 있지 않아 보고되는 부위는 연구자마다 차이가 있다. 이 외에도 전반적인 대뇌의 회백질 및 백질 감소, 이전에 치료받지 않은 환아에서 연령이 증가함에 따르는 미상핵 용적의 정상화 감소 및 백질 용적 감소, 회백질의 heterotopia 및 후두와의 이상발생의 증가 등이 보고되고 있다.

소뇌가 새롭게 주목받고 있는 영역으로 ADHD 환아의 소뇌 충부(vermis)에서 후하엽(posterior inferior lobe, lobule VIII-X)의 용적 감소 소견이 있다. 최근의 보고에 의하면, 36명의 ADHD 환아를 경과가 좋은 18명과 경과가 좋지 않은 18명으로 나누고 정상군 36명과 2년 단위로 MRI 촬영을 하여 비교하였을 때, ADHD 소아에 있어서 위쪽 소뇌의 충부(superior cerebellar vermis) 부위의 진행되지 않는 용적 감소가 지속적으로 관찰되었으며 이러한 용적의 감소는 임상적인 코스에 의하여 영향을 받지 않았다. 임상적으로 경과가 좋지 않은 환아들은 양쪽 아래 뒤쪽 소뇌엽에서 진행되는 용적의 감소가 관찰되었으며 이 부위의 용적의 감소는 청소년기까지 진행되었다. 결론적으로 superior cerebellar vermis의 용적 감소는 ADHD 질환에 임상양상과 관계없이 존재하며 고정된 변화라면 inferior posterior cerebellar lobe의 용적 감소는 보다 가소적이고 state-specific marker로서 임상적인 치료의 타깃(target)으로의 가능성을 시사하였다. 경과에 따른 ADHD 소아를 구분하여 시행한 또 다른 연구를 소개하면, 163명의 ADHD 소아를 대상으로 한 추적 연구 결과, ADHD 소아에서 대뇌피질이 전반적으로 얇아져 있었고 그중에서도 medial superior prefrontal 영역과 precentral 영역이 특히 두께의 감소를 보였다. 특히 임상적으로 경과가 안 좋은 환아들의 경우 left medial prefrontal cortex에서 고정된 두께의 감소를 관찰할 수 있었고, 우측 두정엽의 경우 임상적으로 증상이 완화되면서 두께가 정상군에 가까워지는 양상을 보였다고 한다. 위와 같이 연구들은 정상군과 비정상군과의 차이에 대한 연구를 넘어서서 비정상군 내에서 임상적인 경과 등에 따른 차이를 비교함으로써 신경영상학이 보다 행동에 대한 반영을 하고 임상에 가까워지는 한 단계의 도약이라고 말할 수 있겠다.

기능적 뇌영상연구에서는 주의력 과제에서 ADHD 소아는 대조군에 비해 선조체, 측두엽, 전대상회, 시상, 소뇌 충부 영역의 활성화 이상이 fMRI에서 보고되고 있다. MRS 연구에서는 1H-MRS를 이용하여, ADHD 소아에서 관심영역(region of interest, ROI)인 전두-선조체 영역에서 NAA/Cr ratio 감소, NAA의 감소, glutamatergic/creatinine dysregulation 등이 보고되고 있다.

덴마크에서 소수의 ADHD 환아군과 대조군에 대한 Xe133-SPECT 연구 보고가 있었는데, 이를 통해 환아군에서의 전두엽, 두정엽, 기저핵 등의 혈류 감소가 보고된 바 있으며, 이 연구에서 혈류량 감소는 ADHD의 치료제인 methylphenidate 투약 하루 만에 교정되었다. 국내에서 진행된 연구를 살펴보면, Tc-99m-HMPAO-SPECT 연구에서는 우측 전전두엽, 우측 측두엽, 양측 안와전두엽, 양측 소뇌피질의 이상이 기저시에 발견되었으며, methylphenidate에 의한 치료 전후 비교에서 치료 후 환아군에게서 전두엽, 미상핵, 시상, 측두엽의 혈류가 증가되는 결과가 관찰된바 있다.

일부 F18-FDG-PET 연구에서 전두엽 및 기저핵의 포도당 대사가 감소된 소견을 재현하려고 하였으나 정상 대조군과의 차이를 발견할 수 없었다는 보고가 있었다. H2O-PET를 이용한 활성화 연구에서는 작동기억과제에서 정상 대조군이 좌측 상부 측두회 및 우측 측부 전두회가 활성화되는 반면, ADHD 환아에서는 precuneus와 좌측 두정엽이 활성화되며 덜 국소화되는 양상이 관찰된바 있다. 하지만 최근까지 이루어진 대부분의 연구들은 성인 ADHD에서 이루어진 연구로서 앞에서 언급한 Ernst 등의 연구만이 청소년에서 이루어진 것이었다.

3) 신경생화학 연구

신경생화학적 원인과 관련된 내용은 주로 ADHD 소아의 치료에 사용하는 약물반응과 관련된 연구 결과에서 추론된 것이다. ADHD 소아의 뇌척수액을 이용한 연구에서 대뇌 도파민이 감소된 것을 보고한 연구가 있지만(Raskin et al., 1984), 그 외의 대부분은 이 소아의 혈액과 소변으로부터 얻어진 자료들이다. Zametkin과 Rapoport(1987), 조수철(1990)이 종합·요약한 자료들을 보면 ADHD는 주로 도파민과 노르에피네프린의 감소와 관련이 있는 것으로 판단되지만 아직 결론이 지어지지 못했다.

4) 임신 및 출산 합병증

일부에서는 난산·임신중독증 등과 관련하여 ADHD의 발생빈도가 높아진다는 주장(Hartsough & Lambert, 1985), 저체중 출생이 관련된다는 주장(Nicholas & Chen, 1981; Breslau et al., 1996; Sykes et al., 1997)을 한다. 하지만 Barkley 등(1990)은 ADHD 소아에서 일반 소아에 비해 임신 및 출산 합병증이 높아지지 않는다는 상반된 주장을 하기도 한다.

이 외에 십대 부모와 같이 모성의 연령이 낮을수록(Hartsough & Lambert, 1985; Minde et al., 1968), 임신 중에 어머니가 흡연·음주를 할수록 ADHD 발생이 높아진다.

사회심리적 요인

과거 초기 연구에서 ADHD의 환경적 요인이 제시되었지만(Block, 1977; Willis & Lovaas, 1977), 별로 지지받지 못하였다. 이들은 부모들의 자녀 관리 방법의 문제가 잘못되거나, 부모의 정신병리 혹은 심리적 문제 등이 ADHD와 관련이 된다고 주장하였다. Goodman & Stevenson(1989)은 ADHD 쌍생아연구에서 어머니의 잔소리와 침체된 양육이 일부에서 관련되는 것을 발견하였다. 하지만 이런 요소들이 ADHD 발현에 기여하는 정도는 10%도 되지 않았다. 또한 부모의 심리 특성, 아이 돌보는 능력도 0~6% 밖에 기여하지 않았다. 따라서 ADHD 발생에 중요한 요소는 아닌 것으로 결론짓고 있다.

독성물질

독성물질과 관련하여 논란이 되었던 것으로 일부 ADHD 소아의 혈중 납(鉛, lead) 농도가 증가되어 있다는 소견이다(Needleman et al., 1990; de la Burde & Choate, 1972, 1974; David, 1974). 하지만 납에 중독된 소아들 대다수가 ADHD 증상을 나타내지 않는다는 것(Needleman et al., 1979)과 대부분의 ADHD 소아에게서 납농도가 높지 않다는 것(Gittelman & Eskinazi, 1983)으로 해서 더 이상 지지받지 못하고 있다.

임신 중에 태아에 대한 지나친 술과 담배 연기의 노출이 ADHD와 상당한 관련이 있다는 주장이 제기되었다. 특히 임신 중에 모성이 지나치게 술을 마시는 경우 태아 알코올증후군(fetal alcohol syndrome)을 가져올 수 있는데, 이때 과잉운동증과 인지장애 등을 초래할 수 있다. 하지만 이것도 납에 관한 연구와 마찬가지로 대부분의 연구들이 ADHD 진단기준을 이용하지 않았다는 점과 부모에게 ADHD 존재 여부에 대한 평가와 통제를 하지 않았다는 점에서 아직 확정적으로 결론을 내리기는 어렵다.

중금속 및 화학물질

Kim 등의 2012년 발표한 2006년과 2010년 사이에 884명의 산모와 그 영아를 대상으로 한 연구에서 태아기 Pb와 Cd의 노출 그리고 6개월 된 영아의 인지발달의 관련성을 검증하였다. 혈중 중금속농도는 임신초기와 임신 후기에 측정하였고, 발달지표 점수는 Bayley Scales of infant development를 이용하여 mental development index(MDI)와 psychomotor development index(PDI)를 사용하였다. 결과는 임신 초기 중금속 농도는 보정된 MDI와 PDI 점수와 무관하였고, 임신 후기 산모의 혈중 Pb 농도가 MDI 점수와 역의 상관관계를 가진 것 외에는 다른 상관관계를 보이지 않았다. 하지만 혈중 Cd 농도가 1.51μg/L 이상인 영아에서 혈중 Pb 농도와 MDI와 PDI 점수는 유의하게 음의 상관관계가 있었고, 1.51μg/L 이하에서는 이러한 연관성을 찾을 수 없었다. 따라서 본 연구는 태아기 Pb와 Cd의 노출 사이에 용량-의존적인 상호작용이 있음을 제안할 수 있는 근거를 제시하였으며 추후 다양한 독성물질에 같이 노출되는 경우에서 신경발달에 미치는 효과를 실험함으로써 이러한 생물학적 복잡성을 설명할 수 있는 길을 열어주었다고 본다.

Kim 등의 2011년 발표한 2006년과 2009년 사이에 한국의 서울, 천안, 울산의 460명의 산모와 영아 쌍을 대상으로 한 연구에서 Mothers and Children's Environmental Health Study(MOCEH)의 일환으로 태아기 di(2-ethylhexyl) phthalate, dibutyl phthalate 노출과 영아의 인지발달과의 관련성을 밝혔다. 임신 3기에 소변에서 측정한 MEHHP와 MEOHP의 자연 log 농도(μg/g creatinine)는 MDI와 PDI 모두에서 역의 상관관계를 보였고, 남아에게서 phthalate류와 MDI, PDI는 역의 상관관계를 보였으나 여아에게서는 무관하였다. 이 연구의 장점은 잠재적 교란 변수를 linear regression model로 보정한 점이고 단점은 한 번의 소변 검체 농도이기 때문에 기준치를 정하기 어려웠던 점이 있다. 하지만 결과를 통해서 태아기 phthalate 노출은 특히 6개월 남아의 MDI와 PDI에 있어서 역의 상관관계를 가진다고 제안할 수 있겠다.

표 17.4 ADHD의 환경적 위험인자와 그 예상 기전

위험인자	예상 기전
전기매체 노출	TV나 비디오게임에서 수시로 자극의 변화는 집중하는 능력의 발달을 저해함
임신 중 Folate 결핍	세포성장과 복제를 저해하고 전체 세포 수를 감소시키며 태아의 뇌에 있는 전구 세포의 손실을 가져옴
식품 첨가제 노출	Sodium benzoate : DA 뉴런에서 tyrosine hydroxylase와 DA운반체의 발현을 억제함 식품염료 : 음식, 약물, 화장품에 쓰이는 색소를 동물실험에서 다량으로 먹인 후 부검한 뇌 조직에서 DA, NE, serotonine(Ser) 감소는 밝혀지지 않았지만 DA와 다른 신경전달물질을 재흡수하는 것을 억제함으로써 뉴런 세포막의 기능이상을 초래할 것
심리사회적 역경	뇌의 피질 성숙 저하(특히 전두엽, 측두엽, 후두엽)
Pb 노출	시냅스 형성 방해 : 뇌의 DA 시스템을 교란하고 DA 뉴런의 가지치기와 길이성장을 감소
임신 중 비만	모체의 leptin 교란은 태아 대뇌 피질(cingulate cortex 포함)에서 신경줄기세포의 분화와 유지에 영향, insulin과 IL-6 농도의 변호는 신경발달에 지장을 줌
Omega-3 지방산 결핍	뉴런의 크기와 가지치기 감소, 뉴런에서 DA, Ser, Ach 분비의 방해, 세포막에 있는 DA 수용체, DA 운반체, NE 운반체, Ser 운반체의 활성과 위치를 변화시킴
Organochlorine 노출	뇌의 DA 농도와 기능 감소, 갑상선 호르몬 농도 감소의 가능성
Organophosphate 노출	DNA 복제와 axonal, dendritic 성장의 감소, DA, NE, Ser, Ach 시스템의 동요
Polyfluoroalkyl 화학물질 노출	뉴런세포 분화, 뇌 단백질(tau, synaptophysin), 갑상선 호르몬 농도, Ach 시스템의 변화
태아기 알코올 사용	뉴런 감소 : mesolimbic/대뇌피질에서의 DA 합성, 흡수 부위, 수용체 결합 부위의 감소
태아기 항우울제 사용	태아 두뇌의 DA 재흡수의 억제하여 DA 시스템의 이상을 초래함
태아기 고혈압약 사용	태반 혈류의 변화 : SGA 출생과 주산기 bradycardia의 위험을 증가시켜 신경발달에 영향
태아기 담배 사용	DA, Ach, Ser, Glu, GABA의 분비에 영향을 주는 태아 두뇌 nicotinic Ach 수용체의 과발현과 탈감작
임신 중 스트레스	태어나는 아기에서 해마와 locus ceruleus의 뉴런 활성을 변화시키는 것을 포함한 HPS 축 피드백의 변화
외상	전두엽 피질, 소뇌, 해마, 편도체의 발달 변화

담배

Cho 등의 2013년 발표한 한국의 5개 도시의 989명의 소아(남아 526명, 평균 9.1±0.7세)를 대상으로 한 연구에서 환경적 담배 연기 노출과 지속 활동 검사(CPT)로 측정한 ADHD 또는 학습장애증상의 단면상관관계를 밝혔다. 가능한 교란변수를 보정한 후에 Generalized linear mixed model(GLMM)을 통해 소변 cotinine 농도가 CPT 점수의 omission error, commission error, 반응시간, 반응시간 차이, 부모나 선생님 관련 ADHD-RS와 유의미하게 양의 상관관계를 보였으며, learning disability evaluation scale(LDES) 점수의 철자법과 수학적 계산에서는 음의 상관관계를 보였다. 이는 기존에 Cho 등의 한국의 5개 도시 9개 학교의 667명의 소아(8~11세)를 대상으로 한 연구결과(2011년 발표)와 일치하며 이를 통해 소아의 담배 연기 노출은 ADHD와 학습장애와 관련이 있으며 이러한 장애는 주의집중과 억제의 통제가 결핍되어 나타나는 효과라고 말할 수 있겠다.

Lee 등의 2011년 발표한 Mothers' and Children's Environmental Health 연구의 의학적으로 문제가 없는 414명의 산모와 영아 짝을 대상으로 한 연구에서 태아기와 출생 후 간접흡연에의 노출이 6개월 영아의 신경발달에 어떠한 영향이 있는지 평가하였다. 공존변수를 보정한 뒤 임신 중 간접흡연 노출은 MDI 점수의 감소와 관련이 있었으나 PDI 점수의 감소와는 관련이 없었다. 연구의 장점으로는 평가자가 산모의 이전 노출 경험을 모른 상태에서 6개월 영아를 평가하였기 때문에 평가자의 bias를 줄였다는 점이며, 단점으로는 간접흡연 노출의 지표가 자가보고서에 의존하였다는 점이다. 이 연구를 통해 비흡연 산모의 간접흡연과 태아의 신경발달지연의 관련성에 대한 근거를 제공하였다고 볼 수 있겠다.

결론적으로 ADHD의 원인을 요약해보면 아직 명확하게 밝혀지지는 않았다. 하지만 다양한 유전적 및 신경학적 요인들이 관여하는 것은 틀림없고, 이들이 신경계의 특정 부위와 경로에 이상을 초래한다. 즉 ADHD에서는 유전적인 요인에 의해 대뇌의 prefrontal cortex-strial network를 구조적으로 위축, 기능적으로 저하된다. 이러한 결함은 임신 및 출산 중 합병증·독성물질에의 노출·기타 신경학적 손상에 의해 유발되거나 혹은 악화될 수 있다. 사회심리적인 요인은 이 질병의 직접적인 원인이라고 할 수는 없지만, 이 질병의 상태를 악화시키거나, 경과를 지속시키거나, 특히 ADHD에 관련된 병합질병의 발병이나 악화에 기여할 수 있다. 물론 유전적인 요인이 없더라도 분명한 신경학적 손상이나 요인에 의해 신경계의 특정 부위와 경로에 이상을 초래하여 병을 일으킬 수 있다.

먼저 1단계에서 감각 자극(시각, 청각, 촉각)이 개체에 주어지면, 뇌간(brian

stem)에 위치한 nucleus paragigantocellularis(PGi)를 활성화시키고, 이것이 locus coeruleus(LC)와 척수에 위치한 intermediolateral cell column(IML)을 활성화시킨다. 이때 LC는 피질에 NE을 방출하고, IML은 자율신경계(SNS)를 활성화시킨다. 2단계에서 이때 자율신경계는 물론 뇌간에도 EPI이 존재하는데, 자극제는 중추신경계의 EPI 분비를 증가시키는데, 이것이 LC와 IML의 활성도를 저하시켜, 중요한 negative feedback의 기능을 수행한다.

배출된 NE은 후반구(posterior 혹은 orienting) 주의력체계를 구성하는 3개 영역에서 기능한다(3단계). 그들 영역의 기능을 간략히 요약하면 parietal area는 현재 집중하고 있는 주의력을 중단하는(disengagement) 기능을 관장하고, superior colliculi는 새로운 자극으로 주의력을 이동시키는 기능을 관장하고, pulvinar of the thalamus는 정보를 실행 기억(working memory)으로 읽어나가는 기능을 담당한다. 즉 NE은 이들 세 영역에 작용할 뿐 아니라, 전체 피질에도 영향을 미친다. 한편 Dorsolateral & orbitomedial PFC는 물론 anterior cingulate에 영향을 미친다. 후반구 주의력체계는 각성도(vigilance)를 관장하여, 정보에 집중하고, 정보의 독해가 끝나면 철수(disengage)하도록 한다. NE이 기억에 관여하는 해마(hippocampus)로도 배출되어 장기적 목표에 따른 행동을 수행하도록 전전두엽 피질의 기능에도 관여한다. 만일 NE 기능의 결함이 있을 경우에는, 여러 단계, 즉 새로운 자극에 대한 철수 및 관여, 실행 기억이 상황을 파악할 수 있을 정도로 충분히 자료를 독해하도록 충분히 각성도의 유지에 실패를 초래할 수 있다. 반면에 자율신경계는 과제에 대한 각성(arousal)을 조절하는데, 활성도가 너무 저하되어 있을 경우 개체는 지루해하거나 의욕이 저하된다. 또는 지나치게 활성화될 경우에는 수행하기 어려울 정도로 흥분한다. ADHD 소아에게서 종종 이런 두 가지 유형의 결함이 관찰된다.

4단계로 전전두엽(prefrontal cortex, PFC)을 보면, 정보가 실행 기억에 도달하는데 orbitomedial area는 실행 기억이 감정적 반응(affective response)을 충분히 조절하고, 작동할 수 있는 시간을 가질 수 있도록 억제하는 기능을 가진다. 반면 dorsolateral cortex에서는 언어·비언어적 실행 기억을 통해 자료가 처리되고 반응이 일어난다.

한편 5단계로 ventral tegmental area(VTA)는 amygdala, nucleus accumbens(NA), 및 PFC로 DA input을 보낸다. NA에 대한 DA의 영향으로 인해, amygdala로부터의 정보는 훨씬 더 중요하다. 이것은 신중한 반응보다는 즉각적이고, 감정적으로 처리되는 반응을 담당한다. NA 활성도는 "쾌락 경로(pleasure circuit)"에 관여하는데, DA 배출이 많을수록, 반응은 보다 쾌락적이 된다. DA 및 NE 모두 PFC에 영향을 미치고, 효과적인 실행 기억에 필수적이다. 만일 유전적인 요인으로 인해, DA 활성도가 너무 높게 맞춰져 있다면(Grace의 가설에서 논의한바와 같이), 개체는 즉각적인 요구에 의해 움직여지기 쉽고, 실행 기억의 처리가 중단되며, 반응이 미성숙하게 나타날 수 있다(충동성). 변연계(limbic system)의 기능 가운데, 특히 앞서 3단계의 해마의 기능과 5단계의 amygdala의 기능을 비교하여 논의할 수 있는데, 그 예로 '곰과 나비'의 이야기가 있다(Pliszka, 2003, pp. 86~87). 그는 Grace의 주장을 인용하여 설명하는데, 한 사람이 나비를 잡기 위해 숲 속을 걸어가고 있다. 걸어가는 동안, 그는 나비를 찾기 위해 살펴보면서, 만일 그가 잡고자 하는 나비가 나타나면 채를 휘둘러 나비를 잡는다. 이때 해마가 이러한 '내용-의존(context-dependent)' 유형을 지켜나가는데 필수적이다. 그 사람은 자신의 원하는 나비를 마음속에 기억해두고, 그것을 찾기 위해 살펴보고, 그것을 잘 찾을 수 있을 만한 장소를 기억해야 하는 등등의 기능을 해마가 수행한다. 그런데 그가 숲 속을 걸어가는 도중에 갑자기 곰이 나타났다고 가정해보자. 이때 그 사람이 곰의 출현을 무시하는 것이 필요하지 않다. 곰을 발견하면, amygdala에서 정보를 받아들여 그것이 위험한 것이라는 것을 인식한다. 그러면 amygdala는 즉각 공포반응을 활성화하고, 현재 과제에 대한 관심을 압도하는 정서 반응을 시작한다. 이때 그 사람은 나비 채를 버리고 도망친다. 또 다른 상황을 예로 들면 곰이 나타나지 않았다면, 그 사람은 나비를 수집하기 위해 하루종일 숲 속을 돌아다닐 것이다. 그러다가 점심때가 될 무렵, 갑자기 배고픔을 느끼는데, 이때 amygdala가 작동하기 시작한다. 그때 갑자기 그 사람은 오전 내내 별로 주의를 기울이지 않았던 나무에 열매가 매달려 있는 것을 발견하게 된다. 즉 amygdala가 현재 과제를 중단시키고, 열매를 따기 위해 나무에 오르는 행동을 유도한다.

자극제는 NE 및 DA 체계의 '신호대 잡음비율(signal to noise ratio)'을 개선시킴으로서 그 효과를 나타내는 것으로 추정할 수 있다. 시냅스 접합부위에서 NE 및 DA의 tonic level은 저하되고, 비록 저하되어 있지만, phasic releases는 정보를 전달할 수 있을 정도로 충분하다. 이것은 마치 카뷰레터가 새는 차와 비슷하다. 만일 운전자가 속력을 내면, 너무 많은 연료가 엔진으로 들어가 차는 움직이지 않게 된다. 카뷰레터를 수선하는 것과 마찬가지로, 자극제는 체계를 down-regulate하여, NE과 DA이 자신의 역할을 수행할 수 있도록 해 준다. NE은 정보의 수용과 처리를 촉진시키고, DA은 역할을 수행하고, 행동이 일어나도록 해준다.

마지막으로 6단계는 소뇌의 vermis가 담당한다. 소뇌는 진행하는 운동 기능에서 활성화되는데, 운동 조절을 촉진시킨다. 이와 함께 소뇌가 전반적인 학습에도 중요하게 기능한다는 것이 알려졌다. 하지만 vermis는 소뇌에서 아주 원시적인 영역으로, 정서 조절(affect regulation)에 관여하여, LC와 VTA와 연관을 가진다. 아마도 소뇌는 진행되고 있는 운동 프로그램의 정확도를 조절하는 역할을 하고, 소뇌는 행위가 일어나는 동안의 정서를 조절한다.

치료

치료의 원칙

이들의 치료는 크게 세 가지 방법이 협력하여야 한다. 즉 중복장애소아와 같은 원칙에서 교육적 대책, 인지–행동적 치료, 및 약물치료가 상호보완적으로 필요하다.

이 같은 치료가 이루어지는 첫 단계로 우선진단을 확실하게 하는 것이 매우 중요하다. 그런 후에 '이 진단이 뜻하는 바가 무엇인가?' 하는 것과 '앞으로 어떻게 해나가야 할 것인가?'를 설명해 준다. 일반적으로 증상이 경하거나 주변(가정, 학교, 사회)과의 문제가 심각하지 않을 때는 약물치료 없이 환경조절이나 부모상담, 행동수정방법 등을 우선적으로 시행한다. 그러나 대개 임상에서는 문제가 비교적 중한 경우가 많기 때문에 약물치료가 우선적인 수가 많다. 이때는 부모와 소아에게 약물치료를 충분히 받아들일 수 있도록 설명하고, 장기간 사용해야 한다는 것도 미리 알려준다. 그리고 정기적으로 치료효과 및 약물의 부작용 여부를 평가한다.

약물치료

1) 일반적 사항

부모나 교사들에게 이들에게 약을 투여하여 치료를 한다고 하면 의아해하거나 반대부터 하는 수가 많다. 하지만 이 소아들의 약 70~80% 정도에서 매우 효과가 있다. 그러다 보니 앞에서 이미 언급했지만 미국의 경우, 비록 한 지역(Boltimore County)이지만 그 지역 공립초등학교 전체 학생의 약 6%가 약물치료를 받고 있다는 놀라운 보고가 있다. 국내에는 아직 정확한 통계가 없지만 점차 그 사용량이 늘고 있는 것은 분명하다.

여러 가지 약제가 처방되지만 가장 효과적인 것은 중추신경자극제(각성제)로 암페타민(d-amphetamine), 메칠페니데이트(methylphenidate), 페몰린(pemoline)이 있다. 이 가운데 국내에는 뒤의 두 가지만이 처방되고 있다. 그 외에 삼환계항우울제(tricyclic antidepressants: imipramine, desipramine), 클로니딘(clonidine), 구아확신(Guafacine) 등이 이차 선택약물로 사용된다(표 17.4). 이 약은 일반적으로 알려진 신경정신과에서 사용하는 것과 달리 졸림이나 습관성이 없고, 매우 안전한 것으로 알려졌다.

치료 시작 전에 약물의 효과와 한계에 대해 설명해주고, 반드시 적절한 교육 혹은 행동수정 프로그램이 배려된 후에 투여하도록 한다. 가장 많이 사용되는 메칠페니데이트(MPH)를 예를 들면 초기에 체중 1kg당 0.3mg을 1일 1회 아침 식사 전후에 사용한다. 이렇게 사용하여 2주간 증상 호전이 없으면, 용량을 초기 투여량의 2배인 0.6~0.8mg/kg/day로 양을 늘린다. 다시 2주간 호전이 없으면 약물을 바꾸거나, 가능하면 소아를 다시 평가, 진단한다. 약물투여는 대개 학년 말까지 지속하고, 주말이나 방학은 중지하고, 새 학년이 되면 4·6주간 약물치료가 다시 필요한지 여부를 재평가한다. 소아가 틱이나 뚜렛장애를 갖거나 가족력이 있을 경우 증상을 악화시킬 수 있기 때문에 약물 선택에 조심하고, 지속적으로 투여할 경우 성장억제가 있을 수 있으므로 정기적으로 체중·신장, 그 외에 혈압 등을 측정해야 한다.

2) 약물의 효과

각성제를 포함한 약물의 효과, 특히 단기간의 효과에 대해서는 논란의 여지가 없이 일치되어 왔다. 최근 미국에서 5개 지역에서 시행된 각 치료 방법의 비교 연구(MTA, 1999)에서도 약물치료의 효과는 탁월한 것으로 입증되었다. 하지만 이것도 14개월간의 추적 기간에 대한 효과이기 때문에 장기간의 약물효과에 대해서는 아직 논란이 있다. 하지만 단기간의 약물효과는 광범위하게 여러 영역에 걸쳐 효과를 나타낸다(표 17.5).

3) 약물 부작용

① 일반 사항들 : 각성제에서는 부작용이 대개 비슷하고, 대개 용량과 관계있다. 부작용은 청소년이나 성인에 비해 소아들은 덜 민감하다. 약 20%에서 행동상의 부작용이 관찰된다. 일반적인 부작용으로 수면 장애, 식욕부진, 오심, 복통, 두통, 목마름, 구토, 감정변화, 자극민감성, 슬픈 모습, 울음, 빈맥, 혈압변화 등이 있지만 심혈관계 작용을 제외한 나머지는 수주 안에 대개 감소한다.

② 성장 지연(체중, 신장의 감소) : Safer 등(1972)의 보고 이후 이에 대한 논란이 많이 있어 왔다. Mattes & Gittelman(1983)은 4년간 추적에서 성장지연을 보고하는 등, 초기에 여러 보고가 있어왔지만 최근에 Vincent 등(1990)은 6년간의 추적에서 차이를 발견하지 못했다. 따라서 정기적으로 체중 및 신장을 검진하여 표준 성장 곡선에서 지연이 있는지 여부를 면밀히 검토하지만 크게 염려할 문제는 아니라고 생각한다.

표 17.5 각성제의 단기간 약물효과

A. 행동에 대한 변화
  1. 활동의 감소를 초래한다.
  2. 교실에서 소리 내고, 떠들고, 시끄럽게 하는 것이 줄어든다.
  3. 글씨 쓰기가 호전되기도 한다.

B. 인지기능에 대한 효과
  1. 과제 수행에 호전을 보이는데, 지속적 주의력·주의산만도·충동성·단기 기억 등을 포함한다.
  2. 소아가 흔히 사용하는 인지전략을 촉진시킨다.
  3. 지루한 과제에 대한 동기를 강화시킬 뿐 아니라, 수행의 저하를 방지하기도 한다.
  4. 학업성취도에도 영향을 미쳐 산수에서 실수를 줄이고, 빼먹는 것을 줄인다.
  5. 읽기·독해·철자에서도 호전되며, 앉아있는 시간을 늘려준다.

C. 대인관계수행에서의 효과
  1. 쉬는 시간에도 행동을 차분하게 해준다.
  2. 성인의 지시에 따르는 순응도도 증가하고, 행동의 강도를 저하시킨다.
  3. 소아에서 나타나는 반항과 공격성을 감소시킬 뿐 아니라, 부모나 교사에게 보다 긍정적으로 대하게 된다
  4. 약물치료 단독으로만 이루어지는 것은 아니지만, 사회적 기능에도 많은 호전을 가져온다.

③ 남용의 위험성 : 현재는 없다고 알려졌지만, 가족 등에서 남용의 위험성이 있다. 특히 암페타민을 처방할 경우, 남용의 가능성이 있기 때문에 가족 상황이나 주변 인물을 고려하여 처방한다.

④ 반동효과(rebound effects) : MPH 투여 후 5시간 정도가 지나면 나타나기 시작할 수 있다. 증상으로는 흥분·말 많아짐·과활동·수면장애·속쓰림·가벼운 오심 등이다.

⑤ 내성 : 내성은 드물다. 만일 일어난다면 1~2년에 걸쳐 서서히 진전된다(Wender, 1988). 만일 내성이 일어난다면, 다른 약제로 대치한다. 교차-내성(cross-tolerance)은 생기지 않는 것으로 알려져 있다. 일부에서 각성제의 효능이 연령 증가에 따라 감소한다고 주장하기도 한다(Tayler et al., 1987).

⑥ 각성제와 틱 및 뚜렛장애와의 관계 : Deckla 등(1976)이 MPH로 치료받고 있는 1,520명의 ADHD 소아 중 6명(0.39%)이 기존의 틱이 악화되고, 14명(0.92%)에서 새로운 틱이 발생함을 보고하였다. 그 후 많은 보고에 의해 이 둘은 매우 밀접한 관련이 있음을 밝혀내었고, Comings & Comings(1984)는 TS 환자 140명 중 62%가 ADHD를 수반하였으며, 이들의 가족력 조사에서 TS 유전자가 ADHD로 발현된다고 주장하였다. 이들은 현재 유전적으로 밀접한 관련을 갖는 것으로 알

려졌고, 따라서 이 장애를 갖고 있거나 가족력을 가질 경우, 사용을 피하거나 혹은 매우 신중하게 처방해야 한다.

⑦ 부작용의 처리방법 : 일반적 방법으로 끊거나, 용량을 줄이거나, 2~3주 기다려 본다.

- 불면, 악몽 : 복용시간을 앞으로 당기거나, rebound 효과이면 소량을 재투여
- 반동효과 : 오후 늦게 또는 저녁에 소량을 투여
- 식욕저하, 체중감소, 복통, 오심 : 식사 중 또는 식사 직후에 복용
- 불쾌한 기분, 울음 : 우울증의 가능성 고려
- 어지러움 : 수분섭취를 충분히 하고, 혈압을 측정한다.
- 자극민감성, 불안, 안절부절, 정신병증상 : 다른 병합 질병 가능성 고려
- Delayed growth : 주말, 방학 때 투약을 중지한다.
- Recreational abuse 등 심각한 부작용 : 즉시 투약 중지 !!!

⑧ 안전하게 사용하기 위한 주의점

- 약물남용 또는 범죄가능성 가족 구성원 : 항우울제, 클로니딘을 투여한다.
- 틱, 뚜렛장애 : 치료 전에 병력 청취하고, 진찰을 잘한다.
- 간 기능 이상 : 1회 복용이 필요하면, 페몰린을 피한다.
- 체중 감소 : 식사 후에 투약한다.
- 신장 발달 지장 가능성 : 약물 휴일과 최소 투여 용량 유지
- 정신병 증상 : 치료 전에 가족력을 포함해서 병력을 잘 청취한다.

⑨ 금단증상 : 우울증, 반동불면증, 반동증상이 흔하다.

⑩ 독성작용(toxicity) : 위에 언급된 부작용을 포함해서 용량이 지나치게 되면, 지나친 집중·지나치게 조용함·위축·바보 혹은 멍청이같이 보임·학업 수행 저하 등이 나타날 수 있다.

3) 메칠페니데이트 사용과 관련된 몇 가지 사항

① 식사와의 관계 : 식사 후 복용은 흡수나 약력학에 영향이 없는 것으로 알려졌고, 식욕감퇴를 줄일 수 있다고 알려졌다(Patrick et al., 1987). 따라서 기존에 권장되던 식전 복용보다는 식후 복용을 해도 좋다.

② 짧은 작용시간 : 2번 혹은 심지어는 3번 분복도 논의되고 있다. 1회 처방도 많은 경우 반동부작용이 적기 때문에 큰 문제는 되지 않는데, 임상적으로 문제가 많다면 TCA와의 복합처방, 서방형 제제의 투여, pemoline 선택 등을 고려한다.

③ 표준 약제와 SR-형 제제의 비교 : MPH의 표준 약제가 너무 작용시간이 짧기 때

문에 오는 여러 가지 단점을 보완하기 위해 반감기가 긴 SR-형(sustained-release, 서방형)제제가 상당히 오래전부터 개발되어 그 장단점에 대해 논의됐다. Pelham 등(1987)은 그 사용을 권장하는 주장을 Birmaher 등(1989)은 표준형에 비해 최고조 혈중농도가 낮아지기 때문에 상대적으로 효능이 저하된다고 주장하는 등 논란이 있으면서 널리 사용되지 않았다. 최근 2~3년 전부터 새로운 서방형으로 OROS-MPH, Metadate-CD 등의 새로운 제제가 개발되면서 기존의 표준 약제를 젖힐 정도로 널리 사용되고 있으며, 국내에서도 곧 사용될 예정이다.

④ 발작 역치(seizure threshold)와의 관계 : 제약회사 설명서에는 주의를 요하라는 경고가 있다. McBride 등(1986)은 문헌에서 1 case를 보고하였는데, 뚜렷하게 경련 역치를 증가하거나, 경련 횟수를 증가시키는 증거는 없지만, 간질과 ADHD가 수반될 때는 주의해서 살펴볼 필요가 있다.

⑤ 자폐증의 과잉운동에서 MPH 여부 : 초기 문헌에서는 자폐증에서 금기로 이야기 되었지만, 최근 Strayhorn 등(1988), Birmaher 등(1988)이 보고한바에 의하면 자폐증에서 과다 활동에서 호전을 보고하였다. 반면에 Realmuto 등(1989)는 MPH 투여 후 두려움ㆍ부모로부터 떨어지기 싫어함ㆍ과잉운동의 악화를 보고하였다. 따라서 아직은 뚜렷한 결론을 내리기 어렵다.

⑥ 치료효과의 예측 : 영국의 Tayler(1997)는 다음과 같은 요인이 MPH에 잘 반응하는 요인들이라고 주장하였다. 즉 소아의 연령(5~8세), 더 심한 과잉운동, 심한 주의산만, 덜 심한 불안증상 등이다. 반면에 언어 및 운동발달지연, 발병 연령, 가족력, 지능지수는 치료효과를 예측할 수 있는 요인이 되지 못한다고 하였다.

⑦ 금기 : 절대적인 금기 사항은 없지만 다음과 같은 경우에는 신중히 투여한다. 즉 ① 정신병의 병력을 갖는 경우, ② 정신병을 의심할 만한 증상을 갖는 경우, ③ 환자 본인 또는 동료나 가족 중 약물남용의 병력을 갖는 경우, ④ 가족력을 포함해서 틱장애나 뚜렛장애의 병력이 있는 경우, ⑤ 심장이나 심혈관질환, 혈압 장애가 있는 경우, ⑥ 기왕력상 심한 부작용을 경험한 경우에는 사용을 피하도록 한다.

⑧ 약물치료 개시 전 주의사항으로 우선 병력상 틱장애 등 금기 사항과 관련된 내용을 점검한다. 진찰소견으로 불수의적 운동 여부와 신장ㆍ체중ㆍ맥박ㆍ혈압을 측정한다. 만일 페몰린을 처방할 경우에는 간기능 검사를 시행한다.

⑨ 주기적인 점검 사항으로 진료 시, 매번 불수의적 운동이 발생했는지 여부를 관찰한다. 치료 개시 후 3~4개월마다 혈압ㆍ맥박ㆍ체중ㆍ신장(앞 세 가지는 용량 증가 시에도)을 측정하고, 6개월마다 간기능 검사(페몰린 사용 시)를 시행한다. 그리고 가능한 매 1년마다 전반적인 소아과적 검진을 의뢰한다.

⑩ 치료기간에 대해 매우 궁금해하고, 많은 질문이 있지만 아직 확실한 판정 기준
은 없다. 대개 학기 중에 투약을 중단해 본다. 흔히 1년을 사용하고 위와 같은
평가를 통해 지속할 지 여부를 결정한다. 경우에 따라서는 청소년기나 성인기까
지 지속하는 수도 있다

4) 각성제 이외의 약물(alternative drugs)

α-2 효현제 : 클로니딘을 ADHD 소아에게서 4~5μg/kg/day(대략 0.05 qid)를 투여
하여 효과를 보고하였는데(Hunt, 1985), 행동이나 주의력결핍을 호전시키며, 부작
용이 적어 특히 틱증상이나 틱의 가족력이 있을 때 유용하다고 주장하고 있다. 하
지만 졸림과 저혈압이 발생하므로 혈압을 주의 깊게 살펴보면서 투여해야 한다. 또
한 단점으로 효과가 발현되기까지 수 주의 시간이 걸린다. 이러한 단점을 보완한
구안확신(guanfacine)이 새롭게 치료제로 각광을 받고 있다. 하지만 클로니딘은 국
내에서 생산이 중지되었고, 구안확신은 아직 도입되지 않아 사용이 제한된다.

새로운 접근 : 개인특화된 약물치료를 구현하기 위한 약물유전학 연구결과

유전자 다형성과 ADHD의 치료반응

Hong 등의 2012년에 발표한 ADHD의 DSM-IV 진단기준을 만족하는 103명의 소아
청소년 참가자(9.1±2.1세)를 대상으로 한 연구에서 methylphenidate의 8주간 치료
반응에 대한 DA 운반체(DAT1), DA D4 수용체(DRD4), a-2A 아드레날린 수용체
(ADRA2A), NE 운반체 유전자(NET1)의 상호작용과 독립성을 시험하였다. DRD4
variable number of tandem repeat(VNTR) 다형성과 ADRA2A 또는 NET1-3081(A/T)
다형성에 대한 유전형 사이에 MPH 반응에 대한 중요한 상호작용이 발견되었고,
ADRA2A 다형성과 NET1 G1287A 또는 NET1-3081(A/T) 다형성 사이에도 상호작용
이 관찰되었다. 또한 stepwise logistic regression 결과 어떤 유전형의 독립적인 효
과는 볼 수 없었다. DA와 NE 시스템에 관여된 유전자들은 상호작용하며 MPH의
중요한 단기 예측인자로 그 역할을 할 것이라고 제안할 수 있겠다.

　　Park 등의 2012년 발표한 약물복용 경험이 없는 53명의 ADHD 소아를 대상으로
한 연구에서 NE 운반체 SCL6A2 유전자의 다형성과 MPH의 복용 전후로 달라지는
집중력 행동 간의 상관관계를 알아보았다. G1287A, A-3081T 다형성과 CPT 복용 전
CPT 점수의 차이는 없었다. 하지만 약물투여 후, G1287A 다형성의 G/G 유전형에

서 다른 G/A나 A/A 유전형보다 평균 omission error 점수의 큰 감소를 보였다(p=0.006). 그리고 A-3081T 다형성의 T/T나 A/T 유전형이 A/A 유전형에서보다 평균 commission error 점수의 큰 감소를 보였다(p=0.003). 이에 따라 SLC6A2 유전형의 G1287A 다형성의 G/G 유전형과 A-3081T 다형성의 T 유전형이 MPH 관련된 집중력 행동 향상에 어떤 역할을 한다는 증거를 제시하였으며, 이는 ADHD의 병태생리에 관한 noradrenergic 이론을 지지한다고 볼 수 있다.

Park 등의 2012년 발표한 약물복용력이 없는 37명의 ADHD 소아(8.9±1.8세, 남아=32, 여아=5)를 대상으로 한 연구에서 MPH 치료반응과 치료 전후의 대뇌 관류의 차이가 NET의 G1287A, G3081(A/T) 다형성과 관련이 있는지 알아보았다. 유전형에 따른 기준치에서의 임상적 판단과 대뇌 관류에는 차이가 없었다. 하지만 치료 후, ADHD 소아에서 G/G 유전형을 가지는 다형성이 그렇지 않은 다형성보다 CGI-I 점수에서 더 많은 향상을 보였다(p=0.022). 게다가 이러한 G/G 유전형 그렇지 않은 것보다 우측 아래와 중앙 측두엽에서 관류가 증가한 것을 볼 수 있었다. 이러한 결과는 조심스럽게 해석되어야 하지만 NET 유전자의 다형성이 대뇌 관류의 중간 표현형에 기여한다는 것을 제안할 수 있게 한다.

Kim 등의 2011년 발표한 약물복용력이 없는 102명의 ADHD 소아(8.7±2.1세)를 대상으로 한 12주간의 연구에서 brain-derived neurotrophic factor gene(BDNF)의 Val66Met 다형성과 SLC6A2, ADRA2A, NTF-3 유전자의 6개의 SNP에 대한 4개의 기준(① ARS와 CGI-I을 복합적으로 적용한 역치값, ② CGI에서 1 또는 2와 3~7점을 비교, ③ ARS 점수의 50% 이상 감소한 경우, ④ 앞의 기준을 모두 만족)에 대한 관계성을 검증하였다. 다른 교란 변수들을 보정한 상태에서 BDNF Val66Met 다형성의 Val allele의 동형접합성은 다른 유전형에 비해 앞서 네 가지의 반응 기준으로 평가 시 훨씬 더 많은 빈도로 효과가 좋았음을 알 수 있었다. 이에 따라 한국의 ADHD 소아에서 BDNF의 Val allele의 동형접합성과 OROS-MPH의 좋은 반응 결과의 관련성을 뒷받침하는 근거를 제시하였다.

Kim 등의 2010년 발표한 112명의 ADHD 소아와 청소년을 대상으로 한 8주간의 연구에서 MPH의 반응에 있어서 SLC6A2 -3081(A/T)과 G1287A 다형성 사이에 어떠한 연관성이 있는지 밝혀보았다. SLC6A2-3081(A/T) 다형성에서 T allele을 하나라도 가진 경우 A/A 유전형에 비해 CGI-I로 측정한 MPH 치료반응성이 더 좋았다. ARS의 총점수와 과잉운동/충동성에 대한 부분점수에서 T allele이 있을 경우 좀 더 MPH에 대한 반응성이 좋은 경향성을 찾을 수 있었다. 하지만 G1287A 다형성에서는 ADHD의 치료반응성에 있어서 유의미한 연관관계를 찾아볼 수 없었다. 따라서 SLC6A2-3081(A/T) 다형성이 ADHD에서 MPH 치료의 효과를 긍정적으로 변화시키는데에 관련되어 있다는 증거를 발견할 수 있었다.

약물치료 이외의 방법(non-pharmacological therapy)

약물치료가 매우 탁월함에도 불구하고, 다음과 같은 이유로 인하여 심리사회치료의 필요성이 대두된다(안동현 & 김세실, 1997).

즉 첫째, 약물치료 효과의 제한으로 심리-사회적 치료가 필요하다. ① ADHD 소아의 20~30%에서 약물치료의 효과가 제한을 받는다, ② 또한 일부 소아는 효과는 뚜렷하지만 틱 발생이나 식욕저하 등의 일부 약물부작용으로 그 사용이 제한되는 수가 있다, ③ 그리고 약물을 사용하더라도 약물효과가 떨어지는 오후, 주말이나 방학 혹은 약물투여 후에 일어나는 문제를 대처하기 위한 방법이 필요하게 된다.

둘째, ADHD 속성에 의한 문제들로 이러한 치료들이 필요하게 된다. ① 부모나 교사가 약물 이외의 방법에 의한 치료를 요구하는 경우가 많다. 따라서 약물치료를 하면서 순응도를 높이기 위해 이러한 방법이 병행되는 수가 많다. ② ADHD에 동반된 문제행동들, 예를 들면 학습결손이 심각하다든지 혹은 자긍심이 저하되어 있다든지 하는 것은 약물치료에 의해 호전을 기대하기 어렵다. ③ 부모-자녀, 형제, 교사 및 또래관계 자체가 약에 의해 호전되지는 않는다. 이러한 필요성에 의해 약물치료에 병행해서 혹은 단독으로 심리사회적 치료가 이 소아의 치료에서 유용하다(안동현 & 홍강의, 1990).

1) 부모 및 가족 상담(parental counseling & family therapy)

ADHD 소아를 치료하는데, 부모를 대상으로 접근하는 방식이다. 앞에서 언급한 것과 같이 ADHD의 특성으로 인해 가정 내에서 부모가 겪는 어려움이 보다 심각한 문제로 인식되면서, 사회학습이론에 근거한 부모행동 수정훈련 프로그램이 비순종, 반항, 공격적 소아를 대상으로 개발되었다(Barkley, 1997; Forehand & McMahon, 1981; Patterson, 1975). 지금까지 보고된바에 의하면, 부모 훈련을 통해 ADHD의 핵심증상에 대한 호전은 다소 논란이 있지만, 비행 및 공격성을 비롯한 이차적인 증상들을 임상적으로 유의미하게 감소시켜 주었으며, 무엇보다도 소아의 가정 내 비순종 행동을 현저하게 개선시켜 부모와의 갈등을 감소, 긍정적인 상호작용을 촉진할 수 있었다.

부모 상담에서 이들에게 우선 한두 가지 목표 행동에 관심을 두도록 하고, 이때 완벽하기보다 현실적이고 실현 가능한 목표를 설정하도록 하며, 소아와 대화할 때 가능한 듣도록 한다. 비판과 칭찬을 적절히 균형 맞추고, 일관성 있는 태도를 견지하고, 소아가 일상생활에서 성공을 이룩하도록 격려한다. 이같이 부모나 가족 상담에서 소아를 지지할 수 있도록 한다.

부모 훈련에서는 부모에게 또래관계의 중요성을 인식시켜 소아의 사회기능을 호전시키도록 한다. 구체적인 내용으로 소아의 적절한 행동을 긍정적으로 강화하는 것, 일부 행동에 대해 무시하기, 분명하고 효과적인 지시하기, 토큰 경제나 포커 칩을 이용한 행동수정방법, 타임-아웃과 같은 처벌 방법을 효과적으로 사용하기 등을 훈련에 포함시킨다. 이러한 부모 상담 혹은 부모 훈련은 약물치료와 병합하여 매우 훌륭한 효과를 가지는데, 특히 ADHD 소아의 가정 내 생활, 부모-자녀 관계, 부모의 유능감을 호전시킨다. 효과는 연령이 높은 소아보다는 초등학교 저학년이하의 비교적 낮은 연령군일수록, 강의식보다는 부모가 적극적으로 참여할수록 더 효과가 높다.

2) 교육적 방법(educational intervention)

많은 소아가 학습장애 내지 학습부진을 동반하고, 이들이 병원을 찾는 가장 흔한 이유이기도 하다. 또한 소아가 학교에서 보내는 시간이 많기 때문에 이에 대한 이해가 중요하다.

학교에서 교사가 사용할 수 있는 행동치료적 접근으로 토큰 경제법, 수업 규칙, 긍정적 행동에 대해 관심주기, 타임-아웃, 반응 대가법 적용 등이 있다. 교사는 이러한 치료적 접근에서 강화물로 칭찬과 같은 긍정적 인지, 스티커 붙여주기, 알림장에 적어주기 혹은 일상기록지(daily report card)사용 등이 있다. 그 외에 교사가 사용할 수 있는 것으로 개별지도, 학습진도나 난이도의 변경, 학급 혹은 자리 재배치 등이 있다. 미국에서는 법으로 ADHD를 규정하여 모든 학교에서 이 소아에 대해 특별한 관심을 기울여 교육시킬 것을 강조하고 있지만, 아직 국내에서는 별 관심을 기울이지 못하고 있다.

3) 인지-행동요법(cognitive-behavioral therapy)

증상이 심하지 않거나 약물치료를 수용하지 않을 때 시행하는 수가 많고, 단독으로 보다는 약물치료에 수반해서 시행하는 수가 많다. 구체적인 목표 행동에 초점을 맞추어 비체벌적 한계설정(예 : "격리, time out")과 같은 부정적 강화와 보상이 주어진다. 최근 MTA 연구(1999)에서도 제시되었지만, 기존의 많은 연구에서도 효과는 있지만, 약물치료를 대신할 만하다는 보고는 별로 없다. 이 치료는 소아에서의 연구가 부족한 점, 시간 경과에 따른 효과감소, 일반화의 부족, 시간과 경비가 많이 소요되는 점, 부모와 교사의 열성적인 참여를 기대하기 어려운 점등 실제 임상에서 치료에 이용되기 어려움이 많다.

인지행동요법의 구체적인 방법으로는 모델링, 역할놀이, 행동적 유관 등을 사용하며 학습과 인지적인 문제에 대한 문제해결 기술을 가르치고 자기지시적인훈련을 통해 자신의 행동을 조절하는 등의 실제적으로 사회적 적응에 도움이 되는 특별한 기술과 함께 문제 행동에 내재해 있는 인지과정을 훈련하는 방법이다. 인지행동요법을 초등학교에 재학 중인 ADHD 소아에게 적용한 연구에서 단기적인 훈련의 효과는 나타났으나 지속적인 효과나 일반화에 대한 결과는 얻지 못하였으며 훈련의 효과는 소아마다 나타나는 시기가 다양했으며 소아에 따라 일반화도 다르게 나타나 처치효과의 유지가 어렵다고 보고되었다.

4) 사회기술훈련

ADHD 소아는 사회적인 부분에서 많은 결함을 보이므로 부정적인 또래관계 감소, 친사회적인 행동의 증가를 도모하고 사회적 정보 처리, 일반적인 사회적 행동과 학업수행을 높일 수 있는 효과적인 사회기술훈련이 필요하다. 사회기술훈련은 ADHD 소아의 인지적 변화를 통해서 행동의 변화를 가져오게 함으로써 이러한 이차적 증후를 치료하는 기법으로, 대개 또래로부터 따돌림을 경험하는 소아, 공격성이나 사회적 고립을 보이는 소아에 대해 적용한다.

구체적인 예로 한은선 등(2001)이 개발한 프로그램을 보면, Pfiffner와 McBurnett (1999)의 프로그램을 재구성하여 사용한 것으로 가정과 학교에서 집단 활동에 참여하는 적절한 방법과 또래와 성인과의 관계를 개선하는 방법을 훈련하는 것을 목표로 한다. 프로그램에서 제시하는 모듈로는 첫째, 사회적 지식결함에 대한 치료와 부적응적인 사회적 행동을 적응적인 행동으로 대체하기 위한 강의(didactic instruction), 상징적 및 실제적인(in vivo) 모델링, 역할놀이, 행동시연 등을 사용하여 새로운 기술을 가르친다. 둘째, 기술수행의 결함을 치료하기 위하여 단서 제공, 촉진법, 구조화된 연습, 강화를 사용하여 적절한 행동빈도를 증가시킨다. 셋째, 사회적 행동의 적절한 자극을 조절하는 것을 습득하기 위하여 타인의 언어적, 비언어적, 사회적 단서나 감정을 변별하고 이해하는 방법을 가르친다. 넷째, 새로운 문제해결 상황에서 적극적이고 적절한 반응을 하도록 사회적 문제해결 방법에 대한 구조화된 절차를 가르친다. 마지막 목표는 사회기술훈련의 일반화를 도모하는 것이다. 구체적으로 프로그램의 회기에서 놀이 규칙, 결과 수용, 독립적인 생활 습관, 자기주장, 또래의 놀림에 대한 대처, 감정 인식 및 통제, 문제해결 등을 포함시킨다.

개별적인 각 회기는 집단 시작 활동 및 지난주 과제 검토를 시작으로, 참여적 토의로 금주의 목표가 되는 사회기술에 대한 설명을 하고, 금주의 기술을 적은 기술카드를 제시하며 주제와 관련된 구조화된 집단놀이활동(coached group play), 즉 기술게임을 진행하며 소아가 직접 행동시연을 하는 역할극을 진행하고, 주된 활동이 끝나면 집단 마무리 활동으로 금주의 과제를 배부하며 당일 수행을 평가한 후 집단 보상 여부를 결정하게 된다. 이러한 소아집단훈련에 덧붙여 치료의 일반화와 효과를 유지하기 위해 부모집단훈련을 동시에 병행하기도 한다.

5) 정신치료

앞에서 이미 언급한바와 같이 이 환자들은 정서 및 행동장애를 동반하는 수가 많다. 우울증, 자신감 결여, 대인관계의 갈등과 같은 문제를 나타낼 때 개인 정신치료(psychotherapy)가 필요하다. 정신치료 자체가 주의력결핍·과잉운동장애를 치료하는 것은 아니지만, 그들 장애에 수반된 문제를 해결하는 데는 많은 도움을 줄 수 있다.

6) 아직 학술적으로 입증되지 못한 기타 방법(controversial therapy)

첨가제가 포함되지 않은 특수한 식이요법으로 훼인골드식이법(Feingold diet) 등이 있는데, 일부 제한된 소아에게서 확실히 일치하지 않는 작은 효과를 보일 뿐이다. 그 외에도 비타민요법, 저당분 식이요법, 미네랄요법 등이 있다.

그 외에 감각-통합이론에 근거한 몇 가지 방법들(patterning, optometric training, vestibular stimulation), EEG Biofeedback이 있으나 아직 과학적으로 입증되어 있지 않아 권고할 만하지 않다.

참고문헌

조수철. (1990). 주의력결핍·과잉운동장애의 개념과 생물학적 연구. 소아·청소년정신의학 1, 5-26.

조수철, 신윤오. (1994). 파탄적 행동장애의 유병율에 대한 연구. 소아청소년정신의학 5(1), 141-149

조수철, 최진숙. (1990). 주의력결핍·과잉운동장애와 행동장애 및 반항장애와의 상호관계에 관한 연구. 정신의학 15(2):147-159.

한은선, 안동현, 이양희. (2001). 주의력결핍/과다활동장애(ADHD) 소아에서 사회기술훈련. 소아청소년정신의학, *12*(1), 79-93.

American Academy of Child and Adolescent Psychiatry. (2000) : National institutes of Health Consensus Development Conference Statement: Diagnosis and Treatment of ADHD. *J Am Acad Child Adolesc Psychiatry 39*(2), 182-193.

American Academy Child and Adolescent Psychiatry. (1997) : Assessment and Treatment of Chidren, Adolescents, and Adults With Attention-Deficit/Hyperactivity Disorder. *J Am Acad Child Adolesc Psychiatry 36*(10 Supp), 85S-121S.

American Psychiatric Association. (1994) : *Diagnostic and Statistical Manual of Mental Disorders, 4th ed.*, Washington D.C.: American Psychiatric Association.

Anderson, J. (1990). Attebtion Deficit Disorder in New Zealand. In : *Attention Deficit Hyperactivity Disorder(ADHD)*. Ed. by Conners, K., Kinsbourne, M., Munich, MMV Medizin Verlag GmbH München, pp. 163-170.

Angold, A., Erkanli, A., Egger, H. L., Costello, E. J. (2000). Stimulant Treatment for children: A Community Perspective. *J Am Acad Child Adolesc Psychiatry 39*(8), 975-984.

Barkley, R. A. (1998). A Theory of ADHD: Inhibition, Executive Functions, and Time. IN : Attention-Deficit/Hyperactivity Disorder: *A Handbook for Diagnosis and Treatment. 2nd, Ed.* by Barkley RA, New York: The Guilford Press, pp. 225-260.

Barkley, R. A. (1998). *Primary symptoms*, diagnostic criteria, prevalence, and gender differences. IN : ADHD: A Handbook of Diagnosis and Treatment. NY: The Guilford Press, NY, pp. 56-96.

Barkley, R. A. (1998) : Associated problems. IN : ADHD: A Handbook of Diagnosis and Treatment. NY: The Guilford Press, pp. 97-138.

Barkley, R. A., Edwards G(1998) : *Diagnostic Interview, Behavior Rating Scales, and the Medical Examination.* IN : Attention-Deficit/Hyperactivity Disorder: A Handbook for Diagnosis and Treatment. 2nd edition, Ed. by Barkley RA, New York, The Guilford Press, pp. 263-293.

Barkley, R. A. (1990) : *Attention-Deficit Hyperactivity Disorder: A Handbook for Diagnosis and Treatment.* New York, The Gulford Press.

Baumgaertel A(1999) : Alternative and Controversial treatments for ADHD. *Ped Clinics North Am, 46*(5), 977-992.

Biederman, J., Faraone, S. V., Lapey, K. (1992) : Comorbidity of diagnosis in Attention-Deficit Hyperactivity Disorder. *Child Adolesc Psychiatr Clinics North Am, 1*(2), 335-360.

Braswell, L., Bloomquist, M. L. (1991). *Cognitive-Behavioral Therapy with ADHD Children*. NY: The Guilford Press, 1991, p. 301.

Brown, TE(Ed.)(2000). *Attention-Deficit Disorders and Comorbidities in Children, Adolescents, and Adults*. Washington D.C.: American Psychiatric Press, Inc., p. 671.

DePaul, G. J., Stoner, G. (1994). ADHD in the School. New York, The Guilford Press, p. 269.

Garfinkel, B. D., Amrami, K. K. (1992).Assessment and differential diagnosis of Attention-Deficit Hyperactivity Disorder. *Child Adolesc Psychiatr Clinics North Am 1*(2), 311-324.

Goldman, L. S., Genel, M., Bezman, R. J., Slanetz, P. J. (1998). Diagnosis and Treatment of ADHD in children and Adolescents. *JAMA 279*(14), 1100-1107

Gordon, M., Barkley, R. A. (1998). Tests and Observational Measures. IN : *Attention-Deficit/Hyperactivity Disorder*: A Handbook for Diagnosis and Treatment. 2nd edition, Ed. by Barkley RA, New York: The Guilford Press, pp. 294-311.

Grace, A. A. (2001). Psychostimulant Actions on Dopamine and Limbic system Function: Relevance to the Pathophysiology and Treatment of ADHD. IN: *Stimulant Drugs and ADHD: Basic and Clinical Neuroscience*. Ed. by Solanto MV, Arnsten AFT, Castellanos FX, New York: Oxford University Press, Inc., pp. 134-157.

Hinshaw, S. P., Nigg, J. T. (1999). Behavior Rating Scales in the Assessment of Disruptive Behavior Problems in Childhood. IN : *Diagnostic Assessment in Child and Adolescent Psychopathology*. Ed. by Shaffer D, Lucas CP, Richters JE. New York: The Guilford Press, pp. 91-126.

Jensen, P. S., Kettle, L., Roper, M. S. et al. (1999). Are stimulants overprescribed? Treatment of ADHD in four US communities. *J Am Acad Child Adolesc Psychiatry, 38*, 797-804.

Jensen, P. S., Martin, D., Cantwell, D. P. (1997). Comorbidity in ADHD: Implications for Research, Practice, and DSM-IV. *J Am Acad Child Adolesc Psychiatry, 36*(8), 1065-1079.

Kendall, P. C., Braswell, L. (1993). Cognitive-Behavioral Therapy for Impulsive Children. 2nd ed., NY: The Guilford Press, p. 239.

The MTA Cooperative Group. (1999) Moderators and mediators of Treatment Response for Children With ADHD. *Arch Gen Psychiatry, 56*, 1088-1096.

The MTA Cooperative Group. (1999) : A 14-Month Randomized Clinical trial of Treatment Strategies for ADHD. *Arch Gen Psychiatry 56*, 1073-1086.

Pliszka SR(2003) : Attention-Deficit/Hyperactivity Disorder. IN: Neuroscience for the Mental health Clinician. New York: The Gulford Press, pp. 143-164.

Rapoport, J. L. (1990). The Diagnosis of Childhood Hyperactivity. In : *Attention Deficit Hyperactivity Disorder(ADHD).* Ed. by Conners K, Kinsbourne M., Munich, MMV Medizin Verlag GmbH München, pp. 37-49.

Safer, D. J., Zito, J. M. (2000). Pharmacoepidemiology of methylphenidate and other stimulants for the treatment of Attention Deficit Hyperactivity Disorder. IN : *Ritalin: Theory and Practice.,* 2nd ed., Ed. by Greenhill LL, Osman BB, Larchmont, NY: Mary Ann Liebert, Inc., pp. 7-26.

Safer, D. J. & Krager, J. K. (1988). A survey of medication treatment for hyperactivity/ inattentive students. *JAMA 260.*

Sauceda, J. M., de la Vega E. (1990). Attention Deficit Hyperactivity Disorder in Mexico. In : Attention Deficit Hyperactivity Disorder(ADHD). Ed. by Conners K, Kinsbourne M., Munich, MMV Medizin Verlag GmbH München, pp. 171-175.

Silver LB(1992) : Diagnosis of Attention-Deficit Hyperactivity Disorder in adult life. *Child Adolesc Psychiatr Clinics North Am 1*(2), 325-334.

Sunohara, G. A., Roberts, W., Malone, M., Schachar, R. J., Tannock, R., Basile, V. S., Wigal, T., Wigal, S. B., Schuck. S., Moriarty. J., Swanson, J. M., Kennedy JL, Barr CL(2000) : Linkage of the dopamine D4 receptor gene and Attention-Deficit/Hyperactivity Disorder. *J Am Acad Child Adolesc Psychiatry, 39*, 1537-1542.

Szatmari, P. (1992). The Epidemiology of Attention-Deficit Hyperactive Disorders. *Child Adolesc Psychiatr Clin North Am, 1*(2), 361-372.

Tannock, R. (1998). Attention Deficit Hyperactivity Disorder: Advance in Cognitive, Neurobiological, and Genetic Research. *J Child Psychol Psychiat, 39*(1), 65-99.

Teicher, M. H., Ito, Y., Glod, C. A., Barber, N. I. (1996) : Objective measurement of hyperactivity and attentional problems in ADHD. *J Am Acad Child Adoelsc Psychiatry 35*(3), 334-342.

Weiss, G., Hechtman, L. T. (1993). *Hyperactive Children Grown Up, 2nd ed.,* New York: The Guilford Press, p. 473.

Wender PH(1995) : *Attention-Deficit Hyperactivity Disorder in Adults.* New York: Oxford University Press, p. 295.

제18장

품행장애/적대적 반항장애

양영희
국립서울병원 소아정신과

개념

품행장애와 적대적 반항장애는 행동과 감정의 조절에 어려움을 보이는 소아·청소년기의 대표적인 정신장애 중의 하나이다. 품행장애는 타인의 기본적인 권리를 침해하고, 자신의 나이에 알맞은 규칙을 지속적으로 어기는 행동이 반복되는 장애이며, 적대적 반항장애에서는 부모와 같은 권위 있는 대상에게 반항적인 태도와 행동을 보인다. 품행장애의 진단명은 정신장애의 진단 및 통계 편람(Diagnostic Statistical Manual, DSM) 3판에서 처음 나타나 2013년의 DSM-5까지 지속되고 있다. DSM-IV-TR에서는 품행장애와 적대적 반항장애가 '주의력결핍 그리고 파탄적 행동장애(Attention-Deficit and Disruptive Behavior Disorders)'의 하위분류에 포함되어 있었으나 DSM-5에서는 '파탄적, 충동조절 및 품행장애(Disruptive, Impulse-Control, and Conduct Disorders)'의 하위분류에 포함되어 있으며, 행동과 감정의 자가 조절의 어려움을 보이는 특징을 가지고 있는 장애로 명기하였다(American Psychiatric Association, 2013). 이들 두 장애는 밀접한 관련성을 가지고 있으며, 파탄적 행동문제 또는 공격적인 행동을 보이는 소아·청소년들에 대한 연구들을 통해서 이 장애들의 위험요인과 치료에 대해서 연구됐다.

역학

적대적 반항장애는 소아기에 진단되는 경우가 많으며, 품행장애는 청소년기에 진단되는 경우가 많다. 2005년 서울시에서 시행한 소아·청소년을 대상으로 한 정신장애 유병률 조사에 의하면 적대적 반항장애의 유병률은 11.34%이었고, 품행장애의 유병률은 1.12%이었다(조수철 등, 2005). DSM-5에 따르면, 적대적 반항장애의 유병률은 평균적으로 3.3%이고, 품행장애의 유병률은 4%이다. 나이에 따라 차이가 다소 있으나 두 장애 모두 남자에서 유병률이 높다.

증상 및 진단기준

적대적 반항장애는 행동만이 아닌 기분조절의 어려움 또한 보이며, 이는 DSM-5에서의 진단기준에 포함되어 있다. 반항적인 태도는 집에서만 나타날 수도 있으나 권위 있는 대상을 접하게 되는 학교나 기타의 사회적 상황에서도 나타난다. DSM-5의 진단기준은 〈표 18.1〉과 같다.

품행장애는 타인의 기본적인 권리를 침해하며 자신의 나이와 지위에 합당한 규칙을 어기는 행동을 반복적으로 보인다. 공격적인 행동을 보이기도 하며 부정적인 정서, 이자극성(irritability)을 보이기도 한다. 좌절에 대한 내성이 부족하고, 의심이 많다. 스릴을 즐기거나 무모한 행동을 보이기도 한다.

대표적인 두 개의 진단체계인 국제 질병 분류(International Classification of Diseases, ICD)의 제10판과 DSM-5에서는 다음과 같이 품행장애의 하위 유형을 나눌 수 있다고 제안되었는데, 이러한 하위 유형은 품행장애를 이해하는 데 도움이 된다. ICD-10에서 품행장애(conduct disorder)의 하위분류로 가족맥락에 국한된 품행장애(conduct disorder confined to the family context), 사회화되지 않은 품행장애(unsocialized conduct disorder), 사회화된 품행장애(socialized conduct disorder), 적대적 반항장애(oppositional defiant disorder)가 포함되어 있다. Rutter 등(1984)에 의하면 사회화된 품행장애의 경우에 예후가 더욱 좋다고 알려졌다. 이 하위 유형에 따르면, 사회화되지 않은 품행장애의 경우에는 사회화된 품행장애에 비해서 부정적인 또래관계에서 벗어나기 위한 이사나 전학 등의 환경변화가 소아의 증상 변화에 도움이 될 가능성이 적다(Stein et al., 1997). ICD-10에서는 품행장애의 하위 범주로 포함되어 있지는 않지만, 품행문제를 보이는 소아·청소년의 진단 시 고려해야 할 진단적 범주로, 우울품행장애(depressive conduct disorder), 과잉운동 품행장애

표 18.1 적대적 반항장애 진단기준(DSM-5)

A. 화난 기분과 이자극성, 논쟁적이고 반항적인 태도, 또는 보복적인 태도를 보이는 양상이 적어도 6개월 이상 지속하며 이는 다음의 범주에서 적어도 4개 이상의 증상으로 나타나며, 적어도 한 번은 형제가 아닌 대상과의 관계에서 나타난다.

화난 기분이나 이자극성
1. 자주 흥분을 한다.
2. 자주 과민하며, 쉽게 짜증을 낸다.
3. 자주 화를 내고 분개한다.

따지기 좋아하고 반항적인 행동
4. 자주 권위대상에게 따지는 행동을 한다. 소아와 청소년의 경우에는 성인과의 사이에서 나타난다.
5. 자주 적극적으로 반항하거나, 권위대상의 요구나 규칙에 순응하기를 거부한다.
6. 자주 의도적으로 타인을 짜증나게 한다.
7. 자신의 실수나 비행을 타인의 잘못으로 비난한다.

보복성
8. 지난 6개월 동안 적어도 2회 이상 악의적이며, 보복적인 태도를 보인다.

Note : 이들 행동의 지속성과 빈도는 정상적인 범위 내의 행동과는 구별되어야 한다. 달리 언급되어 있지 않다면(기준 A8), 5세 이하에서는 적어도 6개월 이상 대부분의 날에 나타나야 하며, 5세 이상에서는 적어도 6개월 이상 적어도 매주 1회 이상 이러한 증상이 나타나야 한다. 이 빈도의 기준은 증상을 정의하는 최소 빈도에 대한 지침이므로, 다른 요인에 대한 고려가 필요하다. 행동의 빈도와 강도가 발달수준, 성별 및 문화적 배경을 고려했을 때 정상인 규준을 벗어나 있는지를 고려해야 한다.

B. 행동의 장애는 자신이나, 가까운 사회관계(가족, 또래집단, 직장동료)의 타인들에게 괴로움을 초래하거나, 사회생활, 교육, 직장 또는 다른 중요한 기능범위에 부정적인 영향을 미친다.

C. 이러한 행동들은 오직 정신병적 장애, 물질사용장애, 우울장애, 또는 양극성장애의 경과 중에만 나타나는 것이 아니다. 또한 파탄적 기분조절장애 (disruptive mood dysregulation disorder)의 진단기준에 맞지 않는다.

현재의 중증도
경증(mild) : 증상이 오직 1개의 장소(집, 학교, 직장, 또래들과 모임)에서만 국한된다.
중간(moderate) : 일부 증상이 적어도 2개의 장소에서 나타난다.
중증(severe) : 일부 증상이 적어도 3개의 장소에서 나타난다.

(hyperkinetic conduct disorder)가 있다. DSM-5에서는 발병 나이를 기준으로 하여 10세 이전에 품행문제 행동이 1개 이상 존재했을 때 소아기 발병형(childhood-onset type), 10세 이전에는 증상이 전혀 없었을 경우에는 청소년기 발병형(adolescent-onset type)으로 나누고 있다. 어린 나이에 품행문제를 보이는 경우에는 주의력결핍·과잉운동장애(Attention Deficit Hyperactivity Disorder, ADHD)가 공존하는 경우가 많으며, 적대적 반항장애가 선행하는 경우가 많고, 늦은 나이의 발병에

비해서 증상이 수가 많다(Loeber et al., 2000). 품행장애의 DSM-5의 진단기준은 다음 〈표 18.2〉와 같다.

표 18.2 품행장애의 진단기준(DSM-5)

A. 타인의 기본적인 권리를 침해하거나 나이에 적절한 주요한 사회적 규범이나 규칙을 어기는 행동을 반복적이고 지속적으로 보인다. 이는 지난 12개월 동안 다음의 특정 범주에 상관없이 15개의 기준 중 적어도 3개 이상을 만족하고, 지난 6개월 동안에 적어도 1개 이상의 기준을 만족하여야 한다.

사람과 동물에 대한 공격성
1. 자주 타인을 괴롭히고, 협박하거나 겁을 준다.
2. 자주 신체적 싸움을 시작한다.
3. 타인에게 심각한 신체적 상해를 입히기 위해서 무기(방망이, 벽돌, 깨진 병, 칼, 총)를 사용하곤 한다.
4. 사람에게 신체적으로 잔인한 행동을 한다.
5. 동물에게 신체적으로 잔인한 행동을 한다.
6. 피해자를 대면한 상태에서 물건을 훔친다(강도, 지갑날치기, 강탈, 무장 강도).
7. 타인에게 성적인 행동을 강요한다.

재산의 파괴
8. 심각한 손해를 끼칠 의도를 가지고 고의로 방화에 관여한다.
9. 타인의 재산을 고의로 파괴한다(불을 지르는 방법에 의하지 않고).

속이기 또는 훔치기
10. 타인의 집, 건물 그리고 차에 무단침입한다.
11. 자주 재화나 호의를 얻기 위해서 또는 의무를 피하기 위해서 거짓말을 한다(타인에게 사기를 친다).
12. 피해자를 대면하지 않고 중요한 가치를 가진 물건을 훔친다(무단침입을 하지 않은 들치기, 위조).

심각한 규칙의 위반
13. 13세 이전부터 부모의 금지에도 불구하고 자주 외박을 한다.
14. 보호자와 같이 살고 있는 동안에 적어도 2회 이상 가출을 하거나 1회 이상 긴 기간 동안 가출을 한다.
15. 13세 이전부터 자주 무단결석을 한다.

B. 이러한 행동장애는 사회적, 학업적, 직업적 기능에 임상적으로 중대한 장애를 초래한다.

C. 18세 이상인 경우에 진단기준이 반사회적 인격장애의 기준에 맞지 않는다.

Specify whether
    소아기 발병형 : 10세 이전에 적어도 1개의 증상을 보인다.
    청소년기 발병형 : 10세 이전에 증상이 보이지 않는다.
    특정되지 않은 발병형 : 품행장애의 진단기준에 맞으나 첫 증상이 나타난 시기가 10세 전후인지 충분한 정보가 없는 경우

Specify if
    제한된 친사회적 정서 : 이를 특정하기 위해서는 개인은 지난 12개월 동안 다양한 대인관계와 장소에서 다음의 특징들을 적어도 2개 이상 보여야 한다. 이 특징은 이 기간 개인의 전형적인 대인관계와 정서를 반영하며 특정 상황에서 일시적으로 나타나는 것이 아니다. 따라서 이를 평가하기 위해서는 다양한 정보원이 필요하다. 개인의 자가보고에 더하여 긴 기간에 개인을 잘 알고 있는 타인(부모, 선생님, 직장동

표 18.2 품행장애의 진단기준(DSM-5)(계속)]

료, 확대가족, 동료)으로부터의 정보를 고려할 필요가 있다.

후회나 죄책감의 부족 : 어떤 잘못을 저질렀을 때 기분이 나쁘거나 죄책감을 느끼지 않는다(잘못이 발각되었을 때나 처벌이 되는 상황에서 보이는 후회는 제외한다). 개인은 그 자신의 행동의 부정적인 결과에 대해서 전반적인 걱정이 부족하다. 예를 들면 개인은 누군가를 다치게 한 이후에 후회를 보이지 않고, 규칙을 어겼을 때의 결과에 대해서 개의치 않는다.

정서결핍-공감의 부족 : 타인의 감정을 무시하거나 관심을 기울이지 않는다. 개인은 냉담하거나 무신경한 것으로 묘사된다. 개인은 그의 행동이 타인에게 미칠 영향보다는 그 자신에게 미칠 영향에 대해서 더 걱정한다. 이는 타인에게 중대한 위해를 끼친 경우에도 나타난다.

일의 결과에 대해서 무신경함 : 학교, 직장 또는 기타 중요한 활동에서 불량하거나 문제 되는 일의 수행에 대해서 관심이 없다. 결과가 명확하게 예상될 때에도 일을 잘 수행하기 위한 노력을 하지 않으며, 전형적으로 자신으로 인한 일의 불량한 결과에 대해 타인을 탓한다.

피상적이고 결핍된 정서 : 진실하지 않거나 피상적인 방식의 표현을 제외하고 타인에게 느낌이나 정서를 표현하지 않으며(표현된 정서와 반대되는 행동을 한다, 감정의 표현이 재빠르게 나타나거나 없어진다) 또는 감정표현이 이득을 얻기 위해 사용되기도 한다(타인을 조정하거나 겁을 주기 위해서 감정을 나타낸다).

현재의 중증도

경증(mild) : 진단기준은 충족하나 증상의 수가 적으며, 품행문제가 타인에게 상대적으로 경미한 해만을 끼친다(예 : 거짓말, 무단결석, 허락 없이 밤늦게 밖에 머물기, 이 밖에 규칙 어기기).

중간(moderate) : 품행문제의 수와 타인에 대한 영향이 경증(mild)과 중증(severe)의 중간이다(예 : 피해자를 대면하지 않고 물건 훔치기, 기물 파손).

중증(severe) : 진단기준을 충족하는 것 이상으로 많은 품행문제가 존재하며, 이 품행문제는 타인에게 중대한 위해를 유발한다(예 : 강요된 성행위, 신체적 잔인성, 무기 사용, 피해자를 대면한 상황에서 물건 훔치기, 무단침입).

이외에도 품행행동문제에 대한 여러 하위분류가 제안되었는데, 공격적 (aggressive)/비공격적(non-aggressive), 외현적 행동(overt behavior)/내현적 행동 (covert behavior)/권위자와의 갈등(authority conflict), 그리고 과잉억제(over-restrained)/과소억제(under-restrained), 청소년기 한정(adolescent-limited)/일생 지속(life-course persistent) 등의 분류가 제안되었다.

진단과정 및 감별진단

두 장애의 진단과정에서는 반항적, 공격적 행동을 한 이유와 상황 등을 포함한 세밀한 병력청취와 면담이 이루어져야 한다. 가족 내의 정신병리 등을 비롯한 역기능적인 주변 환경에 대한 평가를 반드시 시행하여야 한다. 지시에 순응하지 않은 반항적인 태도가 청력 문제이거나, 언어 이해력의 문제일 수도 있으며, 주의집중의 부족에 따른 문제일 수도 있으므로 이에 대한 평가가 필요하다.

적대적 반항장애의 경우 정상적인 발달과정에서 보일 수 있는 권위자에 대한 반항적인 태도와는 감별하여야 한다. 특정 스트레스 요인에 대한 반응으로 생긴 적응장애에서 보이는 적대적이고, 반항적인 행동과의 구별 또한 필요하다. 뚜렷한 스트레스 요인이 장애의 발생과 관련이 있으면서, 이의 조절이 증상의 개선에 뚜렷한 영향을 미치는 경우에는 이의 진단을 고려한다. 이러한 경우에 우울이나 불안 등의 정서적인 증상이 동반될 수 있다. 이외에도 우울증, 파탄적 기분조절장애(disruptive mood dysregulation disorder), 양극성장애, 정신병적인 장애, 물질사용장애와의 감별이 필요하다.

분리불안장애나 강박증에서 보일 수 있는 심한 분노 발작을 동반한 반항적인 태도 또한 감별이 필요하다. 이외에도 정신지체, 언어장애 그리고 자폐스펙트럼장애와 같은 신경발달장애에서도 지시에 순응하지 않고 반항적인 모습을 보일 수 있는데, 이러한 장애는 지능 또는 언어발달의 저하, 사회적 상호작용의 어려움 등의 주된 증상을 보이므로 감별할 수 있다.

ADHD 또한 감별이 필요하다. ADHD에서는 주의집중 부족으로 인해 반항적인 태도가 나타날 수 있고, 전반적인 일상에서 주의력결핍·과잉운동장애의 증상을 보인다.

신체적인 폭력이나 규칙 위반, 심각한 공격적인 행동을 보이는 경우에는 품행장애를 고려하는데 이 경우에도 우울증이나 양극성장애와 같은 기분장애, 조현병 등을 비롯한 정신병, 간헐성 폭발장애 등과의 감별 또한 필요하다. 우울증은 품행장애와 공존할 가능성이 있어 감별이 쉽지 않으며, 더욱이 ICD-10에서는 우울품행장애(depressive conduct disorder)의 진단이 제시되고 있는데, 이 진단은 품행장애와 지속적이고 현저한 우울증이 같이 있는 경우에 내릴 수 있다. 우울증에서는 식욕 저하와 불면, 집중력의 저하, 흥미의 감소 등이 나타날 수 있다. 우울이나 고양된 기분 등의 기분장애증상을 보이면서, 품행문제행동이 기분장애로 설명되지 않을 때, 두 장애를 모두 진단할 수 있다. 폭력적인 행동이 망상적인 사고나 환각에 의한 것이라면 정신병에 따른 증상을 추가적으로 평가하여야 하며, 공격적인 행동이 의도된 것이 아니면서, 돈이나 권력을 얻기 위한 것이 아닌 경우이고, 급작스러우면서 삽화적인 양상을 보인다면 간헐적 폭발장애의 진단을 고려한다.

파탄적 행동장애 중에서도 품행장애의 원인에 대한 연구가 적대적 반항장애에 대한 연구에 비해 더 다양하게 이루어졌다. 기질, 유전적인 요인, 환경요인, 정신사회적 요인 등을 포함한 다양한 요인이 품행장애의 발병과 관련이 있는 것으로 알려졌다(Burke et al., 2002). 품행장애의 원인에 대해서 정신사회적 요인에 대한 연구, 유전연구, 뇌영상연구, 신경생화학 및 신경생리학연구, 환경원인인자 연구 등으로 나누어 살펴보고자 한다.

품행장애

1) 정신사회적 위험인자연구

품행장애의 정신사회적 원인으로 부모의 거부나 무관심, 일관적이지 않은 양육태도, 잦은 양육자의 변경, 부모의 범죄, 가족 내의 병리 등이 관련이 있다. 품행장애에서는 특히 또래들의 거부, 비행청소년과의 어울림, 폭력적인 이웃환경 등이 중요한 위험인자로 알려져 있는데 절반을 훨씬 넘는 경우에 비행행동은 또래들과 어울려서 이루어진다.

2) 신경심리학적 연구

품행장애를 가진 소아는 유아기에 달래기 어려운 모습을 보이고, 평균보다 낮은 지능을 보이는 경우가 많은데 특히 언어성 지능이 낮을 수 있다(American Psychiatric Association, 2013). 그러나 이러한 지능과 행동문제와의 관련성은 일관되지 않으며, 낮은 지능은 증상이 지속되면서 학습의 기회가 줄어들어 생기는 이차적인 결과일 가능성도 있다. 실행기능의 이상은 파탄적 행동문제의 시작 및 지속성과 관련이 있다는 일부 연구가 있는데(Moffitt et al., 1994; Seguin et al., 1999) 이는 ADHD가 품행장애의 조기 발병과 경과 등에 영향을 준다는 여러 연구 보고와 관련이 있는 것으로 보인다. 그러나 한 연구는 ADHD가 없는 품행장애 소아는 ADHD가 공존해 있는 품행장애 소아에 비해 실행기능의 이상이 유의하게 나타나지 않았다고 보고하였다(Clark et al., 2000). 따라서 품행장애에서 실행기능의 이상은 일정한 결론을 내리기 전에 좀 더 연구되어야 할 주제이다.

3) 유전연구

유전연구 등을 통해서 공격성, 비행행동, 반사회적인 행동은 중등도의 유전율을 보인다고 알려졌다. 유전적인 요인과 부정적인 환경의 상호작용이 품행문제의 발생에 영향을 미친다고 알려졌다. 품행장애를 가지고 있는 소아를 대상으로 한 연구에서 낮은 단가아민산화효소A(monoamine oxidase A) 활성과 관련이 있는 유전자를 가지고 있는 소아가 그렇지 않은 소아에 비해서 품행장애가 발생할 가능성이 높다고 보고되었다. 그러나 환경적인 영향이 이러한 유전적인 취약성 발현에 결정적인 역할을 한다고 제안되고 있는데, 낮은 단가아민산화효소의 활성도와 관련된 유전적 취약성을 가지고 있는 소아라도 학대와 같은 부정적인 환경요인을 겪지 않을 경우, 이러한 유전적 취약성을 가지고 있지 않으면서 학대를 겪지 않은 소아와 비교하여 품행장애가 생길 가능성이 크지는 않다(Caspi et al., 2002)

4) 뇌영상연구

모든 품행장애 소아·청소년이 공격성을 보이지는 않지만, 품행장애에서 공격성은 중요한 임상적 특징 중 하나이다. 공격성은 그 양상에 따라 크게 두 가지로 나뉠 수 있는데, 정서적(affective) 또는 충동적(impulsive) 양상의 공격성과 포식성(predatory) 양상의 공격성이 있다. 뇌영상연구 등을 통해 정서적 공격성은 전두엽과 전방대상피질(anterior cingulate cortex)의 억제(brake)와 해마(amygdala), 섬엽(insula), 그리고 변연계(limbic system)의 추진(drive)의 상호작용을 통한 조절에 따른다고 제안되었다(Kruesi et al., 2008).

품행장애 소아를 대상으로 한 자기공명영상(magnetic resonance image, MRI)의 결과를 보면, 구조적 MRI 연구에서 품행장애 청소년은 건강한 대조군(healthy control)에 비해 왼쪽 안와전두엽(left orbitofrontal cortex)과 양측 측두엽(temporal lobe)의 부피 감소를 보였다(Huebner et al., 2008). 이 연구에서는 전체 23명의 참여자 중 17명이 ADHD를 같이 가지고 있었다. 또 다른 연구에서는 품행장애 대상군이 건강한 대조군에 비해서 양측 전방섬엽(anterior insular cortex)과 왼쪽 해마(amygdala)의 부피 감소가 관찰되었다(Sterzer et al., 2007). 조기 발병한 품행장애 소아는 대조군에 비해서 오른쪽 측두엽의 부피 감소를 보였다(Kruesi et al., 2004). 이와 같이 대조군에 비해서 품행장애 소아에게서 전두엽, 측두엽, 해마, 섬엽 등의 구조적 이상이 보고되고 있다.

기능적 MRI 연구에서는 부정적인 정서를 유발하는 그림(negative pictures)을 보았을 때 나타나는 뇌기능의 변화에 대한 연구에서 품행장애 소아는 대조군에 비해서 오른쪽 등쪽 전방대상회(right dorsal anterior cingulate cortex)와 해마의 활성도가 떨어지는 양상이 관찰되었다(Sterzer et al., 2005). 이 연구의 저자들은 이러한 활성도의 저하는 품행장애 소아에서 정서적 자극의 인지와 정서적 행동의 인지조절에 장애가 있음을 보여준다고 제안하였다. 또 다른 연구에서도 부정적인 정서의 사진을 보고 있을 때, 뇌기능 변화에 대한 연구에서 대조군에 비해서 품행장애 소아·청소년에서 오른쪽 전방대상회(right anterior cingulate cortex) 활성의 저하가 관찰되었다(Stadler et al., 2007). 이와는 반대로 부정적인 자극의 그림을 보았을 때 품행장애 소아에서 해마의 활성도 증가를 보였다는 보고도 있는데, 이 연구의 저자들은 이러한 활동도의 증가는 주변 자극에 대한 증가된 반응에 따른 것으로 나타났을 가능성을 제안하였다(Herpertz et al., 2008).

타인이 의도적으로 가해진 통증을 경험하고 있는 영상을 보았을 때, 대조군은 안측 전전두엽(medial prefrontal cortex)과 외측 안와전두엽(lateral orbitofrontal cotex), 오른쪽 측두-두정 연결부위(right temporo-parietal junction)에서의 활성증가가 관찰되었으나, 품행장애 소아에서는 단지 섬엽과 중심전엽(precentral cortex)의 활성이 나타났다. 이러한 결과는 품행장애 소아에서 해마와 전전두엽의 연결성이 대조군에 비해 떨어짐을 보여준다고 제안하였다(Decety et al., 2008).

인지기능검사를 시행하는 동안에 뇌기능의 변화에 대한 연구에서 연속수행검사(continuous performance test)를 이용한 지속주의력 상황(sustained attention condition)에서 품행장애 소아는 ADHD 소아나 건강한 대조군에 비해서 섬엽, 편도, 전방대상회의 활성도가 저하되었다. 보상이 주어지는 상황에서 품행장애 소아는 오른쪽 안와전두엽(orbitofrontal cortex)의 활성저하가 관찰되었다. 이러한 결과는 품행장애 소아에서 안와전두엽-변연계주위부위 연결경로(orbitofrontal-paralimbic network)에 이상이 있음을 보여준다고 제안하였다(Rubia et al., 2009). 또 다른 연구에서 억제와 정지실패(inhibition and stopping failure)를 알아볼 수 있는 tracking stop task에서 품행장애 소아는 양측 측두-두정엽의 활성도의 저하를 보였다. 이는 이 연구에 참여한 ADHD 소아에서 성공적인 억제반응을 보였을 때, 품행장애 소아와 달리 전전두엽의 활성도의 저하를 보인 것과는 차이가 있다고 보고하였다(Rubia et al., 2008). 이와 같은 연구를 통해서 품행장애와 ADHD가 서로 다른 신경생물학적 특징을 보인다고 제안되었다.

이러한 연구결과를 종합하여 보면, 구조적 MRI 연구에서 전두엽, 해마, 섬엽 등의 이상을 보였고, 부정적인 시각자극에 대한 뇌기능의 반응을 조사한 연구에서는 대조군에 비해서 해마와 대상회의 활성의 이상을 보였다. 인지기능검사를 이용한 뇌영상연구에서는 억제(inhibition)에 관련된 검사에서 전전두엽이 아닌 측두-두정엽의 이상이 관찰되었다. 이는 ADHD의 뇌영상 결과와 비교하였을 때, 차이를 보였다.

앞서 ADHD와 품행장애 소아를 포함한 연구결과는 ADHD를 단순히 품행장애로의 전단계 또는 위험인자로 보는 시각에 반론을 제기한다. 이와 관련하여 Loeber 등(2000)은 ADHD가 품행장애로 직접적으로 연결되어 있지 않고, 적대적 반항장애의 특징을 보이는 경우에 품행장애로 진행할 가능성이 높다고 제안하였다.

이와 같이 품행장애 소아는 뇌의 구조적인 특징, 부정적 그림에 대한 뇌반응, 인지기능검사에서의 뇌의 기능변화가 건강 대조군 또는 ADHD 소아와는 차이가 있는 양상을 보였다. 즉 품행장애 소아 · 청소년은 일상생활에서 정서적인 반응 및 인지기능이 필요한 과제의 처리에서 품행장애가 아닌 소아와는 다른 특징적인 뇌의 기능변화를 보인다는 것을 알 수 있다.

5) 신경생리학 및 신경생화학연구

낮은 심박수는 반사회적 행동을 보이는 소아 · 청소년에서 유의하게 관찰된다(Ortiz et al., 2004). 낮은 심박수는 비교적 일관되게 품행장애와 관련이 있는 것으로 보고되고 있는데, 휴지기(at rest)의 심박수는 공격적인 소아나 반사회적인 행동을 보이는 소아 · 청소년에서 낮은 양상을 보였다(Kruesi et al., 2011). 이러한 낮은 심박수에 대한 설명으로 품행장애 소아 · 청소년의 특징을 반영한다는 의견이 있는 반면, 반복적으로 반사회적이고 공격적인 상황을 겪는 과정에서 이러한 상태가 되었다는 보고도 있다(Moffitt et al., 2001). 또한 불안을 보이지 않으면서 파탄적인 행동을 보이는 소아는 불안이 동반된 소아에 비해서 산술시험을 치르는 스트레스 상황에서 낮은 피부전도성이 관찰되었고, 불안을 동반하면서 파탄적 행동을 보이는 소아에서는 피부전도성(elctrodermal activity), 심장반응성(cardiac reactivity), 근긴장(muscle tension)이 높은 양상을 보였다(Harden et al., 1995). 또한 아침 시간대의 낮은 기저 코르티솔(cortisol) 수치가 반사회적 행동을 보이는 소아 · 청소년에서 관찰된다는 보고가 있다(Shirtcliff et al., 2005). 또한 비행행동을 보이는 남자 청소년에서 스트레스에 대한 코르티솔이 반응이 둔화되어 있다는 보고 또한 있다(Popma et al., 2006). 더 나아가 10~12세 사이의 낮은 코르티솔 수치가 15~17세 사이의 공격성을 예측한다는 보고도 있다(Shoal et al., 2003).

이와 같이 품행장애 소아에서 보이는 생리적 지표는 낮은 각성 또는 둔화된 반응성을 보여 이에 대해서 몇 가지 이론이 제안되었는데(Popma et al., 2008), 자극추구이론(sensation seeking theory)은 저 각성 상태가 불쾌한 생리적 상태라고 전제한다. 따라서 이러한 불쾌한 상태를 벗어나기 위해서 자극을 추구하는 과정에서 반사회적인 행동을 보일 수 있으며, 이러한 자극으로 인해서, 적절한 각성 상태를 유지할 수 있다고 제안한다. 또 다른 이론은 두려움 부재이론(fearlessness theory)으로 저 각성상태가 두려움이 낮은 상태를 나타낸다는 보고이다. 처벌 등에 대한 두려움이 적은 것은 두려움에 따른 행동의 조건화나, 양심의 발달을 어렵게 하여 이후 반사회적 행동을 나타내게 한다는 이론이다. 이 이론의 타당도 등에 대해서는 향후 연구가 더 필요하다.

또한 높은 테스토스테론 수치가 공격적인 행동과 관련이 있었으며(Olweus et al., 1988), 공격적인 행동을 보이는 소아에서 척수액 내의 세로토닌의 대사물인 5-hydroindoleacetic acid의 농도가 낮고(Kruesi et al., 1990), 품행장애 청소년의 말초혈액 내의 세로토닌의 농도는 높다는 보고가 있다(Unis et al., 1997). 이 중에서 테스토스테론과 비행행동의 관련성은 체내 코르티솔의 수치, 부모-자녀 간의 관계나 비행행동을 같이 하는 또래들의 존재 여부 등 임상적 특징이나 주변 환경에 따라서 다양하게 변화한다고 알려졌다(Popma et al., 2008). 따라서 품행장애 소아에 대한 생물학적 요인에 대한 연구는 환경과의 상호작용 측면에서 연구가 더욱 필요하다.

적대적 반항장애

적대적 반항장애의 원인에 대한 연구는 품행장애에 대한 연구에 비해서 많지 않으나 일부 기질, 환경적인 요인, 유전연구, 생화학적 특징 등에 대한 연구가 이루어졌다.

적대적 반항장애를 보이는 소아는 사소한 자극에 과잉반응을 보이거나 좌절에 대한 내성이 부족하여 차분해지기 어려운 기질을 보일 수 있으며, 이러한 기질은 가족을 비롯한 주변 환경과의 상호작용 과정에서 발병에 영향을 끼친다(Frick & Morris, 2004).

부모의 불량한 양육태도, 부모 간의 불화, 가정 내의 폭력, 낮은 가족 내의 결속, 소아학대, 물질남용이나 반사회적 인격장애와 같은 부모의 정신과적 질환과 같은 정신사회적인 요인 또한 위험인자로 알려졌다(Greene et al., 2002). 문제 해결 시에 적절하지 않은 방법을 선택하기도 하며, 보상에는 민감하지만 처벌에는 둔한 양상을 보이기도 한다. 부모의 양육태도는 주요한 위험인자이면서 치료의 개입이 가능한 요인 중의 하나이므로 중요하다. 이들 부모가 가혹하고 일관적이지 않거나, 무관심한 양육태도를 보인다는 보고도 있으나, 소아를 양육하는 방법을 잘 모르거나 문제행동을 잘 다루지 못한다는 보고도 있다(Thomas, 2010; Steiner et al., 2007).

적대적 반항장애를 설명하는 두 개의 이론이 있는데, 애착이론은 부모와의 불안정한 애착관계가 소아의 반항적인 행동을 불러일으킨다는 것으로(Shaw et al., 2001; Guttmann-Steinmetz & Crowell, 2006) 이에 따르면 안정적인 애착관계가 소아의 증상의 예방과 호전에 중요하다. 학습이론에서는 소아의 문제행동에 대한 부모의 처벌이나 잔소리 등이 행동을 강화하는 요인으로 작용한다고 제안된다. 따라서 이 이론에 따르면 이러한 유발요인에 대한 변화가 소아의 문제행동의 변화를 불러일으킬 수 있다.

적대적 반항장애만을 대상으로 한 연구는 적어서, ADHD와 공존되어 있는 경우나 파탄적 행동문제가 있는 대상군을 모두 포함하는 연구가 많아 이 장애에 대해서 일정한 결론을 내리기에는 아직 이르다. 도파민을 비롯한 신경전달물질 관련 유전자가 알려졌고(Comings et al., 2000), dehydroepiandrosterone sulfate(DHEAS)의 체내 농도가 ADHD 환아군 또는 정상 대조군에 비해서 증가되어 있었다는 보고가 있는데, DHEAS의 증가는 일생 초기의 스트레스나 유전적인 취약성과 관련이 있다고 제안되었다(van Goozen et al., 2000).

치료

품행장애와 적대적 반항장애의 치료에서는 소아의 기질, 가정과 학교의 환경에 대한 평가가 이루어져야 하며, 이를 바탕으로 한 정신사회적 치료가 우선적으로 권고된다.

대표적인 정신사회치료로는 부모훈련프로그램과 인지행동치료의 하나인 문제해결기술 훈련이 있다. 치료과정에서 2개의 치료를 모두 적용하는 것이 도움되나, 소아가 어릴수록 부모훈련프로그램을 적용하고, 청소년일 경우에는 인지행동치료프로그램의 이용이 권고되고 있다(Stein, 1997; Stein et al., 2007). 부모훈련프로그램은 소아의 문제행동에 대처하는 부모의 역할을 강화시키는 효과를 기대한다. 문제해결기술은 소아 스스로가 자신의 문제행동의 돌아보게 하고, 충동적이고 비기능적인 반응을 줄이도록 하며, 대안이 될 수 있는 해결책을 스스로 생각해보도록 한다. 이러한 과정에서 자신의 행동 결과를 예측하고 평가하는 훈련을 하도록 한다. 가족치료는 문제가 되는 가족 구성원 간의 상호작용을 이해하고, 이의 변화를 도모한다. 문제가 되는 소아의 행동을 변화시키기 위하여 구성원 간의 의사소통을 증진할 수 있도록 한다. 다체계적 치료(multisystemic therapy)는 소아의 파탄적 문제행동과 관련된 여러 위험요인에 대한 평가를 시행하고 이를 가족과 지역사회를 통해서 소아의 행동 변화를 일으키기 위한 치료방법이다.

적대적 반항장애의 경우에는 임상적인 관심이 필요한 공존질환이 없는 경우에는 약물치료를 적용하는 경우가 많지 않지만, 품행장애의 경우에는 공격성과 이자극성

(irritability)의 즉각적인 조절이 필요한 경우가 있으며, 공격성 등의 조절은 품행장애 소아·청소년이 정신사회치료의 참여에 도움이 될 수 있다. 약물치료 단독으로 품행장애를 호전시키는 방법은 아직 충분히 효과적이지 않으므로, 공격성과 이자극성의 적극적인 조절이 필요한 상황이 아니고, 약물치료가 가능한 공존질환이 있는 경우에는 이에 대한 치료와 함께 정신사회치료를 병행하는 것을 고려하여야 한다. 따라서 품행장애를 중심으로 하여 공격성을 조절하기 위한 약물치료와 공존질환이 존재하는 경우의 약물치료로 나누어 살펴보고자 한다.

공격성을 조절하기 위한 약물치료는 리튬(lithium), 리스페리돈(risperidone)을 비롯한 항정신병약물, 발프로익 에시드(valproic acid)를 비롯한 기분조절제, 클로니딘, 베타차단제인 프로프라놀롤(propranolol)이 보고되었다(Meltzer et al., 2011).

리튬은 두 개의 위약대조군 연구가 시행되었는데, 공격성을 보이는 품행장애 소아·청소년을 대상으로 약물치료를 시행하였을 때 위약에 비해서 효과적이었다고 보고되었다. 이 중 한 연구에는 약물치료 농도를 0.8~1.2mmol/L로 유지하면서 부작용이 없거나 경미한 상태를 얻기 위해, 하루 300~2,100mg의 리튬을 4주간 복용하도록 하였다. 그 결과 리튬 복용군의 80%(20명 중 16명), 위약군의 30%(20명 중 6명)에게서 효과가 있었다(Malone et al., 2000). 또 다른 연구에서는 평균 나이 9.4세의 50명의 소아를 대상으로 하여, 6주간 하루 평균 1,248mg의 리튬을 복용하였다. 평균 혈중농도는 1.12mEq/L이었다(Campbell et al., 1995). 리튬이 공격성 등을 포함한 품행장애의 호전에 효과적이지 않다는 보고도 있는데, 이 연구는 다른 연구에 비해 약물복용 기간이 짧아, 2주간 약물치료를 시행하였다(Rifkin et al., 1997).

할로페리돌(haloperidol)과 리튬 그리고 위약을 비교한 연구에서도 2개의 약물이 모두 공격성의 조절에 효과를 보였다(Campbell et al., 1984). 6~11세의 공격성을 보이는 소아를 대상으로 한 연구에서 몰린돈(molindone)과 티오리다진(thioridazine)이 공격성의 조절에 효과가 있었다는 보고가 있다(Greenhill et al., 1985).

리스페리돈이 역시 공격성을 보이는 소아·청소년에서 효과적인데, Findling 등(2000)이 시행한 연구에 의하면, 품행장애 청소년을 대상으로 10주간 위약 또는 리스페리돈을 복용하고 공격성의 호전에 대하여 평가하였다. 이 결과 처음에 0.25~0.50mg/day을 아침에 복용하도록 하고 6주간 단계적으로 증량하였다. 50kg 이하의 환자에게는 1.5mg 이하를 복용하도록 하였고, 50kg 이상인 경우에는 최고 용량을 3.0mg으로 하였다. 이외에 파탄적 행동문제를 보이면서 공격성을 보이는 소아에서 리스페리돈이 효과적이었다는 보고가 몇몇 있다. 5~12세 사이의 파탄적 행동문제를 보이면서 지능지수가 36~84 사이인 소아를 대상으로 한 연구에서 위약에 비해서 리스페리돈이 공격성과 파탄적 행동의 조절에 효과적이었다. 이 연구에서 리스페리돈의 용량은 0.02~0.06mg/kg/day이었다(Snyder et al., 2002). 지능지수가 66~85 사이인 6세에서 14세 사이의 소아에서 평균 1.2mg/day을 4주간 복용했을 때에 위약에 비해서 공격성과 파탄적인 행동을 조절하는데 효과적이었다(Van Bellinham et al., 2001). 또 다른 연구에서도 공격성을 보이면서 낮은 지능을 가지고 있는 청소년을 대상으로 평균 2.9mg/day(1.5~4mg/day)을 6주간 복용하였을 때, 공격성을 감소시키는 효과가 있었다고 보고되었다(Buitelaar et al., 2001). 이 연구에서 추체외로 부작용은 없거나 경미하다고 보고하였고, 일시적인 피곤함, 구역질, 침흘림, 약간의 체중 증가가 나타났다고 보고하였다.

기분조절제의 하나인 발프로에이트(valproate)가 공격성의 조절에 효과가 있는데, 이 연구에 의하면(Steiner et al., 2003), 다이발프로엑스 소디움(divalproex sodium)을 복용하였을 때 품행장애를 가지고 있는 청소년에서 충동성의 조절과 자기 억제(self-restraint)에 호전을 보였다고 보고하였다. 이 두 인자는 상습적 범행의 예측인자로 알려졌다. 이 연구에서 약물치료는 고용량 그룹(1,000mg/day, 평균혈중농도 71.2μg/mL)과 저용량 그룹(125mg/day, 평균혈중농도 13.8μg/mL)으로 나누어서 비교하였는데, 고용량 그룹의 53%, 저용량 그룹의 8%에서 뚜렷한 호전을 보였고, 각각 29%, 42%에서 경미한 호전이 관찰되었다. 카바마제핀(carbamazepine)은 단독 공격형(solitary aggressive type)의 품행장애 소아에 대한 약물치료 시 효과가 없었다(Cueva et al., 1996).

품행장애에서 공존질환으로 ADHD가 존재하는 경우에 메칠페니데이트(methylphenidate) 약물치료를 선택할 수 있는데, 약물치료가 ADHD의 증상의 조절만이 아니라 품행장애에서 보이는 반사회적 행동에도 효과적이었다는 연구보고가 있다(Klein et al., 1997). 이 연구는 6~15세 사이의 품행장애 소아를 대상으로 하였고, 최고 용량을 60mg/day까지 복용하였다. 클로니딘(clonidine)이 ADHD와 품행장애 또는 적대적 반항장애를 같이 가지고 있는 소아에서 공격적인 행동의 조절에 효과적이었다는 보고 또한 있다(Connor et al., 2000). 이 연구에서 메칠페니데이트와 클로니딘의 복합처방과 각각 약물의 단독 처방의 세 개의 그룹으로 나누어 증상의 호전을 평가하였는데, 클로니딘 단독 처방 시 평균 용량은 0.17mg/day이었다.

베타차단제인 핀돌롤(pindolol), 메칠페니데이트 그리고 위약을 비교한 연구에서 ADHD 소아에서 핀돌롤이 품행문제의 호전에 효과를 보였다고 보고하였다. 그러나 이 연구에서 학교에서 보이는 품행문제 호전에는 효과가 부족하였고, 신경심리검사에서 메칠페니데이트에 비해서 효과가 덜하다고 보고하였다(Buitelaar et al., 1996).

프로프라놀롤이 품행장애가 있는 소아의 공격성에 효과가 있다는 보고 또한 있다 (Kuperman et al., 1987).

우울증과 품행장애가 공존하였을 때 이미프라민(imipamine)이 품행행동의 효과 적이라는 보고가 있다. 부프로피온(bupropion)은 한 개의 위약대조군연구에서 ADHD와 공격성이 공존한 경우에 공격성의 조절에 효과가 있었다는 보고가 있다 (Conners et al., 1996).

품행장애의 약물치료는 아직 다른 장애에 비해서 약물선택이나 치료효과에 대해 서 일관된 결론이 정해지지 않았기 때문에, 증상조절을 통한 이득과 부작용 등으로 인한 부정적인 영향을 살펴서 시행하여야 한다.

경과 및 예후

적대적 반항장애는 어린 소아기에 발병하여 이후 상당기간 지속된다. 청소년기나 성인기에 발병하는 경우는 비교적 드문 편이다. 품행장애는 소아기 및 청소년기에 발병하는데, 진단 이후에도 상당기간 지속이 된다. 품행장애에서 처음에 보이는 주 된 비행행동의 종류에 따라서 세 가지의 유형으로 나눈 보고에 의하면(Frick et al., 1993), 이는 이후의 문제행동의 변화과정을 예측한다. 외현적 행동형(overt behavior)은 가벼운 공격적 행동으로 타인을 괴롭히는 것에서 시작하여 심각한 신체적 싸움을 보이고 이후에는 직접적인 폭력과 공격행동을 보인다. 내현적 행동형 (covert behavior)은 거짓말이나 가게에서 주인 몰래 물건을 훔치는 행동 등을 보이다가 기물파손이나 심각한 절도로 진행된다. 권위자와의 갈등형(authority conflict)은 다른 두 가지 유형에 비해서 비교적 어린 나이에 나타나기 시작하는데, 고집이 세고 반항적인 행동을 보이다가 이후에 가출이나 무단결석 등을 시도한다. 이러한 각각의 유형들의 시작이나 진행이 일정하지는 않지만, 비교적 품행장애 소아·청소 년의 행동을 변화를 알아보는데 도움이 된다. 심각한 증상으로 진행될수록 한 가지 경로의 증상만을 보이기보다는 다른 유형의 증상을 같이 보일 가능성이 높아진다 (Kelly et al., 1997).

적대적 반항장애의 일부에서 품행장애로 진행된다. 증상이 심각하거나 역기능적 인 주변 환경이 있는 경우에 이러한 가능성은 더 높다고 알려졌다. 이러한 진행과 정으로 인하여 두 장애가 같은 장애의 가벼운 형태와 심각한 형태로 여겨지기도 한 다. 실제로 이전의 많은 연구가 두 장애를 파탄적 행동장애의 범주에서 연구를 시 행하였고, 이에 따라 위험요인과 치료에 대해서도 상당부분이 비슷한 양상을 보인다. 그러나 두 장애의 문제 행동 등을 비롯한 증상에 대한 분석 시 서로 다른 장애라는 보고가 있으며(Frick et al., 1993), DSM-5에서는 2개의 진단범주를 모두 만족한다면 2개의 진단을 모두 내릴 수 있다고 제안하였다.

품행장애는 특히 성인이 된 경우에 일부에서 반사회적 인격장애로 진행이 되기도 하며, 물질사용장애, 기분장애, 불안장애를 겪기도 한다(Lober et al., 2000). 품행장애로 진단된 경우의 40%에서 반사회적 인격장애로 진행된다는 보고 또한 있다(Thomas, 2010). 이러한 정신장애만이 아니라 품행장애로 인하여 청소년기에 학업을 중단하게 되거나 경찰서에서의 조사, 재판 등의 법률적인 문제에 노출되거나 신체 손상 등이 나타날 수 있어 이는 일상생활에서의 적응의 어려움으로 연결이 되고, 이러한 어려움은 문제 행동의 호전을 힘들게 할 수 있다.

대부분의 적대적 반항장애와 품행장애는 성장하면서 증상이 호전되는 경우가 적지 않으며, 어린 나이에 각각의 소아·청소년의 상황에 맞는 개입을 시행하는 경우에 더욱 호전을 기대할 수 있다.

결론

품행장애와 적대적 반항장애는 밀접한 연관성을 가지고 있으나, 적대적 반항장애가 품행장애의 가벼운 형태이거나 초기발병형태라는 이론은 좀 더 연구가 필요하다. 품행장애는 기질과 유전적 요인뿐만 아니라 학대, 가족 내의 반복적이고 심각한 폭력과 같이 역기능적인 환경 또한 중요한 위험인자 중 하나이다. 정서적인 자극을 인지하거나 공격적인 행동을 조절하는 뇌 부위의 기능 이상이 보고되고 있으며, 외부자극에 대한 신체의 각성반응을 보여 주는 생리학적 지표의 저하 또한 지속적으로 보고되고 있는 특징들이다. 품행장애의 치료는 조기 개입 치료가 권고되며, 공존질환에 대한 적극적인 치료 또한 필요하다. 약물치료만으로 품행장애의 전체 증상의 호전을 기대하기는 어려울 수 있으나 이자극성과 공격성의 조절을 기대해 볼 수 있다. 과거의 반사회적인 행동을 보이는 장애들의 정신과적인 평가와 치료에 대한 비관적인 시각에서 벗어나 이 분야에 대한 지속적인 연구는 보다 나은 치료적 개입을 가능하게 할 것이다.

참고문헌

조수철, 고복자, 김봉석, 김붕년, 김재원, 신민섭, 등. (2005). *서울시 소아청소년 정신장애 유병률 조사*. 서울: 서울시 소아청소년 광역정신보건센터.

American Psychiatric Association. (2013). *Diagnostic and Statistical Mamual of Mental Disorder, 5th ed.*, Washington D.C.: American Psychiatirc Association.

Buitelaar, J. K., van der Gaag, R. J., Cohen-Kettenis, P., Melman, C. T. (2001). A randomized controlled trial of risperidone in the treatment of aggression in hospitalized adolescents with subaverage cognitive abilities. *Journal of Clinical Psychiatry, 62*, 239-248.

Buitelaar, J. K., van der Gaag, R. J., Swaab-Barneveld, H., Kuiper, M. (1996). Pindolol and methylphenidate in children with attention-deficit hyperactivity disorder. Clinical efficacy and side-effects. *Journal of child psychology and psychiatry, and allied disciplines, 37*, 587-595.

Burke, J. D., Loeber, R., Birmaher, B. (2002). Oppositional defiant disorder and conduct disorder: a review of the past 10 years, part II. *Journal of the American Academy of Child and Adolescent Psychiatry, 41*, 1275-1293.

Campbell, M., Adams, P. B., Small, A. M., Kafantaris, V., Silva, R. R., Shell, J. et al. (1995). Lithium in hospitalized aggressive children with conduct disorder: a double-blind and placebo-controlled study. *Journal of the American Academy of Child and Adolescent Psychiatry, 34*, 445-453.

Campbell M., Small A. M., Green W. H., Jennings, S. J., Perry R., Bennett W. G., Anderson L. (1984). Behavioral efficacy of haloperidol and lithium carbonate. A comparison in hospitalized aggressive children with conduct disorder. *Archives of general psychiatry, 41*, 650-656.

Caspi, A., McClay, J., Moffitt, T. E., Mill, J., Martin, J., Craig, I. W., Taylor, A., Poulton, R. (2002). Role of genotype in the cycle of violence in maltreated children. *Science, 297*, 851-854.

Clark, C., Prior, M., Kinsella, G. J. (2000). Do executive function deficits differentiate between adolescents with ADHD and oppositional defiant/conduct disorder? A neuropsychological study using the Six Elements Test and Hayling Sentence Completion Test. *Journal of abnormal child psychology, 28*, 403-414.

Comings, D. E., Gade-Andavolu, R., Gonzalez, N., Wu S., Muhleman, D., Blake, H. et al. (2000). Multivariate analysis of associations of 42 genes in ADHD, ODD and conduct disorder. *Clinical genetics, 58*, 31-40.

Conners, C. K., Casat, C. D., Gualtieri, C. T., Weller, E., Reader, M., Reiss, A., Weller, R. A., Khayrallah, M., Ascher, J. (1996). Bupropion hydrochloride in attention deficit disorder with hyperactivity. *Journal of the American Academy of Child and Adolescent Psychiatry, 35*, 1314-1321.

Connor, D. F., Barkley, R. A., Davis, H. T. (2000). A pilot study of methylphenidate, clonidine, or the combination in ADHD comorbid with aggressive oppositional defiant or conduct disorder. *Clinical Pediatric (Phila), 39*, 15-25.

Cueva, J. E., Overall J. E., Small A. M., Armenteros J. L., Perry R., Campbell M. (1996). Carbamazepine in aggressive children with conduct disorder: a double-blind and placebo-controlled study. *Journal of the American Academy of Child and Adolescent Psychiatry, 35*, 480-490.

Decety, J., Michalska, K. J., Akitsuki, Y., Lahey, B. B. (2009). Atypical empathic responses in adolescents with aggressive conduct disorder: a functional MRI investigation. *Biological Psychology, 80*, 203-211.

Findling, R. L., McNamara, N. K., Branicky, L. A., Schluchter, M. D., Lemon, E., Blumer, J. L. (2000). A double-blind pilot study of risperidone in the treatment of conduct disorder. *Journal of the American Academy of Child and Adolescent Psychiatry, 39*, 509-516.

Frick, P. J., Morris, A. S. (2004). Temperament and developmental pathways to conduct problems. Journal of clinical child and adolescent psychology: the official journal for the Society of Clinical Child and Adolescent Psychology, *American Psychological Association, Division, 53*, 33, 54-68.

Frick, P. J., Lahey, B. B., Loeber, R., Tannenbaum, L., van Horn, Y., Christ, M. A., Hart, E. A., Hanson, K. (1993). Oppositional defiant disorder and conduct disorder: a meta-analytic review of factor analyses and cross-validation in a clinical sample. *Clinical Psychology Review, 13*, 319-340.

Greene, R. W., Biederman, J., Zerwas, S., Monuteaux, M. C., Goring, J. C., Faraone, S. V. (2002). Psychiatric comorbidity, family dysfunction, and social impairment in referred youth with oppositional defiant disorder. *The American journal of psychiatry, 159*, 1214-1224.

Greenhill, L. L., Solomon, M., Pleak, R., Ambrosini, P. (1985). Molindone hydrochloride treatment of hospitalized children with conduct disorder. *Journal of Clinical Psychiatry, 46*, 20-25.

Guttmann-Steinmetz, S., Crowell, J. A. (2006). Attachment and externalizing disorders: a developmental psychopathology perspective. *Journal of the American Academy of Child and Adolescent Psychiatry, 45*, 440-451.

Harden, P. W., Pihl, R. O., Vitaro, F., Gendreau, P. L., Tremblay, R. E. (1995). Stress response in anxious and non anxious disruptive boys. *Journal of Emotional Behavioral Disorders, 3*, 183-190.

Herpertz, S. C., Huebner, T., Marx, I., Vloet, T. D., Fink, G. R., Stoecker, T., Shah, N. J., Konrad, K., Herpertz-Dahlmann, B. (2008). Emotional processing in male adolescents with childhood-onset conduct disorder. *Journal of child psychology and psychiatry, and allied disciplines, 49*, 781-791.

Huebner, T., Vloet, T. D., Marx, I., Konrad, K., Fink, G. R., Herpertz, S. C., Herpertz-Dahlmann, B. (2008). Morphometric brain abnormalities in boys with conduct disorder. *Journal of the American Academy of Child and Adolescent Psychiatry, 47*, 540-547.

Kelly, B. T., Loeber, R., Keenan, K., DeLamater, M. (1997). *Developmental pathways in boys' Disrupive and Deliquent Bahavior. Juvenile Justice Bulletin.* Washington D.C.: Office of Juvenile Justice and Delinquency Prevention, US Department of Justice.

Klein, R. G., Abikoff, H., Klass, E., Ganeles, D., Seese, L. M., Pollack, S. (1997). Clinical efficacy of methylphenidate in conduct disorder with and without attention deficit hyperactivity disorder. *Archives of general psychiatry, 54*, 1073-1080.

Kruesi, M. J., Rapoport, J. L., Hamburger, S., Hibbs, E., Potter, W. Z., Lenane, M., Brown, G. L. (1990). Cerebrospinal fluid monoamine metabolites, aggression, and impulsivity in disruptive behavior disorders of children and adolescents. *Archives of General Psychiatry, 47*, 419-426.

Kruesi, M. J., Casanova, M. F., Mannheim, G., & Johnson-Bilder, A. (2004). Reduced temporal lobe volume in early onset conduct disorder. *Psychiatry Res, 132*(1), 1-11.

Kruesi, M. J., Keller, S., Jensen, J. A. (2011). Chapter 15 *Neurobiology of Aggression, Pediatric Psychopharmacology: principles and practice(2nd ed.).* Martin A., Scahill L., Kratochvil, C. J. New York: Oxford University Press. pp. 671-681.

Kuperman, S., Stewart, M. A. (1987). Use of propranolol to decrease aggressive outbursts in younger patients. Open study reveals potentially favorable outcome. *Psychosomatics, 28*, 315-319.

Loeber, R., Burke, J. D., Lahey, B. B., Winters, A., Zera, M. (2000). Oppositional defiant and conduct disorder: a review of the past 10 years, part I. *Journal of the American Academy of Child and Adolescent Psychiatry, 39*, 1468-1484.

Meltzer, B., Castro, M., Frazier, J. A. (2011). *Chapter 47 Aggression, Pediatric Psychopharmacology: principles and practice(2nd ed.).* Martin, A., Scahill, L., Kratochvil, C. J. New York: Oxford University Press. pp. 671-681.

Moffitt, T. E., Lynam, D. R., Silva, P. A. (1994). Neuropsychological tests predicting persistent male delinquency. *Criminology, 32*, 277-300.

Moffitt, T. E., Caspi, A. (2001). Childhood predictors differentiate life-course persistent and adolescence-limited antisocial pathways among males and females. *Development and psychopathology, 13*, 355-375.

Malone, R. P., Delaney, M. A., Luebbert, J. F., Cater, J., Campbell, M. (2000). A double-blind placebo-controlled study of lithium in hospitalized aggressive children and adolescents with conduct disorder. *Archives of general psychiatry, 57*, 649-654.

Olweus, D., Mattsson, A., Schalling, D., Low, H. (1988). Circulating testosterone levels and aggression in adolescent males: a causal analysis. *Psychosomatic medicine, 50*, 261-272.

Ortiz, J., Raine, A. (2004). Heart rate level and antisocial behavior in children and adolescents: a meta-analysis. *Journal of the American Academy of Child and Adolescent Psychiatry, 43*, 154-162.

Popma, A., Jansen L. M., Vermeiren R., Steiner H., Raine A., van Goozen S. H., van Engeland H., Doreleijers T. A. (2006). Hypothalamus pituitary adrenal axis and autonomic activity during stress in delinquent male adolescents and controls. *Psychoneuroendocrinology, 31*, 948-957.

Popma, A., Vermeiren, R. (2008). Conduct Disorder, Biological Child Psychiatry. Recent Trends and Developments. Banaschewski, T., Rohde, L. A. Basel. *Karger, 24*, 153-165.

Rifkin, A., Karajgi, B., Dicker, R., Perl, E., Boppana, V., Hasan, N., Pollack, S. (1997). Lithium treatment of conduct disorders in adolescents. The American *Journal of psychiatry, 154*, 554-555.

Rubia, K., Halari, R., Smith, A. B., Mohammed, M., Scott, S., Giampietro, V., et al. (2008). Dissociated functional brain abnormalities of inhibition in boys with pure conduct disorder and in boys with pure attention deficit hyperactivity disorder. *The American Journal of psychiatry, 165*, 889-897.

Rubia, K., Smith, A. B., Halari, R., Matsukura, F., Mohammad, M., Taylor E., Brammer M. J. (2009). Disorder-specific dissociation of orbitofrontal dysfunction in boys with pure conduct disorder during reward and ventrolateral prefrontal dysfunction in boys with pure ADHD during sustained attention. *The American Journal of psychiatry, 166*, 83-94.

Rutter, M., Giller, H. (1984). *Juvenile Delinquency: Trends and Perspectives*. New York: Penguin.

Seguin, J. R., Boulerice, B., Harden, P. W., Tremblay, R. E., Pihl, R. O. (1999). Executive functions and physical aggression after controlling for attention deficit hyperactivity disorder, general memory and IQ. *Journal of Child Psychology and Psychiatry 40*, 1197-1208.

Shaw, D. S., Owens, E. B., Giovannelli, J., Winslow, E. B. (2001). Infant and toddler pathways leading to early externalizing disorders. *Journal of the American Academy of Child and Adolescent Psychiatry, 40*, 36-43.

Shirtcliff, E. A., Granger, D. A., Booth, A., Johnson, D. (2005). Low salivary cortisol levels and externalizing behavior problems in youth. *Development and psychopathology 17*, 167-184.

Shoal, G. D., Giancola, P. R., Kirillova, G. P. (2003). Salivary cortisol, personality, and aggressive behavior in adolescent boys: a 5-year longitudinal study. *Journal of the American Academy of Child and Adolescent Psychiatry, 42*, 1101-1107.

Snyder, R., Turgay, A., Aman, M., Binder, C., Fisman, S., Carroll, A. (2002). Effects of risperidone on conduct and disruptive behavior disorders in children with subaverage IQs. *Journal of the American Academy of Child and Adolescent Psychiatry, 41*, 1026-1036.

Stadler, C., Sterzer, P., Schmeck, K., Krebs, A., Kleinschmidt, A., Poustka, F. (2007). Reduced anterior cingulate activation in aggressive children and adolescents during affective stimulation: association with temperament traits. *Journal of Psychiatric Research, 41*, 410-417.

Steiner, H. (1997). Practice parameters for the assessment and treatment of children and adolescents with conduct disorder. American Academy of Child and Adolescent Psychiatry. *Journal of the American Academy of Child and Adolescent Psychiatry, 36*, 122S-139S.

Steiner, H., Petersen, M. L., Saxena, K., Ford, S., Matthews, Z. (2003). Divalproex sodium for the treatment of conduct disorder: a randomized controlled clinical trial. *Journal of Clinical Psychiatry, 64*, 1183-1191.

Steiner, H., Remsing, L. (2007). Practice parameter for the assessment and treatment of children and adolescents with oppositional defiant disorder. *Journal of the American Academy of Child and Adolescent Psychiatry, 46*, 126-141.

Sterzer, P., Stadler, C., Krebs, A., Kleinschmidt, A., Poustka, F. (2005). Abnormal neural responses to emotional visual stimuli in adolescents with conduct disorder. *Biological psychiatry, 57*, 7-15.

Sterzer, P., Stadler, C., Poustka, F., leinschmidt, A. (2007). A structural neural deficit in adolescents with conduct disorder and its association with lack of empathy. *Neuroimage, 37*, 335-342.

Thomas, C. R. (2010). Chapter 16. *Oppositional Defiant Disorder and Conduct Disorder.*

Dulcan's Textbook of Child and Adolescent Psychiatry (1st ed.). Dulcan MK. Washington D.C.: American Psychiatric Publishing, pp. 223-240.

Unis, A. S., Cook, E. H., Vincent, J. G., Gjerde, D. K., Perry B. D., Mason, C., Mitchell, J. (1997). Platelet serotonin measures in adolescents with conduct disorder. *Biological Psychiatry. 42*, 553-559.

Van Bellinghen, M., De Troch, C. (2001). Risperidone in the treatment of behavioral disturbances in children and adolescents with borderline intellectual functioning: a double-blind, placebo-controlled pilot trial. *Journal of child and adolescent psychopharmacology 11*, 5-13.

van Goozen, S. H., van den Ban, E., Matthys, W., Cohen-Kettenis, P. T., Thijssen, J. H., van Engeland, H. (2000). Increased adrenal androgen functioning in children with oppositional defiant disorder: a comparison with psychiatric and normal controls. *Journal of the American Academy of Child and Adolescent Psychiatry, 39*, 1446-1451.

일반인을 위한 요약

품행장애는 청소년기에서 성장하면서 나타나는 정상적이고 일시적인 과정이 아니라 주변의 관심과 지지가 필요한 정신과적인 장애 중의 하나이다. 이 장애는 지속적으로 타인의 기본적인 권리를 침해하고, 자신의 나이와 사회적 위치에 맞는 규칙을 어겨 현재 일상생활의 어려움만이 아니라 성인이 된 이후에도 심각한 어려움을 겪게 할 수 있어 적절한 개입이 필요하다. 품행장애는 행동을 기준으로 진단하게 되므로 품행문제를 발생하게 한 여러 요인에 대한 평가가 필요하다. 이러한 요인은 기질이나 유전적 요인과 같은 직접적인 변화가 어려운 요인도 있는 반면에 역기능적인 주변 환경과 같이 가정과 지역사회의 노력에 따라서 변화가 가능한 요인도 있다. 또한 표면적으로는 품행문제를 보이지만 소아·청소년이 내적으로 우울, 불안 등의 정서적인 어려움 또는 정신병적 증상을 겪고 있을 가능성이 있어 이에 대한 적극적인 평가와 약물치료 등을 포함한 적절한 치료는 소아의 품행문제 행동을 줄이는 데 도움이 될 수 있다. 적대적 반항장애 또한 지속적으로 권위대상에게 반항적인 행동을 보이는 장애이다. 이 장애는 품행장애와 밀접한 관련성을 가지고 있다. 두 장애 모두 조기에 적절히 개입하는 것이 권고되며, 부모를 포함한 주변인과 지역사회의 관심과 지지가 소아·청소년의 행동변화에 필요하다. 이러한 노력은 품행문제 행동으로 인한 소아·청소년 자신, 그리고 가정과 지역사회의 어려움을 줄이는 데 기여할 것이다.

제19장

행위중독 : 인터넷게이밍장애를 중심으로

한덕현
중앙대학교병원 정신건강의학과

행위중독은 아직까지 명확한 진단기준이나 생물학적 근거에 있어서 구체적인 기준을 정하고 있지는 않다. 하지만 사회적으로 문제가 되고 또한 청소년 시기의 학교, 가정생활에 많은 영향을 끼치고 있는바, 많은 학자의 관심사가 되고 있다. 최근 행위중독이 기존의 물질중독에 포함되어야 하는지, 충동조절장애의 분류에 속해야 하는지에 대해 지속적으로 논의 중이다. 도박, 쇼핑, 성행위, 인터넷사용, 비디오게임 등의 쾌락의 특성을 가진 행동의 종류는 소수의 사람에게는 강박적인 참여로 이끌 수 있다. 지나친 단계에서 이 행동은 DSM-IV TR에서는 "달리 분류되지 않은 충동조절장애"로 분류했었다. 그것은 또한 비물질적중독 또는 행위중독으로 고려되기도 한다. 도박, 쇼핑, 성, 게임, 인터넷 사용이 정상적 행동인 것처럼, 정상과 과도한 참여 사이의 차이를 구별하는 것은 도전적인 일일 수도 있다. 더 큰 도전은 복잡한 분류인 행위중독의 증후군에서 거대한 이질성에 기인한다. (물질중독과 비교할 때) 행위 중독의 근본적인 메커니즘은 상대적으로 적게 이해되고 있다. 물질이용장애의 통찰을 가능케 하는 동물모델이 행위중독에 관해서 간단하지 않거나 더 선진기술을 요하기 때문이다. 이에 이번 장에서는 청소년기에 시작하거나 심해지는 인터넷게이밍장애를 중심으로 논할 것이다.

개념

인터넷게이밍장애(internet gaming disorder)는 현재 인터넷중독(internet addiction), 인터넷게임중독(internet game addiction), 온라인게임중독(online game Addiction) 등의 다양한 네이밍 중 DSM에서 리서치 criteria 영역에 유일하게 이름을 올리게 되었다. 이는 일정한 진단기준의 부재, 생물학적 근거 부족 등의 이유로 정식 진단기준에 올라가지는 못했지만 임상적, 사회적 문제로 학계와 사회의 관심을 지속적으로 받고 있다. 인터넷중독 환자의 뇌변화는 뇌과학자의 많은 관심을 받고 있다. 특히 IT가 발달된 나라의 많은 청소년층을 중심으로 한 환자가 폭발적으로 증가하고 있어 명확한 원인분석과 치료법에 대한 관심이 더욱 증가하게 되었다. 하지만 인터넷중독질환은 아직 그 질환의 정체가 명확하게 정의되지 않은 시점에서 '중독'의 분류와 '충동조절장애'의 분류로 나누려는 시도가 가장 일반적이다.

용어 사용

DSM-5에서는 인터넷게이밍장애(internet gaming disorder)라고 명명하였지만, '인터넷중독'이란 용어가 국내외 연구자들이 가장 흔히 사용하는 용어로 볼 수 있다. 일부 게임중독이란 용어에 저항을 보이는 사람들은 '게임과 몰입'이라는 용어를 사용하고 있다. 그 밖의 책, 논문, 연구 등에서 사용되는 용어로는 '일상생활에 지장을 초래하는 비정상적 현상'임을 표현하기 위해 '과도한/병적인/강박적인/문제가 있는' 수식어가 붙고, 게임대상을 지칭하는 용어로 '비디오/컴퓨터/인터넷/온라인' 등이 있다. 또한 문제 심각성을 나타내는 용어로 '장애(disorder)/중독(addiction)'이 연구자의 견해와 입장에 따라 다양하게 사용된다.

진단기준

미국정신의학회 진단분류(DSM-5)에서는 인터넷게임 문제에 대한 240개 이상의 논문을 살펴본바 인터넷게임장애는 게임에 대한 점진적인 통제력 상실, 내성 및 금단 증상, 일상기능의 상실이 보고된다. 하지만 몇 가지 이유에 의해 명확히 진단으로 책정할 수 없다고 하였다. 첫째, 장애의 기준이 연구자마다 다르며, 이로 인해 유병률이 중국을 비롯한 아시아 국가들과 미국 유럽 국가 간 큰 차이를 보인다. 둘째, 10대에 호발하지만 그 후 병의 진행과정에 대한 장기추적 연구가 미흡하다는 이유로 정식 정신질환명에서 제외되었다. 다만 '인터넷게임장애(internet gaming disorder)'라는 용어를 사용하여 임상적 관심을 가지고 좀 더 정식 질환명으로 채택할지를 향후 지켜보자는 신중한 입장으로 결론이 났다. 이는 2013년 DSM-5에 새로이 정식질환명으로 등재된 도박중독과 차이를 보이는 것이다.

30~40대에 호발하여 평생을 가는 알코올, 도박중독과는 다르게 인터넷게임문제는 가상세계를 동경하는 10대에 호발하지만 30대 이후 급격한 감소를 보이므로 40대 이후까지 지속된다는 추적연구가 현재 없다. 10대들이 인터넷게임을 통해 갈등을 표출하고 해결하려는 소아·청소년기 심리발달 과정 중에 나타나는 이행기적 발달학적 현상(transitional developmental phenomenon)의 결과물일 수 있다는 관점도 고려해야 한다. 아무튼 소아·청소년의 인터넷게임 문제는 좀 더 충분히 표준화된 진단도구에 의한 빈도조사, 문제 소아·청소년들에 대한 성인기로의 추적조사, 장기간의 뇌발달 변화에 대한 추적연구를 통해 실체가 밝혀져야 한다.

참고로 DSM-5(2013)에서 제안한 인터넷게임장애의 진단기준을 살펴보면 다음과 같다.

DSM-5(2013) 인터넷게임장애(internet gaming disorder)

제안된 진단기준

게임을 하기 위해, 그리고 흔히 다른 사용자들과 함께 게임을 하기 위해 지속적이고 반복적으로 인터넷을 사용하는 행동이 임상적으로 심각한 손상 또는 고통을 초래하며 다음 중 다섯 가지 이상의 증상이 12개월 동안 나타난다.

1. 인터넷게임에 대한 몰두 : 개인은 이전 게임 내용을 생각하거나 다음 게임 실행에 대해 예상한다. 인터넷게임이 일과 중 가장 지배적인 활동이 된다.
2. 인터넷게임이 제지될 경우에 나타나는 금단증상 : 이러한 증상은 전형적으로 과민성, 불안 또는 슬픔으로 나타나지만, 약리학적 금단증상의 신체적 징후는 없다.
3. 내성 : 더 오랜 시간 동안 인터넷게임을 하려는 욕구
4. 인터넷게임 참여를 통제하려는 시도에 실패함
5. 인터넷게임을 제외하고 이전의 취미와 오락활동에 대한 흥미가 감소함
6. 심리사회적 문제에 대해 알고 있음에도 불구하고 과도하게 인터넷게임을 지속함
7. 가족, 치료자 또는 타인에게 인터넷게임을 한 시간을 속임
8. 부정적인 기분에서 벗어나거나 이를 완화시키기 위해 인터넷게임을 함 : 무력감, 죄책감, 불안

9. 인터넷게임 참여로 인해 중요한 대인관계, 직업, 학업 또는 진로기회를 위태롭게 하거나 손실함

주목할 점 : 이 장애의 진단에는 도박이 아닌 인터넷게임만 포함된다. 업무 및 직업상 요구되는 활동으로서의 인터넷 사용은 포함하지 않으며, 그 외의 기분 전환이나 사회적 목적의 인터넷 사용 또한 포함하지 않는다. 마찬가지로 성적인 인터넷 사이트도 제외된다.

현재 심각도 : 인터넷게임장애는 일상적 활동의 손상 정도에 따라 경도, 중등도, 중도로 나뉜다.

증상

1) 신체적 건강

게임을 심하게 하여 소위 폐인과 같은 극단적인 모습을 보일 때가 있다. 즉 식음을 전폐하여 영양실조에 가까운 마른 체형을 보이거나 아니면 무분별한 식사로 인한 비만해 지는 것이다. 정상적인 영양분과 수면으로 한창 건강하여야 할 외모가 안 먹고, 안 자서 심하게 초췌하게 보인다. 반대로 장시간 꼼짝하지 않고 게임만 하며, 밥 먹는 시간도 아까워 라면이나 햄버거 등 고칼로리 인스턴트 식품을 급하게 먹는 경우 비만은 필연적이며 소화불량, 변비 등을 동반한다. 가까운 거리에서의 게임 화면에 지속적 노출은 안구건조증, 시력장애, 근시를 유발하고, 드문 경우지만 밝은 빛의 섬광은 경련(seizure)에 취약한 사람들로 하여금 정신을 잃고 쓰러지는 경련을 유발시킨다.

2) 공격적 행동과 무책임함

게임 아이템을 뜻대로 모으지 못했을 때, 애써 모은 아이템을 사기당했을 때, 게임에서 졌을 때, 누가 게임을 못 하게 할 때 분노가 폭발하여 욕을 하거나 공격적 행동을 보인다. 더욱이 충동적 성향이 높은 주의력결핍·과잉운동장애인 경우 그렇지 않아도 집안에서 불화가 잦은데, 게임을 둘러싼 집안 내 전쟁은 빠른 시기에 시작된다. 자신의 해야 할 일을 안 하고 자꾸 시간 약속을 어기게 되니까 무책임하고 시간관념이 없는 사람으로 보인다. 그러다가 결국 게임 이외에 자신이 해야 할 일을 자꾸 미루고 일상생활을 포기하게 된다.

3) 정신적 건강

인터넷게이밍장애 환자의 상당히 많은 수는 공존질환을 동반한다. 정신병리 연구에 따르면 우울감, 강박성향, 낮은 자존감, 사회성 불안감, 낮은 자기효능감, 충동성, 집중력장애, 행동문제(비행, 거짓말하기)가 흔히 보고된다. 이러한 동반병리가 인터넷중독의 원인인지, 아니면 장기간 인터넷게임에 빠진 결과로 생긴 문제인지를 구분하기는 매우 어렵다. 인터넷게임에 빠진 기간이 심각하고 길수록 병적 탐닉에 대한 죄의식, 조절실패에 대한 좌절감, 현실 세계와의 괴리감이 점점 커지는 원인-결과의 악순환의 고리로 보아야 할 것이다.

4) 사고 범죄에 노출되기 쉽다.

인터넷은 모든 사회 현상과 관련이 있으며 이에 따라, 사회 범죄에의 노출 또한 피할 수 없게 되었다. 그런데 특히 판단력이 떨어지는 청소년 층에서는 사기, 대출, 학교폭력 등의 문제에 노출되어 자꾸 피해를 보게 된다. 같은 반에서 게임을 시켜 자신의 게임레벨을 높이고 아이템을 빼앗은 학교폭력사건, 게임 아이템 구입 및 계정 비용 마련을 위한 절도행위, 부모님과의 다툼 끝에 가출, 학교 자퇴, 결석, 잦은 조퇴, 교통카드ㆍ문화상품권도 모자라 '휴대폰깡'을 하고 헌혈하여 게임비를 마련하는 청소년 사건들이다. 1990년대 청소년 흡입제로 인한 사건ㆍ사고가 신문사회면을 채웠다면 2000년대 들어서는 게임과 관련된 사건ㆍ사고가 이를 대신하고 있다.

원인

인터넷게이밍장애의 원인에 대한 연구는 현재 공존질환을 포함한 개인의 취약성, 가족 문제, 게임 자체의 문제 등으로 예상되고 있다. 하지만 이 역시 정확한 추적연구가 부족한 상황이어서 신중한 연구추적이 필요하다. 이 장에서는 인터넷게이밍장애에 대한 뇌변화를 종합적으로 기술하였으며, 다른 행위중독에 대한 생물학적 원인을 간단히 기술할 것이다.

1) 인터넷게이밍장애와 뇌변화

중독의 관점에서 보자면, 보상중추를 기준으로 한 기존의 알코올이나 도박중독의 중독 기전에 인터넷중독을 적용하는 것이다. 즉 인터넷중독자 사이에서 전두엽 부위[예 : 상전두이랑(superior frontal gyrus)]와 다른 부위[예 : 해마상융기주위(parahippocampus)]의 연결성이 보고된다. 관련된 부위가 보상회로를 구성하는 요소이라는 점에서, 이러한 결과는 인터넷중독자에게서 보상에 대한 증가된 민감성을 나타낸다. 휴지기 fMRI와 PET 연구에서, 배후선조체(dorsal striatum)에서 감소된 도파민 D2 수용체 가용성이 발견되었고, 이것은 이 부위에서의 결합능력과 인터넷중독 척도와는 음의 상관관계가 있었다. 복측선조체(Ventral striatum)에서의 기능이상은 관찰되지 않았다. 확산텐서영상연구에서, 안와전두피질(orbitofrontal cortex), 뇌들보(corpus callosum), 그리고 띠다발(cingulum)에서의 에서의 낮은 FA(이방성 확산의 정도)가 관찰되었다. MRI를 이용한 연구에서 전방대상피질(anterior cingulate cortex), 뒤쪽 띠이랑(posterior cingulate), 섬엽(insula) 그리고 설회(lingual gyurs)를 포함하는 감정조절과 관련된 부위에서 회백질의 낮은 밀도가 관찰되었다. 또한 해마곁이랑(parahippocampal gyrus)에서의 감소된 FA 값이 관찰되었고, 소뇌(cerebellum), 안와전두피질(OFC), 배외측전전두피질(dorsolateral prefrontal cortex) 그리고 전방대상피질(ACC)에서의 감소된 부피가 관찰되었다. 인터넷중독의 기간이 국소적인 회백질 부피와 역의 상관관계가 있었다. 이러한 결과는 강박적인 인터넷 사용이 회백질 감소를 야기하는 것이거나, 회백질 부피가 적은 사람들이 인터넷중독에 이환되기 쉽다는 결론을 시사한다. 요약해서 초기의 연구는 전두엽 부위에서의 국소적 균질성, 배후선조체(dorsal striatum)에서의 감소된 D2양 수용체 가용성, 낮은 백질의 통합성, 그리고 회백질 밀도와 부피 차이가 보상과 감정 처리와 관련된 부위에 영향을 미침을 시사한다. 또한 중독성향이 있는 사람의 경우 선천적으로 내인성 도파민계 활성이 저하되어 있어 이를 보상하기 위해 외부로부터 약물이나 인터넷중독과 같이 탐닉적 행동을 통해 도파민을 증진시키려 한다는 소위 보상체계결함 가설이 이를 뒷받침하고 있다.

충동조절의 분류로 보려는 견해는 인간발달 시기에 맞는 뇌발달 시기와 관련성에 대해 설명하고 있다. 인터넷중독이 청소년 시기에 폭발적으로 많고, 일정한 나이가 지나면 유병률이 급속하게 감소하는 것으로 보아 타당성이 있는 것으로 생각된다. 발달단계로서의 사춘기는 종종 증가된 충동성과 관련지어져 왔다. 사춘기에 증가된 충동성을 언급한 한 가설에서는 이 시기에 전두부 피질과 피질 하의 모노아민 시스템의 미성숙을 얘기했다. 그런 미성숙은 도파민과 세로토닌으로 대표되는 원인이 되는 두 가지 신경전달물질로 인해서, 이 발달단계에서 가장 바람직한 학습의욕을 가능하게 하는 의사결정에 영향을 줄 수 있다. 선조체에서의 도파민 방출은 보상 이익과 관련된 자극 받은 욕구를 행동으로 나타내는 것을 촉진하는 데 작용할 수 있다. ① 단기적으로는, 자극된 욕구에 'go signal'로 작용하여 행동으로 나타날 수 있고, ② 장기적으로는, 자극이 되는 기억과 목록의 기초를 이루는 신경가소성 변화를 일으킬 수 있다. 중격의지핵 내에서 도파민 기능은 다양한 자극받은 행동을 촉진시킬 수 있다. 새롭거나 두드러지거나 보람 있거나 예측할 수 없는 사건이 확인되고 행동적으로 반응하게 하는 단기 보상 메커니즘을 통해서 말이다. 따라서 피질선조(cortico-striatal)에서의 신경발달적 변화는 사춘기 때 충동성과 인터넷 혹은 게임에 쉽게 빠져들 수 있는 이유가 될 수 있다. 전전두엽 피질(prefrontal cortical) 네트워크는 자극이 되는 의욕을 조절한다고 제안되어 왔다. 봉선핵으로부터 방출되고 전전두엽으로 시냅스를 통해 보내지는 세로토닌 써킷으로 이루어진 세로토닌 시스템은, 이 과정의 중요한 원인이 된다고 제안되어 왔다. 전두엽 손상은 불리한 의사결정과 외관상 충동적인 행동의 발생과 관련이 있다. 보통의 발달에서는, 사춘기에 전두엽에서 중요한 변화가 일어나며 이것은 자제심을 보여주는 능력이 상대적으로 감소하는 데에 반영될 수 있다. 이 가설을 직접적으로 조사할 생물학적 추적조사가 정당화되었음에도 불구하고, 사춘기에 도파민과 세로토닌 시스템과 피질선조 회로에서의 변화들의 조합은 인터넷중독과 같은 충동 조절장애의 발생에 더 큰 민감성을 반영한다. 하지만 병적도박과 달리, 인터넷중독에 대한 생물학적 자료에는 한계가 있다. 직접적인 증거는 현재 부족함에도 불구하고, 몇몇 연구는 인터넷중독을 가진 청소년이 조절보다는 더 높은 충동성을 가졌다고 했지만, 다른 연구에서는 복합적인 결과를 보여주었다.

편도체는 의사결정과 충동성에 중요한 역할을 담당한다. 세로토닌과 도파민이 솔기핵과 선조체로부터 편도체로 보내지며 이러한 작용은 글루타메이트에 의한 촉진과 GABA에 의한 억제 사이의 균형으로부터 조절된다. 편도체는 감정적 반응의 처리 및 기억에 관여한다. somatic marker hypothesis(의사결정이 항상성과 느낌, 감정을 조절하는 신경학적 기질에 의한다는)에 따르면 자극에 대한 정동적 반응은 시상하부와 또 다른 자율신경계 뇌간 핵과 같은 내장 운동 구조를 통해 촉발된다. 편도체는 의사결정에 있어 vmPFC/OFC와 같이 기능하며 이러한 부위는 독특한 특징에 의한다. 사람에서 내측전두엽에 문제가 있거나 편도체에 문제가 있으면 의사결정의 장애를 보인다. 편도–선조체 활성도의 이상이 충동성에 영향을 주며 충동 신호에 의해 과장된 자율신경계적 반응이 촉발되기도 한다는 것을 보여준다. 편도체 활성도의 이상은 세로토닌 유전자의 유전적 변이에 의해 영향을 받는다. 충동 조절장애에서 편도체의 역할은 아직 직접적으로 연구되지는 않았다.

한편 현재가지 발표된 연구결과로 미루어볼 때, 인터넷중독은 주로 피질선조변연계회로(corticostiratal-limbic pathway)라는 회로와 밀접한 관련이 있는 부위인데, 이 회로는 우리가 집중하고 기억하고, 외부자극에 반응을 보이는 일과 관련된 뇌 회로이다. 정신과 질환의 정신분열병, 주의력결핍·과잉운동장애, 우울증, 각종 중독 질환과 관련이 있는 부위이기도 하다. 이런 인터넷 자극이 지속적으로 주어질 때, 건강한 사용자에 있어서는 이들 자극받는 부위가 사용시간과 비례하여 뇌피질이 두꺼워지고 있다는 최근 보고들이 있다. 뇌피질이 두꺼워 지고 있다는 것은 자극받는 만큼 뇌 부위가 발달하고 있다는 것으로 해석될 수도 있다. 이는, 같은 인터넷 자극이 지속적으로 주어져도 환자군에 있어서는 다소 반대의 성향이 보고되고 있다. 즉 건강한 사람들이 자극받는 전두엽, 선조체(striatum), 변연계(limbic system)을 포함한 측두엽 부위가 두꺼워지는 것에 비해서 환자군은 이들 부위의 뇌피질이 얇아져 있다는 것이다. 이들 뇌피질 부위가 얇아져 있다는 것은 거의 모든 연구 팀에서 보고되고 있다. 이 부위의 뇌피질 두께가 얇아져 있다는 것은 피질선조변연계회로(corticostriatal-limbic system)의 균형이 안 맞고 있다는 뜻이다. 이들 균형을 유지하는 신경전달물질은 도파민으로 이 회로 안의 도파민 불균형은 과거로부터 알코올 중독자, 마약중독자에게서 보고되고 있다. 인터넷중독 환자에 있어서 도파민에 관한 연구는 PET 연구 하나만 보고되고 있다. 그 밖에 도파민 D2 수용체(dopamine D2 receptor), catecholamine-o-methyltrans-ferase와 세로토닌 운반체(serotonin transporter)를 다루는 유전자의 취약성에 대해 보고되어 있고, 인터넷중독이 있는 개인에서 일관되게 강력한 보상의존 행동을 보이고 강한 새로움을 추구한다는 개인적 기질에 관한 연구가 있었다.

2) 행위중독의 생물학적 기전 : 충동조절장애의 관점

(1) 충동조절과 관련 있는 신경전달물질

충동성은 충동조절장애와 약물중독을 포함한 많은 정신장애와 연관이 있다. 이러한 중독과정에서 충동성은 약물 실험과 같은 초기 단계에 기여를 한다. 특성 충동성은 다양한 요소를 지니고 있다. 예를 들어 한 연구에서는 4개의 요소(성급함, 계획 부족, 인내 부족, 감각 추구)를 발견한 반면, 다른 연구에서는 충동성 요인의 측정을 3개의 요소로 구조화시켰다(인지에는 the Barratt Impulsivity Scale 분별, 모험성에는 운동과 계획 요소 및 the Eysenck impulsivity scale, 충동성 및 감정이입 분야). Moeller과 그의 동료들은 충동성을 "내부적 또는 외부적 자극제[감소]에 대한 빠르고 계획되지 않은 반응을 보이는 성향으로써, 충동적인 개인 또는 타인에 대한 이러한 반응이 부정적인 결과를 야기하는 것" 이라는 정의를 내렸다. 종합해 봤을 때, 이러한 발견은 충동성이 복잡하고 다면적인 생각임을 제시하고 있다. 일관적으로 나타나는 인간과 동물 연구에서의 자료는 다양한 뇌 부위와 신경전달물질 시스템이 중독 과정이 진행되는 동안 충동적인 행동을 하는데 기여를 하고 있음을 제시하고 있다.

(2) 도파민, 충동성 그리고 충동조절장애

도파민 시스템은 충동성과 충동조절장애와 관련이 깊다. 기저핵의 도파민 시스템의 조절장애는 주의력결핍·과잉운동장애(Attention Deficit Hyperactvity Disorder)의 충동조절미숙의 원인이 되며 이 도파민 시스템 불균형은 중독 과정에도 영향을 미친다. 정신자극제인 암페타민은 도파민 생체시스템에 영향을 미쳐, 주의력 결핍 활동장애 아동의 충동조절에 효과적인 치료 약물로 알려졌다. 중독치료를 받은 코카인 남용자에게서 낮은 도파민(D2) 수용체 가동률이 보고되었으며, 이러한 가동률은 대상회(cingulate)와 안와전두엽(orbitofrontal cortex)에서 신진대사의 감소와 연관된다. 정상인의 선조(striatum) 영역에서 도파민(D2) 수용체의 낮은 도파민 친화력은 메틸페니데이트 약제에 의존성향이 있음을 예측하였으며, 이는 낮은 D2 수용체 가동률이 중독에 대한 취약성을 중재한다는 가설을 뒷받침한다. 또한 매우 충동적인 쥐들의 복부 선조에서 감소된 D2 수용체 가동률이 관찰되었으며, 이 가동률은 정맥주사를 통한 코카인의 자가 투여의 높은 확률을 예측하였다. 선조 내 낮은 D2 수용체 가동률은 원숭이에서도 코카인 자가 투여 증가를 예측하기도 했다. 유전학적 연구는 다양한 유전자를 충동성과 중독에 연결하였으며, 그 유전자들에는 도파민 D4 수용체(DRD4)와 DA transporter(SLC6A3)을 부호화하는 유전자들이 포함되어 있다. 주의력결핍·과잉운동장애는 유전 가능성이 굉장히 높으며, 장애 위험의 80%에 가깝게 유전적인 영향을 미친다. 그중 주의력결핍·과잉운동장애와 연관된 유전적 변형체에 가장 큰 원인이 되는 것들은 DRD4와 SLC6A3의 변형체이다. DRD5와 같은 기타 도파민 유전자들 역시 주의력결핍·과잉운동장애와 연결되어있다. 두 연구는 DRD4의 동질이상과 병적 도박(pathologic gambling) 사이의 연관성을 발견했다. 추가적으로, 도파민(D2) 수용체의 D2A1 대립형질은 약물남용, 상습적인 취식 및 흡연의 원인으로 알려져 있으며, 통제 집단에 비해 병적 도박 환자에게서 2배나 더 많은 빈도가 나타났다. 위의 자료는 유전적 성향 및 기능적 산출량 모두를 통해 충동조절장애와 기타 중독의 충동적인 요소에 도파민이 기여를 한다는 것을 시사한다. 하지만 이러한 발견을 반복하고 더 확실히 하기 위해 추가적인 연구가 필요하다. 특히 성격에 따른 충동성의 측정 또는 자극 추구(novelty seeking) 탐색이 도파민 유전자 변형체와의 관계에서 다양한 결과를 가져온 것과 같이 이론적으로 연관된 생각에 대한 조사가 필요할 것으로 보인다.

(3) 글루타메이트와 충동성

Y-아미노부티르산(GABA)과 글루타민산의 역할 Y-아미노부티르산은 뇌 안에 있는 주요 억제 신경전달물질이다. 이는 글루타민산과 신경 말단에서 글루타민산 데카르

복실아제 효소에 의해 합성이 된다. GABA와 도파민성 시스템 사이에 해부학적, 기능적 연결성이 있을 뿐만이 아니라, GABA 시스템의 조절이 약물사용장애에 끼치는 영향력을 증대시킨다는 것에 대한 증거가 존재한다. 예를 들어 GABA 재흡수 억제제제로서 주로 발작을 치료하는 데 사용되는 타이아가빈은 코카인중독에 있어서 임시 효능을 보여주었고, 보고된 사례에서 충동적인 공격성을 통제하는 데 도움이 되었음이 나타났다. 기저핵의 글루타민산의 등급은 보상을 추구하는 행동을 조절하였다. 시스테인·글루타민산 역수송체로부터 방출된 무소포 글루타민산은 중격의 지핵(Nucleus Accumbens) 내의 세포 밖 글루타민산의 주요 원천임을 보여주었다. 이는 글루타민산 집단 2/3 대사지향성 글루타민산 수용체의 자극을 통해 소포성 글루타민산과 도파민을 조절한다. 시스테인의 전구체인 N-아세틸시스테인은 글루타민산의 세포 밖 등급을 상승시키고 결국 글루타민산의 시냅스 방출을 감소시킨다. 이는 아마도 대사지향성 글루타민산 수용체 억제제의 자극을 통해 일어나는 것으로 보인다. 코카인 중독과 병적 도박(Pathologic Gambling) 모두에서 임시 효능이 나타났다. 종합해보면 이러한 자료는 약물 및 행동적 중독에 있어서 글루타메이트와 GABA 시스템이 어떠한 역할을 맡고 있는 지에 대해 시사하고 있다.

(4) 세로토닌과 충동조절장애

도파민, GABA, 글루타메이트와 마찬가지로 세로토닌의 역할은 충동성, 충동조절장애, 약물중독과 관련되어 있다. 세로토닌 뉴런은 배측솔기핵(dorsal raphe nucleus)에서 해마, 전두엽, 편도체를 포함한 뇌 영역에 걸쳐 형성되어 있다. 동물모델에서 전뇌의 세로토닌의 고갈은 충동적 선택을 유발하며, 반면 간접적 세로토닌 항진제인 펜플로라민(fenfluramine)은 그와 같은 행동을 감소시킨다. 더불어 뒤의 솔기핵(raphe)은 즉각적 보상을 위한 간헐적인 선호도를 보인다. 상대적으로 비선택적 세로토닌 길항제는 자기 통제의 선택을 촉진한다. 특이적 세로토닌 시스템 구성요소의 역할은 세로토닌 1B knockout 쥐의 거대한 운동성·충동성 결과로 그 중요성을 보여준다. 세로토닌의 레벨을 낮추는(뇌척수액에서 세로토닌 대사체를 감소시키는) 트립토판의 고갈은 운동성·충동성은 증가시키나(연속성능 테스트–동일한 쌍에서), 사람의 결과에서는 충동적 선택의 결과를 보이지 않았다. 알코올중독의 가족력이 있는 개인에게서 트립토판의 고갈은 행동억제(정지 작업)를 감소시키나 지연 할인에는 영향을 주지 않았다. 세로토닌의 대사체인 5-HIAA의 낮은 농도는 충동적인 개인에서 발견되며, 이르게 발병하는 알코올중독에서도 보인다. 뇌척수액에서의 5-HIAA의 낮은 농도는 영장류에서 위협을 감수하는 행동과 관련이 있다. 예를 들면 정글에서 길게 뛰어다니는 원숭이와 같은 것이 그렇다. 이와 함께 충동성의 특이적 측면에 기여하는 특이 세로토닌 시스템 구성에 대한 연구가 필요하며 이러한 여러 증거가 충동성을 매개하는 세로토닌의 역할을 지지한다. 세로토닌 시스템은 충동 조절장애를 유발한다. 병적 도박 환자와 대조군에서 CSF 샘플에서의 세로토닌과 5-HIAA의 차이가 거의 없었음에도 불구하고 5-HIAA의 농도는 채취 시간에 따라 병적 도박 환자 그룹에서 더 낮게 나타났다. 트라조돈의 대사체인 m-CPP는 부분적 항진제로 작용하며 세로토닌 수용체에 높은 친화도를 보인다. M-CPP의 투여는 대조군에 비해 병적 도박 환자에서 행동을 과하게 하고 프로락틴의 농도를 높인다고 보고되고 있다(이는 시냅스 후 세로토닌 1A/2A/2C수용체에 의해 매개 되는 과정으로 생각된다). 이러한 결과는 충동적이거나 강박적인 행위를 보이는 기타 질환에서 비슷하게 보고되며 이는 반사회적 인격장애, 경계성 인격장애, 코카인 의존, 알코올 과다사용 및 의존에서도 보인다.

약물학적 결과와 더불어 유전학적 연구도 충동성과 충동조절장애에서의 세로토닌 시스템의 역할을 보여준다. TPH1(tryptophan hydroxylase1, 세로토닌 생성에서의 가장 중요한 과정에 기여한 효소) 유전자 변이는 충동적이고 폭력적인 범죄자들의 자살행위와 뇌척수액에서의 5-HIAA의 낮은 농도와 관련이 있다. 또 다른 세로토닌 유전자는 충동성과 물질중독과 관련 있으며 이는 세로토닌 운반유전자 SERT(SLC6A4)와 모노아민오시다제A(MAOA)와도 관련이 있다. 단백질의 짧고 긴 형태를 형성하는데 있어 세로토닌 운반유전자(SLC6A4)의 프로모터 부위의 다형성은 신경증, 불안, 우울증을 포함하는 정신병리의 다양한 측면과도 관련이 있다. 비록 최근의 연구는 관련 정도와 이러한 관련성의 민감도를 고려할 때 많은 의문점이 있다. SCL6A4의 다양성은 충동조절장애에 기여하는데 이는 SLC6A4의 짧은 대립유전자(allele) 사이에서 보고되며 여자보다는 병적 도박을 하는 남자에게서 보고된다. 최종적으로 이들을 포함한 작은 집단의 연구는 세로토닌과 MAO 유전자, 충동조절장애(강박적 구매, 발모광, 병적 도박과 같은) 사이의 연관성을 일관되게 보고하고 있지는 않다. 더 큰 집단과 사려 깊은 연구를 포함한 추가연구가 충동조절장애의 유전성을 밝혀내는데 도움이 될 것으로 보인다.

세로토닌 약제의 치료적 연구는 충동조절장애를 치료하는데 그 효율성을 고려했을 때 다양한 결과를 보인다. 선택적 세로토닌 재흡수차단제(Selective Serotonin Reuptake Inhibitor)의 무작위 위약대조군 임상실험(Placebo-controlled, randomized clinical trials, RCTs)은 다양한 결과를 보이는데 몇몇 RCT는 위약군에 비해 월등한 효과가 있는 반면, 다른 군에서는 그렇지 않았다. 대부분의 연구는 약물군과 위약군 두 집단 모두에서 치료 이른 시기에 임상적인 호전을 보였다. 이러한 결과는 몇몇 연구에서 두 그룹 간의 이후 차이가 약물치료의 효과를 보여줌에도 불구하고 약물 특이적인 결과라기보다는 치료적 혹은 위약적 반응을 시사한다. 발모광의 몇몇 연구에서는 플루우세틴(fluoxetine)과 위약 치료군 간의 특이적 차이점이 전혀 나타나지 않았다. 강박적 성적 행위를 보이는 28명의 호모 섹슈얼군에서 시행한 씨탈로프람(Citalopram)과 위약군 간의 연구에서도 치료 12주 후 두 그룹 간의 차이는 나타나지 않았다. 심지어 약물과 관련하여 성적인 충동이 감소했음에도 불구하고 말이다. 강박적인 구매를 치료하기 위한 플로복사민(fluvoxamine)의 치료군에서도 약물치료군과 위약군 간의 차이는 보이지 않았다. 그러나 9주간의 씨탈로프람 치료군에서는 위약 군에 비해 약물치료군에서 유의한 성과를 보였으며 에스시탈로프람과 SSRI의 사용이 인터넷사용장애에서 유의한 효과가 있음을 보이는 케이스 보고가 있었지만 이러한 질환에 대한 치료 유의성을 입증하기 위해선 아직 더욱 연구해야 한다. 더불어 SSRI는 충동조절장애뿐, 그 외의 질환에서는 효과가 없었다. 이러한 결과는 특이 개인적인 성향(유전적 성향 또는 불안 및 우울증과 같은 동반질환의 여부)이 적절한 치료를 선택하는 데 중요한 인자임을 보여준다. 이에, 충동조절장애 환자의 약물치료는 제대로 정립되지 않았지만 선택적 세로토닌 재흡수차단제(SSRI)가 안정성이나 효과 측면에서 가장 적합한 것으로 보인다. 이에 대한 두 가지의 이중맹검 연구의 결과를 보면 클로미프라민(clomipramine)과 데시프라민(desipramine)을 놓고 비교한 연구에서는 클로미프라민이 통계적으로 유의미한 효과를 보였고, 플루우세틴과 위약을 비교한 연구에서는 플루우세틴이 통계적 의미 있는 효과를 보이지 못한 것으로 나와 아직 논란이 있다.

충동조절장애의 대표적인 간헐적 폭발성 장애에서 공격성과 세로토닌의 관계는 과거부터 계속 거론되었던 결과이다. 특히 세로토닌의 기능적 이상, 혈소판에서 세로토닌 수송체(serotonin transporter) 수 부족, d,l-fenfluramine 혹은 d-fenfluramine의 프로락틴 반응 부족 등이 좋은 예이다. 또한 [18F] fluorodeoxyglucose(FDG) positron emission tomography(PET)에서 d,l-fenfluraminex 투여 후, 전두엽에서 데옥시글루코스의 사용 감소, m-chlorophenylpiperazine 투여 후, 전대상회에서 데옥시글루코스의 사용 감소가 간헐적 폭발성 장애 환자에서 보고되었다. FDG-PET 연구에서는 간헐성 폭발장애 환자와 경계성 인격장애 환자 모두의 안와전두엽(orbifrontal cortex)과 편도(amygdala)에서 공격성을 자극했을 때 글루코스 이용률이 증가함을 보였다. 같은 공격성 자극을 주었을 때, 건강한 사람에서는 배측전두엽의 글루코스 이용률이 증가하였다. 이는 간헐적 폭발성 장애 혹은 경계성 인격장애 환자는 top-down cognitive control 과정을 거쳐서 공격성을 조절하기가 잘 안 된다는 것을 보여 주는 것이다. 세로토닌 수송체는 폭발성 장애 환자의 대상회에서 이용률이 감소되어 있으며, 세로토닌 수용체 타입 2A(5-HT2A)는 안와전두엽에서 이용률이 증가되어 있다. 특히 5-HT2A는 현재 공격성을 보이고 있는 폭발성 장애 환자에서 증가되고 있음을 보여주며, 5-HT2A 수용체 농도는 충동–공격성과 상관관계를 이루고 있다.

기능성 뇌자기공명장치에서도 화난 얼굴을 보여주었을 때, 폭발성 장애 환자의 편도는 일반인에 비해 더욱 활성화되고 안와전두엽자체는 덜 활성화됨을 보였다.

(5) 행위중독과 유전자

본질적으로 유전자는 정상적인 행동 과정이 어긋나기 위한 기초적인 취약성을 결정하기 때문에 행위중독 과정에 가장 먼저 원인 제공을 할 것으로 생각된다. 행위중독장애에 대한 유전학적 연구들은 다른 물질중독과의 유사성을 기반으로 연구되었다. 가족과 쌍둥이에 대한 역학조사 연구는 유전학적 기여가 물질중독의 위험에 있어서 60%에 달하는 변수의 원인이 될 것이라고 예상한다. 이를 기반으로 하여, 병적 도박의 유전적 연구가 실시되었다. 유전적 요인은 병적 도박의 DSM-Ⅲ-R에서 기술한 진단기준의 35~54%의 책임을 지고 있다는 예측을 하게 되었다. 그 상속가 능성의 정도는 약물사용장애를 포함한 기타 정신 장애와 유사하였다. 위와 같은 표본에서, 약물의존 위험성에 대한 변수의 34%가 유전적 요인으로부터 기인하였음이 나타났다. 한정 응답식 면접을 통해 일생 동안의 병적도박과 알코올의존도 병력을 평가하였으며, 알코올의존과 공유된 병적 도박을 위한 환경 및 유전적 위험의 규모를 수량화하였다. 그 연구의 저자는 잠재적 병적 도박의 위험(12~20%의 유전적 위험 및 3~8%의 환경적 위험) 중 유의한 부분이 약물 의존 위험의 원인이 됨을 발견하였다. 같은 집단에 대한 후속 연구에서, Slutske와 그의 동료들은 또한 병적도박과 반사회적 행동 사이의 유의한 연관성을 찾아냈는데, 이러한 연관성은 대부분 유전적 요인을 통해 설명할 수 있었다. 이러한 연구는 병적 도박과 같은 행위중독 장애가 알코올의존과 반사회적 행동과 연관이 있음을 보여주며, 일반적으로 충동성과 같은 기본적 경로를 통해 연결되어있을 수 있다는 점을 시사한다. 비록 예비단계이기는 하지만, 이러한 자료는 약물중독에서 유전적 요인이 충동조절장애의 병리생리학에 유의하게 기여함을 보여준다. 충동조절장애의 원인이 되는 신경전달물질과 연관된 특정 유전적 기여는 다음에 설명이 되어 있다.

(6) 물질사용장애 연구결과와의 유사성과 차이점

행위중독에서의 신경생물학적 연구는 여전히 부족하고, 강박적 쇼핑, 병적 도벽, 강박적 성행위에 대한 자료는 특히 부족하다. 하지만 여태껏 보고된 몇몇 연구에서는 신경생물학적 손상에 대한 증거를 제공하고, 이것은 물질사용장애에서의 연구결과와 비교되기도 한다. 백질 통합성 저하에 대한 연구결과는 아마도 물질사용장애와 행위 중독 사이에서 가장 상호보완적이었을 것이다. 물질사용장애와 병적도박에서의 인지적인 임무 수행 결과는 전두엽 부위의 감소된 활성을 시사한다. 위험과 보상의사 결정(보상과정을 포함하는) 측면을 포함하는 연구결과는 반대되는 결과가 있음에도 불구하고 병적 도박과 물질사용장애에서 감소된 복측-선조체(ventral-striatal area) 활성을 보여주는 경향이 있다.

행위중독과 물질사용장애에서의 신경전달물질 활성과 관련된 증거는 상호보완적인 경향이 있다. 신경화학적 근거는 비록 병적 도박과 물질사용장애의 휴식 상태에서의 상충되는 결과가 있어왔고 도파민 분비는 개인의 차이에 따라 상대적인 것으로 보임에도 불구하고, 휴식 동안의 도파민 수용체와 도파민양 수용체 가용성, 중독적인 행동과 관련된 행위 동안의 도파민 분비의 감소를 시사한다. 신경화학적 연구는 대조군과 비교했을 때 행위중독 그리고 물질사용장애에서의 차별화된 세로토닌계 기능을 시사한다. 행위중독과 물질사용장애에 이환된 사람들에게서 도파민 길항제와 세로토닌 시스템을 겨냥한 약제(주로 세로토닌 재흡수억제제)는 부정적이거나 혼합된 결과를 보였다. 오피오이드 길항제를 포함하는 임상 연구는 두 부류 모두에서 긍정적인 결과를 보였다. 약리학적으로 제한적인 연구결과가 병적 도박과 물질사용장애에 있어서 글루타메이트계 활성의 역할에 대해 시사한다. 신경화학적 그리고 임상적 연구결과가 병적 도박과 물질사용장애 환자에 있어서 노르아드레날린계 활성의 역할을 시사한다. 행위중독에 있어서 유전적(특히 분자적) 그리고 가족력에 대한 근거는 제한되어 있다. 하지만 가용 근거가 병적 도박에 있어서 상당한 유전성을 시사한다. 다른 행위중독에 있어서도, 정신의학적 조건에 대한 가족의 위험성을 시사하는 증거가 있다. 물질사용장애 또한 유전성이 높게 나타난다. 신호유도와 휴지상태 영상 연구로부터의 근거는 덜 명확하고 보다 더 상충되어 왔다. 강박적 비디오 게임에서의 휴지상태와 신호유도연구는 다양한 뇌 부위에서의 증가된 활성을 보여왔다. 병적 도박과 물질사용장애의 신호 유도 연구에 있어서 복측 선조체와 전두엽 활성에 있어서 상충되는 결과를 보여왔다. 연구에 있어서 참여자의 차이점과 다른 방법론적인 세부사항이 이런 다른 결과에 기여했을 것이다. 덧붙여서 의존성이 악화됨에 따른 약물복용에 대한 도파민 분비의 감소가 역시 물질사용장애 연구 참가자들에게서의 복측-선조체(ventral-striatal) 활성의 다양성에 기여했을 것이다.

스트레스와 물질중독과의 관계는 여러 증거가 있다. 스트레스에 노출되는 것은 약물 그 자체와 유사한 과(過)각성 상태를 증가시킨다. 정신자극제와 알코올과 같은 많은 약제의 남용은 스트레스 회로와 HPA axis를 활성화한다. 하지만 충동성과 잘못된 의사결정과 관련 있는 변화는 아직 추가적인 연구가 필요하다. 충동조절장애를 갖는 이들에 대한 연구는 이런 비슷한 연구에서 일관적인 결과를 보여주지 못하며 스트레스 경로에 따라 다양한 결과를 보여준다. 도박과 관련된 행동은 혈중의 opioid β-endorphin의 농도의 상승과 관련이 있다. 알코올과 아편의존을 치료하는 데 있어서의 효율성과 활동성의 메커니즘에 있어 아편계 수용체 길항제는 충동 조절장애의 치료에서 고려되어야 한다.

치료

현재까지 인터넷중독의 치료 정리

현재까지 인지행동치료, 약물치료, 개인 정신치료를 포함한 각종 치료가 시행되고 있다. 하지만 세계적으로 공인된 신뢰성과 특이성이 인정받는 치료는 드물다.

1) 인지행동 집단치료 프로그램

심리적 치료에서는 인지행동치료(Cognitive Behavior Therapy)가 제안되고 있다. 인터넷게이밍장애를 위한 여러 집단인지행동치료적 모델이 개발되어 있다. 인터넷중독이라는 용어와 진단 설문지 제작 등 현재까지 큰 기여를 하고 있는 킴벌리 영은 'Caught in the Net'이라는 저서와 본인의 사이트에 치료자를 위한 가이드(A Therapist Guide)를 통하여 인터넷중독 치료의 지침을 제시한 바 있다. 그녀는 인터넷중독 초기에 사용할 수 있는 인지-행동적 기술로 사용습관 뒤집기(practicing the opposite), 외부적 장치 이용하기(external stoppers), 시간 한계를 정하기(setting time limits), 우선순위 정하기(setting task priorities), 기억카드 사용하기(use of reminder cards), 개인 점검 목록 만들기(conducting personal inventories) 등을 들었다. 이 외에도 현실치료, 대인관계 치료, 통찰적 정신치료 등이 도움될 수도 있다고 하였다. 이형초와 안창일은 도박중독과 알코올중독의 인지행동치료 프로그램을 기초로 '청소년을 위한 게임중독 인지행동치료'를 개발하였고 통제집단과의 비교에서 게임중독 진단척도 점수가 줄고, 사용시간의 감소, 학업태도, 부적응적 행동, 부적응적 정서경험에서의 향상이 있다고 보고되었다. 권희경과 권정혜도 인지행동치료에 기반을 둔 '인터넷 사용조절 프로그램'을 개발하고 그 효과를 검증하였다. 인터넷중독에 대한 심리교육, 자기관찰, 자극통제, 시간관리, 대안활동 증진, 자기 이미지 증진의 방법을 주요 프로그램 내용인데 효과검증 측면에서 게임 시간이 유의미하게 감소하고 자기통제력이 증진되었다고 보고되었다. 신의진과 서승원 등도 인지행동치료모델에 기반한 집단치료를 개발하여 시행한 바 있는데, 이 연구에서는 정신의학적 진단면접을 시행한 결과 주의력결핍·과잉운동장애와 같은 공존질환이 있는 중독군의 경우 인지행동치료의 효과가 감소한다고 보고하면서 특정 공존질환의 특성이 반영된 치료모델이 필요하다는 보고를 하였다. 김현수는 인터넷게임중독 상담의 어려움을 인터넷게임중독이라는 현상을 잘 아는 치료자가 많지 않고, 공존질환이나 선행 병리의 치료만으로 호전되지 않으며, 인터넷을 사용하지 않고 지내기 어렵다는 것을 들었으며 흔한 실패 요인으로는 공존질환이나 선행 병리가 나아지면 모두 나아질 것이라는 가정, 중독을 지나치게 강조함으로 인해 치료적 관계 맺기에 실패할 수 있다는 점, 부모 교육이 실패하는 것, 현실의 대안 활동이나 대인관계를 재구성하는 것이 어렵다는 점 등을 들었다.

2) 약물치료

약물치료로는 세로토닌계열의 에스씨탈로프람(escitalopram), 노에프린-도파민 차단제인 부프로피온, 도파민 길항제인 메칠페니데이트가 제안된다. escitalopram (Lexapro)을 사용해 좋은 결과를 보았다는 보고가 한 건 있다. 충동조절장애에 대한 약물치료를 시도하고 있는 마운트 시나이(Mount Sinai) 병원의 홀랜더 (Hollander E.) 그룹은 충동조절장애에 관한 다양한 약물치료를 검토한 바 있다. 이 그룹에서도 에스씨탈로프람을 이용해 인터넷게임 중독자 11명에게 10주간 10mg에서 시작해 20mg까지 투여해본 결과 opne-label 투여에서는 유의미한 결과를 보였으나 이중맹검(double-blind) 투여에서는 유의미한 결과를 얻지 못했다고 한다. 인터넷을 통한 섹스중독에 빠졌다고 판단된 그룹에게 naltrexone의 적용에 대한 가설을 보고한 바 있지만, 아직 그 효과가 검증되고 있지는 않다. 병적 도박자에게 투여 후 효과가 입증되고 있는 naltrexone의 인터넷중독 효과에 대해서 일부에서는 기대를 갖고 있는 것으로 보인다. 그 밖의 시도해 볼 만한 약물들이 연구 중에 있다. 공존질환인 주의력결핍·과잉운동장애(ADHD)와 우울증 치료 약물은 인터넷중독 환자에 있어서 이 환자들이 ADHD와 우울증을 동반하지 않더라도 치료 약물로 시도해 볼 만 하다고 생각된다. ADHD 치료 약물인 메칠페니데이트는 전두엽의 도파민 활성화를 자극함으로써 보상회로의 기능향상과 충동조절에 도움을 줄 것으로 생각된다. 항우울제 약물인 세로토닌 재흡수차단 약물(SSRIs)은 측두엽에 작용함으로써 무의미한 무한인터넷사용 환자에게 임상적으로 시도되고 있다.

결론

인터넷게이밍장애를 비롯한 행위중독의 임상적, 생물학적, 치료 증거는 현재 진행 중으로 많은 관심을 받고 있다. 특히 기존의 알코올, 마약중독과 비교되어 유사점과 차이점의 연구를 통해 가장 적절한 정의와 접근을 모색 중이다. 기존의 정보와 연구를 바탕으로 추적 관찰하고 관심 가져야 할 분야로 생각된다.

참고문헌

Bavelier, D., Green C. S., Han D. H., et al. (2011). Brains on video games. *Nat Rev Neurosci, 12*(12), 763-768.

Brewer, J. A., Potenza, M. N. (2008). The neurobiology and genetics of impulse control disorders: relationships to drug addictions. *Biochem Pharmacol, 75*(1), 63-75.

Brezing, C., Derevensky, J. L., Potenza, M. N. (2010) Non-substance-addictive behaviors in youth: pathological gambling and problematic Internet use. *Child Adolesc Psychiatr Clin N Am, 19*(3), 625-641.

Coccaro, E. F. (2012). Intermittent explosive disorder as a disorder of impulsive aggression for DSM-5. *Am J Psychiatry, 169*(6), 577-588.

Han, D. H., Bolo, N., Daniels, M. A., et al. (2011). Brain activity and desire for Internet video game play. *Compr Psychiatry, 52*(1), 88-95.

Han, D. H., Lyoo, I. K., Renshaw, P. F. (2012) Differential regional gray matter volumes in patients with on-line game addiction and professional gamers. *J Psychiatr Res, 46*(4), 507-515.

Hughes, A. E., Crowell, S. E., Uyeji, L., et al. (2012). A developmental neuroscience of borderline pathology: emotion dysregulation and social baseline theory. *J Abnorm Child Psychol, 40*(1), 21-33.

Lee, K. W., Kim, J. B., Seo, J. S., et al. (2009) Behavioral stress accelerates plaque pathogenesis in the brain of Tg2576 mice via generation of metabolic oxidative stress. *J Neurochem, 108*(1), 165-175.

Leeman, R. F., Potenza, M. N. (2013) A targeted review of the neurobiology and genetics of behavioural addictions: an emerging area of research. *Can J Psychiatry, 58*(5), 260-273.

Taylor, S. F., Liberzon, I. (2007) Neural correlates of emotion regulation in psychopathology. *Trends Cogn Sci, 11*(10), 413-418.

방수영

을지대학교 을지병원 정신건강의학과

제20장
청소년의 물질사용장애

개념

물질사용장애는 세계적으로 주요한 관심사 중 하나이다. 2009년 UN 보고서(UN, 2009)에 따르면 2007년에 1억 8천만~3억 8천만의 사람들이 물질사용장애의 문제를 경험하였으며 1억 7천 2백 명에서 2억 5천 명 정도의 사람들이 물질을 즐기는 용도로 사용하였다. 이러한 물질사용장애에 대한 사회적 비용 부담은 해마다 증가하고 있다.

청소년 유해물질남용은 청소년의 신체적 손상은 물론 정신·행동상의 문제를 가져오며, 각종 사고 및 범죄 행위뿐만 아니라 점점 더 강한 약물을 시도하게 되어 사고사할 위험 또한 증가하게 되는 등 사회 안정성에 중대한 해악을 끼치는 사회문제로 볼 수 있다(최삼욱 등, 2013).

약물의 종류

통상적으로 말하는 약물(물질, substance)이란 식품이 아닌 천연물질이나 인공물질로 생체 기관 내의 구조와 기능을 바꾸는 화학적 작용을 하는 모든 물질을 의미하는 것으로, 특히 정신활성물질(psychoactive substance)로 분류되는데 이는 뇌를 변화시키는 물질로서 사람의 기분, 생각 및 행동의 변화를 일으키며 그 결과 긍정적 혹은 부정적 영향을 초래하고 이때 약물사용이 문제가 되는 것은 물질로 인한 뇌의 변화가 진행되는 과정에서 여러 가지 심각한 문제가 야기될 수 있기 때문이라 하겠다(표 20.1 참조).

진단

최근 DSM-5(APA, 2013)에서는 물질남용과 의존을 중독에 구분하여 사용하지 않고 물질사용장애라고 명명하게 되었다. 물질남용과 중독의 진단항목이 같지는 않지만 많은 문헌에서 이를 혼용하여 제시하고 있어 이 장에서는 물질사용장애라고 표현하되 필요시에는 이를 구분하여 기술하도록 한다. 물질사용장애는 조절의 장애(impaired control), 사회적 장애(social impairment), 위험한 사용(risky use), 약물학적 기준(pharmacological criteria)인 A 항목(criterion)의 주된 개념이다. 조절의 장애에는 의도한 것보다 더 많은 혹은 긴 시간 물질을 투약하는 것(Criterion 1), 줄이려고 하나 잦은 실패를 경험(Criterion 2), 물질을 얻거나 사용하거나 혹은 이의 효과

표 20.1 약물의 분류와 종류(최삼욱 등, 2013)

자극제(흥분제, stimulant)	
코카인(cocaine)	crack, coke, freebase
암페타민(amphetamine)	methamphetamine, diet pills
니코틴(nicotine)	tobacco
카페인(caffeine)	coffee, soda, tea, energy drinks
억제제(depressant)	
알코올(alcohol)	beer, wine, hard liquor
진정제, 수면제, 항불안제, (sedative, hypnotics, anxiolytic)	valium, xanax, sleeping pills
흡입제(inhalant)	gasoline, paint thinner, glue
오피오이드(opioid)	
오피오이드(opioid)	heroin, methadone, vicodin, oxycontin, percoset
환각제(hallucinogen)	
환각제(hallucinogen)	LSD, MDMA/Ecstasy, mescaline
기타	
대마(cannabis)	marijuana, pot, hashish
펜사이클리딘(phencyclidine)	PCP, ketamine
스테로이드(steroid)/NO/나이트레이트(nitrate)	

로부터 회복하는데 많은 시간을 사용(Criterion 3), 다른 것을 생각할 수 없을 정도로 물질을 사용하고 싶은 강한 충동을 느끼는 것 같은 갈망(Criterion 4)이 포함된다. 사회적 장애에는 잦은 물질의 사용으로 인하여 직업이나 학교 혹은 가정에서 주된 역할을 하지 못하는 경우(Criterion 5), 지속적이거나 반복적인 사회적 혹은 대인관계의 문제가 물질에 의하여 생기거나 악화되지만 여전히 물질을 사용하는 경우(Criterion 6), 중요한 사회적 직업적 혹은 여가 활동을 물질사용으로 인하여 포기하는 경우(Criterion 7)가 해당된다.

위험한 사용의 경우에는 신체적으로 위험한 상황에서 반복적으로 물질을 사용하는 것(Criterion 8), 지속되거나 반복되는 신체적 심리적 문제가 물질에 의하여 초래되거나 악화되는 것을 알면서도 물질사용을 지속하는 것(Criterion 9)과 같이 문제가 발생하였지만 물질사용을 그만두지 못하는 경우가 해당된다. 약물학적 기준의 첫 번째는 내성(Criterion 10) 같은 효과를 얻으려면 더 많은 양을 사용하거나 같은 양을 사용하였을 때 효과가 현저히 감소하는 것이다. 금단(Criterion 11)은 오랫동안 많은 양의 물질을 사용한 개인에게 갑자기 혈액이나 조직의 약물 농도가 떨어질 때 나타나는 증후군에 해당한다. 이는 물질에 따라 양상이 다르다.

역학

'청소년 건강행태 온라인조사(보건복지부, 2013)'에 따르면 현재 우리나라 청소년의 현재 음주율, 즉 최근 30일 동안 1잔 이상 술을 마신 적이 있는 사람의 비율은 2012년 기준 전체 19.4%, 남학생 22.7%, 여학생 15.8%로 2005년에 비해서는 감소하는 추세이지만, 최근 몇 년 동안 비슷한 정도로 머물고 있다(표 20.2).

청소년 약물남용의 폐해가 가장 심각한 미국 청소년과의 비교에서 한국 청소년의 음주행위 및 흡연의 비율은 비교적 높은 수준에 속하고 있다. 미국 중학교 1학년과 2학년의 음주율은 각각 7.3%와 16.7%인 반면 한국 중학교 1학년과 2학년은 17.1%, 19.5%에 달하는 것으로 조사되었다(황성현, 2012). 그러나 최근에는 다소 변화가 있어, '청소년 건강행태 온라인조사(보건복지부, 2013)' 결과에 의하면 2012년 현재 청소년 흡연율은 전체 11.4%, 남학생 16.3%, 여학생 5.9%로 조사되었다. 또한 같은 조사에서 매일 흡연율은 전체 5.4%, 남학생 8.1%, 여학생 2.4%로 조사되었으며, 2009년을 최고로 전체적으로 다소 감소하는 경향을 보이고 있다(표 20.3, 표 20.4, 그림 20.1). 그렇지만 한국과 미국청소년 중 중학교 1학년과 2학년의 2010년도 흡연율을 살펴보면, 미국은 3.9%와 9.2%이지만 한국 중학교 1학년과 2학년의 흡연율은 10.8%와 13.5%로 미국과 비교했을 때 여전히 상당히 높은 수준의

표 20.2 청소년 현재 음주율(%)

구분	성별	2005	2006	2007	2008	2009	2010	2011	2012
전체	전체	27.0	28.6	27.8	24.5	21.1	21.1	20.6	19.4
전체	남학생	27.0	30.5	29.6	26.1	23.7	23.5	23.7	22.7
전체	여학생	26.9	26.5	25.7	22.6	18.2	18.3	17.1	15.8

통계청 자료, 보건복지부 청소년건강행태온라인조사, 2013

표 20.3 청소년 현재 흡연율(%)

구분	성별	2005	2006	2007	2008	2009	2010	2011	2012
전체	전체	11.8	12.8	13.3	12.8	12.8	12.1	12.1	11.4
전체	남학생	14.3	16.0	17.4	16.8	17.4	16.6	17.2	16.3
전체	여학생	8.9	9.2	8.8	8.2	7.6	7.1	6.5	5.9

통계청 자료, 보건복지부 청소년건강행태온라인조사, 2013

표 20.4 청소년 매일 흡연율(%)

구분	성별	2005	2006	2007	2008	2009	2010	2011	2012
전체	전체	3.9	5.4	5.9	6.5	6.7	6.6	6.1	5.4
전체	남학생	5.3	7.2	8.4	9.0	9.6	8.7	9.2	8.1
전체	여학생	2.4	3.3	3.1	3.6	3.3	2.9	2.8	2.4

통계청 자료, 보건복지부 청소년 건강행태 온라인조사, 2013

흡연율을 보이고 있다(최삼욱 등, 2013). 최근 전 세계적으로 물질남용자의 연령이 하향화되는 추세에 있으며, 청소년은 성인보다 중독으로의 진행속도가 빠르고 통제가 어려워 물질중독에 빠질 경우 그 병폐가 더 크게 나타난다(Flisher, Parry, Evans, Muller & Lombard, 2003).

국내에서는 미국 등 다른 사회에 비해 마리화나, 코카인 등의 불법적 약물에 대한 청소년의 사용 빈도가 증가하고 있지 않은 반면(손봉선, 2001), 청소년이 합법적으로 구매 가능한 약물을 남용하는 경향이 있어 국내 일부 지역 연구결과, 합법적으로 구매한 약물을 남용한 빈도는 평균 2.32회라는 보고도 있다(최삼욱 등, 2013). 술, 담배 이외에도 본드, 니스 등의 흡입물질이나 진통제 등의 약물이 상습적으로 남용되고 있다(김은영, 2012). 한국 청소년의 약 20%는 약국 구매 가능한 다양한 진통제를 남용한다(최영신, 2003).

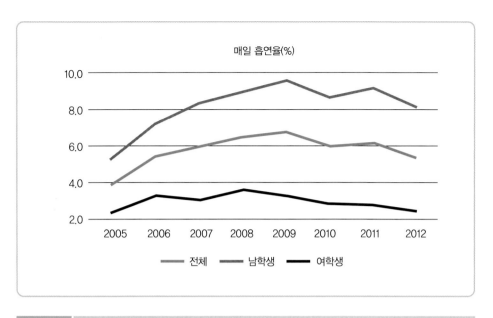

매일 흡연율(%)

| | 2005 | 2006 | 2007 | 2008 | 2009 | 2010 | 2011 | 2012 |

— 전체　　　— 남학생　　　— 여학생

그림 20.1　청소년 매일 흡연율(%)(청소년 건강행태 온라인조사, 2013)

　　본드와 니스 등의 흡입성 물질의 경우 흡입자의 약 80%가 청소년으로 조사된 손봉선(손봉선, 2001)의 연구를 조금 더 살펴보면 2001년 1,141명의 청소년을 대상으로 실시된 조사에서, 흡입제(본드, 니스 등) 사용 경험자의 최초 사용 시기는 초등학교 때가 50%, 중학교가 41.7%로 나타났다. 또한 흡입제 사용 시 장소는 가정집 44.4%, 공터 또는 빈집 22%, 유흥업소 11.1% 등이었다. 전체 약물사용자 중 약 65%가 약물사용을 중지하고자 노력해본 적 있다고 응답하였으며 또한 친구의 약물 사용 권유에 대한 반응에서 약 10%가 권유에 응한다는 답을 하였다.

원인

중독의 신경회로

대부분의 남용을 일으키는 약물의 급성 노출은 배쪽 피개구역(복측핵, ventral tegmental area, VTA)의 도파민 세포를 활성화 시키게 되고 이것은 학습과 기억, 동기에 관여하는 전전두엽, 편도체(amygdale), 해마(hippocampus), 측좌핵(nucleus accumbens, NAc)에 시냅스로 연결된다. 도파민의 분비는 즐거운 경험과 학습된 행동을 연결시키게 되고 이는 정상적인 보상에 의한 학습보다 더 강하고 오랫동안 지속된다. 학습이 반복되면서 VTA와 중변연피질변연계 시스템(mesocorticolimbic system)의 시냅스의 변화가 일어나는 한편 아래 방향으로의 글루타민 신경의 시냅스도 가소성으로 인한 변화가 생긴다. 약물남용을 하는 경우 측좌핵의 글루타민 관련 회로인 편도체(amygdale), 해마(hippocampus), 전전두엽에 영향을 미친다.

사람과 동물에서 행동과 신경영상학적 연구의 결과를 보면 급성기의 의존의 초기에 작용하는 것이 도파민 시스템이지만, 장기적으로는 글루타민 신경 경로(gluta-minergic pathway)가 재발에 취약성을 견디는 데 기여한다고 할 수 있을 것이다 (Kalivas & Volkow, 2005). 그래서 남용약물에 오래 노출되는 경우에는 신경망의 복잡하고 시간에 따른 불균형이 진행되고 이로 인하여 장기적인 의존상태에 이르게 되는데 이는 약물사용이 중단된 경우에도 오랫동안 지속될 수 있다.

만성 의존은 특히나 전전두엽 피질(prefrontal cortex, PFC)과 그와 연계되는 피질하 축삭말단부위와 관련이 있다. 의존된 동물의 경우 약물을 찾는데 관련된 구조물은 측좌핵이다. 측좌핵은 측좌핵 중심과 측좌핵 껍질로 구성되며 측좌핵 중심에서 기인하는 신경은 주로 운동 통제와 관련한 흑질선조체(substintia nigra)와 등쪽 배측 창백(dorsal ventral pallidum, VP), 그리고 전대상회(anterior cingulate), 안와 전두피질(orbitofrontal cortex)에 이르며, 한편으로 측좌핵 껍질로부터는 경험에 대한 정서적인 가치와 관련이 있는 VTA, 시상하부(hypothalamus), 배측 창백(ventral VP)(Sellings & Clarke, 2003)에 이른다. 측좌핵 중심(NAcore)의 Glutamate alpha-amino-3-hydroxy-5-methyl-4-isoxazolepropionic acid(AMPA) 수용체를 길항하는 약물이 자기 섭취(self-administration)의 과정을 차단하고 측좌핵 중심(NAcore)의 이 수용체의 활성은 재발을 촉진할 수 있다(Kalivas & Volkow, 2005). PFC에서의 측좌핵(NA)으로 가는 신경은 두 길로 나누어질 수 있는데, 하나는 변연전 구심성 신경(prelimbic, PL, afferents)이 측좌핵 중심(NAcore)으로 가는 것이고, 다른 하나는 변연하 구심성 신경(infralimbic, IL, afferents)이 측좌핵 껍질(NAshell)로 가는 (projection) 것이다. 중독된 동물에서 약물을 찾는 행동을 매개하는데 변연전 (prelimbic)에서 측좌핵 중심(NAcore)으로 가는 것(input)은 매우 중요하며, 변연하 구심성 신경(IL)에서 측좌핵 껍질(NAshell)로 가는(projection) 신경은 약물을 찾는 행동을 억제하게 한다(Park et al., 2002; Peters, LaLumiere & Kalivas, 2008).

중독에서의 뇌영상연구

중독된 대상자는 안와전두 피질(orbitofrontal cortex, OFC)과 대상회(cingulate gyrus, CG), 배측면전두엽 피질(dorsolateral prefrontal cortex)을 포함한 전전두엽피질(PFC)의 하부 구조에서 대사의 활성이 기본 수준이 저하되어 있는 것이 관찰된다

(Volkow, Fowler, Wang, Swanson, & Telang, 2007). 남용하는 약물을 많이 사용하는 것과 뇌의 회백질 용적 감소와 상관이 있다(Tanabe et al., 2009). 이러한 전전두엽피질(PFC)의 구조와 인지 및 실행기능과의 관계는 이미 잘 알려졌으며, 이 구조의 대사 감소는 중독인 개인에게 있어 인지적인 통제가 장애가 있을 수도 있을 것이라는 것을 시사한다고 하겠다(Spiga, Lintas & Diana, 2008; Volkow, Fowler, Wang & Swanson, 2004) 실험 전에 활성도의 손상을 보였던 뇌의 많은 부위가 약물과 관련한 자극(cue)이 있으면 활성이 증가되는 것이 보고되고 있다(Volkow et al., 2005). 이러한 자극에 의한 OFC의 활성의 증가는 약물 관련 용품이나 약물사용에 대한 기억에 의한 갈망과도 관련이 있었다(Grant et al., 1996).

이러한 활성의 감소는 선조체(striatum)에서 도파민 D2 수용체의 가용률(availability)의 감소와 관련이 있다는 보고가 많다(Volkow, Fowler, Wang & Goldstein, 2002; Volkow et al., 1993; Volkow, Wang, et al., 2007). 단약중인 의존자의 경우, D2 수용체의 가용률(availability) 감소가 안와전두 피질(OFC)의 기본적인 활성도의 감소와 상관이 있었으며 불쾌감을 호소하는 것과 관련이 있었다(Volkow et al., 1993). 이것은 D2 availability가 활성 상태(activation state)에 관여하거나, 의존인 개인에의 정서에 영향을 줄 수 있다는 것을 시사할 수 있다(Martin, Scahill & Kratochvil., 2011).

청소년 물질사용장애의 발생에 영향을 미치는 요인

유전

유전이 물질사용장애의 위험에 중요한 요인이라는 것이 주로 심한 물질사용장애의 경우에서, 여러 연구에서 증명되었다(Tsuang et al., 1996; van den Bree, Johnson, Neale, & Pickens, 1998). 쌍생아연구에서 니코틴, 카페인, 진정제, 안정제 그리고 마리화나나 코카인 의존에서 유전이 위험인자로 보고하고 있다(Merikangas & Avenevoli, 2000). 알코올과 관련하여 Yates 등(Yates, Cadoret, Troughton & Stewart, 1996)은 유전적인 요인이 의존의 정도의 심각도에 영향을 미치며, 환경적인 요인은 덜 심각한 경우에 더 잘 설명된다고 하였다. 대마초를 보자면 유전적인 경향은 남용이나 의존에서 각각 0.45~0.78에 이른다(Agrawal & Lynskey, 2006). 알코올의 경우 쌍생아연구에서 20~30%의 취약성의 변화가 음주 시작에 유전이 영향을 주고 있으나 알코올 사용장애로 진행하는 데는 50~60%가 기여한다고 하였다.

직접 약물의존의 소인이 되는 것 외에도 유전이 물질사용에 있어 자극적이고 위험에 취약한 표현형을 발현함으로써 물질사용장애의 위험을 매개할 수도 있다. 지역사회의 4,493명의 청소년과 성인에 대한 연구에서 보면 양적형질유전자좌(quantitative trait loci)에 대한 전유전자검사(genome-wide search)에서 의존에 대한 취약성과 반사회적 행동(염색체 9q34의 동일 부위) 사이에서 공존질환에 대한 분자유전학적 기초를 설명할 수 있었다(Stallings et al., 2005). 코카인에 대한 연구에서 보면, Guindalini 등(Guindalini et al., 2006)은 도파민 운반체의 대립유전자(allele) 3의 유전자다형성이 코카인에 대한 남용의 위험을 증가시킨다고 보고하고 있다(allele : OR=1.2, 95% CI 1.01~1.37, p=0.036; 3/3 homozygote : OR 1.45, 95% CI 1.18~1.78, p=0.0008)(Ellgren, Spano & Hurd, 2007). 도파민 운반체는 ADHD의 취약성과도 관련이 있고 또한 이것이 청소년기의 물질사용장애에 영향을 줄 수 있을 수 있다(Roman et al., 2002; Szobot et al., 2007).

태내노출

임신 중의 노출도 물질사용장애에 대한 취약성에 영향을 준다. 니코틴에 노출된 경우 ADHD의 비율이 높은 것과 관련이 있는 것으로 보이는데(Schmitz et al., 2006), 이는 ADHD가 독립적으로 물질사용장애의 위험요인으로 제안되고 있으므로 간접적으로 물질사용장애의 취약성에 영향을 미친다(Fagerlund et al., 2006). 태중알코올 노출이 있으면서 1차 친족에서 알코올의존의 가족력이 없는 대상자에게서 15.9%의 높은 알코올의존의 빈도를 보였다. 가족력이나 다른 물질에 대한 노출(니코틴, 카페인, 대마초, 등)을 통제한 다변량 분석에서도 사회경제적인 수준이 낮거나 등을 통제하고도 알코올을 임신 중 노출 받은 경우 21세에 알코올 관련 문제가 유의하게 관련이 있었다(Baer, Sampson, Barr, Connor & Streissguth, 2003). 알코올 노출에 대하여는 MRS를 사용하여 청소년과 초기성인기에 특정 취약성이 있는 구역을 찾으려 하였다. 태중에 다량의 알코올에 노출되어 태아알코올 스펙트럼장애를 포함한 10명의 청소년 및 젊은 성인과 10명의 대조군을 대상으로 3차원의 1H-MRS 영상의 결과를 보면 태아 알코올증후군환자의 경우는 N-acetylaspartate/choline 또는 N-acetylaspartate/creatine 비율이 대조군에 비하여 두정엽과 전두엽 피질들, 전두엽 백질, 뇌량, 시상, 소뇌치상핵 등의 부위에서 낮은 등의 차이가 있었고 이는 태중의 알코올 노출이 여러 뇌의 부위에서 장기적인 혹은 영구적인 수준으로 뇌의 대사 변화를 가져온다고 이야기 할 수 있을 것으로 보인다(Fagerlund et al., 2006).

Smith 등(L.M. Smith et al., 2001)은 양성자 MRS(1H-MRS)를 사용하여 발달 중인

뇌의 태아기의 코카인 노출에 의한 신경독성을 연구하였다. 임신 중 코카인에 노출된 아이들(n=14)의 경우 대조군(n=12)에 대하여 Cr(+13%)이 전두엽 백질에서 높았다. 또한 다른 연구에서도 임신 중 코카인을 사용한 모(母)가 있는 그룹이 대조군에 비하여 청소년의 뇌에서 양측의 미상핵(caudate nucleus)이 유의하게 큰 결과를 보고하고 있다. 이것은 임신 중 코카인 노출 결과가 자녀의 도파민 시스템발달에 영향을 주는 것으로 이해할 수 있다(Avants et al., 2007). 태중의 대마초 노출이 반응억제에 대한 영향을 기능적 MRI를 통해서 보면 양측의 전전두엽 피질과 우측 전운동(premotor) 피질이 태중의 마리화나 노출군에서 반응억제 신경회로의 신경활성(neuronal activity)이 유의하게 증가하였다. 반응억제 신경회로에 대한 자극을 하는 연구에서 좌소뇌의 활성이 둔화(attenuation)됨을 알 수 있었다. 태중에 노출된 자녀는 노출되지 않은 아이들에 비하여 오경보 오류를 더 보였다. 현재의 마리화나 사용과 임신 중의 다른 물질, 즉 니코틴이나 알코올 그리고 카페인 같은 물질 노출을 통제하더라도 결과가 동일하여, 태중의 마리화나 노출이 반응억제 시의 신경활성의 변화와 관련이 있고 이것이 조기 성인기까지 지속되었다(A. M. Smith, Fried, Hogan & Cameron, 2004).

이와 같은 연구결과를 통하여 보면, 임신 중에 약물의 사용은 자녀에게 있어 장기적으로 지속되는 뇌의 모양과 기능의 변화를 가져올 수 있을 것으로 보인다. 몇몇 연구가 보고한 뇌의 기능이나 구조의 변화 부위는 물질사용장애의 취약성(전두엽, 미상핵)에 역할을 하는 것으로 잘 알려진 곳이다. 또한 태중에 노출된 자녀는 물질사용장애에 대한 유전학적인 취약성도 동시에 가지고 있을 수 있어 연구결과를 해석할 때에는 이를 고려해야 할 것이다.

발달하는 뇌에 미치는 환경적인 요인과 취약성

스트레스가 의존된 개인에게 재발을 유발할 수 있다는 것은 잘 알려졌으며 이는 동물 모델에서도 증명되고 있다(Shaham, Shalev, Lu, De Wit & Stewart, 2003; Sinha, 2008). 재발에 영향을 주는 것 말고도 스트레스는 그 자체로 발달하는 뇌에 영향을 주어 물질사용장애를 생기게 하는데 기여할 수 있다. 예를 들어 실험용 쥐를 모와 분리한 경우 불안수준도 증가하는 한편 알코올이나 다른 정신자극제를 생의 후반에 더 사용하는 것이 보고되고 있다(Holmes et al., 2005). 인생 후반기의 스트레스가 이미 존재하는 의존에 대한 취약성과 결합하는데 취약성에는 조기의 스트레스(모와 분리를 포함), 유전적 인자, 충동성과 관련한 행동적 경향(behavioral traits)을 포함한다(Sinha, 2008). 반대로 생의 초기에 충분한 환경적 지지가 제공되면 의존에 대한 예방이 가능할 수도 있을 것으로 보인다(Bezard et al., 2003; Solinas, Thiriet, El Rawas, Lardeux & Jaber, 2009; Stairs, Klein & Bardo, 2006; Yang et al., 2006). 그리고 이는 생쥐에서 약물을 찾아다니는 행동을 반전시킬 수 있는 것으로 보였다(Solinas et al., 2009).

남용약물에 오래 노출되면 뇌의 스트레스 및 항스트레스 시스템에 영향을 주어 불안, 성마름, 불쾌감과 같은 부정적인 정서 상태를 초래할 수 있다(Koob, 2008, 2009). 스트레스에 대한 신경생물학적인 반응이 다양한 약제를 사용함으로써 크게 영향을 받고 이는 의존인 개인으로 하여금 약물을 더 얻어내도록 하는 강박적인 욕구에 기여할 수도 있다.

첫 섭취 연령

물질사용장애의 위험과 첫 사용 연령이 관련이 있는 것으로 알려졌다. 한 번 마셔 본 때의 연령이 어릴수록 17~18세에 알코올남용의 유의한 예측인자가 되고 알코올을 빨리 시도한 대상자가 높은 위험을 갖게 된다(p < 0.001)(Hawkins et al., 1997). 물질사용을 조기에 시작할 수록(13세 전후) 물질사용장애로 발전되는 속도가 빠르다(Sung, Erkanli, Angold & Costello, 2004). 동물에서는 청소년 설치류(rodent)에게 니코틴을 자가 섭취하도록 하면 성체 설치류에게 자기 섭취를 시작하도록 하는 경우보다 강하고 장기적인 효과가 있다(E.D. Levin, Rezvani, Montoya, Rose & Swartzwelder, 2003). 메칠페니데이트(MPH)와 3,4-methylenedioxy-methamphetamine(MDMA) 둘 다를 청소년기의 생쥐가 노출되게 되면 장기적인 신경의 적응을 가져와서 코카인에 의하여 나타나는 보상과 금단 시의 정신운동속도 자극효과 등을 보인다. 식염수나 MPH, MDMA를 청소년기에 복강 내에 주입한 다음 한 달 뒤에, 성체가 되어서는 코카인으로 유발되는 CPP(conditioned place preference)와 공간운동활동(locomotor activity)을 살펴본 실험을 보면, MPH에 노출되었던 경우 CPP가 유의한 정도로 덜 유발되었다. 그러나 2주 후 코카인 금단이 지나고 CPP에 대한 소거 이후 코카인이 다시 주입되면 식염수를 주입한 그룹과 비교하여 모두 MPH와 MDMA 그룹에서 유의하게 높은 CPP를 보였다(Achat-Mendes, Anderson & Itzhak, 2003).

이른 대마초 노출에 의한 장기적인 뇌에 대한 효과와 관련한 보고도 있다. 청소년과 성인 쥐에게 있어 반복적으로 대마(cannabis)를 투여하고 도파민에 대한 영향을 중앙측위(mesoaccumbens)에서 평가한 연구에서 보면, 청소년기의 그룹에서만 모르핀, 코카인, 암페타민에 대하여 장기적으로 지속되는 교차 내성을 획득하였다.

이러한 연구들은 어린 나이에 비교적 장기간의 대마초 투여를 하고 나면 도파민 뉴 런을 신경세포 적응(neuronal adaptation)이 남용하는 약물에 대하여 초래된다 (Pistis et al., 2004). 뇌의 성숙 단계에 따라서 코카인에 대한 반응이 다르다는 보고 도 있는데, 초기 청소년기, 후기 청소년기 그리고 초기 성체 쥐에게 있어 코카인 CPP가 연령과 관련한 차이가 중변연 도파민 시스템(mesolimbic dopaminergic system)의 차이와 관련이 있는지 확인하였다. 청소년기의 기저 도파민 양이(basal DA)가 성체 쥐와 다르다고 보고하였다.

이러한 연구결과를 토대로 볼 때, 세포 외 도파민과와 도파민 재흡수에 개인 내 에서도 연령에 따른 개체발생적(ontogenetic) 차이가 있고 그것이 청소년기의 약물 의존에 대한 높은 취약성과 관련이 있을 것으로 보인다(Badanich, Adler & Kirstein, 2006). 같은 관점에서 청소년기 전후에 알코올을 선호하는 쥐에게 에탄올을 섭취하 게 한 연구에서 보면 중변연 도파민 시스템의 영구적인 변화를 가져오는 결과를 보 여주었는데, 기저 도파민 신경전달을 증가시키고 에탄올에 대한 도파민 신경전달의 반응을 연장되게 하였다고 제시하고 있다(Sahr, Thielen, Lumeng, Li, & McBride, 2004). 다른 연구에서도 쥐에서 반복적인 에탄올 처치에 대한 반응이 중변연 시스 템의 항상성 변화가 연령에 따라 다르다는 것을 보여주고 있는데, 행동의 반응과 약에 대한 조건화 반응, 약의 효과가 연령에 따라 차이가 있었다(Philpot & Kirstein, 2004). 약물의 영향에 청소년기의 뇌가 더 민감하다는 것과 약물 노출에 의한 장기 적으로 유지되는 뇌의 영향은 연령에 따라 다를 수 있다는 것이다(Claudia M. Szobot & Bukstein, 2008). 이러한 소견에도 불구하고 처음 섭취 시의 연령이 독립 적인 효과가 있는 것인지 아니면, 충동적이고 물질사용에 대한 노출이 잦은 것 같 은 면을 나타내는 특징적 소견에 불과한지는 논란의 여지가 있다. 그러나 동물연구 를 통하여보면 각종 약물에 대하여 일찍 노출된 것이 독립적인 효과가 있으며 더욱 이 장기적인 뇌의 변화가 있고 대부분 약물의 효과에 대한 높은 민감도가 되는 방 향으로 진행한다고 보고하고 있다(Claudia M. Szobot & Bukstein, 2008).

관문이론

물질을 사용하는 청소년에 대한 관문이론(gateway theory)이 타당한가에 대한 우려 를 차치하고 보면 이는 청소년의 약물사용의 발달에 대해 이해하는 데 중요한 패러 다임이 되는 이론이다. 어떤 특정 약물은 더 심한 단계의 물질사용장애의 단계를 선행할 수 있다. 담배의존의 기왕력이 있는 경우 대마초를 규칙적으로 사용할 하나 의 요인이 된다(Hofler et al., 1999). 이러한 연구에서 57%에서 담배의존을 보고한 개인이 마리화나를 정기적으로 사용하는 것으로 확인되었고, 담배의존을 보고하지 않은 개인의 경우 12.5%만 마리화나를 정기적으로 사용하는 것으로 확인되었다 (Hofler et al., 1999)(p < 0.0001). 게다가 마리화나 사용은 다른 자극적인 물질에 대한 사용을 촉발하는 것으로 받아들여졌다. 또 다른 전향적인 연구에서도 마리화나의 사용 빈도가 16~19세의 물질사용장애에 대한 예측인자가 된다고 하였다 (Kirisci, Tarter, Vanyukov, Reynolds & Habeych, 2004).

그러나 진짜 '관문이론'이 사실인지 확인하는 것이 매우 어렵기는 하다(Claudia M. Szobot & Bukstein, 2008). 예를 들어 대마초를 사용하는 것이 다른 약을 사용하는 위험을 올릴 수 있다. 그러나 그것이 그 약 자체의 효과가 아니고 감작 (sensitization)과 같은 신경생물학적 효과나 하위문화나 약품판매상 등에 의한 환경적인 요인에 의한 이차적인 위험의 증가일 수도 있다. 선조에서(Striatal) preproenkephalin mRNA의 발현(expression)은 측좌핵(nucleus accumbens) 껍질 (shell)에서 증가되어 있고 뮤 아편 수용체와 GTP 결합은 대마초로 전처치된 동물에서 중변연(mesolimbic)과 흑질선조체(nigrostriatal) 뇌줄기(brainstem) 지역에서 강화되게 된다. Ellgren 등(Ellgren et al., 2007)은 대마초의 노출을 청소년기에 경험한 경우 즐거움에 대한 처리 과정에 있어 지속적으로 영향을 받게 되어 이로 인하여 opiate 섭취가 증가하고 이것이 변연계의 opioid 신경의 밀도가 변화되는 결과를 줄 수 있다고 보았다. 그러나 관문이론은 많은 추가적인 연구가 필요하다.

정신과적 공존질환의 역할

보통은 청소년기의 물질사용장애는 정신과적 공존질환을 가진다. 단순히 물질사용장애와 동반되기도 하고 어떤 때는 원인으로, 또 어떤 경우에는 결과로 나타난다. 공존질환이 물질사용장애에 미치는 부정적인 영향은, 치료율, 기능의 저하, 자살시도, 학업의 문제와 같은 것들이다(Lewinsohn, Rohde & Seeley, 1995).

여러 연구(13세 이전에)가 약물사용의 시도나 규칙적인 약물의 사용 이전에 특정 정신병리가 선행되는 것으로 보고하고 정신활성약물(psychoactive drugs)에 대한 약물사용 시도에 대하여만 놓고 보면, 반항장애(oppositional defiant disorder, ODD)와 강한 상관을 가지고 있다(OR 4.2, 95% CI 1.0~17.8)(Claudia M. Szobot & Bukstein, 2008) 어린 시절의 정신과적 질환이 청소년기에 마리화나의 정기적인 사용과 관련이 있다는 것이 알려졌다(17.3 vs 21.5%; RC 1.87, 95% CI 1.17~2.98, p < 0.008) 약물의 의존은 품행장애(OR 6.0, 95% CI 1.7~20.9), 반항장애(OR 4.1, 95% CI 1.1~14.7), ADHD(OR 3.6, 95% CI 1.0~13.5), 정동장애, 불안장애가 있는

소아 · 청소년에서 높다(Claudia M. Szobot & Bukstein, 2008). 정신병리 중에서는 품행장애가 물질사용장애 발생 위험인자 중 가장 잘 알려졌다(August et al., 2006; Biederman et al., 1997). 최근에 11~14세까지의 품행장애로 진단된 경우가 18세 때에 물질사용장애를 예측하는 강력한 인자라는 것이 보고되었다(OR > 4.27)(Elkins, McGue & Iacono, 2007). 양극성 정동장애도 물질의존의 발생에 관련되어 있다(Merikangas & Avenevoli, 2000). 성별과 연령 그리고 공존질환의 상호작용이 있을 수 있다는 점을 기억해야 하는데, 예를 들어 불안증상이 있을 때 이는 16세의 여학생에게는 물질사용장애를 일으키는 위험을 증가시키지만, 16세 이전에는 그렇지 않다(Sung et al., 2004).

ADHD가 품행장애를 통제하였을 때 물질사용장애에서 독립적인 위험인자인지에 대한 문헌은 결과가 일관되지 않는다. 우선 품행장애는 ADHD가 있는 청소년에서 매우 호발한다(Sung et al., 2004). 일부 문헌에서는 공존질환으로 품행장애가 있는 ADHD의 경우에만 물질사용장애의 위험이 증가한다고 한다. 아직까지도 물질사용장애에서 ADHD의 역할을 분리해보고자 하는 연구들은 상반된 결과를 보고하고 있다. 뉴질랜드의 장기 추적관찰연구(Fergusson, Horwood & Ridder, 2007)에서 ADHD가 물질사용장애의 취약성에 있어 어떠한 효과도 있지 않다는 것을 보고하였다. 그러나 브라질의 청소년에게서 ADHD가 품행장애를 통제하고 분석하여도 물질사용장애의 승산비(OR)가 매우 현저히 증가함을 보고하였다(OR 9.12, 95% CI 2.84~29.31, p < 0.01)(C. M. Szobot et al., 2007). 미국의 최근 연구에서도 이러한 소견을 재확인하였는데, ADHD에 대한 진단 유무에 따라 니코틴에 대한 승산비(OR)(2.1) 그리고 자극성 물질에 대한(illicit PS) 승산비(OR)(2.82)가 품행장애의 존재와 관계없이 독립적으로 증가되었다(Elkins et al., 2007). 따라서 미래의 물질사용장애에 취약성에 대하여 품행장애나 반항장애가 영향을 주는 것은 분명해 보이나, 청소년과 이후의 인생에 있어 ADHD가 얼마나 이에 영향을 미치는지에 대하여 현재까지는 단정을 지을 수 없겠다.

어린 시절 및 청소년기의 정신적인 외상의 노출과 미래의 물질사용장애의 관련성도 주목할 만하다. 소아 · 청소년에서 트라우마의 경험이 있는 경우 물질사용장애의 유병률이 증가한다고 하는 것은 잘 알려졌다(Dube et al., 2003; Jaycox, Ebener, Damesek, & Becker, 2004; Ompad et al., 2005). 트라우마를 입은 소아 · 청소년에서 물질사용장애를 갖게 되는 것은 여러 변인의 상호작용에 의한 것이지만 트라우마에 노출된 이후 신경내분비적인 변화가 발생하게 되어 이로 인하여 약물을 선호하는 경향이 형성되었을 가능성과 관련이 있을 수 있다. De Belllis(De Bellis, 2002)는 자라고 있는 뇌에서 학대 혹은 성적인 트라우마에 의하여 카테콜라민이나 코르티솔의 분비가 증가하게 되면 뇌의 발달에 부정적으로 작용하며 이로 인하여 전두엽과 전전두엽 피질의 성숙의 실패를 가져올 수 있다고 하였다. 이러한 스트레스에 의한 기전은 실행기능의 부전에 영향을 주고 이것은 분명하게 물질사용장애의 취약성과 관련이 되게 된다(Claudia M. Szobot & Bukstein, 2008).

치료

소아 · 청소년의 물질사용장애 치료 시 일반적인 사항

소아 · 청소년에서의 물질사용장애에 대한 약물학적인 연구는 아직 충분하지 않다. 이 장에서는 주로 약물학적인 치료에 대하여 언급할 예정이지만, 물질사용장애에서 사회심리학적인 치료는 근거가 잘 확립되어 있다. 미국 소아청소년정신의학회의 물질사용장애 청소년에 대한 치료 가이드라인에도 이를 강조하고 있으며, 여기에서 해당하는 치료 원칙을 일부 소개하기로 한다(Bukstein et al., 2005). 임상가는 환자로 하여금 근거 중심의 치료로 잘 알려진 인지행동치료와 같은 치료에 참여하도록 격려해야 한다. 더욱이 가족이 적극적으로 관여해야 하며, 그 가족의 관여가 지속적인 단주/금연/단약과 관련이 있게 된다(Bukstein et al., 2005). 가까이서 부모가 조언하는 것이 치료 순응을 높이고 이러한 환경적인 요인이 재발에 영향을 미친다. 이러한 방법으로 부모는 약물치료에 필수적인 안전하고 안정감 있는 환경을 제공하여야 한다.

물질사용장애가 있는 청소년은 가족의 참여가 순응도를 증가시키고, 지속적인 단주/금연/단약상태를 더 유지하게 된다(Bergmann, Smith, & Hoffmann, 1995). 그러므로 치료는 가장 덜 제한적인 환경에서 시작하여야 하며, 치료에 가족의 참여가 최대화될 수 있는 접근을 사용하여야 한다. 약물치료가 치료의 한 계획이고 다른 인지행동치료와 병행하는 것이 더 효과적이라고 하는 것을 환자와 가족이 검토하여야 한다(Dennis et al., 2004). 그에 더하여, 임상가는 약물 작용기전과, 가능한 부작용, 약물치료 외의 대안, 그리고 기대되는 이익이 생길 시간 등을 검토해봐야 한다. 정보를 제공받고 동참하는 가족은 치료 계획에 이야기를 듣지 못한 가족에 비하여 더 청소년이 순응적으로 치료받도록 독려하게 된다.

물질사용장애를 가진 청소년의 경우 주기적인 외래 방문을 하여야 하는데, 방문 빈도는 물질사용장애의 심각도와 동반된 정신과적 질환에 달려 있다. 각각의 방문 동안 물질사용장애의 증상과 사회적 스트레스, 순응도, 부작용의 발현을 확인해야 한다. 진료실에 방문하여서 남용물질에 대한 무작위적인 소변검사 등은 치료 계획의 유용한 부분이라 할 수 있으며 특히 청소년이 이러한 검진이 시행될 수 있다는 것을 인지할 때에 그러하다. 이러한 테스트는 최근의 마리화나나 코카인, 암페타민, 펜사이클리딘, 아편계에 대한 측정의 결과를 보여주게 된다. 부모의 보고는 부정확하기 마련이며, 부모도 자녀의 물질사용 빈도나 정도를 잘 모르기 때문이다.

정신약물학과 물질사용장애 : 안전성

안전성에 대한 첫 번째 고려 점은 부작용에 대한 것이다. 물질사용장애가 있는 환자는 처방한 약물에 대하여 부작용이 생길 위험이 더 클 수 있는데 남용하는 약물과 함께 복용할 경우가 있기 때문이다. 예를 들어 TCA를 마리화나와 같이 먹는 경우에는 섬망이 보고(Wilens, Biederman, & Spencer, 1997)되기도 하였다. 벤조다이아제핀 등과 같은 진정제의 경우에는 물질사용장애 환자에서 피해야 하는데, 특히 알코올이나 아편계를 많은 양 사용하는 위험이 있는 경우에 더 주의하여야 한다. 비슷하게 MAOI를 코카인이나 암페타민을 사용할 고위험군에는 반드시 피해야 한다. 그러나 아토목세틴에 대한 젊은 성인 대상자에 대한 후향적인 분석에서 최근의 보고(Adler et al., 2009)를 보면 폭음하는군과 생활음주군, 그리고 금주군에서 부작용의 발현이 차이가 없었다.

하나의 다른 우려는 처방약물에 대한 남용 우려(Wilens, Adamson, et al., 2008)이다. 특히 물질사용장애와 ADHD가 있을 때에 정신자극제의 사용이 주된 관심이다. Grabowski 등(Grabowski et al., 1997)의 연구를 보면 24명의 성인에 대한 통제된 연구에서 MPH의 사용으로 인하여 코카인 사용이 증가하거나 코카인 갈망이 증가하지 않았다. 비슷하게 Szobot 등(C. M. Szobot et al., 2008)은 MPH-SODAS를 16명의 물질사용장애와 ADHD가 공존하는 청소년에게 투여하였을 때에 남용의 문제가 없었다고 보고하였다.

물질사용장애 청소년은 정신자극제를 남용하지 않음에도 물질사용장애 연구자는 물실사용장애와 ADHD가 농반된 청소년의 초기 선택약물로 정신자극제를 사용하는 것을 꺼려 왔다(Bright, 2008; P. D. Riggs, Leon, Mikulich & Pottle, 1998). 고위험 청소년에서 정신자극제보다 중독의 가능성이 낮은 아토목세틴이나 부프로피온, 알파 작용제(agonist)를 ADHD치료에 일차약제로 고려할 수 있을 것이다. 정신자극제가 남용의 가능성이 큰 청소년에게 처방되는 경우, 남용의 가능성이 낮은 OROS-MPH와 같은 장기 지속형 제제나 lisdexamfetamine과 같은 제제가 처방이 가능한 국가에서는 단기 작용 약물(short acting stimulants)보다 더 선호된다(Wilens,

Adamson, et al., 2008). 마찬가지로 불안장애와 물질사용장애가 공존하는 청소년에서 벤조다이아제핀보다는 SSRI가 합리적인 초기 선택약물이 될 것이다. 남용의 가능성이 있는 약물을 사용하는 경우, 안전한 곳에 보관하고 주의 깊게 관찰하고 종종 약물 개수를 확인하여야 한다.

약물치료

청소년의 물질사용장애의 치료와 관련한 약물을 개념화하는 데는 Kaminer (Kaminer, 1995)와 Martin gagnac(Martin et al., 2011)이 제안한 분류에 따라 설명하고자 한다. 물질사용장애의 약물치료는 작용 기전에 따라 다섯 가지로 구분하여 혐오(aversion), 갈망 감소(craving reduction), 대치(substitution), 공존정신질환 약물치료(treatment of concurrent psychiatric disorders), 고위험 인구에 대한 예방적인 치료로서의 정신과 약물의 사용(the use of pharmacotherapy as preventive treatment for at-risk populations)으로 구분할 수 있다.

1) 혐오(aversive agents)

혐오제제는 특정 물질을 사용하였을 때 괴로운 반응을 야기하여 대상자의 물질사용을 줄인다. 예를 들어 디설피람(disulfiram)은 알코올 독성 대사물질인 아세트알데하이드가 분해되는 것을 막아서 알코올 섭취 후에 빈맥, 호흡곤란, 오심, 어지러움, 혼란, 그리고 다른 부작용을 야기한다. 청소년에 대한 연구는 거의 없으나, 규모가 크지는 않지만, 위약대조군 연구가 청소년에서 보고된 바가 있다(Niederhofer & Staffen, 2003b). 한 사례보고(Myers, Donahue & Goldstein, 1994)에서는 디설피람을 투약하고 금주에 성공한 10대 2명을 보고 하였으나, 지속적인 순응도가 낮았고 장기적인 금주를 유지하는데 제한적이었으며 2명 모두 추적관찰 동안 재발하였다.

2) 대치(agents of substitution)

대치하는 약물은 표적물질에 대하여 같은 수용체에 결합하여 물질사용을 줄이게 되는 것으로 목표물질에서 처방받은 대체 약물로 통제된 사용을 하도록 전환하여 사용하도록 허용하는 것이다. 메타돈(Methadone)은 헤로인이나 다른 아편제에 있어 뮤 아편수용체를 차단하여 갈망을 감소시키고, 금단 증상을 줄이는 약제로 미국 등에서는 성인에서 이 계열에서 가장 흔히 사용된다. 그러나 청소년에서는 대체치료에 대한 연구가 거의 없으며, 그나마 보고된 연구들도 18세 이상의 청소년을 대상으로 포함한 경우(Hopfer, Mikulich & Crowley, 2000)이다.

디설피람 외에 최근 개발된 약물 중 부프레노르핀(Buprenorphine)은 메타돈에 비하여 비교적 쉽게 좀 더 전형적인 외래 치료 환경에서 처방할 수 있어 긍정적인 대안이 될 수 있다. 날마다 병원에 처방받으러 오지 않아도 되기 때문에, 심하지 않은 마약중독 환자에서 더 나은 초기 선택약물이 될 수 있다(Minozzi, Amato & Davoli, 2009). 알파-2 길항제인 클로니딘과 부프레노르핀을 비교한 한 무작위 시험 (Marsch et al., 2005)에서 거의 날마다 마약을 남용하는 36명의 청소년에게 투약하였을 때, 부프레노르핀을 처방받은 군이 클로니딘을 처방받은 군에 비하여 치료를 더 높은 비율로 끝마쳤으며(72% vs. 39%), 부프레노르핀에 배정된 대상자가 소변음성률이 더 낮았고(64% vs. 32%), 부프레노르핀을 처방받은 대상자는 클로니딘에 무작위 배정받은 군에 비하여 제독과정 이후 날트렉손 유지치료가 지속되는 비율이 높았다.

정신자극제와 같은 도파민 작용제는 성인에서 코카인 의존 환자에게 대체제로 사용되고 있지만 낮은 성공률을 보인다(Kranzler, Amin, Modesto-Lowe & Oncken, 1999). 예를 들어 성인을 대상으로 한 관리화시험(controlled study)에서 코카인에 대한 갈망에 대하여 증가나 감소 시키는 것과는 관련이 없다고 하였다(Grabowski et al., 1997). 코카인 남용이나 의존에서 청소년에서 대체제를 처방한 연구보고는 아직까지는 없다(Martin et al., 2011).

3) 항갈망제

특정 목표물질에 대한 심리적인 갈망을 감소시키는 기전으로 물질사용을 줄이는 것이 항갈망제 계열이다. 미국 FDA에서 성인의 알코올중독에 대하여 아편계의 길항제로 작용하는 날트렉손을 승인받았다. 여러 개방 연구에서 십대에서 날트렉손의 사용에 대한 보고가 있었다.

Lifrank 등(Lifrak, Alterman, O'Brien & Volpicelli, 1997)은 알코올의존인 청소년 세 명에게 날트렉손을 사용하여 모두 좋은 효과가 있었고 투약 6개월까지 심각한 부작용은 관찰되지 않았다고 보고하였다. 비슷하게 날트렉손에 대한 청소년 5명에 대한 개방연구(Deas, May, Randall, Johnson & Anton, 2005)에서 하루 평균 음주 잔 수가 7.61잔이 줄어들어 통계적으로 유의한 호전을 보였다. 그러나 Hopfer 등의 연구(Hopfer et al., 2000)는 청소년의 물질사용장애에서 날트렉손을 사용 시 치료 순응도에 문제가 있는 것을 보고하기도 하였다.

많이 사용되는 다른 약은 아캄프로세이트(acamprosate)로서 글루타메이트 수용체(mGluR5)의 부분적 공통 효능제(partial co-agonist)이다. 청소년 알코올의존에서 이중맹검 위약대조군 실험의 결과 평균 금주 기간이 아캄프로세이트군에서 위약군보다 유의하게 높았다(79.8[SD 37.5] vs. 32.8[19.0] days; p=0.012) (Niederhofer & Staffen, 2003a). 한편 세로토닌 길항제인 온단세트론에 대한 연구에서 25세 미만 발병한 물질사용장애 성인에서 갈망과 알코올 소비를 유의하게 감소시켰다. 그러나 25세 이상에서 발병한 경우에는 효과가 없었다. 이러한 결과는 청소년의 물질사용장애에서 온단세트론을 치료에 적용하여 볼 수 있는 근거를 제공할 수 있겠다(Johnson, Roache, Ait-Daoud, Zanca & Velazquez, 2002; Johnson et al., 2000).

물질남용에서 갈망의 어떤 면은 강박적인 요소가 있기 때문에 강박증 치료제가 물질사용장애의 경우에 갈망을 줄일 치료제로 사용될 수 있을지에 대하여 연구가 있었다. 소규모의 개방연구인 연구가 대부분인데, 공존정신과 질환이 있지 않은 경우에 세로토닌 재흡수차단제가 갈망을 줄이는 데 효과적이지는 않은 것으로 보인다(Garbutt, West, Carey, Lohr & Crews, 1999). 성인에서 코카인의존의 경우 데시프라민의 효과에 대하여 일관되지 않은 보고를 볼 수 있는데(Kranzler et al., 1999; O'Brien, 1996), Kaminer(Kaminer, 1992)가 3명의 청소년에게 사용하여 1명에게서 단기간의 성공사례를 관찰한 것을 보고하기는 하였으나 청소년에게 사용 연구는 제한적이다. Solhkhan(Solhkhah et al., 2005)은 bupropion이 ADHD와 기분장애가 있는 16명의 청소년에 있어 물질남용을 감소시켰다는 것을 관찰하였다. Bupropion은 금연에 승인되어 있지만 다른 약제에 대한 항갈망제제로의 가능성은 계속 연구중(Riggs et al., 1998)이다.

4) 공존정신질환 약물치료

공존정신과 질환이 있으면서 동시에 물질사용장애가 있는 경우 치료의 경과도 단순하지 않고 물질사용장애의 재발률도 높은 것으로 보고된다(Martin et al., 2011). 정신과 질환을 치료하면 물질사용이 줄어드는 것을 기대할 수 있다는 것으로 생각할 수 있고, 물질사용장애의 치료결과가 기저의 정신과 질환에 직접적으로 관련이 있다고 볼 수도 있다(Bukstein, Brent & Kaminer, 1989; Rohde, Clarke, Lewinsohn, Seeley & Kaufman, 2001; Wilens, Biederman & Mick, 1998; Wise, Cuffe & Fischer, 2001; Bukstein et al., 1989, Rohde et al., 2001; Wilens et al., 1998, Wise et al., 2001). 그러므로 공존정신과 증상을 치료하는 것은 물질사용장애의 호전에 기여할 것으로 보인다(Grella, Hser, Joshi & Rounds-Bryant, 2001).

(1) 기분조절제

대부분의 다른 정신과 질환과 달리 물질사용장애가 있는 청소년의 경우에 대부분의 약물치료에 대한 연구는 공존정신과 질환이 있는 경우에 시행되었다. 기분장애는 청소년의 물질사용장에서 가장 문제가 되는 질환 중의 하나로 남아있다(Bukstein et al., 2005).

Donova 등(Donovan et al., 1997)은 개방연구를 완수하였는데, 대상자는 마리화나남용이나 의존과 간헐성 폭발성 장애(explosive mood disorder)가 동시에 있는 청소년 외래 환자군이었다. 기본적인 치료 세션에 더하여 8명은 5주간 발프로익산(valproic acid)을 사용하였고 다른 정신과 약물은 사용하지 않았다. 모든 참여자에게서 마리화나 사용의 통계적인 호전을 가져왔으며(p < 0.001), 기분증상의 호전(p < 0.001)이 있었지만 결과는 단지 자가보고에 의하여만 이루어졌다는 제한점이 있었다. 부작용으로 인하여 중단한 경우는 없었고 발프로익산과 물질남용과 상호작용도 없었다.

25명의 6주의 무작위 위약대조군 연구에서 Gellaer 등(1998)은 다양한 양극성장애와 물질의존이 있는 청소년 그룹에 리튬을 사용하였다. 연구 기간 모든 환자는 외래 치료를 하였고, 리튬(n=13)과 위약(n=12) 외에는 다른 정신과 약물은 사용하지 않았다. 6주의 치료 이후에 양군 간의 기분증상의 중등도에는 차이가 없었지만 리튬을 사용한 군(혈중 농도는 평균 0.9mEq/L)은 통계적으로 유의(p=0.042)하게 약물검사에서 소변양성률이 감소하였다. 부작용으로 인하여 리튬을 중단한 환자는 없었지만, 리튬 사용군에서 다뇨와 다음(多飮)을 더 높게 보고하였다.

(2) 항우울제

여러 연구에서 보면 항우울제를 청소년 물질사용환자에게 사용하였을 때 주요우울장애에 대한 효과(efficacy)는 간단하게 해석하기는 어려운 점이 있다. 10대 청소년에게 플록세틴(Fluoxetine) 20mg을 7주간 개방연구로 진행한 첫 연구(Riggs, Mikulich, Coffman & Crowley, 1997)에서 참여자는 물질사용장애, 품행장애, 그리고 주요우울장애의 삼중 진단을 받았다. 사용한 약물은 알코올(8/8), 대마초(7/8), 환각제(5/8), 흡입제(2/8)였다. 결과로는 8명 중에 7명이 10점 척도의 우울증 척도나 Carroll Depression Self-Rating, CGI-S(p < 0.001)에서 50% 이상의 통계적으로 유의한 호전을 보였다. 대부분의 참여자는 물질문제에서 재활하는데 플록세틴이 도움이 되었다고 평가하였고 연구 기간에 약물 양성인 사람은 없었다. 약물처방은 모두 내약성이 좋았고, 플록세틴이 물질사용 재활을 도왔으며 남용하는 물질과 상호작용이 있었다는 보고도 없었다.

Cornelius 등(Cornelius et al., 2001)은 개방연구로 플록세틴 20mg을 13명의 우울증과 알코올사용장애 청소년에 대한 효과를 연구하였는데 외래 치료였던 12주의 전체 연구 기간 내약성은 좋았고 기분증상이 모든 대상자에게서 유의하게 개선(p < 0.001)되었다. 음주한 날수(p < 0.08)와 음주한 날 마시는 음주량(p < 0.005)이 유의하게 감소하였으며, 13명 중 7명의 대상자는 물질사용장애도 현저히 호전되었다. 연구자가 이 연구의 대상자를 이후 5년간 치료의 효과를 보기 위하여 지속적으로 추적하였다. 이 기간 대다수의 대상자는 우울증의 재발을 경험하였음에도 물질사용장애의 호전은 안정적으로 유지되었다(Cornelius, Clark, Bukstein, Birmaher et al., 2005; Cornelius, Clark, Bukstein, Kelly et al., 2005). 그러나 이 두 연구 모두 개방연구 구성이며 적은 대상자 수를 대상으로 한 한계점이 있다.

이중맹검 위약대조군 연구로는, 우선 알코올의존이 공존하는 10명의 청소년을 대상으로 이중맹검 위약대조군 예비연구(pilot study)(Deas, Randall, Roberts & Anton, 2000)에서 서트랄린(sertraline)과 인지행동치료를 병행하였을 때 양군의 대상자는 우울증상과 물질사용장애가 모두 호전을 보였으나 투약군과 위약군 사이에 유의한 차이는 없었다. 여기에서 저자들은 차이가 없다는 결과는 모든 대상자에게 인지행동치료를 시행한 효과이거나, 대상자의 수가 작아서거나 둘 다가 원인일 수 있다고 하였다. 이후에 Riggs 등(Riggs et al., 2007)이 플록세틴에 대하여 대규모의 무작위 위약대조군 시험을 126명의 주요우울장애, 품행장애 그리고 물질사용장애가 있는 청소년을 대상으로 한 연구결과를 발표하였다. 이 16주의 연구에서 모든 대상자는 인지행동치료를 받았고 그중 절반은 하루 20mg까지의 플록세틴을 처방받고 다른 절반은 위약을 투약받았다. 이 연구의 결과는 플록세틴을 투약받은 군에서 우울증상의 CDRS 점수가 개선을 보였고 효과크기(effect size)는 0.78이었다. 앞의 연구와는 달리 기분에 차이있는 호전이 있음에도 불구하고 물질사용장애의 치료군 간의 유의한 차이는 없었다. 이 연구에서도 모든 대상자가 인지행동치료를 받았다는 것이 중요한데, 양군에서의 물질사용장애 치료에 기여했을 것으로 보이며, 30일간 사용이 평균 4일 감소하였다.

(3) ADHD 치료제인 정신자극제와 비정신자극제

ADHD와 물질사용장애의 공존율이 높으므로 양 진단을 가진 환자에게 ADHD의 치료 영향이 어떠한지에 대한 연구가 수행되었다. 147명의 ADHD와 알코올남용이 있는 최근 금주한 성인에 대한 Wilens 등(Wilens, Adler, et al., 2008)의 12주의 다기관 무작위 위약대조군 아토목세틴 치료연구에서 아토목세틴군에서 ADHD의 증상이 줄어들고 과음이 26% 줄어드는 결과를 보였다. 그러나 양군은 12주의 시험이 지나고 비슷한 재발률을 보였다. ADHD와 물질사용장애가 있는 성인에 대한 정신자극제 임상시험에서는 물질사용장애에 대해 일관되지 않은 결과를 보고하고 있다 (Levin et al., 2006; Schubiner et al., 2002).

현재 물질사용장애가 있는 청소년에서 ADHD의 약물치료에 대한 위약대조군 임상시험이 3건 보고되었다. 페몰린(Pemoline)을 75~112.5mg 사용한 물질남용 ADHD 환자에 대한 임상시험(Riggs, Hall, Mikulich-Gilbertson, Lohman & Kayser, 2004)에서 69명의 청소년(니코틴 사용 46/69, 알코올 33/69, 대마초 51/69, 두 가지 이상의 물질사용 31/69)을 페몰린이나 위약군으로 무작위 배정하여 12주간 추적관찰 하였다. 페몰린군은 위약군과 비교하여 2개의 ADHD 측정도구 중 하나에서 유의한 차이가 있었지만, 물질사용장애 척도나 품행장애 척도에서의 차이는 보여주지 못하였다. 또한 Szobot 등(Szobot et al., 2008)은 장기 지속형 MPH 제제(MPH-SODAS)가 하루에 체중당 1.2mg의 평균 용량으로 투여하였을 때 청소년의 ADHD 증상을 감소시켰지만, 마리화나나 코카인의 사용에는 자기보고나 소변검사에서 큰 차이를 보이지 않았다고 보고하였다. Riggs 등(Riggs, 2009)은 위약대조군 다기관 연구에서 ADHD와 다양한 물질사용장애(대마초 92%, 알코올 56%, 환각제 13%, 아편 10%, 코카인 10%)가 공존하는 참여자에게 인지행동치료에 추가하여 ORO-MPH 나 위약을 사용한 결과를 보고하였다. 일차적으로 보고자 한 결과(Primary outcome)는 지난 28일간의 약물 사용 일수를 비교한 것이었다. ORO-MPH + CBT 군은 43%의 감소를 위약 + CBT군은 33%의 감소를 보였다. 군 간의 차이가 통계적으로 유의하지는 않았으나 OROS-MPH를 사용한 군에서 소변음성반응이 유의하게 많았다.

부프로피온(Bupropion)에 대한 개방 연구는 좀 더 좋은 결과를 보이지만, 위약을 사용한 통제된 연구가 필요하다. Riggs 등(Riggs, 1998)은 5주간 부프로피온 개방 임상연구를 시행하였는데 품행장애, 물질사용장애 그리고 ADHD가 있는 13명의 청소년이 대상이었다. ADHD와 품행장애 척도의 유의한 감소를 보고하였으나 13명 중 2명 만이 물질에 대한 갈망이 줄어들었다고 보고하였다. 연구기간 중 13명 중에 2명이 소변검사에서 양성이 나왔다. 부프로피온과 다른 물질사용과 관련한 interaction은 보고되지 않았다. Solkhah 등(Solhkhah et al., 2005)은 부프로피온(평균 315mg)의 효과를 개방연구를 통해 13명의 청소년을 대상으로 물질사용장애 진단(알코올 57%, 니코틴 64%, 마리화나 86%, LSD 7%, 엑스터시 7%)과 ADHD, 정동장애가 있는 경우에 살펴보았다. 외래치료 6개월 이후 갈망이 감소하는 호전을 보였고, 기분 및 ADHD 증상의 호전을 보였으며, 부작용은 거의 없는 것으로 보고하였다. 물질사용장애 증상의 호전은 부프로피온 직접적인 효과라기보다는 기분이 호전된 것과 관련이 있을 수도 있다.

5) 고위험군에서의 예방적인 약물치료

정신과적 질환을 치료하여 추후의 물질사용장애를 예방하는 것도 여기에서 생각해 볼 수 있다. 정신과적 질환을 치료하는 것이 장래의 정신병리의 발현을 줄일 수 있고 물질사용장애의 경과에도 호전을 가져올 수 있는 것이 임상적으로 시사되는 부분이 있다. 예를 들어 정신자극제를 ADHD 환아에게 치료하는 경우 주요우울장애나 불안장애와 같은 추가적인 정신과적 공존질환이 발생하는 것을 줄이는 것으로 밝혀지고 있다(Biederman, Monuteaux, Spencer, Wilens & Faraone, 2009). 오래된 메타분석(1,000명의 청소년을 대상으로 6개의 연구를 대상으로 함)에 따르면 청소년에서 물질사용장애가 장차 생기는 데 대하여 정신자극제가 보호하는 효과를 보인다(Wilens, Faraone, Biederman & Gunawardene, 2003)고 하였다.

　　ADHD인 여학생에 대한 장기 추적연구에 따르면 약물치료 이후 흡연이나 물질사용장애가 현저히 감소한 것으로 보고(Wilens, Adamson et al., 2008)하고 있다. 평균 12개월의 6.5년까지 추적관찰한 결과에 따르면 부프로피온을 57명의 ADHD에 사용하였을 때, 니코틴 사용의 시작이나 유지에 예방적인 효과를 찾아내지는 못하였지만, post hoc 분석결과 절반에 해당하는 정신자극제 치료군이 흡연을 늦게 시작하는 보여주었다(Monuteaux, Spencer, Faraone, Wilson & Biederman, 2007). 더욱이 ADHD에 대한 두 개의 대규모의 연구(Biederman et al., 2009; Mannuzza et al., 2008)에서는 ADHD에 대한 사춘기 전의 시기에 정신자극제 약물치료를 시작하고 성인기까지 추적관찰 하였을 때 물질사용장애가 생길 가능성이 증가하거나 감소하지 않았다. 이러한 다양한 연구결과는 정신자극제가 ADHD가 있는 고위험군에서 물질사용장애의 발현을 연기시키리라는 것을 추측하게 한다.

공존정신과적 질환의 치료

물질사용장애의 약물치료에 대한 연구는 청소년의 경우 일부 통제된 연구가 혐오 및 항갈망제에 대하여 진행되었다 하여도, 대부분의 경험적인 연구는 동반정신과적 진단과 관련한 연구에 국한되어 있다. 공존정신과적 질환별로 정리하여 보면 다음과 같다.

(1) ADHD
물질사용장애와 공존하는 ADHD에서의 약물치료의 효과는 물질사용장애의 치료가 시작된 이후로 ADHD의 약물치료를 미루는 것이 좋다고 제안(Riggs, Thompson, Mikulich, Whitmore & Crowley, 1996; Szobot et al., 2008; Wilens, Adamson et al., 2008)하고 있다. 행동치료와 정신사회적 개입이 ADHD와 물질사용장애가 공존하는 경우의 치료에 유용할 수 있다. 물질사용장애와 ADHD가 있는 청소년의 대부분이 ADHD 약물치료를 받는다고 ADHD 약물을 남용하는 것은 아니지만(Riggs et al., 1998; Wilens, Adler et al., 2008), 남용의 가능성이 최소한인 약물을 초기에 선택해야 한다. ADHD인 성인에 대한 최근의 단주 유지 중인 성인 집단에서의 연구결과(Wilens, Adler et al., 2008)를 참고하여 보면, 물질남용장애의 치료에 선행하여 ADHD를 치료할 경우 아토목세틴을 초기사용 약물(fist-line)로 제안할 수 있겠다.

소아·청소년에서 아직 연구된 것은 없지만, 부프로피온 또한 유용한 치료제로 남용의 위험이 낮으며, ADHD와 동시에 물질에 대한 갈망 증상도 호전시킬 수 있을 것이다(Verbeeck, Tuinier & Bekkering, 2009). ADHD와 물질남용이 함께 있는 최근의 300명의 청소년에 대한 연구에서 인지행동치료와 OROS-MPH 혹은 위약에 대한 비교 연구에서 약물치료군이 인지행동치료와 위약군에 비하여 큰 효과를 나타내지 않았는데, 그것은 앞서 설명한 것처럼 인지행동치료가 약물사용장애의 치료에 크게 기여하기 때문인 것으로 보인다(Riggs, 2009). 만일 정신자극제가 고려된다면, 장기지속형 제제가 속방형 제제보다는 남용의 우려가 덜 할 것으로 보인다(Bright, 2008; Wilens, Gignac, Swezey, Monuteaux & Biederman, 2006).

(2) 불안장애

현재 약물 남용 중인 불안장애에 대한 정신과적 약물치료는 어려운 부분이다. 2주에서 4주의 단약기간 동안 불안에 대한 비약물적 개입을 하면서 치료를 시작하기를 권장한다(Martin et al., 2011). 우선적으로는 남용의 가능성이 낮은 약물인 SSRI와 같은 것들이 권장된다. 만약 임상적으로 벤조다이아제핀계열 약물이 적응되는 경우에는 작용시간이 긴 클로나제팜과 같은 약으로 시작하는 것이 합리적이며 약물 개수를 세는 등의 약 복용에 대한 관리를 하여야 한다(Martin et al., 2011).

(3) 우울증

성인에서는 우울증과 물질사용장애가 있을 때에 단주나 단약 이후 2주에서 4주가 지나면 우울증상도 관해 되는 경험을 하곤 하지만, 청소년에서는 비슷한 호전이 덜 나타난다(Bukstein, Glancy & Kaminer, 1992; Grella et al., 2001; Riggs et al., 1997). 따라서 물질사용장애에 있어 우울증이 있는 청소년에게서의 기분장애 치료에 대한 적절한 특화된 알고리즘이 필요하게 된다. 약물치료를 시작하는 특정 시점은 사례마다 다르게 결정될 것이다. 우울증상이 경도이고 위험한 상황이 발생할 정도가 아니라면 2~4주 정도 우울증상이 감소하는 것을 관찰할 수 있을 것이다. 중도 혹은 중등도의 우울증인 경우에는 (약물치료 및 정신 치료와 같은) 특정한 기분장애 관련 치료가 조금 더 급속히 시작될 것이다(Martin et al., 2011).

항우울제와 인지행동치료에 대한 성인에서의 연구를 보면, 물질사용장애와 우울증상을 두 질환에서 개선시키는 것으로 보고(Donovan & Nunes, 1998; Garbutt et al., 1999)되고 있다. 그러나 소아·청소년에서의 통제된 연구에서는 항우울제에 대한 효과가 일관되게 보고되지 않고 있으며, 물질사용장애보다는 우울증상에 더 효과가 있다는 것으로 보고(Riggs et al., 2007)된다.

이러한 연구결과를 바탕으로 알게 되는 점은 두 질환이 공존하여 있을 때에는 항우울제 치료와 함께 인지행동치료가 중요하다는 것이다. 하지만 분명한 것은 우울증상을 치료하는 것이 바로 물질사용장애에 대한 치료효과로 바로 이어지는 것은 아니며, 물질사용장애에 대한 별도의 치료계획이 수립되어야 한다. 항우울제는 거의 남용 가능성이 없으며, 자살사고와 관련한 약간의 논란 외에는 대부분 안전하므로 이에 대하여 가족과 충분히 논의하여야 하고 식이장애나 경련성 질환이 있을 때는 부프로피온의 사용을 피해야 한다(Martin et al., 2011).

(4) 양극성 정동장애

청소년에서 양극성 정동장애는 물질사용장애의 위험을 증가시킨다는 근거(Wilens, Biederman et al., 2008)가 있다. 청소년에서 물질사용장애와 양극성 정동장애가 함께 있을 때 정신약물학적 개입이 효과적인 치료이다(McClellan, Kowatch, Findling & Work Group on Quality, 2007). 하나의 무작위 대조군 연구를 포함한 두 개의 연구에서 리튬이나 발프로산이 물질사용장애가 있는 양극성장애 청소년에서 물질사용을 줄였다고 보고하고 있다(Donovan & Nunes, 1998; Geller et al., 1998). 최근 청소년에서 비전형적 항정신병약물이 양극성장애에서 일차 선택제로 여겨지고 있으므로 치료의 알고리즘에 이 약제를 고려할 수 있을 것으로 보인다. 리튬은 좁은 치료 농도 범위로 인하여 이차 약제로 사용하는 것이 더 낫다. 치료되지 않은 양극성장애의 잠재적인 위험과 이러한 연구의 예비적 결과를 볼 때, 양극성장애와 물질사용장애가 같이 있을 경우 치료는 시작되어야 한다. 단주나 단약의 기간이 약물을 처방하는 데 꼭 선행하여야 하는 것은 아니다(Martin et al., 2011).

(5) 정신증

정신병적 증상은 종종 즉각적인 치료를 요하며, 환자의 안전을 보호하기 위하여 입원을 포함하여 고려해야 하기도 한다. 그러므로 항정신병약물은 정신증과 물질사용장애가 함께 있는 경우 바로 시작하여야 한다. 두 가지 예외는 항정신병약물의 처방 없이도 안전이 보장되면서 과거에 정신증의 기왕력이 없는 급성 약물중독인 청소년의 경우이고, 환각제를 먹고 나서 지속되는 지각 장애인 경우이다. 이 경우에는 정신병적 증상이 생명을 위협하는 경우는 드물고 특히 리스페리돈과 같은 항정신병약물의 사용이 반드시 주의 깊게 관찰해야 하는데, 성인과 청소년에서 오히려 지각장애증상이 증가하는 경향을 보이기도 하는 증례보고가 있었기 때문이다 (Morehead, 1997; Solhkhah, Finkel & Hird, 2000)(Modrehead, 1997, solhkhah et al 2000).

결론

물질사용장애는 조기에 시작하는 경우 그 예후가 불량하게 되며, 다른 약물을 사용하는 관문으로서의 역할을 할 수도 있다. 청소년기의 뇌는 아직 성장과 분화를 지속하고 있으며 전전두엽의 성숙 속도가 뇌의 다른 부위와 차이가 있어 중독성 자극에 성인보다 더 취약할 수밖에 없다.

물질사용장애에서의 청소년에게서의 정신약물치료는 과도한 갈망을 줄이고, 대체 전략으로써 사용하거나, 동반된 정신과적 병리를 개선함으로써 도움이 될 수 있다. 그러나 사회심리학적인 치료의 효과는 더 많은 근거가 보고되고 있어 약물치료 단독치료를 치료 시작 시 채택하는 것은 바람직한 것은 아니다. 물질남용장애의 치료가 성공적이 되려면 환자의 물질사용장애와 정신과적 증상, 치료 순응도 그리고 환경 및 사회적인 스트레스 요인을 지속적으로 살펴야 한다. 전형적으로는 치료 계획에 모든 가족이 참여하였을 때 가장 최선의 결과를 기대할 수 있다(Bukstein et al., 2005).

중독의 치료에 있어 인생의 전 주기에 걸쳐 치료의 반응이 다른지에 대하여는 추후 연구가 진행되어야 한다. 많은 정신과 질환에서처럼 조기의 개입이 미래의 합병증을 예방하게 하지만 이것도 연구가 필요하다. 또한 정신병리가 호전되는 것이 청소년에서 물질사용장애가 예방되는 것으로 바로 전환될 수 있는 것인지도 연구가 필요하다. 새로운 치료의 전략과 약물치료 전의 적절한 단주나 단약 기간에 대한 연구도 필요하다. 정신약물학적 치료와 정신사회적 치료가 체계적으로 확인되어 다학제적 개입이 정신약물학적 개입 단독보다 높은 단주율이나 단약률를 나타내는지 연구가 필요하다.

참고문헌

김은영. (2012). 청소년의 합법적 약물 남용에 관한 다층적 분석연구. 한국경찰연구, 11(2), 87-116.

보건복지부. (2013). 청소년건강행태온라인조사.

손봉선. (2001). 청소년 약물 오남용 실태조사 및 대책에 관한 연구. 한국경찰회보, 3, 123-149.

최삼욱, 조근호, 이분희, 천영훈, 방수영, 이해국, . . . 김민수. (2013). 유해약물 중독 청소년 문제행동 진단 및 상담 치료 프로그램 개발 연구. 여성가족부.

최영신. (2003). 청소년 약물남용의 행태변화 연구. 형사정책연구원 연구총서, 1-161.

황성현. (2012). 청소년 흡연 음주행위의 원인에 대한 비행이론적 접근: 일반긴장이론과 사회학습이론을 중심으로. 보건과 사회과학, 32, 19-38.

A. Martin, L. Scahill, & C. J. Kratochvil. (2011). Pediatric Psychopharmacology: Principles and Practice.

Achat-Mendes, C., Anderson, K. L., & Itzhak, Y. (2003). Methylphenidate and MDMA adolescent exposure in mice: long-lasting consequences on cocaine-induced reward and psychomotor stimulation in adulthood. Neuropharmacology, 45(1), 106-115.

Adler, L., Wilens, T., Zhang, S., Durell, T., Walker, D., Schuh, L., . . . Trzepacz, P. (2009). Retrospective safety analysis of atomoxetine in adult ADHD patients with or without comorbid alcohol abuse and dependence. Am J Addict, 18(5), 393-401. doi: 10.3109/10550490903077663

Agrawal, A., & Lynskey, M. T. (2006). The genetic epidemiology of cannabis use, abuse and dependence. Addiction, 101(6), 801-812. doi: 10.1111/j.1360-0443.2006.01399.x

APA. (2013). DSM-5.

August, G. J., Winters, K. C., Realmuto, G. M., Fahnhorst, T., Botzet, A., & Lee, S. (2006). Prospective study of adolescent drug use among community samples of ADHD and non-ADHD participants. J Am Acad Child Adolesc Psychiatry, 45(7), 824-832. doi: 10.1097/01.chi.0000219831.16226.f8

Avants, B. B., Hurt, H., Giannetta, J. M., Epstein, C. L., Shera, D. M., Rao, H., . . . Gee, J.

C. (2007). Effects of heavy in utero cocaine exposure on adolescent caudate morphology. *Pediatr Neurol, 37*(4), 275-279. doi: 10.1016/j.pediatrneurol.2007.06.012

Badanich, K. A., Adler, K. J., & Kirstein, C. L. (2006). Adolescents differ from adults in cocaine conditioned place preference and cocaine-induced dopamine in the nucleus accumbens septi. *Eur J Pharmacol, 550*(1-3), 95-106. doi: 10.1016/j.ejphar.2006.08.034

Baer, J. S., Sampson, P. D., Barr, H. M., Connor, P. D., & Streissguth, A. P. (2003). A 21-year longitudinal analysis of the effects of prenatal alcohol exposure on young adult drinking. *Arch Gen Psychiatry, 60*(4), 377-385. doi: 10.1001/archpsyc.60.4.377

Bergmann, P. E., Smith, M. B., & Hoffmann, N. G. (1995). Adolescent treatment. Implications for assessment, practice guidelines, and outcome management. *Pediatr Clin North Am, 42*(2), 453-472.

Bezard, E., Dovero, S., Belin, D., Duconger, S., Jackson-Lewis, V., Przedborski, S., . . . Jaber, M. (2003). Enriched environment confers resistance to 1-methyl-4-phenyl-1,2,3,6-tetrahydropyridine and cocaine: involvement of dopamine transporter and trophic factors. *J Neurosci, 23*(35), 10999-11007.

Biederman, J., Monuteaux, M. C., Spencer, T., Wilens, T. E., & Faraone, S. V. (2009). Do stimulants protect against psychiatric disorders in youth with ADHD? A 10-year follow-up study. *Pediatrics, 124*(1), 71-78. doi: 10.1542/peds.2008-3347

Biederman, J., Wilens, T., Mick, E., Faraone, S. V., Weber, W., Curtis, S., . . . Soriano, J. (1997). Is ADHD a risk factor for psychoactive substance use disorders? Findings from a four-year prospective follow-up study. *J Am Acad Child Adolesc Psychiatry, 36*(1), 21-29. doi: 10.1097/00004583-199701000-00013

Bright, G. M. (2008). Abuse of medications employed for the treatment of ADHD: results from a large-scale community survey. *Medscape J Med, 10*(5), 111.

Bukstein, O. G., Bernet, W., Arnold, V., Beitchman, J., Shaw, J., Benson, R. S., . . . Work Group on Quality, Issues. (2005). Practice parameter for the assessment and treatment of children and adolescents with substance use disorders. *J Am Acad Child Adolesc Psychiatry, 44*(6), 609-621.

Bukstein, O. G., Brent, D. A., & Kaminer, Y. (1989). Comorbidity of substance abuse and other psychiatric disorders in adolescents. *Am J Psychiatry, 146*(9), 1131-1141.

Bukstein, O. G., Glancy, L. J., & Kaminer, Y. (1992). Patterns of affective comorbidity in a clinical population of dually diagnosed adolescent substance abusers. *J Am Acad Child Adolesc Psychiatry, 31*(6), 1041-1045. doi: 10.1097/00004583-199211000-00007

Cornelius, J. R., Bukstein, O. G., Birmaher, B., Salloum, I. M., Lynch, K., Pollock, N. K., .

. . Clark, D. (2001). Fluoxetine in adolescents with major depression and an alcohol use disorder: an open-label trial. *Addict Behav, 26*(5), 735-739.

Cornelius, J. R., Clark, D. B., Bukstein, O. G., Birmaher, B., Salloum, I. M., & Brown, S. A. (2005). Acute phase and five-year follow-up study of fluoxetine in adolescents with major depression and a comorbid substance use disorder: a review. *Addict Behav, 30*(9), 1824-1833. doi: 10.1016/j.addbeh.2005.07.007

Cornelius, J. R., Clark, D. B., Bukstein, O. G., Kelly, T. M., Salloum, I. M., & Wood, D. S. (2005). Fluoxetine in adolescents with comorbid major depression and an alcohol use disorder: a 3-year follow-up study. *Addict Behav, 30*(4), 807-814. doi: 10.1016/ j.addbeh.2004.08.025

De Bellis, M. D. (2002). Developmental traumatology: a contributory mechanism for alcohol and substance use disorders. *Psychoneuroendocrinology, 27*(1-2), 155-170.

Deas, D., May, M. P., Randall, C., Johnson, N., & Anton, R. (2005). Naltrexone treatment of adolescent alcoholics: an open-label pilot study. *J Child Adolesc Psychopharmacol, 15*(5), 723-728. doi: 10.1089/cap.2005.15.723

Deas, D., Randall, C. L., Roberts, J. S., & Anton, R. F. (2000). A double-blind, placebo-controlled trial of sertraline in depressed adolescent alcoholics: a pilot study. *Hum Psychopharmacol, 15*(6), 461-469. doi: 10.1002/1099-1077(200008)15:6〈461::AID-HUP209〉3.0.CO;2-J

Dennis, M., Godley, S. H., Diamond, G., Tims, F. M., Babor, T., Donaldson, J., . . . Funk, R. (2004). The Cannabis Youth Treatment (CYT) Study: main findings from two randomized trials. *J Subst Abuse Treat, 27*(3), 197-213. doi: 10.1016/j.jsat.2003.09.005

Donovan, S. J., & Nunes, E. V. (1998). Treatment of comorbid affective and substance use disorders. Therapeutic potential of anticonvulsants. *Am J Addict, 7*(3), 210-220.

Donovan, S. J., Susser, E. S., Nunes, E. V., Stewart, J. W., Quitkin, F. M., & Klein, D. F. (1997). Divalproex treatment of disruptive adolescents: a report of 10 cases. *J Clin Psychiatry, 58*(1), 12-15.

Dube, S. R., Felitti, V. J., Dong, M., Chapman, D. P., Giles, W. H., & Anda, R. F. (2003). Childhood abuse, neglect, and household dysfunction and the risk of illicit drug use: the adverse childhood experiences study. *Pediatrics, 111*(3), 564-572.

Elkins, I. J., McGue, M., & Iacono, W. G. (2007). Prospective effects of attention-deficit/hyperactivity disorder, conduct disorder, and sex on adolescent substance use and abuse. *Arch Gen Psychiatry, 64*(10), 1145-1152. doi: 10.1001/archpsyc.64.10.1145

Ellgren, M., Spano, S. M., & Hurd, Y. L. (2007). Adolescent cannabis exposure alters opiate intake and opioid limbic neuronal populations in adult rats. *Neuropsychopharmacology, 32*(3), 607-615. doi: 10.1038/sj.npp.1301127

Fagerlund, A., Heikkinen, S., Autti-Ramo, I., Korkman, M., Timonen, M., Kuusi, T., . . . Lundbom, N. (2006). Brain metabolic alterations in adolescents and young adults with fetal alcohol spectrum disorders. *Alcohol Clin Exp Res, 30*(12), 2097-2104. doi: 10.1111/j.1530-0277.2006.00257.x

Fergusson, D. M., Horwood, L. J., & Ridder, E. M. (2007). Conduct and attentional problems in childhood and adolescence and later substance use, abuse and dependence: results of a 25-year longitudinal study. *Drug Alcohol Depend, 88* Suppl 1, S14-26. doi: 10.1016/j.drugalcdep.2006.12.011

Flisher, A. J., Parry, C. D., Evans, J., Muller, M., & Lombard, C. (2003). Substance use by adolescents in Cape Town: prevalence and correlates. *J Adolesc Health, 32*(1), 58-65.

Garbutt, J. C., West, S. L., Carey, T. S., Lohr, K. N., & Crews, F. T. (1999). Pharmacological treatment of alcohol dependence: a review of the evidence. *JAMA, 281*(14), 1318-1325.

Geller, B., Cooper, T. B., Sun, K., Zimerman, B., Frazier, J., Williams, M., & Heath, J. (1998). Double-blind and placebo-controlled study of lithium for adolescent bipolar disorders with secondary substance dependency. *J Am Acad Child Adolesc Psychiatry, 37*(2), 171-178. doi: 10.1097/00004583-199802000-00009

Grabowski, J., Roache, J. D., Schmitz, J. M., Rhoades, H., Creson, D., & Korszun, A. (1997). Replacement medication for cocaine dependence: methylphenidate. *J Clin Psychopharmacol, 17*(6), 485-488.

Grant, S., London, E. D., Newlin, D. B., Villemagne, V. L., Liu, X., Contoreggi, C., . . . Margolin, A. (1996). Activation of memory circuits during cue-elicited cocaine craving. *Proc Natl Acad Sci U S A, 93*(21), 12040-12045.

Grella, C. E., Hser, Y. I., Joshi, V., & Rounds-Bryant, J. (2001). Drug treatment outcomes for adolescents with comorbid mental and substance use disorders. *J Nerv Ment Dis, 189*(6), 384-392.

Guindalini, C., Howard, M., Haddley, K., Laranjeira, R., Collier, D., Ammar, N., . . . Breen, G. (2006). A dopamine transporter gene functional variant associated with cocaine abuse in a Brazilian sample. *Proc Natl Acad Sci U S A, 103*(12), 4552-4557. doi: 10.1073/pnas.0504789103

Hawkins, J. D., Graham, J. W., Maguin, E., Abbott, R., Hill, K. G., & Catalano, R. F. (1997). Exploring the effects of age of alcohol use initiation and psychosocial risk factors on subsequent alcohol misuse. *J Stud Alcohol, 58*(3), 280-290.

Hofler, M., Lieb, R., Perkonigg, A., Schuster, P., Sonntag, H., & Wittchen, H. U. (1999). Covariates of cannabis use progression in a representative population sample of adolescents: a prospective examination of vulnerability and risk factors. *Addiction, 94*(11), 1679-1694.

Holmes, A., le Guisquet, A. M., Vogel, E., Millstein, R. A., Leman, S., & Belzung, C. (2005). Early life genetic, epigenetic and environmental factors shaping emotionality in rodents. *Neurosci Biobehav Rev, 29*(8), 1335-1346. doi: 10.1016/j.neubiorev.2005.04.012

Hopfer, C. J., Mikulich, S. K., & Crowley, T. J. (2000). Heroin use among adolescents in treatment for substance use disorders. *J Am Acad Child Adolesc Psychiatry, 39*(10), 1316-1323. doi: 10.1097/00004583-200010000-00021

Jaycox, L. H., Ebener, P., Damesek, L., & Becker, K. (2004). Trauma exposure and retention in adolescent substance abuse treatment. *J Trauma Stress, 17*(2), 113-121. doi: 10.1023/B:JOTS.0000022617.41299.39

Johnson, B. A., Roache, J. D., Ait-Daoud, N., Zanca, N. A., & Velazquez, M. (2002). Ondansetron reduces the craving of biologically predisposed alcoholics. *Psychopharmacology(Berl), 160*(4), 408-413. doi: 10.1007/s00213-002-1002-9

Johnson, B. A., Roache, J. D., Javors, M. A., DiClemente, C. C., Cloninger, C. R., Prihoda, T. J., . . . Hensler, J. (2000). Ondansetron for reduction of drinking among biologically predisposed alcoholic patients: A randomized controlled trial. *JAMA, 284*(8), 963-971.

Kalivas, P. W., & Volkow, N. D. (2005). The neural basis of addiction: a pathology of motivation and choice. *Am J Psychiatry, 162*(8), 1403-1413. doi: 10.1176/appi.ajp.162.8.1403

Kaminer, Y. (1992). Desipramine facilitation of cocaine abstinence in an adolescent. *J Am Acad Child Adolesc Psychiatry, 31*(2), 312-317. doi: 10.1097/00004583-199203000-00020

Kaminer, Y. (1995). Pharmacotherapy for adolescents with psychoactive substance use disorders. *NIDA Res Monogr, 156*, 291-324.

Kirisci, L., Tarter, R. E., Vanyukov, M., Reynolds, M., & Habeych, M. (2004). Relation between cognitive distortions and neurobehavior disinhibition on the development of substance use during adolescence and substance use disorder by young adulthood: a prospective study. *Drug Alcohol Depend, 76*(2), 125-133. doi: 10.1016/j.drugalcdep.2004.04.015

Koob, G. F. (2008). A role for brain stress systems in addiction. *Neuron, 59*(1), 11-34. doi: 10.1016/j.neuron.2008.06.012

Koob, G. F. (2009). Neurobiological substrates for the dark side of compulsivity in addiction. *Neuropharmacology, 56* Suppl 1, 18-31. doi: 10.1016/j.neuropharm.2008.07.043

Kranzler, H. R., Amin, H., Modesto-Lowe, V., & Oncken, C. (1999). Pharmacologic treatments for drug and alcohol dependence. *Psychiatr Clin North Am, 22*(2), 401-423.

Levin, E. D., Rezvani, A. H., Montoya, D., Rose, J. E., & Swartzwelder, H. S. (2003). Adolescent-onset nicotine self-administration modeled in female rats. *Psychopharmacology (Berl), 169*(2), 141-149. doi: 10.1007/s00213-003-1486-y

Levin, F. R., Evans, S. M., Brooks, D. J., Kalbag, A. S., Garawi, F., & Nunes, E. V. (2006). Treatment of methadone-maintained patients with adult ADHD: double-blind comparison of methylphenidate, bupropion and placebo. *Drug Alcohol Depend, 81*(2), 137-148. doi: 10.1016/j.drugalcdep.2005.06.012

Lewinsohn, P. M., Rohde, P., & Seeley, J. R. (1995). Adolescent psychopathology: III. The clinical consequences of comorbidity. *J Am Acad Child Adolesc Psychiatry, 34*(4), 510-519.

Lifrak, P. D., Alterman, A. I., O'Brien, C. P., & Volpicelli, J. R. (1997). Naltrexone for alcoholic adolescents. *Am J Psychiatry, 154*(3), 439-441.

Mannuzza, S., Klein, R. G., Truong, N. L., Moulton, J. L., 3rd, Roizen, E. R., Howell, K. H., & Castellanos, F. X. (2008). Age of methylphenidate treatment initiation in children with ADHD and later substance abuse: prospective follow-up into adulthood. *Am J Psychiatry, 165*(5), 604-609. doi: 10.1176/appi.ajp.2008.07091465

Marsch, L. A., Bickel, W. K., Badger, G. J., Stothart, M. E., Quesnel, K. J., Stanger, C., & Brooklyn, J. (2005). Comparison of pharmacological treatments for opioid-dependent adolescents: a randomized controlled trial. *Arch Gen Psychiatry, 62*(10), 1157-1164. doi: 10.1001/archpsyc.62.10.1157

McClellan, J., Kowatch, R., Findling, R. L., & Work Group on Quality, Issues. (2007). Practice parameter for the assessment and treatment of children and adolescents with bipolar disorder. *J Am Acad Child Adolesc Psychiatry, 46*(1), 107-125. doi: 10.1097/01.chi.0000242240.69678.c4

Merikangas, K. R., & Avenevoli, S. (2000). Implications of genetic epidemiology for the prevention of substance use disorders. *Addict Behav, 25*(6), 807-820.

Minozzi, S., Amato, L., & Davoli, M. (2009). Maintenance treatments for opiate dependent adolescent. *Cochrane Database Syst Rev(2)*, CD007210. doi: 10.1002/14651858.CD007210.pub2

Monuteaux, M. C., Spencer, T. J., Faraone, S. V., Wilson, A. M., & Biederman, J. (2007). A randomized, placebo-controlled clinical trial of bupropion for the prevention of smoking in children and adolescents with attention-deficit/hyperactivity disorder. *J Clin Psychiatry,*

68(7), 1094-1101.

Morehead, D. B. (1997). Exacerbation of hallucinogen-persisting perception disorder with risperidone. *J Clin Psychopharmacol, 17*(4), 327-328.

Myers, W. C., Donahue, J. E., & Goldstein, M. R. (1994). Disulfiram for alcohol use disorders in adolescents. *J Am Acad Child Adolesc Psychiatry, 33*(4), 484-489. doi: 10.1097/00004583-199405000-00006

Niederhofer, H., & Staffen, W. (2003a). Acamprosate and its efficacy in treating alcohol dependent adolescents. *Eur Child Adolesc Psychiatry, 12*(3), 144-148. doi: 10.1007/s00787-003-0327-1

Niederhofer, H., & Staffen, W. (2003b). Comparison of disulfiram and placebo in treatment of alcohol dependence of adolescents. *Drug Alcohol Rev, 22*(3), 295-297. doi: 10.1080/09595230031000154436

O'Brien, C. P. (1996). Recent developments in the pharmacotherapy of substance abuse. *J Consult Clin Psychol, 64*(4), 677-686.

Ompad, D. C., Ikeda, R. M., Shah, N., Fuller, C. M., Bailey, S., Morse, E., . . . Strathdee, S. A. (2005). Childhood sexual abuse and age at initiation of injection drug use. *Am J Public Health, 95*(4), 703-709. doi: 10.2105/AJPH.2003.019372

Park, W. K., Bari, A. A., Jey, A. R., Anderson, S. M., Spealman, R. D., Rowlett, J. K., & Pierce, R. C. (2002). Cocaine administered into the medial prefrontal cortex reinstates cocaine-seeking behavior by increasing AMPA receptor-mediated glutamate transmission in the nucleus accumbens. *J Neurosci, 22*(7), 2916-2925. doi: 20026235

Peters, J., LaLumiere, R. T., & Kalivas, P. W. (2008). Infralimbic prefrontal cortex is responsible for inhibiting cocaine seeking in extinguished rats. *J Neurosci, 28*(23), 6046-6053. doi: 10.1523/JNEUROSCI.1045-08.2008

Philpot, R., & Kirstein, C. (2004). Developmental differences in the accumbal dopaminergic response to repeated ethanol exposure. *Ann N Y Acad Sci, 1021*, 422-426. doi: 10.1196/annals.1308.056

Pistis, M., Perra, S., Pillolla, G., Melis, M., Muntoni, A. L., & Gessa, G. L. (2004). Adolescent exposure to cannabinoids induces long-lasting changes in the response to drugs of abuse of rat midbrain dopamine neurons. *Biol Psychiatry, 56*(2), 86-94. doi: 10.1016/j.biopsych.2004.05.006

Riggs, P. D. (1998). Clinical approach to treatment of ADHD in adolescents with substance use disorders and conduct disorder. *J Am Acad Child Adolesc Psychiatry, 37*(3), 331-332.

Riggs, P. D., Hall, S. K., Mikulich-Gilbertson, S. K., Lohman, M., & Kayser, A. (2004). A randomized controlled trial of pemoline for attention-deficit/hyperactivity disorder in substance-abusing adolescents. *J Am Acad Child Adolesc Psychiatry, 43*(4), 420-429. doi: 10.1097/00004583-200404000-00008

Riggs, P. D., Leon, S. L., Mikulich, S. K., & Pottle, L. C. (1998). An open trial of bupropion for ADHD in adolescents with substance use disorders and conduct disorder. *J Am Acad Child Adolesc Psychiatry, 37*(12), 1271-1278. doi: 10.1097/00004583-199812000-00010

Riggs, P. D., Mikulich-Gilbertson, S. K., Davies, R. D., Lohman, M., Klein, C., & Stover, S. K. (2007). A randomized controlled trial of fluoxetine and cognitive behavioral therapy in adolescents with major depression, behavior problems, and substance use disorders. *Arch Pediatr Adolesc Med, 161*(11), 1026-1034. doi: 10.1001/archpedi.161.11.1026

Riggs, P. D., Mikulich, S. K., Coffman, L. M., & Crowley, T. J. (1997). Fluoxetine in drug-dependent delinquents with major depression: an open trial. *J Child Adolesc Psychopharmacol, 7*(2), 87-95.

Riggs, P. D., Thompson, L. L., Mikulich, S. K., Whitmore, E. A., & Crowley, T. J. (1996). An open trial of pemoline in drug-dependent delinquents with attention-deficit hyperactivity disorder. *J Am Acad Child Adolesc Psychiatry, 35*(8), 1018-1024. doi: 10.1097/00004583-199608000-00012

Riggs, P. D. (2009). Multi-site of OROS-MPH for ADHD in substance abusing adolescents. *AACAP presentation.*

Rohde, P., Clarke, G. N., Lewinsohn, P. M., Seeley, J. R., & Kaufman, N. K. (2001). Impact of comorbidity on a cognitive-behavioral group treatment for adolescent depression. *J Am Acad Child Adolesc Psychiatry, 40*(7), 795-802. doi: 10.1097/00004583-200107000-00014

Roman, T., Szobot, C., Martins, S., Biederman, J., Rohde, L. A., & Hutz, M. H. (2002). Dopamine transporter gene and response to methylphenidate in attention-deficit/hyperactivity disorder. *Pharmacogenetics, 12*(6), 497-499.

Sahr, A. E., Thielen, R. J., Lumeng, L., Li, T. K., & McBride, W. J. (2004). Long-lasting alterations of the mesolimbic dopamine system after periadolescent ethanol drinking by alcohol-preferring rats. *Alcohol Clin Exp Res, 28*(5), 702-711.

Schmitz, M., Denardin, D., Laufer Silva, T., Pianca, T., Hutz, M. H., Faraone, S., & Rohde, L. A. (2006). Smoking during pregnancy and attention-deficit/hyperactivity disorder, predominantly inattentive type: a case-control study. *J Am Acad Child Adolesc Psychiatry, 45*(11), 1338-1345. doi: 10.1097/S0890-8567(09)61916-X

Schubiner, H., Saules, K. K., Arfken, C. L., Johanson, C. E., Schuster, C. R., Lockhart, N., . . . Pihlgren, E. (2002). Double-blind placebo-controlled trial of methylphenidate in the treatment of adult ADHD patients with comorbid cocaine dependence. *Exp Clin*

Psychopharmacol, 10(3), 286-294.

Sellings, L. H., & Clarke, P. B. (2003). Segregation of amphetamine reward and locomotor stimulation between nucleus accumbens medial shell and core. *J Neurosci, 23*(15), 6295-6303.

Shaham, Y., Shalev, U., Lu, L., De Wit, H., & Stewart, J. (2003). The reinstatement model of drug relapse: history, methodology and major findings. *Psychopharmacology(Berl), 168*(1-2), 3-20. doi: 10.1007/s00213-002-1224-x

Sinha, R. (2008). Chronic stress, drug use, and vulnerability to addiction. *Ann N Y Acad Sci, 1141*, 105-130. doi: 10.1196/annals.1441.030

Smith, A. M., Fried, P. A., Hogan, M. J., & Cameron, I. (2004). Effects of prenatal marijuana on response inhibition: an fMRI study of young adults. *Neurotoxicol Teratol, 26*(4), 533-542. doi: 10.1016/j.ntt.2004.04.004

Smith, L. M., Chang, L., Yonekura, M. L., Gilbride, K., Kuo, J., Poland, R. E., . . . Ernst, T. (2001). Brain proton magnetic resonance spectroscopy and imaging in children exposed to cocaine in utero. *Pediatrics, 107*(2), 227-231.

Solhkhah, R., Finkel, J., & Hird, S. (2000). Possible risperidone-induced visual hallucinations. *J Am Acad Child Adolesc Psychiatry, 39*(9), 1074-1075. doi: 10.1097/00004583-200009000-00003

Solhkhah, R., Wilens, T. E., Daly, J., Prince, J. B., Van Patten, S. L., & Biederman, J. (2005). Bupropion SR for the treatment of substance-abusing outpatient adolescents with attention-deficit/hyperactivity disorder and mood disorders. *J Child Adolesc Psychopharmacol, 15*(5), 777-786. doi: 10.1089/cap.2005.15.777

Solinas, M., Thiriet, N., El Rawas, R., Lardeux, V., & Jaber, M. (2009). Environmental enrichment during early stages of life reduces the behavioral, neurochemical, and molecular effects of cocaine. *Neuropsychopharmacology, 34*(5), 1102-1111. doi: 10.1038/npp.2008.51

Spiga, S., Lintas, A., & Diana, M. (2008). Addiction and cognitive functions. *Ann N Y Acad Sci, 1139*, 299-306. doi: 10.1196/annals.1432.008

Stairs, D. J., Klein, E. D., & Bardo, M. T. (2006). Effects of environmental enrichment on extinction and reinstatement of amphetamine self-administration and sucrose-maintained responding. *Behav Pharmacol, 17*(7), 597-604. doi: 10.1097/01.fbp.0000236271.72300.0e

Stallings, M. C., Corley, R. P., Dennehey, B., Hewitt, J. K., Krauter, K. S., Lessem, J. M., ... Crowley, T. J. (2005). A genome-wide search for quantitative trait Loci that influence antisocial drug dependence in adolescence. *Arch Gen Psychiatry, 62*(9), 1042-1051. doi:

10.1001/archpsyc.62.9.1042

Sung, M., Erkanli, A., Angold, A., & Costello, E. J. (2004). Effects of age at first substance use and psychiatric comorbidity on the development of substance use disorders. *Drug Alcohol Depend, 75*(3), 287-299. doi: 10.1016/j.drugalcdep.2004.03.013

Szobot, C. M., Rohde, L. A., Bukstein, O., Molina, B. S., Martins, C., Ruaro, P., & Pechansky, F. (2007). Is attention-deficit/hyperactivity disorder associated with illicit substance use disorders in male adolescents? A community-based case-control study. *Addiction, 102*(7), 1122-1130. doi: 10.1111/j.1360-0443.2007.01850.x

Szobot, C. M., Rohde, L. A., Katz, B., Ruaro, P., Schaefer, T., Walcher, M., . . . Pechansky, F. (2008). A randomized crossover clinical study showing that methylphenidate-SODAS improves attention-deficit/hyperactivity disorder symptoms in adolescents with substance use disorder. *Braz J Med Biol Res, 41*(3), 250-257.

Szobot, Claudia M., & Bukstein, Oscar. (2008). Substance Use Disorders in Adolescence. *Adiv Biol Psychiatry, 24*, 166-180.

Tanabe, J., Tregellas, J. R., Dalwani, M., Thompson, L., Owens, E., Crowley, T., & Banich, M. (2009). Medial orbitofrontal cortex gray matter is reduced in abstinent substance-dependent individuals. *Biol Psychiatry, 65*(2), 160-164. doi: 10.1016/j.biopsych.2008.07.030

Tsuang, M. T., Lyons, M. J., Eisen, S. A., Goldberg, J., True, W., Lin, N., . . . Eaves, L. (1996). Genetic influences on DSM-III-R drug abuse and dependence: a study of 3,372 twin pairs. *Am J Med Genet, 67*(5), 473-477. doi: 10.1002/(SICI)1096-8628(19960920)67:5 〈473::AID-AJMG6〉3.0.CO;2-L

UN. (2009). UN office on Drugs and Crime WorldDrug Report.

van den Bree, M. B., Johnson, E. O., Neale, M. C., & Pickens, R. W. (1998). Genetic and environmental influences on drug use and abuse/dependence in male and female twins. *Drug Alcohol Depend, 52*(3), 231-241.

Verbeeck, W., Tuinier, S., & Bekkering, G. E. (2009). Antidepressants in the treatment of adult attention-deficit hyperactivity disorder: a systematic review. *Adv Ther, 26*(2), 170-184. doi: 10.1007/s12325-009-0008-7

Volkow, N. D., Fowler, J. S., Wang, G. J., & Goldstein, R. Z. (2002). Role of dopamine, the frontal cortex and memory circuits in drug addiction: insight from imaging studies. *Neurobiol Learn Mem, 78*(3), 610-624.

Volkow, N. D., Fowler, J. S., Wang, G. J., Hitzemann, R., Logan, J., Schlyer, D. J., . . . Wolf, A. P. (1993). Decreased dopamine D2 receptor availability is associated with reduced frontal metabolism in cocaine abusers. *Synapse, 14*(2), 169-177. doi: 10.1002/syn.890140210

Volkow, N. D., Fowler, J. S., Wang, G. J., & Swanson, J. M. (2004). Dopamine in drug abuse and addiction: results from imaging studies and treatment implications. *Mol Psychiatry, 9*(6), 557-569. doi: 10.1038/sj.mp.4001507

Volkow, N. D., Fowler, J. S., Wang, G. J., Swanson, J. M., & Telang, F. (2007). Dopamine in drug abuse and addiction: results of imaging studies and treatment implications. *Arch Neurol, 64*(11), 1575-1579. doi: 10.1001/archneur.64.11.1575

Volkow, N. D., Wang, G. J., Ma, Y., Fowler, J. S., Wong, C., Ding, Y. S., . . . Kalivas, P. (2005). Activation of orbital and medial prefrontal cortex by methylphenidate in cocaine-addicted subjects but not in controls: relevance to addiction. *J Neurosci, 25*(15), 3932-3939. doi: 10.1523/JNEUROSCI.0433-05.2005

Volkow, N. D., Wang, G. J., Telang, F., Fowler, J. S., Logan, J., Jayne, M., . . . Wong, C. (2007). Profound decreases in dopamine release in striatum in detoxified alcoholics: possible orbitofrontal involvement. *J Neurosci, 27*(46), 12700-12706. doi: 10.1523/JNEUROSCI.3371-07.2007

Wilens, T. E., Adamson, J., Monuteaux, M. C., Faraone, S. V., Schillinger, M., Westerberg, D., & Biederman, J. (2008). Effect of prior stimulant treatment for attention-deficit/hyperactivity disorder on subsequent risk for cigarette smoking and alcohol and drug use disorders in adolescents. *Arch Pediatr Adolesc Med, 162*(10), 916-921. doi: 10.1001/archpedi.162.10.916

Wilens, T. E., Adler, L. A., Weiss, M. D., Michelson, D., Ramsey, J. L., Moore, R. J., . . . Atomoxetine, Adhd S. U. D. Study Group. (2008). Atomoxetine treatment of adults with ADHD and comorbid alcohol use disorders. *Drug Alcohol Depend, 96*(1-2), 145-154. doi: 10.1016/j.drugalcdep.2008.02.009

Wilens, T. E., Biederman, J., Adamson, J. J., Henin, A., Sgambati, S., Gignac, M., . . . Monuteaux, M. C. (2008). Further evidence of an association between adolescent bipolar disorder with smoking and substance use disorders: a controlled study. *Drug Alcohol Depend, 95*(3), 188-198. doi: 10.1016/j.drugalcdep.2007.12.016

Wilens, T. E., Biederman, J., & Mick, E. (1998). Does ADHD affect the course of substance abuse? Findings from a sample of adults with and without ADHD. *Am J Addict, 7*(2), 156-163.

Wilens, T. E., Biederman, J., & Spencer, T. J. (1997). Case study: adverse effects of smoking marijuana while receiving tricyclic antidepressants. *J Am Acad Child Adolesc Psychiatry, 36*(1), 45-48. doi: 10.1097/00004583-199701000-00016

Wilens, T. E., Faraone, S. V., Biederman, J., & Gunawardene, S. (2003). Does stimulant therapy of attention-deficit/hyperactivity disorder beget later substance abuse? A meta-analytic review of the literature. *Pediatrics, 111*(1), 179-185.

Wilens, T. E., Gignac, M., Swezey, A., Monuteaux, M. C., & Biederman, J. (2006). Characteristics of adolescents and young adults with ADHD who divert or misuse their prescribed medications. *J Am Acad Child Adolesc Psychiatry, 45*(4), 408-414. doi: 10.1097/01.chi.0000199027.68828.b3

Wise, B. K., Cuffe, S. P., & Fischer, T. (2001). Dual diagnosis and successful participation of adolescents in substance abuse treatment. *J Subst Abuse Treat, 21*(3), 161-165.

Yang, J., Li, W., Liu, X., Li, Z., Li, H., Yang, G., . . . Li, L. (2006). Enriched environment treatment counteracts enhanced addictive and depressive-like behavior induced by prenatal chronic stress. *Brain Res, 1125*(1), 132-137. doi: 10.1016/j.brainres.2006.10.028

Yates, W. R., Cadoret, R. J., Troughton, E., & Stewart, M. A. (1996). An adoption study of DSM-IIIR alcohol and drug dependence severity. *Drug Alcohol Depend, 41*(1), 9-15.

일반인을 위한 요약

청소년기에는 발달하는 뇌에 조기에 중독물질에 노출되면 이후의 인생에서 물질사용장애에 걸릴 위험이 매우 증가하며, 특히 노출되는 시기가 이르면 이를수록 더 빨리 물질사용장애에 걸릴 수 있다.

청소년기의 물질사용장애는 정신과적 질환이 공존되기 쉬우며 이 경우 정신과적 질환과 물질사용장애를 잘 치료할 수 있는 전문의의 도움이 필요하다.

청소년기의 물질사용장애는 가족의 협조가 치료에 매우 중요하며 인지행동치료와 필요한 경우 약물치료가 병행되었을 때 효과적인 치료가 이루어 진다.

제21장

틱장애

이정섭
인하대학교병원 정신건강의학과

개념

틱이란 갑작스럽고 빠르며 반복적이며 상대적으로 불수의적인 근육의 수축을 말하며, 몸의 어느 부위에서나 생길 수 있다. 틱의 정의에서 상동적인 증상은 DSM-5에서 없어지고 대신 상동증적 운동장애에 속하게 되었다. 틱장애는 소아와 청소년기에 매우 흔한 장애지만 일부에서만 치료를 필요로 하는 심한 장애를 일으킨다. 틱장애는 또한 유전적, 심리적, 경험적, 환경적 요인이 서로 특이하게 상호작용을 하는 것을 연구할 수 있게 하여주는 모형적인 신경정신과적인 질환이다. 틱장애에 대한 연구는 뇌의 감각과 운동기능과의 상호작용에 대한 지식을 늘려주며, 전두엽, 선조체(striatum), 시상(thalamus)을 연결하는 신경회로에 대한 이해를 더 깊게 하여준다.

틱장애 안에는 5개의 진단분류가 존재한다. 뚜렛장애(Tourette's disorder), 잠정적 틱장애, 지속성(만성) 운동/음성 틱장애, 달리 분류되는 틱장애, 달리 분류되지 않는 틱장애이다. 뚜렛장애는 1884년 처음 이 질환을 기술한 Georges Gilles de la Tourette의 이름을 따서 명명되었다.

뚜렛장애의 평생 유병률은 0.4~1.8%이다(Costello et al., 1996; Jin et al., 2005). 지속성 틱장애는 뚜렛장애보다 2~4배 정도 많이 발생하며(Costello et al., 1996), 잠정적 틱장애는 5~18% 정도인 것으로 추정되었다(Costello et al., 1996). 그러나 아직 많은 역학 연구에서 대표적인 지역사회집단의 선정, 직접 면담이나 관찰을 통한 명확한 진단 등에서 많은 문제점이 있다. 틱장애는 남성에게서 여성에 비하여 1.5~10배 정도 유병률이 높다(Jin et al., 2005). 뚜렛장애는 모든 인종에서 다 발생하지만, 발생률이나 나타나는 증상은 종족 간에 차이가 있을 수 있다(홍강의 등, 1996; Jin et al., 2005).

뚜렛장애에서 동반장애의 진단은 흔하다. 병원에 내원하지 않은 뚜렛장애에서 주의력결핍·과잉운동장애(ADHD)가 40~60%에서 관찰되었으며, 10~80%에서 강박장애(OCD)를 동반하고 있었다. 병원에 내원한 뚜렛장애에서는 30%에서 불안장애, 10~75%에서 주요우울장애를 같이 가지고 있었다(Towbin, 2010).

증상

틱이란 짧고 반복적이고 갑작스러운 운동으로 모든 수의 근육에서 다 일어날 수 있다. 틱은 같은 근육에 수 시간에서 수일까지 영향을 주다가 몸의 다른 부분으로 옮겨가며, 수개월에서 수년에 걸쳐서 몸의 더 많은 부분으로 퍼져간다. 특정한 틱이 나타났다가 사라지고, 한동안 중단되었다가 다시 나타나기도 한다. 일반적으로 틱은 얼굴에 처음으로 나타나며(예 : 눈 깜빡임, 얼굴 찡그림), 목, 어깨, 팔, 몸통, 등, 다리 등으로 점차로 아래쪽으로 진행한다.

틱은 '상대적으로 불수의적'인 근육의 운동인데, 이 말은 수 분에서 수 시간까지 의식적으로 억제를 할 수 있지만, 영원히 억제할 수는 없다는 말이다. 틱을 억제하는 기간은 상황에 따라서 변하며, 틱을 억제하기 위하여 얼마나 노력을 해야 하고 얼마나 성공이 가능한지가 틱의 심한 정도를 측정하는 한 척도가 된다. 틱은 또한 암시에 의하여 영향을 받을 수 있다. 틱을 가진 사람들은 흔히 자신의 틱에 대하여 이야기하면서 틱이 더 심해지는 것을 경험한다. 틱은 또한 다른 사람의 동작을 흉내 내거나(echpraxia, 반향동작), 다른 사람의 말을 똑같이 따라 하고(echolalia, 반향어), 주위에서 나는 소리를 따라 할 수 있다. 새로운 틱이 일시적으로 신체에 불쾌한 자극을 받았던지 강렬한 감정적 경험을 하면서 받았던 자극에서 시작해서 한동안 지속하는 경우도 많이 있다.

틱은 특징적으로 짧게는 초 단위에서 길게는 년 단위에 이르기까지 그 빈도와 강도가 변한다. 틱은 이렇게 한 묶음으로 나타나는데 이런 것은 'bouts'라고 하며, 한 묶음의 다발로 나타나는 것을 'bouts of bouts'라고 한다. 이렇게 틱이 호전과 악화를 반복하는데 아주 무작위적인 것은 아니다. 틱은 다른 운동장애와는 다르게 수면 중에도 나타날 수 있다.

틱은 자주 감정을 자극하는 사건과 연관되어서 악화되는데, 그 사건은 기분 좋고 흥분되는 것일 수도 있고, 스트레스를 주거나 기분 나쁜 것일 수도 있다. 또 틱은 공개석상에서 행동하거나 숙련된 과정을 수행하면서 혹은 운동 시합을 하면서 중단될 수도 있으나 그 사건 전후로는 악화되는 경우가 많다.

틱은 관여하는 근육 군과 틱 양상에 따라서 단순 틱과 복합성 틱으로 나누어 진다. 단순 틱은 하나 혹은 매우 적은 근육 군에 국한되며, 매우 짧아서, 예를 들면 얼굴 찡그림, 어깨 으쓱거림, 기침, 코 훌쩍거리기 등이 이에 해당한다. 복합성 틱은 여러 개의 근육 군이 연관되며, 연결된 행동들로서, 예를 들면 눈을 깜빡이면서 손을 흔든 후 헛기침을 하는 것이 있다. 그러나 이러한 단순 틱과 복합성 틱의 구분은 진단적이거나 예후적인 의미는 없다.

틱을 가진 사람들은 보통 두 가지의 정신증상을 동반한다. 첫 번째는 전조감각충동(premonitory urge)이고, 두 번째는 강박증상이다. 전조감각충동은 뚜렛장애나 만성 틱장애 환자의 75~80%에서 경험하게 되는 정신증상이다. 틱을 하기 전에 몸의 특정부위에 저린 느낌, 소양감 비슷한 느낌이나 특정 근육에 긴장감이 생기기도 하며, 소리를 내거나, 어떤 운동이나 몸짓을 해야 한다는 생각 같은 것이 나기도 한다. 이런 정신증상이 있기 때문에 복합성 틱과 강박장애의 구별이 힘들며, 복합성 틱 환자가 경험하는 전조감각충동은 강박장애가 있는 환자가 경험하는 사고나 충동과 유사하다(Leckman et al., 1993). 강박증상은 뚜렛장애 환자에서 50~90%에서 보고가 되었으며, 틱과 함께 혹은 틱을 하기 전에 나타난다. 틱 환자에서 동반되는 강박증상은 좌우대칭에 대한 강박 사고와 정확히 맞을 때까지 반복하여 세거나, 배열하거나, 정돈하는 강박행동이 많이 나타난다(Leckman et al., 2003). 또한 뚜렛장애와 동반한 강박장애는 공격적이고, 성적이고, 종교적인 강박 사고를 더 많이 경험하며, 오염이나 청결에 대한 강박 사고나 씻는 강박행동은 덜 경험한다(Leckman et al., 1994).

주의력결핍·과잉운동장애(ADHD)도 뚜렛장애와 지속성 틱장애에서 20~90%에서 동반하며, 뚜렛장애를 가진 학령기 소아에서는 25%에서 동반된다. 뚜렛장애와 지속성 틱장애를 가진 환아에서 흔히 동반되는 행동장애에는 공격적인 행동, 분노폭발, 반항적인 행동, 융통성 없는 행동, 사회적 상호작용에 문제 등이 있다. 또한 자폐스펙트럼장애에서 뚜렛장애가 흔하며, 역으로 뚜렛장애에서도 자폐스펙트럼장애가 흔하다. 이러한 장애들은 자주 동반되기는 하지만 뚜렛장애의 핵심증상으로 간주되지는 않는다. 이런 행동 문제가 증가하는 것으로 보고되는 것은 오히려 동반된 ADHD 증상과 더 연관성이 많으며, 확인오류(ascertainment bias) 때문에 야기된 것일 가능성이 많다.

틱장애의 전형적인 발병연령은 소아와 초기 청소년기이다. 발병이 가장 많이 일어나는 연령은 4~7세이며, 증상은 주로 소아기 후반이나 초기 청소년기에 제일 심하다(Coffey et al., 2004). 청소년기 후반이나 성인이 되면서 85%에서 틱증상이 완화된다(Coffey et al., 2004). 성인기가 되면 틱은 일반적으로 경한 증상만 남아있게 된다.

진단 및 감별진단

DSM-5(American Psychiatric Association, 2013)의 뚜렛장애, 지속성(만성) 운동/음성 틱장애, 잠정적 틱장애, 달리 분류되는 틱장애, 달리 분류되지 않는 틱장애의 진단 기준은 〈표 21.1, 21.2, 21.3, 21.4, 21.5〉에 기술하였다. 만약에 틱이 1년 이상 있을 경우에는 지속성 틱장애나 뚜렛장애라고 진단이 된다. 지속성 틱장애와 뚜렛장애의 감별은 간단하다. 만약에 장애의 경과 중에 동시에 있지 않았더라도 음성과 운동틱이 있었으면 뚜렛장애의 진단이 내려지게 된다. 평생동안 운동틱이나 음성틱 중에서 한 가지만 있었다고 하면 지속성 운동/음성 틱장애의 진단이 각각 내려지게 된다. 틱이 1년 미만으로 나타났을 경우에는 잠정적 틱장애라고 한다.

틱과 감별을 해야 할 이상 운동증상으로는 무도증, 근긴장성 이상운동, 아테토이드 이상운동, 근간대성 이상운동, 편측 무도증, 편측 안면경련, 상동증, 강박행동 등이 있다. 틱장애와 감별을 해야 할 질환으로는 다양한 원인에 의한 이상 운동질환

표 21.1 DSM-5 뚜렛장애의 진단기준

주의 : 틱은 갑작스럽고 빠르며, 반복적, 비율동적인 동작이나 음성 증상이다.

A. 여러 가지 운동성 틱과 한 가지 또는 그 이상의 음성 틱이 장애의 경과 중 일부 기간 나타난다. 두 가지 틱이 반드시 동시에 나타나는 것은 아니다.

B. 틱증상은 자주 악화와 호전을 반복하지만 처음 틱이 발생한 이후 1년 이상 지속된다.

C. 18세 이전에 발병한다.

D. 장애는 물질(예 : 코카인)이나 일반적 의학적 상태(예 : 헌팅턴 병 또는 바이러스성 뇌염)의 생리적인 효과로 인한 것이 아니다.

표 21.2 지속적(만성) 운동 틱장애 또는 음성 틱장애의 진단기준

A. 한 가지 또는 여러 가지 운동성 틱 또는 음성 틱이 장애의 경과 중에 존재하지만, 두 장애가 모두 나타나지는 않는다.

B. 틱증상은 자주 악화와 호전을 반복하지만 처음 틱이 발생한 이후 1년 이상 지속된다.

C. 18세 이전에 발병한다.

D. 장애는 물질(예 : 코카인)이나 일반적 의학적 상태(예 : 헌팅턴 병 또는 바이러스성 뇌염)의 생리적인 효과로 인한 것이 아니다.

E. 뚜렛장애의 기준에 맞지 않아야 한다.

세분화 : 운동틱만 있는 경우와 음성 틱만 있는 경우로 구분한다.

표 21.3 잠정적 틱장애의 진단기준

A. 한 가지 또는 다수의 운동성 또는 음성 틱이 존재한다.

B. 틱은 발생 후 1년 이상 지속되지는 않는다.

C. 18세 이전에 발병한다.

D. 장애는 물질(예 : 코카인)이나 일반적 의학적 상태(예 : 헌팅턴 병 또는 바이러스성 뇌염)의 생리적인 효과에 의한 것이 아니다.

E. 뚜렛장애나 지속적 운동 또는 음성 틱장애 기준에 맞지 않아야 한다.

세부지침 : '운동틱만 있는 경우', '음성틱만 있는 경우'와 같은 세분화 기준은 지속적 운동 또는 음성 틱장애 경우에만 적용한다.

표 21.4 달리 분류되는 틱장애의 진단기준

이 범주는 틱장애의 특성을 가진 증상으로 인해 임상적으로 중요한 고충이나 사회적, 직업적 또는 기능적인 면의 다른 중요한 부분에서 장애가 두드러지나 틱장애, 혹은 다른 신경발달장애의 모든 진단기준에는 부합되지 않는 경우에 적용된다. 달리 분류된 틱장애의 범주는 임상가가 임상양상이 틱장애 또는 특정 신경발달장애에 부합하지 않을 때 특별히 이유를 설명하는 상황에서 사용된다. 특정 이유를 적은 후, '달리 분류된 틱장애"로 분류한다(예 : '18세 이후에 발병').

표 21.5 달리 분류되지 않는 틱장애의 진단기준

이 범주는 틱증상이 임상적으로 중요한 고통의 원인이 되거나 사회적, 직업적 또는 다른 중요한 분야의 기능적인 측면에서 지배적 장애를 초래할 경우에 적용된다. 하지만 틱장애나 또는 다른 신경발달장애 진단기준에는 완전히 부합하지는 않는다. 달리 분류되지 않는 틱장애 범주는 진단기준이 틱장애나 특정 신경발달장애에 부합하지 않을 때, 더 세부적 진단을 하기에는 정보가 불충분하여 그 이유를 명시하지 못하는 상황일 때 사용된다.

들이 있다. 헌팅통씨병, 파킨슨씨병, 뇌졸중, Sydenham 무도증, Wilson씨 질환, Lesch-Nihan 증후군 같은 신체질환에 동반되는 비정상적인 신체의 움직임이나 항정신병 약물과 같이 약물에 의해 생기는 이상운동장애도 있다(김영신, 2005).

원인

1) 유전학적 연구

Georges Gilles de la Tourette이 증례보고를 할 때부터 TS가 유전적인 특징이 있다는 언급을 하였으나, 정확한 유전적인 전달 양식과 유전자의 확인은 아직 명확하지 않다.

쌍생아연구와 가족연구에서 뚜렛장애와 만성 틱장애는 근본적으로 유전적인 장애라는 많은 증거가 있다. 뚜렛장애에서 일란성 쌍생아의 경우는 53~56%, 이란성 쌍생아의 경우는 8%의 일치율을 보여주었다(Price et al., 1985). 진단기준을 뚜렛장애와 만성 틱장애까지 넓힌 경우에서는 일란성 쌍생아의 경우에 77~94%, 이란성 쌍생아의 경우에는 23%로 원인이 유전적인 것을 강력히 시사한다. 하지만 일란성 쌍생아에서의 일치율이 100%가 되지 않는 점에서 유전적 이외의 원인이 있다는 것을 시사하여 준다.

또한 여러 가족유전연구에서 지역이나 인종에 상관없이 생물학적인 가족에서 높은 유병률을 보이고 있으며 유전적인 원인을 뒷받침하여 준다. 뚜렛장애나 만성 틱장애를 가진 환자의 생물학적 직계가족에서 틱의 유병률은 15~53%로 조사되었으며, 일반인구에서의 유병률인 1~1.8%에 비하여 10~50배 차이가 나며 이는 유전적인 가설을 더 지지한다.

위험성이 있는 상태에서 추적연구에서 틱증상이 발현된 소아에 대한 연구에서도 복잡한 유전적인 원인의 가능성이 지지를 받고 있다. 최소한 하나 이상의 중요한 유전자좌(locus)가 관여하는 다인자(multifactorial) 유전의 가능성이 제일 높다. TS에서 감수성(susceptibility) 유전자좌들이 확인이 되고 있지만 표현형 이질성(phenotypic heterogeneity) 때문에 아직 원인 유전자는 발견하지 못했다. 현재까지 진행된 유전자연계 연구에서 후보유전자가 확인되었으며 추후 확인 연구가 필요하다. 유전적 감수성이 있는 염색체들은 염색체 2, 3, 4, 5, 6, 8, 13, 14, 21 등이다(Tourette Syndrome Association International Consortium, 2007). 연관분석(linkage analysis), 세포유전학(cytogentics), 후보(candidate)유전자연구, 분자유전학적 연구 등을 이용하여 원인 유전자를 확인하려는 연구가 진행되고 있다. 연관분석에서 상당수의 염색체의 위치를 제시하였지만, 명확하게 재현되지 않거나 결과들이 수렴되지 않았다. 238개의 영향받은 형제쌍(affected sibling pair) 가족과 18개의 다세대(multigeneration) 가족을 대상으로 시행한 분석연구에서 염색체 2p23.2에 있는 유전자 표지(marker)에서 연관의 중요한 증거를 확인하였으나 아직은 비일관적이다. SLITRK1과 연관성을 제시하는 연구도 있지만 후속 연구에서 아직 확인되지 않고 있다. 유전형질을 물려주는 부모의 성이 임상적인 발현에 영향을 주는 유전체 각인(genomic imprinting), 양계적 전달(bilineal transmission), 유전적 이질성, 후생학적(epigenetic) 요인들, 유전자와 환경의 상호작용 등이 TS의 유전학적인 원인을 밝히는데 어려움을 주고 있다. 후생학적인 위험요인로는 주산기 의료의 타이밍, 임신시 산모의 오심과 구토의 정도, 출생시 저체중, 생후 5분 때의 Apgar 점수, 살균 소독제인 thimerosal의 영향, 비특이적인 산모의 감정적인 스트레스, 임신부의 흡연력 등이 거론되고 있지만 후속연구에서 확인이 필요하다. 일부 연구에서는 TS가 유전적인 장애가 아니라 일반 인구에서 발현되는 흔한 장애라는 제안도 있다(Singer et al., 2010).

신경영상학적 연구

틱은 cortico-striato-thalamo-cortical(CSTC) 회로의 기능이상과 연관이 있다. 이 회로 중에서 운동과 배외측(dorsolateral) 피질에서 유래하는 부분이 틱장애에서 가장 중요한 역할을 할 것으로 생각된다. 선조체(striatum)의 세포 차원에서는 틱이 발생하는데 도파민과 medium spiney 신경세포가 핵심역할을 한다. Medim spiney 신경세포는 striatum의 90% 이상을 차지하고 있는 억제 신경세포로서 glutamate(홍분성), GABA(억제성), 도파민(.D1 홍분성, D2 억제성), 세로토닌 등을 사용하여 구심성(afferent) 신경전달을 받아서, GPi(Globus Pallidus interna)로 GABA를 사용하여 억제성 원심성(efferent) 신경전달 보낸다. 따라서 이런 신경전달물질 체계에 이상이 생기면 medium spiney 신경세포의 기능에 영향을 주게 되고 결과적으로 틱과 같은 이상 운동을 야기하게 된다. 최근의 이론은 정상적인 선조체와 시상(thalamus) 간의 관계가 선조체 내에 위치한 matriosome의 페이스 조절(pacemaker) 기능의 장애로 말미암아 기능이상이 생기게 된 것으로 설명을 한다. 시상에서의 신호방출이 부조화하게 되어 전두엽이 과도하게 활성화되며, CSTC 회로 내에서 운동과 안와전두(orbitofrontal) 부분의 상호작용에 혼란을 초래하게 되어서, 운동증상과 전조감각 충동 및 감정적인 증상 등을 일으키게 된다(Leckman et al., 2006).

TS 환자에 대하여 많은 뇌영상연구가 시행되었지만 비일관적이며 주목할만한 결과는 아직 나오지 않았다. 그러나 그 중에 몇몇 연구는 TS의 병태생리에 대해 중요한 시사를 하여 준다(Frey & Albin, 2006). 뇌용적에 대한 연구에서는 TS 환자에서 기저핵의 정상적인 비대칭성이 보이지 않는다는 결과가 일관적으로 보고되고 있다. 또한 Frederickson 등(2002)은 TS 환자에서 좌측 전두엽의 회백질 용적이 감소가 되었다고 하는 발표를 하였는데, 역시 정상적인 전두엽의 좌·우 비대칭이 사라진 결과를 뒷받침하여 준다. 한편 미상핵에 대하여는, 미상핵의 용적이 틱과 강박증의 증상의 심한 정도와 역으로 상관관계가 있다고 하는 결과가 발표되었다(Fahn et al., 2011).

23명의 TS 소아를 대상으로 Diffusion-tensor MRI(DT-MRI)를 이용하여 시행한 기저핵과 시상에 대한 연구에서 양측 피각에서 수분 확산성(water diffusivity)이 증가되었으며, 우측 시상에서는 이방성(anisotropy)이 감소되었다. 이는 CSTC 회로상 백질에서 미세구조상 장애가 있음을 시사한다. 또한 Makki 등(2009)은 tractography를 이용한 연구에서 TS 환자에서 좌측의 미상핵과 배외측의 전전두엽 연결이 유의하게 감소하였다고 발표하였다. Sowell 등(2008)은 TS 환자에서 전두엽과 두정엽의 피질의 면적이 감소하였으며 특히 SMA의 배측 부분이 현저하다는 발표를 하였다. 이러한 뇌영상 연구는 TS 환자에서 소아기 중기에 시냅스의 과잉생산으로 도파민 기능항진과 소아기의 선조체(striatum)의 용적 증가를 야기시키지만 성인이 되면서 없어지게 되는 것을 추측하게 한다.

Positron emission tomography(PET)를 이용한 연구에서 TS 환자에서 기저핵의 포도당 이용률이 대조군에 비하여 차이가 있는 것을 발표하고 있다. 최근에 [$_{18}$F]fluorodeoxyglucose PET 연구에서는 틱과 연관하여서 측부의 전운동영역과 SMA에서 대사활동이 증가하였고, TS의 전반적인 심도와 연관하여서는 미상핵과 시상의 대사활동이 감소하였다는 보고를 하였다. 그후 12명의 성인 TS를 대상으로 한 후속연구에서 틱증상과 연관하여 전운동피질과 소뇌의 대사 활동은 증가하고, 휴지기에 선조체와 안와전두엽의 대사활동은 감소되었다고 발표하였다. TS 환자에서는 선조체와 시상의 기능이 감소하는데, 이런 결과로 간접적 경로(indirect pathway)의 기능이 감소하여 시상하핵(subthalamic nucleus, STN)의 활동을 감소시키며 직접적 경로(direct pathway)가 활성화되는 것을 설명하여 준다. 전전두엽과 시상하핵의 활동이 증가하는 것은 보상적인 활동의 결과로 해석이 된다(Baym et al., 2008).

3명의 TS 환자를 대상으로 한 사후 연구에서 특히 전두엽에서 도파민 전달체(dopamine transporter, DAT)와 D2, D1 수용체(receptor), α2-A 수용체의 밀도가 130% 이상 증가한 것으로 보고하였으며, TS의 병태생리에서 도파민 기능항진이 있음을 시사한다(Yoon et al., 2007).

신경화학적 연구

TS 환자에서 도파민시스템의 변화에 대해서 비교적 일관적인 반응이 나타나서 중추의 신경전달물질에 변화가 있을 것이라는 가설이 지지를 받아왔다(Harris and Singer, 2006). 도파민시스템 가설이 핵심적인 역할을 하지만 세로토닌, 글루타메이트(glutamate), GABA, 콜린, 노르에피네프린, 오피오이드(opioid) 신경전달물질 체계도 추가적으로 중요한 역할을 한다.

중추 도파민 활동을 감소시키는 약이 일반적으로 틱증상을 완화시키고, 중추 도파민 활동을 증가시키는 약이 틱증상을 악화시킨다(Singer, 2000). 약간의 차이가 있지만 많은 선조체에 대한 연구에서 선조체와 대뇌피질의 도파민 수용체가 증가하였으며, DAT 결합이 증가하였고, 메틸페니데이트 투여 후 DAT 비율이 변하였으며, 암페타민 복용 후 도파민의 분비가 증가하였고, 중변연피질(mesolimbocortical) 부위에서 D2 수용체의 가용성이 변화되는 결과를 보고하였다. 이런 결과를 종합하면 최초에 Grace가 조현병을 설명하기 위하여 제안된 도파민의 토닉-페이직(tonic-phasic) 분비와 연관이 있다는 통합적인 가설에 부합하게 된다. 축색(axon) 말단에서 도파민 분비를 촉진시키는 중추신경 자극제의 투여로 틱증상이 악화되며, 도파민의 페이직 다량방출(burst)을 증가시키는 사건인 스트레스, 불안, 약물 등의 환경적인 자극으로 틱증상이 심해지고, 전시냅스(presynaptic)에서 페이직 도파민 방출을 감소시키는 작용을 하는 소량의 도파민 길항제 투여 시 틱증상이 억제되는 것 등과 같은 임상실험에서 페이직 도파민 가설을 추가로 지지하고 있다.

TS에서 도파민의 토닉-페이직 모델 가설은 대뇌피질이나 선조체에서 다 적용할 수 있지만, 전두엽의 도파민 이상 가설이 더 많은 지지를 받고 있다. 또한 이 가설은 TS와 DAT 유전자(특히 DAT Ddel)의 다형성증(polymorphism) 간의 연관을 설명할 수 있다,

TS 환자의 혈청에서 세로토닌과 트립토판의 농도가 감소한 것에서 틱증상에서 세로토닌이 역할을 한다는 가설이 나오게 되었다. TS 환자에서 세로토닌의 대사물질인 5-HIAA가 대뇌피질에서는 정상이었지만, 기저핵과 뇌척수액에서는 농도가 감소하였다. 중뇌와 시상에서 serotonin transporter(SERT)에 결합하는 [123I]βCIT와 음성 틱 간에 음의 상관관계가 있다고 하는 연구에서 틱증상의 발현에 중뇌나 시상에서 세로토닌이 중요한 역할을 하는 것을 시사한다. [123I]βCIT와 SPECT 연구에서 TS 환자에서 SERT 결합력이 저하되었다는 보고가 있으나, 이는 동반된 OCD 증상과 연관이 있을 가능성이 있다. 상당수의 TS 환자에서 SERT가 감소하고 세로토닌 2A 수용체의 결합이 증가한 소견은 세로토닌의 조절자(modulatory) 역할을 할 가능성

을 시사한다. TS와 OCD가 동반된 환자에서 도파민 분비가 증가하고 SERT 결합력이 감소하며 세로토닌 2A 수용체의 결합이 증가한 소견은 페이직 도파민 분비가 세로토닌의 기능저하에 의하여 조정되는 것을 시사한다. Tryptophan hydroxylase 2의 다형성 변이가 TS와 연관이 있다는 가설이 제기되었다.

글루타메이트는 포유류 뇌의 중요한 흥분성 신경전달물질로 60%의 신경세포가 글루타메이트를 주 신경전달물질로 사용한다. 4명의 TS 환자를 대상으로 한 연구에서 내측 담창구(Globus Pallidus interna, GPi), 외측 담창구(GP externa, GPe), 흑질 망상부분(substantia nigra pars reticularis, SNpr) 등의 부위에서 글루타메이트의 농도가 감소한 것에서 글루타메이트가 TS의 신경생화적으로 역할을 하는 것을 시사한다. CSTC 회로에서 글루타메이트는 핵심적인 역할을 하며, 도파민과 글루타메이트는 광범위한 상호작용을 한다. 또한 글루타메이트에 변화를 주는 약물은 강박증의 증상을 완화시키는 작용을 한다.

신경생리학적 연구

일부의 틱은 부분적으로 수의적(voluntary)일 수도 있으나, 많은 생리학적 연구에서는 틱이 자의적인 운동에서 사용하는 일반 모터 경로를 통해 매개 되지 않는 것을 시사하고 있다. 6명의 정상인에게 자의적으로 틱과 유사한 운동을 하게 하여 정상적으로 운동준비전위(Bereitschaftspotential, BP)를 관찰하였으나, 실제 틱에서는 틱과 연관된 BP가 관찰되지 않았다. 단순운동 틱에서 BP가 없다고 하는 것은 틱이 불수의적이거나 외부적인 자극에 의해서 발생된다는 것을 의미한다. 그러나 단순운동 틱을 가진 5명 중 2명의 환아에서 premotor negativity가 있다고 발표하였으며, 이것이 BP와 연관성은 없었지만 틱의 운동 전 현상에 대해서는 후속 연구가 필요하다.

Peterson 등(1998)은 기능성 자기공명영상(functional MRI, fMRI)을 이용한 연구에서 틱을 자의적으로 억제했을 때 배부 담창구(globus pallidus, GP), 피각(putamen), 시상(thalamus)의 신경활동이 감소하고, 우측 미상핵(caudate nucleus), 우측 전두엽과 원하지 않는 충동을 억제할 때 정상적으로 활성이 되는 기타 대뇌피질들(전전두엽, 두정엽, 측두엽, 대상피질)의 신경활동이 증가한다고 발표하였다. 10명의 TS 환자를 대상으로 event-related fMRI를 사용한 연구에서 틱 행동 전에는 전부 대상피질(cingulate), 뇌섬엽(insular cortex), 보조운동영역(supplementary motor area, SMA), 두정덮개(parietal operculum, PO) 등을 포함하는 주위변연계(paralimbic) 영역이 주로 활성화된 반면에 틱 행동이 시작된 후에는 양측 상부 두정엽, 소뇌 등을 포함하는 감각운동영역이 활성화된다고 발표하였다. 33명의 청소년 TS 환자를 대상으로 resting-state functional connectivity MRI(rs-fcMRI)를 이용하여 시행한 연구에서는 주로 frontoparietal network에 비정상적인 연결이 관찰되었으며, 이는 특히 적응적인 조절과 연관된 부위에 기능적으로 미성숙한 연결이 많이 퍼져 있음을 시사한다(Church et al., 2009).

수면에 대한 연구들에서 많은 틱이 불수의적이라는 추가적인 증거들이 발견되었다. 34명의 TS 환자를 대상으로 시행한 수면다원검사에서 23명에서 수면의 여러 단계에서 운동 틱이 기록되었으며, 4명에서는 음성 틱이 기록되었다. 또한 많은 TS 환자들이 동반된 수면장애를 기록하였는데 각성의 변화, 3~4기(서파) 수면의 감소, REM 수면의 감소, 4기에서 갑작스러운 각성, 초조, 하지불안증후군(restless leg syndrome) 등 돌발 사건이 증가하였다.

면역학적인 연구

여러 연구에서 group A β-hemolytic streptococcus(GABHS)에 감염된 후에 일부의 소아에서 틱증상이 발현된 것을 보고하였다. 이런 군을 pediatric autoimmune neuropsychiatric disorder associated with streptococcal infection(PANDAS)라고 명명하였으며 제안된 진단기준은 다음과 같다. 강박장애나 틱장애 소견을 보이고, 사춘기 이전에 발생하며, 증상의 급격한 발생 및 소실을 보이고 GABHS 감염 사실이 있으며, 과잉활동, 정서불안, 무도형(choreiform) 이상운동 등의 신경학적인 장애를 보이는 것이다. Sydenham's 무도병을 위하여 제안된 모형을 기본으로 해서 PANDAS의 병리는 분자적으로 비슷한 면역학적으로 매개가 되는 기전과 관련이 있다는 가설이 제기되었다. 그러나 PANDAS의 가설은 아직 임상적으로도 논란이 많고, 면역학적인 과정도 확인이 되지 않았다. 또한 PANDAS를 가진 소아를 대상으로 한 종적인 연구에서 GABHS와 증상의 악화와는 거의 연관성이 없으며, 증상의 악화와 항신경(antineural) 항체, antilysoganglioside GM1 항체, cytokine의 혈중 농도의 변화와는 전혀 상관이 없었다. 마지막으로 TS가 자가면역성 장애이기 위한 기본적인 조건들, 자가항체의 일관적인 확인, 병리학적인 부위에서의 면역글로불린의 존재, 면역조절치료에 좋은 효과, 자가항체에 의한 증상의 발현, 동물모델에서 증상의 발현 등과 같은 조건이 아직은 충족되지 않았다.

일반적인 치료원칙

치료에 가장 기본적인 것은 관찰하는 것이다. 의사, 환자, 부모, 선생님들은 어떤 증상들이 있으며 시간과 상황에 따라서 어떻게 변하는지, 또한 소아가 자신의 증상을 줄이기 위하여 어떤 전략을 쓰는지를 아는 것으로 많은 도움을 받는다(정선주, 등, 1998). 관찰은 가장 뚜렷한 틱에 대하여 언제 변하는지 소아가 그 증상에 저항하기 위하여 어떤 노력을 하는지 등을 간단히 기록해 놓는 일기 같은 형식을 가질 수 있다. 자기조절(Self-monitoring)이라고 하는 더 엄격한 행동치료적인 접근법은 특정 기간 동안 자세히 증상들을 자세히 관찰하는 것이 중요하다(Azrin & Peterson 1988). 관찰하는 그 자체만으로 증상에 대하여 더 잘 알게 해주며 더 좋은 대처 방법으로 증상을 줄여주는데 강력한 효과를 가질 수 있다. 그러나 상황에 따라서는 관찰로 인하여 환아에게 자신의 증상에 대하여 기억을 회상하게 함으로써 오히려 틱을 악화시키는 역효과를 불러일으킬 수도 있다.

초기에 치료의 초점은 환자와 가족에게 정확한 정보를 제공해서 문제를 이해하도록 도와주는 것이다. 이런 과정에는 환자와 가족이 틱장애의 원인, 증상의 본질 등에 대하여 알고 있는 것을 들어주고 틀린 점이 있다면 고쳐주고 향후 병의 경과에 대하여 교육을 하여 주는 것이 포함된다. 교육의 목표는 병의 미래에 대한 공포를 줄여 주고, 가족 구성원 간에 상호 비방하는 것을 줄여서 가족 응집력을 강화시켜서 환아의 증상으로부터 야기되는 여러 문제의 해결을 도와주는 것이다.

행동치료

최근에 개발된 여러 행동 치료가 틱의 심도와 빈도를 완화시켜 준다는 보고가 늘어나고 있다. 더욱이 약물치료가 모든 환자에게 다 효과적인 것은 아니며, 일부 환아에서는 약물 부작용으로 인하여 약물을 복용할 수 없는 경우도 발생한다.

성인을 대상으로 시행된 무작위 대조군 연구에서 습관역전훈련(habit reversal training)이 다른 행동치료나 지지정신치료 등에 비하여 더 좋은 결과를 가져올 수 있음을 시사하였다(Deckersbach et al., 2006). 습관역전훈련은 틱에 연관되지 않는 근육에 긴장을 가하여 어떤 행동을 하는 동안에는 틱을 할 수 없게 하는 경쟁반응(competing response)이 주요 방법이며, 수분 정도 지속을 한다. 가장 전형적인 예는 동작 틱에서는 틱과 길항적인 작용을 하는 근육에 등척성(isometric) 긴장을 가하거나, 음성 틱에 대해서는 특정한 방법으로 호흡을 하는 것 등이 있다(Azrin &

Peterson, 1988). 전조감각충동이 있는 틱이 이런 행동치료에 좋은 후보자이다.

이완훈련(relaxation training)은 여러 근육을 체계적으로 긴장시켰다가 이완을 하는 방법으로 여러 행동요법에서 병행하여 사용되고 있으나, 단독으로만 사용한 경우에서는 대조군에 비하여 차이가 없는 것으로 연구되었다. 행동치료는 시간도 오래 걸리고, 기술도 필요하고 헌신과 노력도 많이 요구되는 치료법이다. 치료 과정은 보통 12~14회 정도가 필요하거나 수개월이 걸린다. 행동치료는 행동치료사와 강한 유대관계가 있을 때 좋은 결과를 얻을 수 있다.

약물학적 치료

약물을 사용하여 틱을 치료하기로 결정한 임상가는 단순히 치료할 약을 선택하는 것보다는 더 여러 가지를 고려해야 한다. 틱은 개인 뿐만 아니라 가족이나 환자의 사회생활에 전반적으로 영향을 미치기 때문에 단순히 틱의 빈도나 심도만을 평가하기보다는 전반적인 고려를 해야 한다. 따라서 같은 심도의 틱을 가진 환자라도 전혀 다른 치료 계획을 수립할 수 있다. 틱을 치료하는 과정은 대개 장기간의 노력을 요하는 과정이기 때문에 치료의 첫 번째 목적은 개개의 환자와 강한 치료관계를 유지하는 것이다. 자신의 의사와 함께 협력하여 치료를 진행하고 있다고 느끼지 못하는 환자는 약물치료를 중단할 가능성이 많다.

치료의 목표는 틱의 제거가 아니라 증상의 완화이다. 따라서 어느 정도로 증상을 완화하는 것이 환자의 삶의 질과 약물의 부작용의 위험을 고려할 때 적당한가를 결정하는 것은 주관적인 판단이다. 또한 약물을 선택할 때 항상 개개의 환자에 맞추어서 고려해야 한다. 예를 들면 마른 환자에서는 약간의 체중 증가를 일으키는 약을 좋아할 수도 있지만 살이 찐 환자에서는 체중증가를 초래하는 약을 선택해서는 안 된다. 또한 틱장애가 호전과 악화를 반복하기 때문에 증상의 변화가 약물 때문인지 자연적인 경과인지를 판단하는 것이 어렵다. 따라서 약물을 선택할 때 그 약물의 부작용을 우선적으로 고려해야 하며, 약물치료를 시작할 시기와 약물을 증량할 시기 등을 결정하는 것이 매우 중요하다.

치료의 중요한 요소는 주기적으로 증상을 재평가하여 약물의 용량을 조절해 주어야 하는 점이다. 만약에 증상이 6개월 이상 동안 잘 조절이 되었다고 하면, 약의 용량을 줄이는 것을 고려해야 한다. 이러한 과정은 증상이 자연적으로 소실되는 시기인 청소년기 환자에게 특별히 더 중요하다. 용량을 증가할 때와 마찬가지로 줄일 때도 시기와 결과를 주의 깊게 관찰하며 점진적으로 진행하여야 한다. 용량을 줄일 때 반동현상(rebound phenomenon)이 나타날 수 있기 때문에 환자나 가족들에게 잘 설명을 하고, 천천히 용량을 줄여나가는 것이 중요하다.

일반적으로 초기의 경한 틱은 증상을 주기적으로 관찰하는 것이 가장 좋은 치료이며, 만성 틱으로 진행된 경한 틱은 행동치료나 α-2 adrenergic 효현제 중에서 선택하는 것이 좋다. 틱이 중등도나 심도일 경우에는 낮은 용량의 항도파민 제제를 사용하는 것이 좋은 선택이다.

항도파민 제제들

중등도 이상의 심도를 가진 틱에서는 항도파민 제제가 주된 치료방법이다. 이런 항도파민 제제 약물은 틱장애에서 가장 많이 연구되었으며, 효과가 강력하고, 일관적이다. 무작위 대조군 연구가 시행된 약물은 전통적인 항정신병 약물 중에는 Haloperidol과 Pimozide가 있으며, 비전형적 항정신병 약물 중에는 Risperidone, Ziprasidone, Aripiprazole 등이 있다(Yoo et al., 2012). 그러나 pimozide와 Ziprasidone은 QTc 연장을 일으킬 수 있는 심장 전도상에 변화를 일으킬 수 있는 위험성이 있어서 특별한 주의를 요한다. 또한 항도파민제제들을 사용한 임상연구에서 부작용으로 10~40%의 참가자가 치료를 중단하는 것으로 보고되었다.

α-2 adrenergic 효현제

clonidine은 전접합부의 α-2 adrenergic 수용체의 강화제로서 낮은 용량으로 사용할 때 노르에피네프린을 하향조정(down-regulate)하며, 정중솔기(median raphe)에서의 세로토닌의 생산을 감소시켜서 결과적으로 흑질(substantia nigra)에서 도파민의 방출을 감소시키는 역할을 한다. 이러한 지식을 바탕으로 Clonidine을 사용한 2개의 무작위 대조군 연구에서 risperidone과 유사한 틱증상의 감소를 보고하였으나(Gaffney et al., 2002), 다른 2개의 연구에서는 증상의 호전을 증명하지 못하였다. 그러나 상대적으로 약한 부작용 때문에 몇 명의 권위자들로부터 경도나 중등도의 틱에서 선택적인 치료제로 고려하게 권고 되었다(Swain et al., 2007). 진정 작용, 인지저하, 하루에 여러 번 복용을 해야 하는 문제, 효과가 강력하지 않은 단점이 있으나 추체외로증후군, 체중 증가, 지연성 운동장애 등의 부작용이 없다는 장점이 있다.

또 다른 α-2 adrenergic 효현제인 guanfacine을 사용한 2개의 연구에서 상반된 결과가 나왔다. 현재까지 틱에 대한 guanfacine의 효과는 미약하다. Scahill 등(2001)이 시행한 ADHD와 동반된 틱환자를 대상으로 한 연구에서 31% 정도 틱의 심도가 감소하였다는 결과를 보고하였다.

동반된 증상에 대한 치료

틱장애가 동반된 OCD 환자에서는 동반되지 않은 환자에 비하여 행동치료나 약물치료가 덜 효과적이라는 결과들이 많다. 일차적인 치료는 인지행동치료(CBT)나 세로토닌 재흡수억제제(SRI)들이다. 또한 SRI들에게 반응이 없는 환자에서는 저용량의 항도파민제제로 보강하여 효과를 볼 수 있다(Bloch et al., 2006).

뚜렛장애나 만성틱장애에서 동반된 ADHD 증상의 치료에 대해서는 지난 수년간 많은 변화가 있었다. 중추신경자극제가 기존의 틱증상을 악화시킨다는 증례보고의 영향으로 미국의 식약청(FDA)에서는 틱이나 뚜렛장애가 있는 소아에게서 중추신경자극제의 사용을 금기로 하였다. 그러나 종단 연구들에서 틱이 중추신경자극제에 의하여 유발되거나 악화되지 않으며, 악화되는 것도 임상적으로 문제가 되지 않을 정도이며 오히려 감소하는 경우도 있는 것으로 보고가 되었다(Tourette's Syndrome Study Group 2002). 따라서 현재의 치료 지침은 명확하지 않으며, 뚜렛장애가 동반된 ADHD의 일차적인 치료제는 α-2 adrenergic 효현제가 효과적일 수도 있으나 진정 등의 부작용 때문에 중추신경자극제가 ADHD 증상의 조절에 더 효과적이다. 중추신경자극제나 α-2 adrenergic 효현제나 위약을 복용하였을 때 약에 상관없이 약 25%에서 틱증상이 악화가 되며, 중추신경자극제 투약 이후에 발생한 틱증상은 3개월 이내에 좋아진다(Tourette's Syndrome Study Group, 2002). 또한 틱이 있는 ADHD 환자에서는 atomoxetine이 도움된다는 연구가 있다(Gilbert, 2006).

참고문헌

김영신. (2005). 틱 및 뚜렛장애. 소아정신의학. 홍강의 편집인. 서울: 중앙문화사. pp. 334-346.

이정섭, 박태원. (2012). 틱장애 강박관련장애. 청소년 정신의학. 대한소아청소년정신의학회 편집인. 서울: 시그마프레스. pp. 266-287.

정선주, 이정섭, 유태익, 구영진, 전성일, 김봉석, 홍강의. (1998). 한국어판 예일 틱증상 평가 척도: 신뢰도 및 타당도 연구. 신경정신의학, 37, 942-961.

홍강의, 이정섭, 김백성. (1996). 틱장애 아동의 동반정신병리와 부모 양육태도에 관한 연구. 소아청소년정신의학, 5, 150-161.

American Psychiatric Association. (2013). Diagnostic and Statistical Manual of Mental Disorders, 5th Edition. Washington, D.C.: American Psychiatric Association.

Azrin, N. H., Peterson, A. L. (1988). Habit reversal for the treatment of Tourette syndrome. *Behav Res Ther, 26*, 347-351.

Baym C. L., Corbett B. A., Wright S. B., Bunge S. A. (2008) Neural correlates of tic severity and cognitive control in children with Tourette syndrome. *Brain, 131*, 165-179.

Bloch, M. H., Landeros-Weisenberger, A., Kelmendi B., Coric V., Bracken, M. B., Leckman, J. F. (2006). A systematic review: antipsychotic augmentation with treatment refractory obsessive-compulsive disorder. *Mol Psychiatry 11*, 622-632.

Church, J. A., Fair, D. A., Dosenbach, N. U., Cohen, A.L., Miezin, F. M., Petersen, S. E., Schlaggar, B. L. (2009). Control networks in paediatric Tourette syndrome show immature and anomalous patterns of functional connectivity. *Brain, 132*, 225-238.

Coffey B. J., Biederman, J., Geller, D., Frazier, J., Spencer, T., Doyle R. et al. (2004). Reexamining tic persistence and tic-associated impairment in Tourette's disorder: findings from a naturalistic follow-up study. *J Nerv Ment Dis, 192*, 776-780.

Costello E. J., Angold A., Burns, B. J., Erkanli A., Stangl D. K., Tweed D. L. (1996). The Great Smoky Mountains Study of Youth: functional impairment and serious emotional disturbance. *Arch Gen Psychiatry 53*, 1137-1143.

Deckersbach, T., Rauch, S., Buhlmann, U., Wilhelm S. (2006). Habit reversal versus supportive psychotherapy in Tourette's disorder: a randomized controlled trial and predictors of treatment response. *Behav Res Ther, 44*, 1079-1090.

Frederickson, K. A., Cutting L. E., Kates, W. R., Mostofsky S. H., Singer, H. S., Cooper, K. L. et al. (2002). Disproportionate increases of white matter in right frontal lobe in Tourette syndrome. *Neurology 58*, 85-89.

Frey K. A., Albin, R. L. (2006) Neuroimaging of Tourette syndrome. *J Child Neurol 21*, 672-677.

Gaffney G. R., Perry P. J., Lund B. C., Bever-Stille K. A., Arndt S., Kuperman, S. (2002). Risperidone versus clonidine in the treatment of children and adolescents with Tourette's syndrome. *J Am Acad Child Adolesc Psychiatry 41*, 330-336.

Gilbert D. (2006). Treatment of children and adolescents with tics and Tourette syndrome. *J Child Neurol 21*, 690-700.

Gilles de la Tourette G. (1982). Étude sur une affection nerveuse caractérisée par l'incoordination motrice, accompagnée d'écholalie et de coprolalia, in Gilles de la Tourette Syndrome. Edited by Friedhoff, A. J, Chase T. N. New York: Raven, pp. 1-16.

Jin, R., Zheng R. Y., Huang W. W., Xu H. Q., Shao B., Chen, H., Feng L. (2005). Epidemiological survey of Tourette syndrome in children and adolescents in Wenzhou of

P.R. China. Eur J Epidemiol 20, 925-927.

Leckman, J. F., Walker, D. E., Cohen, D. J. (1993). Premonitory urges in Tourette's syndrome. *Am J Psychiatry 150*, 98-102.

Leckman, J. F., Grice D. E., Barr, L. C., de Vries, A.L., Martin, C., Cohen, D. J. et al. (1994). Tic-related vs non-tic-related obsessive compulsive disorder. *Anxiety 1*, 208-215.

Leckman, J. F., Pauls, D. L., Zhang H., Rosario-Campos, M. C., Katsovich, L., Kidd K. K. et al. (2003). Tourette Syndrome Assocation International Consortium for Genetics. Obsessive-compulsive symptom dimensions in affected sibling pairs diagnosed with Gilles de la Tourette syndrome. *Am J Med Genet B Neuropsychiatr Genet 116*, 60-68.

Leckman, J. F., Vaccarino F. M., Kalanithi P. S., Rothenberger, A. (2006). Annotation: Tourette syndrome: a relentless drumbeat?driven by misguided brain oscillations. *J Child Psychol Psychiatry 47*, 537-550.

Makki M. I., Govindan, R. M., Wilson, B. J., Behen, M. E., Chugani H. T. (2009). Altered fronto-striato-thalamic connectivity in children with Tourette syndrome assessed with diffusion tensor MRI and probabilistic fiber tracking. *J Child Neurol 24*, 669-678.

Peterson, B. S., Skudlarski P., Anderson, A. W., Zhang H., Gatenby J. C., Lacadie C. M. et al. (1998). A functional magnetic resonance imaging study of tic suppression in Tourette syndrome. *Arch Gen Psychiatry 54*, 326-333.

Price R. A., Kidd K. K., Cohen, D. J., Pauls, D. L., Leckman, J. F. (1985)l: A twin study of Tourette syndrome. *Arch Gen Psychiatry 42*, 815-820.

Scahill L., Chappell P. B., Kim Y. S., Schultz R. T., Katsovich, L., Shepherd E. et al. (2001). A placebo-controlled study of guanfacine in the treatment of children with tic disorders and attention deficit hyperactivity disorder. *Am J Psychiatry, 158*, 1067-1074.

Singer, H. S., Mink J. W., Gilbert D. L., Jankovic J. (2010). Tics and Tourette's Syndrome. In: Movement Disorders in Childhood, Philadelphia. Saunders. pp. 40-55.

Fahn, S., Jankovic J., Hallett M. (2011). Tics and Tourette Syndrome. In: Principles and Practice of Movement Disorders, 2nd Ed. Philadelphia. Saunders. pp. 350-379.

Swain, J. E., Scahill L., Lombroso P. J., King R. A., Leckman, J. F. (2007). Tourette syndrome and tic disorders: a decade of progress. *J Am Acad Child Adolesc Psychiatry 46*, 947-968.

Towbin, K. E. (2010). Tic Disorders. In: *Dulcan's Textbook of Child and Adolescent* Psychiatry. Ed by Dulcan, M. K. ., Washington D.C.: APPI. pp. 417-433.

Tourette Syndrome Association International Consortium. (2007). Genome scan for Tourette disorder in affected-sibling-pair and multigenerational families. *Am J Hum Genet 80*, 265-272.

Tourette's Syndrome Study Group. (2002). Treatment of ADHD in children with tics: a randomized controlled trial. *Neurology 58*, 527-536.

Yoo H. I., Joung Y. S., Lee J. S., Song D. H., Lee Y. S., Kim J. W. et al. (2013). A Multicenter, Randomized, Double-Blind, Placebo-Controlled Study of Aripiprazole in Children and Adolescents with Tourette's Disorder. *J Clin Psychiatry 74*, e772-e780.

Yoon, D. Y., Gause C. D., Leckman, J. F., Singer, H. S. (2007). Frontal dopaminergic abnormality in Tourette syndrome: a postmortem analysis. *J Neurol Sci, 255*, 50-56.

제22장

자살 및 자해

김예니
국립서울병원 소아정신과

자살

자살은 전 세계적으로 정신보건의 중요한 영역을 차지하며, 다양한 사회심리학적, 유전적 및 신경생물학적 요인이 위험요인으로 작용한다. 최근 국내에서는 청소년 자살은 2009~2012년 통계청 자료(2013)를 근거로 보았을 때 감소 추세에 있으나 (표 22.1), 여전히 이 연령대에 가장 높은 사망 이유 중 하나이다. 자살사고는 생각, 공상, 반추와 죽음에 대한 몰두를 일컫는다. 강한 자살사고와 자살생각의 지속은 궁극적으로 자살의 위험성을 높인다. 자살사고의 빈도가 높고, 강렬하고, 장기적일수록 치명적일 가능성이 높아진다(Kutcher, & Chehil, 2007). 치밀하고, 구체적인 자살계획은 높은 자살위험 수준을 나타낸다. 자살 계획에서 잠재적 치명성을 제시하는 중요 요소는 선택한 방법, 수단의 효과성, 선택 방법의 치명성에 대한 믿음과 이해, 구조될 가능성을 최소화한 시간과 장소, 계획을 실행하는 단계의 행동, 죽음에 대한 신변의 준비 등이다. 일반적으로 미리 숙고하거나 매우 깊이 생각한 자살계획(자살 노트 적기, 준비된 의지, 개인적 속하거나 재산이나 소유물을 주기, 자살방법이나 수단의 접근 기회를 확신하거나 보안 행동), 높은 치명적 방법(화기나 목매달기) 등이 구체적인 증거이다(Kutcher, & Chehil, 2007).

표 22.1 국내 소아청소년의 자살관련 통계(통계청, 2013)

		2012		2011		2010		2009	
		사망자수	10만명당	사망자수	10만명당	사망자수	10만명당	사망자수	10만명당
계	5~9세	1	< 0.01		-		-	4	0.1
	10~14세	47	1.5	56	1.8	61	1.9	77	2.3
	15~19세	289	8.2	317	8.9	292	8.3	369	10.7
	20~24세	485	14.9	558	17.7	573	18.3	640	20.3
남	5~9세	1	0.1	0	-	0	-	3	0.2
	10~14세	27	1.7	30	1.8	27	1.6	36	2.0
	15~19세	163	8.8	191	10.1	165	8.8	211	11.5
	20~24세	312	18.3	337	20.3	328	20.0	338	20.6
여	5~9세	0	-	0	-	0	-	1	0.1
	10~14세	20	1.4	26	1.7	34	2.2	41	2.6
	15~19세	126	7.6	126	7.6	127	7.7	158	9.8
	20~24세	173	11.2	221	14.7	245	16.5	302	20.1

자살의 생물학적 위험요인(biological risk factors of suicide)

1) 연령과 자살

자살률은 일반적으로 연령이 증가하면서 증가하지만, 특히 16~24세 연령군은 자살 사고가 다른 연령에 비하여 2~3배가량 높은 것으로 보고되고 있다(Gunnell, et al., 2004). 아직까지 많은 국가에서 자살은 15~24세 사이 젊은 층에서의 주요 죽음의 원인으로, 청소년기와 젊은 성인기의 자살률 증가 시기는 정신질환 발생의 증가 시기와 유사하다. 많은 주요정신장애는 청소년기에 발병하는데 심각한 정신질환(우울증, 양극성장애, 조현병)은 자살률을 더 증가시킨다(Nock, et al., 2009).

2) 정신병리 및 정신의학적 진단과 자살

정신질환은 자살의 가장 강한 유발요인 중 하나이다. 그 중에서도 높은 위험과 연관된 정신질환은 기분장애, 정신장애, 불안장애, 일부의 성격장애뿐만 아니라 물질남용과 의존이다. 또한 다양한 정신질환에 동반되는 정신병리인 특정 정신증적 증상은 자살위험을 증가시킨다. 우울, 심각한 불안, 공황 발작, 절망감, 환청에 의한 지시, 충동성, 공격성, 심각한 무쾌감증 등의 정신증상은 자살위험의 증가와 강한 연관이 있다(Thomas, et al., 2002).

① 기분장애(mood disorder)

많은 연구에서 주요우울장애로 고통 받는 경우가 자살에 의한 사망위험을 증가시키는 가장 강력한 인자인 것으로 보고하였다(Thomas, et al., 2002). 주요우울장애와 양극성장애의 혼재기(mixed phase) 및 우울기(depressive phase)는 자살로 인한 사망자에서 가장 빈번하게 확인되는 정신질환이다. 양극성장애의 진단 하에 우울삽화를 경험하고 있는 환자, 즉 양극성 우울증은 일반인구에 비해서 자살 위험성을 20~30배 더 높이는 것으로 알려져 있으며 단극성 우울증보다도 더 위험률을 올리는 것으로 알려졌다(Thomas, et al., 2002).

② 정신병적 장애(psychotic disorder)

자살의 10% 이상은 정신병에서 기인되고, 조현병은 자살로 인한 사망 위험성을 10배 더 증가시킨다(Baxter, D. & Appleby, L., 1999). 조현병 환자의 자살위험을 증가시키는 요인들은 과거 자살시도력(OR=2.6), 항우울제 사용(OR=3.5), 과거 5회 이상의 입원치료력(OR=2.1)(Fleischhacker, et al., 2014). 조현병 환자의 자살은 발병 초기에 가장 흔하게 나타나고, 자살위험의 증가는 질병의 유병기간뿐 아니라, 병식, 환청, 망상 등의 증상적 특징을 포함한 수많은 요인과 연관되는 것으로 나타났다(Heilä, et al., 2005; Hor, & Taylor, 2010).

3) 자살의 가족력

가족력에서의 수많은 요인들은 자살행동과 자살성공 위험에 영향을 끼친다. 자살의 과거력(특히, 1촌 친척)과 정신질환의 가족력은 자살위험을 증가시킨다(Brent, et al., 1996). 일란성 쌍생아는 자살 성공과 자살 시도 모두에서 이란성 쌍생아 보다 유의미하게 높은 비율을 보인다. 생물학적 가족에 의해 발생된 아이들과 입양 가족에 의해 발생된 입양으로 떨어진 아이들을 비교한 추적 입양 연구에서는 입양으로 떨어진 아이들의 자살률이 입양된 가족 보다 오히려 더 생물학적 가족들과 비슷하게 나타났다. 이러한 연구결과들을 근거로 자살하는 특정 유전적 요인은 정신질환의 유전적 위험요인과는 별개로 유전이 되는 것으로 보인다(Brent, & Mann, 2005).

표 22.2 자살의 생물학적 위험요인(Kutcher, & Chehil, 2007에서 발췌)

	평가의 영역	고위험	저위험
자살 경향성	자살계획 자살의지 자살시도	빈번하게 강함 장기적	드문 약함 일시적
과거 자살 행동	과거 시도/자해 과거 자살 행동의 특성과 심각도 자살 행동의 맥락 과거 행동의 의지 과거 자살행동에 대한 감정	다중 시도 계획된 시도 낮은 구조 가능성 높은 의지 높은 치명적 방법의 사용 수단의 유용성	첫 시도 충동적인 시도 높은 구조 가능성 양가적/낮은 의도 낮은 치명적 방법의 사용
정신과적 과거력	주요우울장애 양극성장애 (우울이나 혼재성 에피소드) 조현병 알코올 사용장애 성격장애(특히 경계선 성격장애)	심각한 우울증 급성 정신병 물질 남용 심각한 성격장애 불순응 빈곤한 통제력	정신장애의 부재 치료된 정신 질환 경미한 우울증 통제력의 양호 치료에서의 호응 낮은 물질 사용
정신증 증상	정신증상 우울증/불쾌감 절망감 심각한 불안/ 자존감 저하 공황 발작 수치심이나 굴욕감 충동성/공격성	절망감 심각한 무쾌감증 심각한 불안 공황 발작	낙관주의 종교성 삶의 만족도
가족력	자살 정신장애	1촌 친척 내 자살 1촌 친척 중 정신 질환	자살의 가족력이 없음 정신 질환의 가족력이 없음

자살의 신경생물학(Neurobiology of Suicide)

현재 다양하게 진행되고 있는 자살 및 자살행동의 신경생물학적 원인에 대한 연구 영역에는 ① 인체의 혈액세포나 뇌척수액과 같은 말초조직 ② 세로토닌과 그 수용체, ③ 노르에피네프린과 아드레날린성 수용체, ④ 생체신호전달체계에 관여하는 이차전령물질, ⑤ 시상하부-뇌하수체-부신축 ⑥ 사이토카인 등이 있다(Pandey, 2013).

1) 말초조직(혈액세포, 뇌척수액 등)

혈액세포나 뇌척수액, 혈장, 소변과 같은 말초조직을 사용한 자살 및 자살행동의 신경생화학 연구가 널리 진행되고 있다. 림프구의 경우 면역기능과 HPA 축과 신경내분비 조절 역할을 담당하는 혈액세포로 알려져 있는데 다양한 정신장애와 관련하여 이상이 발생하는 것으로 보인다(Pandey, et al., 1990). 우울장애나 자살행동, 주요 정신질환에서 림프구에 존재하는 여러 수용체 및 신경전달물질의 전령RNA(messenger RNA) 결함이나 이상이 다수 발표되었다(Pandey, & Dwivedi, 2012). 혈소판 역시 신경전달물질을 위한 연구에 오래 전부터 사용되어 왔는데, 세포 내 아민이나 대사 효소, 세포막 등이 신경세포와 유사하다고 알려졌다. 특히 인체의 혈소판 세로토닌 운송 단백질과 뇌의 세로토닌 운송 단백질이 염색체 17번에 위치한 동일한 단일복제유전자(single copy gene)에 의해 부호화(encoded) 되기 때문에 정신장애 연구에 유용하게 활용되고 있다(Lesch, et al., 1993).

2) 세로토닌(Serotonin)

(1) 자살과 세로토닌

자살환자의 혈액과 뇌척수액에서 세로토닌과 대사물질인 5-hydroxyindoleacetic acid(5HIAA)가 활발하게 연구되고 있으며 세로토닌 수용체 아형, 세로토닌 신경내분비 자극 검사도 활발하게 이루어지고 있다. 많은 정신장애(우울, 양극성장애, 조현병 등)에서 뇌척수액의 5HIAA의 감소와 세로토닌2A수용체 수의 증가가 관찰되고 있으며 공격성과 충동성 역시 세로토닌 신경전달체계의 이상과 관련성을 보이는 것으로 나타났다.

(2) 세로토닌과 그 대사물질

세로토닌 이상이 자살행동과 관련된다는 근거 중 하나는 우울증과 충동–공격 행동과 같은 주요 자살의 위험인자들이 세로토닌과 관련성을 보인다는 점이다. 세로토닌과 자살의 직접적인 연관성을 보여주는 연구결과 중 하나는 우울증 환자의 뇌척수액 5HIAA의 양봉 분포(bimodal distribution)인데 자살기도를 한 우울증 환자에서 유의미하게 뇌척수액의 5HIAA 레벨이 저하된 것으로 나타났으며 이는 감소된 뇌척수액 5HIAA와 자살행동과의 관련성을 시사해주는 것으로 보인다(Banki, et al., 1984). 메타분석연구에서도 자살기도자와 자살자에서 유의하게 낮은 뇌척수액 5HIAA가 일관되게 확인되고 있다. 이 밖에도 다양한 연구를 통해 정상대조군에 비해 자살기도자에게 혈중 세로토닌 레벨의 유의미한 저하, 정상군에 비해 자살기도자 혈소판에서의 세로토닌 레벨의 유의미한 저하가 확인되고 있다. 혈중 5HT 레벨과 자살행동의 심각성 사이에 음적 상관관계도 확인된 바 있다(Tyano, et al., 2006). 요약해보면 자살행동과 혈액이나 뇌척수액의 세로토닌 및 그 대사물질 수준의 저하와 관련성이 일관되게 관찰되고 있다.

(3) 세로토닌 수용체(Serotonin receptors)

현재까지 총 13개의 세로토닌 수용체가 확인되었는데, 이 가운데 세로토닌2A수용체, 세로토닌1A수용체가 자살 관련하여 가장 활발하게 연구가 되고 있다. 그리고 이 중 세로토닌2A수용체만 유일하게 말초조직에서 확인되고 있다.

① 세로토닌2A수용체(5HT-2A)

5HT-2A의 결합부위최대값(Maximum number of binding sites, Bmax)이 정상대조군에 비해 우울증 환자에서 유의미하게 증가되어 있었다(Pandey, et al., 1990). 우울증, 양극성장애, 조현병, 분열정동장애 환자의 혈소판의 I-lysergic acid diethylamide(LSD) 결합을 사용한 5HT-2A연구에서 진단과 상관없이 모든 자살행동을 보인 환자에서 5HT-2A의 결합부위최대값(Bmax of 5HT2A)의 현저한 증가가 관찰되었다(Pandey, et al., 1995). 자살자의 사후 뇌조직 연구에서도 자살자의 뇌에서 5HT-2A 증가소견이 관찰되었다는 보고도 있지만 의미 있는 차이가 없었다는 연구 결과도 상당수 있어 결론을 내리기 어렵다. 이러한 결과의 차이는 수용체 표지자로 사용된 리간드의 차이와 비특이성에서 비롯되는 것으로 추정되고 있다. 그 밖에도 전전두엽, 해마, 측위신경핵(nucleus accumbens)의 I-LSD 결합과 5HT-2A 단백질 및 전령 RNA(messneger RNA, mRNA) 발현의 증가, 자살청소년의 뇌에서 5HT-2A의 전령 RNA 증가가 보고된 바 있다(Pandey, et al., 2002)., 결과를 종합해보면 방사성-리간드 결합 기술(radio-ligand binding technique)을 사용한 연구에서 5HT-2A와 자살행동간의 관련성은 상충되는 결론이 나오고 있지만, 수용체 단백질이나 전령 RNA 발현과 자살행동 간의 연관성은 비교적 일관되게 나오고 있었다.

② 세로토닌1A수용체(5HT-1A)

사후 뇌연구에서 활발하게 사용되고 있는 수용체로, 비폭력성 자살군에서 정상대조군에 비해 증가된 Bmax 보인 반면, 폭력성 자살군에서는 유의한 차이가 없었다(Shelton, et al., 2009). 자살자의 중뇌 등쪽솔기핵(dorsal raphe nucleus)에서 5HT1A의 증가, 자살자의 해마 CA1영역에서 5HT1A 결합부위의 증가 보고되었지만, 차이가 관찰되지 않았다는 연구도 다수 있었다. 정리하면, 자살자의 뇌에서 5HT1A 대한 결과는 비일관적이긴 하지만, 일부 피질부위에서는 5HT1A의 증가소견을 보인다는 것으로 받아들여지고 있다.

③ 세로토닌2C수용체(5HT2C)

기분, 식욕 및 성욕과 관계되는 수용체로 전사 후 조절(Post-transcriptional editing) 과정을 거치며, 탈아민화효소(deaminating enzyme)의 기질로 작용한다고 알려졌다. 우울증을 경험한 자살자에서 5HT2C의 C-site에서 전령RNA 전구체 조절(pre-mRNA editing)이 대조군에 비해 현저히 증가, D-site에서는 반대로 감소되었다는 연구 결과가 있으며, 양극성장애, 조울증에 이환되었던 자살자에서 5HT2C 전령RNA조절(mRNA editing)이 정상군과 다르게 나타났다는 보고도 있다. 이는 전령RNA 전구체 조절(pre-mRNA editing)이 자살행동의 병리와 관련되어있을 가능성을 시사해주는 것이다(Gurevich, et al., 2002; Dracheva, et al., 2008; Pandey, et al., 2006). 정리하면, 자살자에서 5HT2C의 전령RNA 전구체 조절(pre-mRNA editing)과 발현(expression)의 변화가 관찰된다는 연구결과가 누적되고 있다.

3) 노르에피네프린(Norepinephrine)

자살자의 뇌척수액과 소변에서 NE레벨과 대사물 3-methoxy-4-hydroxyphenylglycol (MHPG), 말초조직이나 사후 뇌에서 타이로신수산화효소(enzyme tyrosine hydroxylase, TH), 알파수용체(α-adrenergic receptors)와 베타수용체(β-adrenergic receptors) 등이 주요 연구대상이 되고 있다. 연구 결과들을 살펴보면 자살사고를 가지는 우울증 환자에서 자살사고가 없는 우울증 환자에 비해 소변 및 혈장에서 낮은 농도의 MHPG 레벨이 관찰되었고, 또 다른 연구에서는 자살사고가 있는 환자의 뇌척수액에서 자살사고가 없는 환자에 비해 현저히 높은 NE과 MHPG 레벨이 관찰되기도 하였다(Secunda, et al., 1986; Brown, et al., 1979). TH와 관련해서는 연구가 거의 없고 일관된 결과도 없었다.

(1) 아드레날린성 수용체(Adrenergic receptors)

① 베타수용체(β-adrenergic receptors)

자살자 전두엽에서의 베타 수용체 결합의 증가, 회색질 외층에서 베타수용체의 결합부위최대값(Bmax of β-adrenergic receptor)가 증가되었다는 연구 결과가 있다 (Arango, et al., 1990). 한편 자살자 뇌에서는 베타 수용체 수가 감소하였다는 연구 결과도 있었다(De Paermentier, et al., 1990).

② 알파수용체(α-adrenergic receptors)

자살자의 전두엽 및 해마에서 알파2수용체(α2 receptor)의 수가 증가되었다는 연구

결과가 있지만, 감소 혹은 변화 없다는 보고도 존재한다(Gross-Isseroff, R. et al., 1990). 알코올중독 자살자에서 배측면전전두피질(dorsolateral prefrontal cortex, DLPFC)의 알파2수용체의 숫자가 감소되었다는 보고도 있다(Underwood, M.D. et al., 2004). 요약하면, 자살자의 피질, 해마에서 알파2수용체 수의 증가가 일관되게 관찰되고 자살자의 뇌에서 알파1수용체 수의 감소가 일관되지 않은 상태로 관찰되고 있다.

4) 이차전령물질(Second messengers)

(1) 포스포키나아제C(Phosphokinase C, PKC)

포스포이노시티드 신호전달체계(phosphoinositide (PI) signaling system)의 디아실글리세롤(diacylglycerol, DAG)에 의해서 활성화 되어, cAMP response element-binding protein(CREB)를 활성화시키는 물질이다. 양극성장애, 조현병, 알츠하이머씨 병 등에서 많이 연구되고 있는 물질로 자살한 십대의 전전두엽에서 감소되었다는 연구결과가 있다(Pandey, et al., 1997).

(2) 포스포키나아제A(Phosphokinase A, PKA)

아데닐산고리화효소 신호전달체계(adenylate cyclase signaling system)의 사이클릭 AMP(cAMP)에 의해서 활성화 되어, CREB를 활성화시키는 물질이다. PKA I과 PKA II라는 두 종류의 동종효소(isoenzyme)가 있으며, 각각 RI과 RII, C라는 소단위로 나뉘며, 이들은 또다시 R I-α, β, R II-α, β C-α, β, γ라는 하위유닛으로 구성된다. 성인 자살자에게서 PKA에 cAMP결합정도가 감소하고, RII-α, β와 C-β의 전사가 감소가 보고된 연구결과가 있으며, 십대 자살자의 전전두엽에서 PKA 활성 감소, R I 감소(그러나 RII and C는 감소하지 않음)가 관찰되었다는 보고가 있다(Dwivedi, et al., 2004; Dwivedi, et al., 2002).

(3) 뇌유도 신경영양인자(Brain-derived neurotrophic factor, BDNF)와 Trk-B 수용체

전사인자인 CREB의 활성화는 BDNF 전사를 증가시키고 이를 통해서 뉴런의 성장과 분화 그리고 기능을 촉진하는 것으로 알려졌다. 백서 우울증 모델에서 BDNF가 감소되어있다가 항우울제 처치 후 BDNF 증가되었다는 연구결과가 있으며, 자살자의 전전두엽과 해마에서 BDNF가 감소 보고되었다(Dwivedi, et al., 2003). Trk-B receptor(tropomyosin-receptor-kinase)는 BDNF가 결합하여 기능하는 물질로 BDNF가 결합하면 다양한 세포간 전달회로(intercellular cascade)가 활성화된다. 절단된 형태(truncated)와 완전한 길이를 갖춘 형태(full length isoforms)로 존재하는데 자살자의 전전두엽에서 full-length Trk-B receptor 가 감소하였다는 보고가 있다 (Pandey, et al., 2010).

5) 시상하부-뇌하수체-부신축(Hypothalamic Pituitary Adrenal Axis, HPA Axis)

우울증 환자의 일부분은 덱사메타손억제검사(dexamethasone suppression test, DST) 상 스테로이드를 주어도 부신 피질 자극 호르몬(Adrenocorticotropic Hormone, ACTH)가 감소하지 않으며 이러한 DST 비억제 사례에서 더 자살 시도를 많이 하는 것으로 보고되었다. 메타연구에서도 성공한 자살이 더 많다고 보고되었으며, 자살 시도에 있어서는 의미 있는 차이가 없다고 보고되었다. 전전두엽에서 부신피질자극호르몬방출인자(corticotropin- releasing factor, CRF) 수용체의 수가 감소된 것으로 나타났는데 세부적으로 보면 CRF 수용체 1(R1)은 감소, CRG 수용체 2(R2)는 변화 없었다(Merali, et al., 2004). 결과를 종합해보면 글루코코르티코이드 수용체(Glucocorticoid receptor, GR)가 무기질코르티코이드수용체(Mineralocorticoid receptor)와 달리 전전두엽과 해마에서 감소하는 것으로 보이나 아직 예비적인 수준이라고 할 수 있다.

6) 사이토카인(Cytokine)

면역기능과 자살이 관련 있다는 증거들은 천식에서 자살 행동 증가, 자살자 뇌척수액에서 에서 인터루킨(interleukin, IL)-3, 4의 증가, 뇌척수액에서 인터루킨-6 증가, 전전두엽에서 인터루킨-1β, 6, 종양괴사인자(tumor necrosis factor, TNF)-α 증가 등이 있다(Pandey, et al., 2012).

7) 자살에 대한 신경생물학적 연구의 임상적 적용

위와 같은 연구결과들은 진단적 목적과 치료의 목적으로 활용이 되고 있다.

(1) 진단적 목적

자살을 미리 예측하는 도구로 활용될 수 있다. 상태지표(state marker)와 성향지표 (trait marker)를 모두 고려한 도구가 유망할 것으로 기대된다.

- Trait related marker(상태관련지표) : 뇌척수액 5HIAA 증가 & 혈소판 5HT2A의 감소
- State related marker(성향관련지표) : 비정상적 덱사메타손억제검사 & 혈중 뇌

유도 신경 영양 인자의 감소

(2) 치료적 목적

자살을 막는 약물 개발을 기대해 볼 수 있다. 특히 5HT2A 효현제 약물(파록세틴 등)이 우울감이 없는 자살환자에게서 효과를 보이는 것으로 나타났다. CRF 혹은 GR를 표적으로 한 약물도 활발히 연구되고 있다.

자살의 생물학적 치료(Biological treatment of Suicide)

자살 행동은 생물학적 원인 혹은 환경적 원인과 같은 여러 요인들이 복합적으로 작용하여 발생한다. 현재까지 자살행동에 대한 직접적인 치료법은 정립되어 있지 않으며, 치료 원칙은 자살행동의 근간이 되는 정신 병리를 치료하는 것이다. 실제로 자살시도를 한 환자들에게 생물학적 치료(약물치료)와 정신사회적 치료가 병행되며, 약물 치료로는 항우울제, 벤조다이아제핀 계열 항불안제, 항정신병 약물, 기분 안정제 등이 폭넓게 사용되고 있다. 기저 질환이 조현병인 경우에는 클로자핀, 양극성장애의 경우 리튬, 우울증의 경우에는 선택적 세로토닌 재흡수 억제제(Selective Serotonin Reuptake Inhibitor, SSRI)를 비롯한 항우울제가 자살 행동을 줄이는데 효과적인 것으로 밝혀지면서, 자살 행동의 치료에 있어 기저질환을 조절하는 것이 치료의 핵심이 된다고 받아들여지고 있다. 2012년 유럽정신의학회에서 제시한 자살치료 가이드라인에 따르면 자살행동을 치료하는 데 흔히 사용되는 약물과 특징은 다음과 같다(Wasserman, et al., 2012).

1) 항우울제, 항정신병 약물 및 벤조다이아제핀

심각한 우울증과 자살사고가 있는 환자에게 장기간 항우울제를 사용했을 때 사용하지 않은 대조군에 비해 자살 시도율 및 성공률이 현저하게 줄어든다. 하지만 항우울제를 복용하고 있더라도 비반응군과 항우울제 복용 첫 10~14일까지의 자살 시도율은 여전히 높다. 특히 SSRI와 같이 진정 작용이 적은 약물의 경우 일부에서 정신운동성 초조, 불안, 불면과 같은 증상이 단기간에 조절되지 않아 벤조다이아제핀을 보조적으로 사용하는 경우도 많이 있다. 삼환계 항우울제의 경우에는 과량 복용이나 음독으로 인한 치명성이 높으므로 처방에 신중을 기해야 한다. 또한 양극성 우울증의 경우에는 항우울제 단독요법으로는 제한된 효과만을 가지므로 기분안정제나 비정형항정신병 약물과 병용 처방되는 경우가 많이 있다. 최근 단극성 우울증 및 양극성 우울증 모두에서 비정형항정신병 약물의 항자살효과를 보여주는 연구결과가 다수 발표되고 있다. 이 밖에도 조현병에서 클로자핀의 항자살효과는 확고히 정립이 되어 있고 올란자핀의 경우도 유사한 효과를 발휘하는 것으로 알려졌다(Tollefson, et al., 1998).

2) 항우울제와 관련된 문제들

단극성 우울증에서 SSRI를 비롯한 항우울제 단독요법을 시행했을 때 일부에서 자살 사고 및 자살 시도율이 증가했다는 연구 결과들이 발표되었다(Fergusson, et al., 2005). 하지만 이러한 결과가 항우울제에 의해 유발된 것인지 아니면 양극성장애 경향(bipolarity) 혹은 약물의 부작용으로 인한 것인지 불분명하기 때문에 신중한 해석이 필요한 부분이라고 할 수 있겠다. 이후 다수의 조사에서 SSRI 사용이 자살 이행과 연관되지 않을 뿐만 아니라, 십대 자살의 감소와 십대 우울증을 다루는 데 중요한 요인일 가능성을 보여주었다(Cooper, et al., 2014). 그러나 현재까지 SSRI 사용은 일부 십대에 자살 사고와 자해나 자살 행동의 증가와 연관될 수 있다는 점을 배제할 수는 없다. 특히 항우울제의 자살유발경향성이 어린 연령에서 높게 나타나 현재 미국 식약품안전청(U.S. Food Drug Administration, FDA)에서 소아청소년에서 우울증 치료에 플루옥세틴만을 허가하고 있어서 소아청소년에서 항우울제는 주의 깊은 모니터링과 적절한 환자/부모 교육과 함께 자격이 있는 건강 전문가에 의해서만 사용되어야 한다(Isacsson, & Rich, 2014).

3) 리튬과 기분안정제

리튬은 양극성장애뿐 아니라 단극성 우울증에서도 자살시도율 및 성공률을 80 이상 감소시키는 것으로 나타났다(Baldessarini, et al., 2006). 재발성 우울증이나 양극성장애에서 장기간의 리튬 예방치료 역시 유의한 자살시도율의 감소를 보였다(Ahrens, & Müller-Oerlinghausen, 2001). 리튬 외 발프로에이트나 카르바마제핀과 같은 기분 안정제의 경우에도 항자살효과를 가지는 것으로 보이지만 리튬에 비해서 효과는 떨어지는 것으로 나타났다(Patorno, et al., 2010).

4) 전기충격치료

전기충격치료는 중증 우울증, 심각한 자살사고와 계획을 가진 환자에서 급성기의 자살 위험성을 효과적으로 조절해준다. 뿐만 아니라 전기충격치료효과에 대한 추적 연구에서도 상당한 정도로 자살행동을 줄여주는 것으로 나타났다(Lam, et al., 2009).

참고문헌

통계청. (2013). *국내 소아청소년의 자살관련 통계*.

Ahrens, B., Müller-Oerlinghausen, B. (2001). *Does lithium exert an independent antisuicidal effect?* Pharmacopsychiatry.

Arango, V., Ernsberger, P., Marzuk, P. M., Chen, J. S., Tierney, H., Stanley, M., et al. (1990) Autoradiographic demonstration of increased serotonin 5-HT2 and beta-adrenergic receptor binding sites in the brain of suicide victims. *Arch Gen Psychiatry. 47*, 1038-1047.

Baldessarini, R. J., Tondo, L., Davis, P., Pompili, M., Goodwin, F. K., Hennen, J. (2006). Decreased risk of suicides and attempts during long-term lithium treatment: a meta-analytic review. *Bipolar disorders. 8*, 625-639.

Banki, C. M., Arato, M., Papp, Z., Kurcz, M. (1984). Biochemical markers in suicidal patients. Investigations with cerebrospinal fluid amine metabolites and neuroendocrine tests. *Journal of affective disorders. 6*, 341-350.

Baxter, D., Appleby, L. (1999). Case register study of suicide risk in mental disorders. The British journal of psychiatry : the journal of mental science. 175, 322-326.

Brent, D. A., Bridge, J., Johnson, B. A., Connolly, J. (1996). Suicidal behavior runs in families. A controlled family study of adolescent suicide victims. *Arch Gen Psychiatry. 53*, 1145-1152.

Brent, D. A., Mann, J. J. (2005). Family genetic studies, suicide, and suicidal behavior. American journal of medical genetics Part C, Seminars in medical genetics. 133C, 13-24.

Brown, G. L., Goodwin, F. K., Ballenger, J. C., Goyer, P. F., Major, L. F. (1979), Aggression in humans correlates with cerebrospinal fluid amine metabolites. *Psychiatry research. 1*, 131-139.

Cooper, W. O., Callahan, S. T., Shintani, A., Fuchs, D. C., Shelton, R. C., Dudley, J. A., Graves, A. J., Ray, W. A. (2014). Antidepressants and suicide attempts in children. *Pediatrics. 133*, 204-210.

De Paermentier, F., Cheetham, S. C., Crompton, M. R., Katona, C. L., Horton, R. W. (1990). Brain beta-adrenoceptor binding sites in antidepressant-free depressed suicide victims. *Brain research. 525*, 71-77.

Dracheva, S., Chin, B., Haroutunian, V. (2008). Altered serotonin 2C receptor RNA splicing in suicide: association with editing. *Neuroreport. 19*, 379-382.

Dwivedi, Y., Conley, R. R., Roberts, R. C., Tamminga, C. A., Pandey, G. N. (2002).

[(3)H]cAMP binding sites and protein kinase a activity in the prefrontal cortex of suicide victims. *The American journal of psychiatry. 159*, 66-73.

Dwivedi, Y., Rizavi, H. S., Conley, R. R., Roberts, R. C., Tamminga, C. A., Pandey, G. N. (2003). Altered gene expression of brain-derived neurotrophic factor and receptor tyrosine kinase B in postmortem brain of suicide subjects. *Arch Gen Psychiatry. 60*, 804-815.

Dwivedi, Y., Rizavi, H. S., Shukla, P. K., Lyons, J., Faludi, G., Palkovits, M., et al. (2004). Protein kinase A in postmortem brain of depressed suicide victims: altered expression of specific regulatory and catalytic subunits. *Biological psychiatry. 55*, 234-243.

Fergusson, D., Doucette. S., Glass, K. C., Shapiro, S., Healy, D., Hebert, P., Hutton, B. (2005). Association between suicide attempts and selective serotonin reuptake inhibitors: systematic review of randomised controlled trials. *Bmj. 330*, 396.

Fleischhacker, W. W., Kane, J. M., Geier, J., Karayal, O., Kolluri, S., Eng, S. M., et al. (2014). Completed and attempted suicides among 18,154 subjects with schizophrenia included in a large simple trial. The Journal of clinical psychiatry. 75, e184-190.

Gross-Isseroff, R., Dillon, K. A., Fieldust, S. J., Biegon, A. (1990). Autoradiographic analysis of alpha 1-noradrenergic receptors in the human brain postmortem. Effect of suicide. *Arch Gen Psychiatry. 47*, 1049-1053.

Gunnell, D., Harbord, R., Singleton, N., Jenkins, R., Lewis, G. (2004), Factors influencing the development and amelioration of suicidal thoughts in the general population Cohort study. *The British Journal of Psychiatry. 185*, 385-393.

Gurevich, I., Tamir, H., Arango, V., Dwork, A. J., Mann, J. J., Schmauss, C. (2002). Altered editing of serotonin 2C receptor pre-mRNA in the prefrontal cortex of depressed suicide victims. *Neuron. 34*, 349-356.

Heilä, H., Haukka, J., Suvisaari, J., Lönnqvist, J. (2005). Mortality among patients with schizophrenia and reduced psychiatric hospital care. *Psychological medicine. 35*, 725-732.

Hor, K., Taylor, M. (2010). Review: Suicide and schizophrenia: a systematic review of rates and risk factors. *Journal of psychopharmacology. 24*, 81-90.

Isacsson, G., Rich, C. L. (2014). Antidepressant drugs and the risk of suicide in children and adolescents. *Pediatric Drugs.* 1-8.

Kutcher, S. (2007). Chehil S: Suicide risk management. Oxford, Blackwell Publiching Ltd.; pp. 14.

Lam, R. W., Kennedy, S. H., Grigoriadis, S., McIntyre, R. S., Milev, R., Ramasubbu, R., Parikh, S. V., Patten, S. B., Ravindran, A. V. (2009). Canadian Network for Mood and Anxiety Treatments (CANMAT) Clinical guidelines for the management of major depressive disorder in adults.: III. Pharmacotherapy. *Journal of affective disorders. 117*, S26-S43.

Lesch, K. P., Wolozin, B. L., Murphy, D. L., Reiderer, P. (1993). Primary structure of the human platelet serotonin uptake site: identity with the brain serotonin transporter. *Journal of neurochemistry. 60*, 2319-2322.

Merali, Z., Du, L., Hrdina, P., Palkovits, M., Faludi, G., Poulter, M. O., Anisman, H. (2004). Dysregulation in the suicide brain: mRNA expression of corticotropin-releasing hormone receptors and GABA(A) receptor subunits in frontal cortical brain region. *The Journal of neuroscience : the official journal of the Society for Neuroscience. 24*, 1478-1485.

Nock, M. K., Hwang, I., Sampson, N., Kessler, R. C., Angermeyer, M., Beautrais, A., Borges, G., Bromet, E., Bruffaerts, R., de Girolamo, G. (2009), Cross-national analysis of the associations among mental disorders and suicidal behavior: findings from the WHO World Mental Health Surveys. *PLoS Medicine. 6*, e1000123.

Pandey, G. N., Dwivedi, Y., Pandey, S. C., Conley, R. R., Roberts, R. C., Tamminga, C. A. (1997), Protein kinase C in the postmortem brain of teenage suicide victims. *Neuroscience letters. 228*, 111-114.

Pandey, G. N., Dwivedi, Y., Ren, X., Rizavi, H. S., Faludi, G., Sarosi, A., Palkovits, M. (2006). Regional distribution and relative abundance of serotonin(2c) receptors in human brain: effect of suicide. *Neurochemical research. 31*, 167-176.

Pandey, G. N., Dwivedi, Y., Rizavi, H. S., Ren, X., Pandey, S. C., Pesold, C., Roberts, R. C., Conley, R. R., Tamminga, C. A. (2002). Higher expression of serotonin 5-HT(2A) receptors in the postmortem brains of teenage suicide victims. *The American journal of psychiatry. 159*, 419-429.

Pandey, G. N., Dwivedi, Y., Rizavi, H. S., Ren, X., Zhang, H., Pavuluri, M. N. (2010). Brain-derived neurotrophic factor gene and protein expression in pediatric and adult depressed subjects. Progress in neuro-psychopharmacology & biological psychiatry. 34, 645-651.

Pandey, G. N., Dwivedi Y: Peripheral Biomarkers for Suicide. in The Neurobiological Basis of Suicide. Edited by Dwivedi Y. Boca Raton (FL)2012.

Pandey, G. N., Pandey, S. C., Dwivedi, Y., Sharma, R. P., Janicak, P. G., Davis, J. M. (1995). Platelet serotonin-2A receptors: a potential biological marker for suicidal behavior. *The American journal of psychiatry. 152*, 850-855.

Pandey, G. N., Pandey, S. C., Janicak, P. G., Marks, R. C., Davis, J. M. (1990). Platelet serotonin-2 receptor binding sites in depression and suicide. *Biological psychiatry. 28*,

215-222.

Pandey, G. N., Rizavi, H. S., Ren, X., Fareed, J., Hoppensteadt, D. A., Roberts, R. C., Conley, R. R., Dwivedi, Y. (2012). Proinflammatory cytokines in the prefrontal cortex of teenage suicide victims. *Journal of psychiatric research*. *46*, 57-63.

Pandey, G. N. (2013). Biological basis of suicide and suicidal behavior. Bipolar disorders. 15, 524-541.

Patorno, E., Bohn, R. L., Wahl, P. M., Avorn, J., Patrick, A. R., Liu, J., Schneeweiss, S. (2010). Anticonvulsant medications and the risk of suicide, attempted suicide, or violent death. *Jama*. *303*, 1401-1409.

Secunda, S. K., Cross, C. K., Koslow, S., Katz, M. M., Kocsis, J., Maas, J. W., Landis, H. (1986). Biochemistry and suicidal behavior in depressed patients. *Biological psychiatry*. *21*, 756-767.

Shelton, R. C., Sanders-Bush, E., Manier, D. H., Lewis, D. A. (2009). Elevated 5-HT 2A receptors in postmortem prefrontal cortex in major depression is associated with reduced activity of protein kinase A. *Neuroscience*. *158*, 1406-1415.

Thomas, H. V., Crawford, M., Meltzer, H., Lewis, G. (2002), Thinking life is not worth living A population survey of Great Britain. *Social psychiatry and psychiatric epidemiology*. *37*, 351-356.

Tollefson, G. D., Sanger, T. M., Lu, Y., Thieme, M. E. (1998). Depressive signs and symptoms in schizophrenia: a prospective blinded trial of olanzapine and haloperidol. *Archives of General Psychiatry*. *55*, 250-258.

Tyano, S., Zalsman, G., Ofek, H., Blum, I., Apter, A., Wolovik, L., et al. (2006). Plasma serotonin levels and suicidal behavior in adolescents. *European neuropsychopharmacology : the journal of the European College of Neuropsychopharmacology*. 16, 49-57.

Underwood, M. D., Mann, J. J., Arango, V. (2004). Serotonergic and noradrenergic neurobiology of alcoholic suicide. *Alcoholism, clinical and experimental research*. *28*, 57S-69S.

Wasserman, D., Rihmer, Z., Rujescu, D., Sarchiapone, M., Sokolowski, M., Titelman, et al. (2012). The European Psychiatric Association (EPA) guidance on suicide treatment and prevention. *European Psychiatry*. *27*, 129-141

제 **5** 부

신체생리조절장애

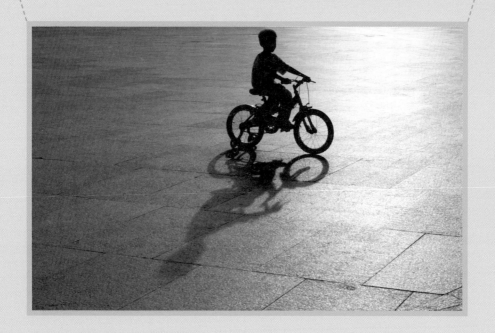

제23장

섭식장애

최진숙
서울의료원 정신건강의학과

개념

섭식장애(feeding and eating disorder)는 섭식행동의 이상과 비정상적으로 체중과 체형에 집착을 보이는 장애로, 청소년기와 조기 성인기에 주로 발병하며, 비교적 유병률과 사망률이 높은 정신과 장애이다. 섭식의 증상뿐 아니라 결과적으로 음식의 섭취나 흡수에 변화를 일으켜, 개인의 신체적 건강은 물론 정신사회적으로도 기능의 상실과 경제적 손실이 초래되는 심각성이 있다. 섭식장애로 진단하려면 이 문제가 다른 신체질환이나 정신장애에 의해 이차적으로 일어나지 않아야 한다.

이 장에서는 섭식장애 중 DSM-5에 의한 신경성 식욕부진증(anorexia nervosa), 신경성 폭식증(bulimia nervosa), 폭식장애(binge eating disorder)를 중심으로 다루게 된다. 이 밖에 달리 특정할 수 없는 섭식장애(other specified feeding or eating disorder)와 주로 영유아와 소아연령에서 처음 진단되는 섭식 관련 장애인 이식증(pica), 반추장애(rumination disorder) 등이 섭식장애에 포함된다(신경정신의학회, 2007; APA, 2013).

역사

섭식행동의 문제는 서양 중세기 기독교 종교 활동 기록에서도 나타나는데, 시에나의 성녀 캐서린이나 헝가리 공주 마가렛이 보였던 자발적인 굶주림, 폭식, 구토를 위한 약초 사용과 같은 마르기 위한 섭식행동과 이로 인해 결국 죽음의 상태에까지 이르렀다는 내용은 오늘날의 섭식장애의 증상들과 다르지 않음을 보여준다.

17세기에 들어서 전형적인 신경성 식욕부진증의 사례가 발표되면서 일반적인 섭식행동과의 구별을 하게 되고, 19세기에 들어 다수의 증례보고와 치료의 필요성이 역설되면서 현재의 진단적 개념이 시작되었다. 신경성 폭식증은 보다 최근에 분류된 진단으로 1979년 Russell이 신경성 식욕부진증이 없는 신경성 폭식증 사례를 보고하면서부터이다.

임상특징

역학

섭식장애, 특히 신경성 폭식증이나 폭식장애는 최근 20~30년 사이 서구를 중심으로 진단과 연구가 증가하였다. 섭식장애는 여자 청소년과 여자 성인에서 더 많이 나타나는데, 서구 10~20대 여성의 섭식장애 이환율은 3~5% 정도이다. 섭식장애의 남자 대 여자의 유병률 비는 1:6에서 1:10 정도이다. 신경성 식욕부진증이나 신경성 폭식증 모두 청소년기에 가장 많이 발병된다. 신경성 식욕부진증이 신경성 폭식증보다 발병 연령이 어리다. 최근에는 외래 방문 환자군의 발병 연령이 점차 어려지고 있어서, 13세 이전 소아 연령에서도 음식 제한적 유형의 섭식장애가 있다는 보고가 있다.

신경성 식욕부진증의 유병률은 여자 전체 연령에서 0.5~1.0%, 15~19세 여자 청소년 연령의 연구에서는 0.5~0.7%의 소견을 보인다. 청소년 신경성 폭식증 연구에서 진단기준을 만족하는 경우는 1~2%이고, 폭식장애의 경우 일반 인구 2~3% 정도에서 보인다(Smink et al., 2012). 우리나라의 경우에도 설문지를 이용한 역학연구나 식사장애 고 위험 군에 대한 연구에서 외국의 연구결과와 비슷한 소견을 보인다. 경제발전, 빠른 서구문화의 유입으로 다이어트나 각종 체중조절 방법의 대중화, 미의 기준 변화, 비만에 대한 수용 정도의 변화 등으로 섭식장애의 발생이 증가하고 있다(Favaro, 2009; Swanson, 2009; Pinhas, 2011).

소아 · 청소년 식사장애의 분류와 진단기준 DSM-5 diagnostic criteria

1) 신경성 식욕부진증(anorexia nervosa) DSM-5 진단기준

① 요구량에 비해 제한적인 에너지 섭취로 인해 나이, 성별, 발달과정, 신체 건강을 고려해 볼 때 자기 나이에 최소한 요구되는 정도를 넘는 심각한 정도의 저 체중
② 체중이 늘거나 살이 찔 것에 대한 심한 두려움 혹은 심한 정도의 저 체중 상태임에도 체중 증가를 막기 위한 지속적인 행동을 보임
③ 자신의 체중이나 신체 모양에 대해 그릇된 방식의 경험이나 적절하지 않은 자기평가 혹은 현재의 저 체중에 대한 심각성을 계속적으로 인정하지 못함

이러한 진단기준을 만족하면서 지난 3개월간 폭식이나 구토 유발 행동이 반복적으로 있는 경우를 폭식/구토행동 유형(Binge-eating/Purging type)으로, 지난 3개월간 그러한 행동이 없는 경우를 제한적 유형(Restricting type)으로 하여 구분한다.

나이에 따른 저 체중의 심각성에 대해 성인 연령에서는 신체용적지수(Body Mass Index, BMI)를 적용하여 구분하고, 소아 · 청소년 연령에서는 연령을 고려한 신체용적지수가 적용되어야 한다. 성인의 신체용적지수에 따른 저 체중의 구분은 다음과 같다.

경한 정도(mild)	BMI > $17kg/m^2$
중증 정도(moderate)	BMI $16 \sim 16.99kg/m^2$
심한 정도(severe)	BMI $15 \sim 15.99kg/m^2$
극심한 정도(extreme)	BMI < $15kg/m^2$

2) 신경성 폭식증(bulimia nervosa) DSM-5 진단기준

① 반복적인 폭식 에피소드를 보이는데 다음 두 가지 특징을 보인다.
- 일반적인 성인이 일정한 시간(2시간 정도) 내에 통상 섭취하는 음식의 양보다 많은 양의 음식을 섭취
- 폭식 에피소드 때에는 조절력이 없는 것처럼 식사를 멈추지 못하거나 지나친 양의 음식을 먹는 행동
② 체중 증가를 막기 위해 반복적으로 부적절하고 보상적인 음식 제거 행동을 보이는 경우인데, 예를 들면 자발적인 구토, 설사제나 이뇨제 등 약물의 남용, 굶거나 지나친 운동을 하는 경우 등이다.

폭식과 부적절한 음식 제거 행동이 3개월간 평균적으로 적어도 일주일에 한 번이상 보일 경우이다. 부적절한 제거 행동의 심한 정도는 다음과 같이 구분한다.

경한 정도(mild)	1~3회/주
중증 정도(moderate)	4~7회/주
심한 정도(severe)	8~13회/주
극심한 정도(extreme)	14회 이상/주

3) 폭식장애(binge-eating disorder) DSM-5 진단기준

① 반복하여 폭식 에피소드를 보이는데 다음 두 가지 특징을 보인다.
- 일반적인 성인이 일정한 시간(2시간 정도) 내에 통상 섭취하는 음식의 양보다 많은 양의 음식을 섭취
- 폭식 에피소드 때에는 조절력이 없는 것처럼 식사를 멈추지 못하거나 지나친 양의 음식을 먹는 행동

② 폭식 에피소드는 다음 중 세 가지 이상의 모습을 보인다.
- 정상보다 상당히 빠른 속도의 식사
- 불편한 정도의 포만을 느낄 때까지 식사
- 배고픈 느낌이 없는데도 많은 양의 음식을 섭취
- 너무 많은 양의 식사가 부끄러워 혼자 식사를 함
- 식사 후 자신에 대해 혐오스럽고, 우울과 죄책감을 가짐

③ 폭식을 한다는 사실에 대해 심한 심리적 불편감을 가진다.

④ 3개월간 적어도 일주일에 1회 이상의 폭식 에피소드를 보임

⑤ 폭식 후 신경성 폭식증에서 보이는 부적절한 제거 행동을 보이지는 않는다.

평가

섭식장애는 다른 정신과 장애에서와 달리 신체적 문제와 사회·심리적 문제가 동시에 나타나는 장애이다. 따라서 두 측면 모두에 대한 평가가 이루어져야 한다.

섭식장애 특히 신경성 식욕부진증의 초기에 증상을 의심하기는 쉽지 않은데, 어린 연령의 환자에서는 더욱 어렵다. 〈표 23.1〉은 섭식장애의 초기에 발현을 의심할 수 있는 증상이다.

섭식장애가 의심되면 모든 경우에서 기본적인 신체검사와 임상병리검사의 실시와 부모 등 양육자로부터 자세한 섭식과 관련된 병력을 확인하여야 하고 심리적 평가도 반드시 이루어져야 하는데, 이때 가능한 내과적인 원인이 있는지를 찾아보고 동반되는 다른 정신과적 문제들을 발견하도록 하여야 한다.

섭식장애와 관련하여 흔히 나타나는 생리적, 신체적 변화는 〈표 23.2〉와 같다.

표 23.1 섭식장애 초기 증상

음식 재료, 음식 조성, 칼로리 내용 등에 점차 관심이 증가함
기본 식사 시간을 회피하거나 빼먹으려 함
건강한 먹거리를 제한함
자주 체중을 재는 행동
신체 활동이 늘고, 안절부절 못하며 안정되지 않음
체중이나 체형에 대해 잘못된 생각을 보임
성취에 대한 동기는 높아지나 사회적으로는 분리되는 행동

1) 동반 정신장애

섭식장애에서 정신과 장애의 동반은 많은 편으로 기분장애, 불안장애, 약물사용장애, 성격장애 등이 대표적이다. 기분장애는 흔하게 동반되는 질환으로 50% 이상의 환자에서 동반을 보이며 대부분이 주요우울증이다. 섭식장애가 발병하기 이전이나 이후에 불안장애 역시 흔히 나타나는데, 신경성 식욕부진증 환자의 불안은 대부분 강박장애 양상으로 인지적으로 융통성이 부족하고, 지나치게 구체적인 내용에 매달리는 정보처리 스타일과 강박 성향을 보인다. 신경성 폭식증 환자는 보다 공포장애

표 23.2 섭식장애에서 나타나는 의학적 변화 소견

		신경성 식욕부진증	신경성 폭식증
신체검진		피부건조, 말단청색증, 탈모, 저체온, 탈수, 부종, 사춘기 발달지연	치아 부식, 침샘 비대, 탈수, 손등피부 상흔
심혈관계		서맥, 심전도 QT간격 증가, 심낭 삼출	부정맥, 심전도 QT 간격 증가
위장관계		위 배출 이상, 췌장염	식도염, 위 배출 이상, 췌장염
혈액검사		저칼륨혈증, 저나트륨혈증, 저칼슘혈증, 저마그네슘혈증, 저혈당, 간기능이상, 고콜레스테롤증	저칼륨혈증, 저나트륨혈증, 저칼슘혈증, 저마그네슘혈증, 대사성 알칼리증(심한구토), 대사성 산증(설사제 남용)
내분비계	cortisol	증가	정상 (혹은 경미한 증가)
	FSH/LH/estradiol	감소	정상 (혹은 경미한 감소)
	free T3	감소	정상 (혹은 경미한 감소)
	free T4	정상 (혹은 경미한 감소)	정상
	TSH	정상 (혹은 경미한 감소)	정상 (혹은 경미한 증가)
	GH	정상 (혹은 경미한 증가)	정상 (혹은 경미한 감소)
	Leptin	감소	
	IGF-1	감소	

양상의 불안을 보인다. 섭식장애 환자의 30% 정도에서 성격장애 역시 동반될 수 있다. 이러한 동반 정신과적 문제들은 식사장애가 회복된 뒤에도 지속적으로 치료해야 하는 대상이 된다(Banaschewski & Rohde, 2008).

감별진단

1) 신경성 식욕부진증

위장관장애, 뇌종양, 후천성 면역결핍증, 상부장간막 동맥증후군, 잠재성 악성종양 등과 같은 심각한 체중 감소를 초래할 수 있는 일반적 신체 상태를 우선 감별진단하여야 한다. 이 경우 특징적인 내과적 질환의 증상과 함께 심각한 체중 저하는 있게 되지만 신체상의 왜곡이나 체중 감소의 욕망 등은 보이지 않는다.

　주요우울장애도 감별해야 하는데 이 경우에는 체중 감소에 대한 과도한 욕구나 체중 증가에 대한 지나친 두려움이 없다. 정신분열병에서도 괴이한 식사행동을 보이고 때때로 심한 체중 감소가 있으나, 체중 증가에 대한 두려움이나 신체상 왜곡은 보이지 않는다.

2) 신경성 폭식증

Klein-Levin증후군에서 폭식이 나타날 수 있으나 체형이나 체중에 대한 과도한 걱정이 없다. 비전형 우울장애의 경우에도 과식증상을 보일 수 있는데 이때는 부적절한 보상 행동이 없으며 체형과 체중에 대한 과도한 걱정도 없다. 경계성 인격장애의 경우에도 설사제 사용이나 폭식이 있으나, 진단기준의 일부인 충동적 행동에 포함되는 경우이다.

3) 폭식장애

폭식을 증상으로 보이는 신경성 폭식증이나 우울장애를 감별해야 한다. 신경성 폭식증에서는 폭식의 효과를 감소시키려는 부적절한 보상 행동이 있는데 반해, 폭식장애에서는 부적절한 보상행동이 규칙적으로 나타나지 않는다. 폭식행동이 우울장애의 삽화기간, 특히 비전형적인 우울장애에서 흔히 나타날 수 있으나, 이 경우 폭식장애의 정도에까지 이르지는 않는 것이 통상적이다.

다차원적 원인 모델

섭식장애의 원인에 대해서는 여러 가지 위험요인을 고려하여야 하는데, 이들이 다양하게 영향을 미치어 증상이 발현되고 유지된다. 섭식장애와 섭식행동조절의 이상에 대한 유전적 위험이 점차 알려졌기는 하지만, 발달의 초기부터 시작되는 신체발달적 요인과 가족의 영향, 가치관, 교육 등 성장과정의 사회문화적 환경 요인이 여러 단계에서 영향을 주게 된다. 신체에 대한 불만족, 자존감의 저하, 대인관계나 가족관계의 어려움, 우울 등의 정신과적 문제 역시 기저에서 섭식장애 문제를 야기하게 된다.

유전적 연구

비만과 관련된 섭식장애는 개인의 유전적 요인과 환경적 요인의 상호작용 결과로 보고 있다. 가족집합연구 혹은 쌍둥이연구에서 신체질량지수 변이(BMI variance)의 50% 이상이 유전적인 소인에 의해 설명될 수 있다. 신경성 식욕부진증과 신경성 폭식증의 경우에는 대규모 유전연구가 어렵지만, 점차 분자유전학의 발전으로 후보유전자와 대립유전자, 유전자형 빈도에 대한 연구가 활발하다.

　대규모 게놈 연관분석연구에 의하면 신경성 식욕부진증이나 신경성 폭식증에 대해 염색체 1, 4, 10, 14번을 취약 부위로 생각한다. 두 개의 후보유전자가 있는데, 세로토닌 1D 수용체(HTR1D)와 오피오이드 델타 수용체(OPRD1)로 섭식장애 환자군에서 유의한 상관 결과를 보여 후속 연구를 필요로 한다(Bulik et al., 2010; Martin et al., 2011).

음식물 섭취와 신경내분비적 조절

우리 몸은 음식 섭취량에 따라 신체 에너지 소비의 변화를 가져오고, 이는 다시 칼로리 섭취를 조절하여 체중의 항상성을 유지하게 된다. 렙틴(leptin)은 체지방세포에서 만들어지는데, 기아 상태와 같은 음식 에너지 제한에 대한 신체 적응과 결정적인 관계가 있다. 혈액 속에 방출된 렙틴은 시상하부 수용체에 결합하는데, 짧은 시간의 음식 제한에도 이 호르몬의 혈중농도는 급격히 감소한다. 만약 계속 음식 섭취의 제한과 에너지 결핍이 있는 경우, 렙틴이 특정 역치 이하로 떨어지게 되면, 시상하부와 같은 체중조절과 관련된 뇌 영역에서 다른 뇌 영역과 구심성, 원심성 연결을 통하여 에너지 변화에 대한 적응을 위해 이후 섭식행동에 영향을 미치게 된다. 시상하부-뇌하수체-생식선계와 시상하부-뇌하수체-갑상선계의 하향조정과 시상하부-뇌하수체-부신계와 시상하부-뇌하수체-성장호르몬 시스템의 상향조정 등도 이러한 적응기전에 의한다. 신경성 식욕부진증 환자나 오랫동안 음식물 제한으로 저 체중을 유지하는 경우에 나타나는 무월경, 과 활동, 저 체중, 서맥, 대사율 감소, 골다공증 등을 이 기전으로 설명할 수 있다(Farooqi et al., 2009; Hebebrand et al., 2007).

신경전달물질 연구

단가 아민, 특히 세로토닌과 도파민 시스템의 이상은 섭식장애의 식욕조절과 충동조절의 어려움, 불안, 강박 증상과 관련되어 관심을 받는다. 신경성 식욕부진증이나 신경성 폭식증 환자 모두에게서 세로토닌 레벨의 이상을 보이더라는 연구와, 섭식장애 환자 뇌척수액의 세로토닌 대사물 농도가 저하되었다는 보고가 있다. 그러나 이러한 연구는 대부분 급성기 환자를 대상으로 하여, 음식물 부족과 같은 상태적 요인이 신경전달물질 시스템에 영향을 주었을 가능성을 배제할 수 없다는 제한이 있다.

세로토닌계 약물의 치료효과가 신경성 식욕부진증의 경우에는 뚜렷하지 않지만, 신경성 폭식증의 경우에는 효과적인 결과를 보인다. 신경성 폭식증에서 안와-전두 세로토닌 회로의 이상 소견을 보이는바, 세로토닌계 항우울제 사용의 생물학적 근거가 되고 있다(Kaye W, 2008). 또 기능적 MRI 연구에서는 신경성 폭식증 여자 환자들에서 5-HT2a 수용체 결합이 정상군의 나이에 따른 변화와는 다른 소견을 보여, 이 환자군에서 세로토닌 시스템이 발달과정에서 차이가 있을 가능성을 설명하였다.

섭식장애에서 도파민 시스템은 최근 관심을 받고 있는데, 신경성 식욕부진증 환자에서 강박적 사고, 쾌락, 보상 회로 등 도파민 시스템의 과민 소견이 있어 후속 연구가 필요한 부분이다(Banaschewski & Rohde, 2008; Tauscher et al., 2001).

영상의학적 연구

신경성 식욕부진증 환자의 경우, 영양실조와 증가된 코르티솔 레벨에 의한 뇌 실질 용량감소와 뇌 열 확장소견을 보이고, 이는 장애의 치료 이후에도 완전히 회복되지 않았다는 보고가 있었는데, 다른 후속 연구에서 증상의 회복 후 뇌 회백질 용량이 정상화되더라는 보고도 있어 상반된 결과를 보였다(Frank et al., 2004; Pelchat et al., 2004).

음식에 대한 식욕동기 체계 반응에 대한 기능적 뇌 MRI 연구에서, 신경성 폭식증 환자는 정상인과 다른 뇌 영역이 활성화되는 것을 볼 수 있었다. 즉 음식자극에 대해 변연계, 전측대상피질, 전전두엽피질 등이 활성화되었는데 이는 정서반응, 행동의 계획, 조절과 관련된 대뇌피질 영역으로 약물남용 환자의 뇌영상연구 결과와 유사하다. 이런 결과는 신경성 폭식증과 약물의존이 뇌 보상회로의 변화에서 공통된 기전을 보인다고 추측하게 한다.

치료

일반지침

다양한 원인에 의한 질환이므로 치료 또한 신체적, 심리적, 사회적 요인의 상호작용에 의한 다차원적 접근이 필요하다. 근거 중심 의학적으로 볼 때 심한 정도의 저 체중의 경우를 제외하면, 대부분의 섭식장애 치료의 우선은 정신·사회적 접근방법이다. 대개는 외래 치료가 원칙이나 지나치게 낮은 체중으로 영양 상태가 문제되거나 내과적인 합병증이 심한 경우, 입원치료를 할 수 있다. 치료에는 신체의 내과적인 안정, 영양 회복 및 영양 교육과 이상 섭식태도를 없애고 새로운 섭식습관을 형성하기 위한 행동치료적인 접근이 필요하고, 이후 단계적으로 정신치료나 인지행동치료를 계획하게 된다. 이외에도 합병증의 치료, 약물치료 및 만성적인 내과적 질환에 대한 치료, 가족치료 등이 이루어질 수 있다.

1) 신경성 식욕부진증

신경성 식욕부진증 치료의 근거 중심적 대단위 연구는 제한적인데, 이는 낮은 유병률, 연령이나 기간 등 임상양상이 다양하고, 치료 동기가 부족하고, 치료 탈락이 높으며, 증상이 심할 경우 연구 윤리적 고려가 우선되는 등의 이유 때문이다.

입원치료가 반드시 외래 치료에 비해 예후가 좋다고 할 수 없다는 보고가 있고, 주로 외래 기반 단기 프로그램의 효과에 대한 연구가 있다.

소아·청소년 연령의 신경성 식욕부진증 환자에서는 개인 정신치료보다 가족을 포함하는 가족중심 치료가 더 효과적이라고 알려졌고, Mausley 모델이 대표적이라 할 수 있다. 가족 기능의 변화가 치료적인 도움이 된다는 것으로, 이는 체중 감소가 경미한 경우에 효과적이었고, 심한 저 체중 환자에서는 효과적이지 않았다. 부모나 가족의 심리적 고통과 청소년 신경성 식욕부진증 환자의 생활 부적응 간에 상관이 높은바, 부모교육 프로그램 개발에 중점을 두기도 한다(Le Grange & Eisler, 2009;

Dancyger et al., 2013).

여러 약물시도 연구가 있지만, 아주 만족스러운 효과 보고는 없으며, 소아·청소년 연령에서 아직 신경성 식욕부진증에 대한 미국 식약청에서 승인된 치료 약은 없다.

과거 삼환계 항우울제 연구에서 치료효과가 보고되기도 하였으나, 부작용의 위험 때문에 소아·청소년 신경성 식욕부진증의 치료에서는 더 이상 사용이 권장되지 않는다.

신경성 식욕부진증 환자에서 동반된 우울, 불안, 강박증상의 치료와 이들이 세로 토닌 시스템의 이상을 보이더라는 연구결과에 근거한 선택적 세로토닌 재흡수억제 제(SSRI) 치료효과 연구가 있다. 신경성 식욕부진증 환자의 심한 저 체중의 상태에 서는 SSRI의 치료 효과는 체중의 회복은 물론, 강박증이나 우울 등의 증상에도 효과 가 없었다는 연구결과가 있다. 어느 정도 체중을 회복한 환자에서는 SSRI가 재발을 막는 데 효과적이라고 하기도 하고, 보다 대규모의 통제연구에서는 BMI 19 이상으 로 회복된 환자에서 재발을 방지하지 못하더라는 상반된 연구보고가 있다. 근거 중 심적 치료 결과로부터 대부분의 치료자는 체중을 회복하고 있는 신경성 식욕부진 증 환자에서 다른 정신치료와 함께 SSRI 치료가 우울, 강박, 불안 등에 효과가 있다 고 보고 있다.

여러 가지 2세대 항정신병 약물에 대한 연구가 있지만, 올란자핀(Olanzapine)이 가장 많이 연구되었다. 12세 이상의 신경성 식욕부진증 환자에 대한 연구에서 인지 행동치료와 함께 외래에서 3개월간 2.5~5mg의 Olanzapine 약물치료를 실시하였 는데, 폭식/구토행동 유형에서만 효과적이었고, 체질량지수의 증가와 우울, 분노, 강박증상의 감소를 보였다.

신경성 식욕부진증 환자에서 골밀도의 감소와 골절의 위험이 우려되지만, 생식호 르몬 대체 요법은 효과적이지 않고, 임상적으로 권장되지 않는다. 고 코르티솔혈증 으로 인한 골밀도 감소에 렙틴이 관련이 있을 것으로 보아 관심을 받고 있는데, 소 아·청소년 신경성 식욕부진증으로 인한 골다공증의 가장 중요한 예방법은 체중의 회복, 이에 따른 렙틴과 같은 호르몬 수치의 정상화라고 할 수 있겠다. 정상적인 생 리 주기의 회복 역시 중요한데, 최근 여자 청소년 대상 연구에서 혈액 내 에스트로 젠 농도와 해마 겉피질 질량 사이에 유의한 상관관계가 있음과 이는 이후 인지기능 의 정상화에 중요하였다는 보고가 있다(Kaye, 2008; Powers & Cloak, 2012).

2) 신경성 폭식증

신경성 폭식증의 경우, 인지행동치료가 다른 어떤 정신치료(대인관계치료, 영양 지 도, 지지적 면담 등)보다 가장 효과적인 것으로 보고되고 있다. 치료 종료 후 1/3 이상의 환자에서 증상을 보이지 않았는데, 이러한 인지 행동치료의 장기적 효과에 대해서는 아직 논란이 있다. 전문적인 개인 치료나 외래 방문을 어려워하는 신경성 폭식증이나 폭식장애 청소년을 대상으로 인터넷을 통한 인지행동치료, 문답식 행동치료와 같은 여러 방법이 시도되고 있다.

신경성 폭식증 환자를 대상으로 비교적 잘 디자인된 무작위 이중맹검 다기관 약물연구가 있으나, 청소년 연령의 연구는 드물다. 신경성 폭식증의 약리적 원인과 관련하거나 또는 동반되는 우울, 불안, 충동조절과 식욕조절의 어려움 등과 관련하여 항우울제에 대한 여러 연구가 진행되었다. 삼환계 항우울제는 3~4개월의 연구기간 동안 50~70%의 폭식증 증상의 감소를 가져오는 등 위약에 비해 확실한 치료효과가 있으나 부작용이 심하고, 특히 내과적인 문제를 동반하는 청소년 환자에게는 심혈관계 위험 등으로 인해 우선적으로 선택할 약물은 아니다.

SSRI는 부작용의 위험이 적은데, 이 중 플루옥세틴(Fluoxetine)은 미국식품의약국(FDA)이 승인한 성인 신경성 폭식증 치료의 유일한 약이다. 대부분의 연구는 17세 이상의 연령을 대상으로 하였고, 다기관 연구에서 완전한 회복의 치료효과는 대상군의 20~25% 정도이다. 12~18세 청소년을 대상으로 8주간의 개방형 연구에서 20%는 많은 호전, 50%는 호전을 보이는 만족할 만한 보고가 있으나, 청소년 연령에서 사용시에는 SSRI에 의한 경조증이나 과 행동 등의 행동문제의 발현이 더 많고, 자살사고의 증가를 가져올 수 있어 주의가 요구된다(Kotler et al., 2003).

3) 폭식장애

적극적인 인지행동치료, 정신치료 등이 도움된다고 보고되지만, 보다 심리적 안정에 효과적이고 실제로 폭식에 대한 효과는 미미하였다. 폭식장애의 치료 유지가 어려운 점 등이 제한되고, 대부분의 연구는 성인 연령에서 이루어져 있다.

SSRI의 치료효과 연구에서 SSRI 치료군이 위약군에 비해 유의하게 폭식 발작의 감소가 있고, 어느 정도의 체중 감소에도 효과적이었다. 폭식환자 대상 치료효과 연구의 메타분석에서 Topiramate나 Zonisamide와 같은 항경련제는 다른 SSRI와 비교하여도 우수한 폭식증상의 호전을 보이지만, 신경계 부작용으로 사용에 제한이 있다(Martin et al., 2011).

섭식장애는 청소년기 후반이나 초기 성인기에 발병하여 다양한 경과를 보이는 만성적인 질병이다. 10년 이상의 장기적인 추적연구에 의하면, 신경성 식욕부진증 환자 대부분에게서 장애로 인한 문제를 보이고 있다. 신경성 식욕부진증 환자의 약 25%에서만 회복을 보이고, 50%에서는 부분적인 호전을, 25%에서는 증상의 호전 없이 장기적인 질병상태가 된다. 최근의 대규모 메타분석연구에 의하면 신경성 식욕부진증의 평균 사망률은 인구 100,000명당 6 정도로 이는 15~24세의 같은 연령군의 일반 인구에서보다 10배 이상 높은 결과이다. 사망은 대부분 기아, 전해질 불균형, 자살 등에 의하여 일어난다. 좋은 예후와 관계있는 요인으로는 갈등이 적은 부모-아이 관계, 증상 시작으로부터 치료 시작이 짧을 경우, 위험회피 경향, 연극적 성격 성향, 권위에 대한 복종 경향 등이 있다. 반복적인 입원, 구토 행동, 오랜 유병 기간, 극심한 저 체중 등은 나쁜 예후와 관계된다.

신경성 폭식증의 경우도 만성적인 경과가 대부분인데, 50%는 2~10년 안에 회복되고, 25%는 지속적으로 만성화되며, 나머지 25%에서 재발과 호전을 반복하거나 준 임상적인 폭식증을 보인다고 한다. 사망률은 인구 100,000명당 1.93으로, 신경성 식욕부진증에 비하여 낮은 편이다.

폭식장애는 전형적으로 사춘기 말이나 20대 초기에 시작되며 다이어트에 의해 상당한 체중 감소가 있은 직후에 나타나기도 한다. 경과는 대개 만성적이다(Crow, 2009; Arcelus, 2011; Smink et al., 2012).

결론

소아·청소년 연령에서 섭식장애는 증가하는 추세이고, 점차 더 어린 연령에서 발병이 시작되고 있어 경각심을 일깨운다. 섭식장애의 생물학적인 원인과 기전에 관한 최근 연구로부터 점차 후보유전자에 대한 연구가 활발하고, 이로부터 섭식장애의 가족적 발생 경향이 알려졌다. 신경전달물질의 측정, 약물치료의 결과, 영상의학적 소견, 신경인지 기능의 변화와 같은 연구결과는 향후 섭식장애의 생물학적 연구의 방향을 제시하는 바 있다.

섭식장애는 여러 가지 원인에 의한 질환이므로 치료 또한 신체적, 심리적, 사회적 요인의 상호작용을 고려한 종합적이고 다차원적 접근이 필요하다. 특정 신경전달물질을 목표로 하는 새로운 약물 개발이나 효과적인 치료효과에 대한 근거중심적 결과, 인지 재활적인 치료 프로그램 개발, 섭식장애와 공존증상 연구, 이와 관련된 뇌기능 연구는 섭식장애의 가장 효과적인 치료계획 수립과 원인을 밝히는 중요한 과정이 될 것이다. 섭식장애의 증상과 이와 관련된 뇌의 기능, 그 둘 간의 상호작용에 대하여 총체적으로 이해하려는 노력이 계속되어야 할 것이다.

참고문헌

신경정신의학. (2007). 식사장애. 신경정신의학회. 서울: 중앙문화사.

American Psychiatric Association. (2013). *Diagnostic and Statistical Manual of Mental Disorders, 5th ed.* Washington D.C.: American Psychiatric Association.

Arcelus, J. (2011). Mortality rates in patients with Anorexia Nervosa and Other Eating disorders. A Meta-Analysis of 36 studies. *Arch Gen Psychiatry. 68*(7), 724-731.

Banaschewski T., Rohde L. A. (2008). Biological child psychiatry. Recent trends and developments. *Adv Biol Psychiatry, 24*, 138-152.

Bulik C. M., Thornton L. M., Root T. L., Pisetsky E. M., Lichtenstein P & Peterson N. L. (2010). Understanding the relation between anorexia nervosa and bulimia nervosa in a Swedishnational twin sample. *Biol Psychiatry 67*, 71-77.

Crow, S. J. (2009). Increased mortality in Bulimia Nervosa and other eating disorders. *Am J Psychiatry. 166*(12) ; 1342-1346.

Dancyger, I., Krakower, S., Fornari V Eating disorders in adolescents (2013). Eating disorder in adolescents: review of treatment studies that include psychodynamically informed therapy. *Child Adolesc Psychiatric Clin N Am. 22*, 97-117.

Farooqi, I. S., & O'Rahilly, S. (2009). Leptin: a pivotal regulator of human energy homeostasis. *Am J Clin Nutr, 89*(3), 980S-984S.

Favaro, A. (2009). Time trend at age of onset in Anorexia Nervosa and Bulimia Nervosa. *J Clin Psychiatry, 70*(12), 1715-1721.

Frank G., Bailer, U., Henry S., Wagner, A., Kaye W. H. (2004). Neuroimaging studies in eating disorders. *CNS Spectrum . 9*, 539-548.

Hebebrand, J., Muller, T. D., Holtkamp, K., & Herpertz-Dahlman, B. (2007). The role of leptin in anorexia nervosa: clinical implications. *Mol Psychiatry 12*, 23-35.

Kaye, W. (2008). Neurobiology of anorexia and bulimia nervosa. *Physiol Behav 94*(1), 121-35.

Kotler, L., Devlin B., Davis, M., Walsh, B. T. (2003). An open trial of fluoxetine in adolescents with bulimia nervosa. *J Child Adolesc Psychopharmacol. 13*, 329-325.

Le Grange D., Eisler, I. (2009). Family interventions in adolescent anorexia nervosa. *Child Adolesc Psychiatric Clin N Am 18*(1), 59-73.

Martin, A., Scahill, L. & Kratochvil C. J. (2011). *Pediatric Psychopharmacology: Principles and Practice.* New York: Oxford University Press.

Pelchat M., Johnson A., Chan R., Valdez J., Ragland J. (2004). Images of desire: food craving activation during fMRI. *Neuroimage. 23*, 1486-1493.

Pinhas, L. (2011). Incidence and age specific presentation of restrictive eating disorders in children: A Canadian pediatiric surveillance program study. *Arch Ped Adolesc Med, 165*(10), 895-899.

Powers, P. S., Cloak, N. L. (2012). Psychopharmacologic treatment of obesity and eating disorders in children and adolescent Child Adolesc Psychiatric Clin N Am. 21, 831-859.

Smink, F. R. E., Hoeken D., Hoek H. W. (2012). Epidemiology of Eating Disorders: Incidence, Prevalence and Mortality rates. *Current Psychiatry Rep 14*, 406-414.

Swanson, S. A. (2009). Prevalence and correlates of eating disorders in adolescents. results from national comorbidity survey replication adolescent supplement. *Arch Gen Psychiatry. 43*(14), 1125-1132.

Tauscher, J., Pirker, W., Willeit M. (2001). I123 beta CIT single photon emission computed yomography reveal reduced brain serotonin transporter availability in bulimia nervosa. *Biol Psychiatry. 49*, 326-332.

일반인을 위한 요약

섭식장애는 섭식행동의 이상과 비정상적으로 체중과 체형에 집착을 보이는 장애로, 청소년기와 조기 성인기에 주로 발병한다.

섭식장애는 다른 정신과 장애에서와 달리 신체적 문제와 사회-심리적 문제가 동시에 나타나는 장애이다. 따라서 두 측면 모두에 대한 평가가 이루어져야 한다.

섭식장애가 의심되면 모든 경우에서 기본적인 신체검사, 임상병리 검사의 실시, 자세한 섭식관련 병력 확인, 심리적 평가 등이 이루어져야 한다. 이때 가능한 내과적인 원인이 있는지 찾아보고 동반되는 다른 정신과적 문제들을 발견하도록 한다.

다양한 원인에 의한 질환이므로 치료 또한 신체적, 심리적, 사회적 요인들의 상호작용에 의한 다차원적 접근이 필요하다. 즉, 내과적 모니터링, 영양 재활, 가족치료, 인지행동치료 등 정신사회적 치료가 우선된다.

현재까지 섭식장애에 소아·청소년 연령에서 허가된 약물 치료제는 없다. Fluoxetine은 성인 신경성 폭식증 치료에 허가된 약물로, 청소년 연령의 치료시도에서도 비교적 좋은 결과를 보이고 있다.

근거중심적 치료 결과로부터 대부분의 치료자 들은 체중을 회복하고 있는 신경성 식욕부진증 환자에서 다른 정신치료와 함께 선택적 세로토닌 재흡수차단제 치료가 우울, 강박, 불안 등에 효과가 있다고 보고 있다. 청소년 연령에서는 경조증, 과활동, 자살사고 증가 등의 위험을 고려한 조심스런 사용을 권한다.

제24장

배설장애

김봉석
인제대학교 상계백병원 정신건강의학과

서론

소아기 배설장애의 빈도는 일상적인 행동의 복잡성을 강조한다. 장애는 특별히 사람에게서만 나타나는 것으로 보인다. 그들은 대개 소아 인구에 국한되고, 전형적으로 배변훈련 후 나타나서 5~10년간 지속되는 것으로 인식된다. 장애를 잘 이해할 수 있는 명확한 자료는 없다. 진화적 관점에서 그러한 취약성은 흔하지 않은 것으로 보인다. 발달학적 관점에서 취약성은 자존감, 부모-자녀 관계 및 정신건강에 잠재적으로 해롭다.

방광과 직장은 발생학적 기관형성기에 성장을 시작하여 소아기에서 초기 청소년기까지 발달한다. 이 체계가 변화하기 때문에 기능적 장애도 시간에 따라 변화할 수 있다. 정상 체계의 신경생물학적 토대를 밝히는 것이 우리가 장애를 더 잘 이해하고 치료 및 예방하는 것을 가능하게 한다. 그러나 방광과 직장의 신경생리적 기전은 중추 및 말초 모두에서 복잡하여 잘 이해되지 않고 있다. 병인학적 기원은 연령, 성별 표준의 부재로 인해 더욱 교란된다. 그래서 장애의 병태생리를 이해함으로써 소아 성장에 따라 적절하고 개인화된 치료 계획을 잘 설계할 수 있을 것이다.

일차성 혹은 공존병리로 인하여 배설 문제는 소아비뇨기과 방문의 약 40%를 차지하며 북미 학령기 소아에서 2~7%의 유병률을 보인다. 배설로 인한 좌절뿐만 아니라 부모, 사회 및 자기 비난이 생리적 복잡성을 악화시키는 경향이 있다.

　장애에 대한 용어는 오랫동안 혼란스러웠고 중요하다. 기관이 보관과 배출이라는 두 가지 기능과 두 가지 실패를 가지기 때문에 배설장애라는 용어 자체가 잘못이다. 이 장애에 대한 근거-기반 치료는 세심하게 분류된 임상연구 결과로부터 기원한다.

유뇨증

개념

유뇨증은 소변을 못 가릴만한 신체적 질환이 없는 상태에서 발달상 배뇨의 조절이 가능한 나이인 5세가 지났는데도 속옷이나 침구를 계속적으로 적시는 것을 말하여, 일차성 유뇨증과 이차성 유뇨증으로 나누어진다. 일차성 유뇨증은 배뇨자제를 성취하지 못한 소아를 말하며 이차성 유뇨증은 적어도 1년 이상 배뇨자제를 유지한 소아가 이후에 배뇨자제를 잃은 경우를 말한다. DSM-IV부터는 일차성과 이차성을 따로 구분하지 않고 있다. 유뇨증이 나타나는 시간에 따라 밤에만 나타나는 야간형, 낮에만 나타나는 주간형 및 밤과 낮 동시에 나타나는 주야간형으로 나누어진다.

　이현정 등(2008)은 1,514명의 초등학생(7~13세) 설문조사에서 남아 8.1%, 여아 9.6%에서 야뇨증을 보인다고 하였다. 또한 Baek 등(2013)은 인터넷을 이용한 16에서 40세 사이의 51,073명의 설문조사에서 청소년과 성인에서 6개월 사이에 1회 이상 야뇨를 보이는 비율이 2.6%이고 이 중 9.3%는 일주일에 1회 이상이라고 하였다.

임상특징

1) 역학

Rutter 등(1973)은 남아의 15.2%가 일주일에 1회 미만으로 실뇨를 하고 6.7%가 1회 이상 실뇨를 한다고 하였고, 여아에서는 이 비율이 각각 12.2%와 3.3%라고 하였다. 14세에는 이 비율이 남아의 1.9% 및 1.1%이고, 여아의 1.2% 및 0.5%라고 하였다. 또한 심리적 스트레스를 겪는 소아와 빈곤한 환경에서 자라는 소아에서 유뇨가 더 흔히 발견된다고 하였다(Rutter, 1989). 남아가 여아보다 약 1.5~2배가량 많은 것으로 보고되고 있으나, 주간형 유뇨증(International Children's Continence Society에서는 주간 요실금을 권고하고 있다. Neveus et al., 2006)은 남아보다 여아에서 더 많이 나타나는 특성이 있다.

2) 진단기준(DSM-5)

① 유뇨증(307.6 F98.0)
- 불수의적이든 의도적이든, 반복적으로 침구나 옷에 소변을 본다.
- 이 행동은 적어도 연속 3개월 동안 주 2회의 빈도로 일어날 정도로 임상적으로 중요하며 사회적, 학업적(직업적) 또는 다른 중요한 기능 영역에서 임상적으로 심각한 고통이나 장해를 일으킨다.
- 생활연령이 적어도 5세(또는 이에 해당하는 발달수준)이다.
- 이 행동은 물질(예 : 이뇨제, 항정신약물)이나 다른 의학적 상태(예 : 당뇨, 척수 이분증, 뇌전증)의 생리적 효과로 인한 것이 아니어야 한다.

  야간형 : 소변은 야간 수면 시에만 나옴

  주간형 : 깨어 있는 시간 동안 소변이 나옴

  주·야간형 : 위의 두 아형의 조합

② 달리 분류되는 배설장애(other specified elimination disorder)
이 범주는 사회적, 직업적 또는 다른 중요한 기능 영역에서 임상적으로 심각한 고통이나 장해를 일으키는 배설장애의 특징적인 증상이 두드러지지만 배설장애 진단 분류에서 어떠한 장애의 전체 기준을 만족시키지 않는 양상에 적용된다. 달리 분류되는 배설장애 범주는 임상가가 양상이 어떠한 특정한 배설장애의 기준을 만족시키지 않는 특정한 원인을 알리기 위해 선택하는 상황에서 사용된다. 이것은 특정한 원인에 따른 달리 분류되는 배설장애로 기록된다(예 : 낮은 빈도의 유뇨증).

③ 분류되지 않는 배설장애(unspecified elimination disorder)
이 범주는 사회적, 직업적 또는 다른 중요한 기능 영역에서 임상적으로 심각한 고통이나 장해를 일으키는 배설장애의 특징적인 증상이 두드러지지만 배설장애 진단 분류에서 어떠한 장애의 전체 기준을 만족시키지 않는 양상에 적용된다. 분류되지 않는 배설장애는 임상가가 기준이 특정한 배설장애를 만족시키지 않는 원인을 명기하지 않기 위해 선택하는 상항에서 사용되거나 더 특정한 진단을 하기에 불충분한 정보가 있는 양상을 포함한다(예 : 응급실 상황).

3) 임상양상

아이들은 대략 2세까지 거의 반사적인 수준으로 소변을 배설하고 나이가 들면서 점차적으로 생리기능이 발달하게 되어 배뇨의 조절 능력이 획득된다. 발달단계를 3단계로 나누어 보는데, 1단계는 2세가 넘어가면서 방광이 차는 것을 스스로 느끼고, 2단계에서는 3세가 되면서 핵심적인 괄약근의 임의적인 조절이 가능하게 되며, 3단계에서는 배뇨반사를 억제할 수 있는 능력이 생기면서 소변 배설을 억제하는 능력이 완성된다.

일차성 유뇨증의 경우 약 80% 이상에서 방광의 수축기능이상이 보고되고 있다. 이는 일차성 유뇨증이 기질적 치료가 필요한 기능성 장애임을 시사한다. 이차성 유뇨증의 경우 소변을 가렸던 소아에서 5세에서 7세 사이에 야뇨를 다시 경험하는데 이는 심리적으로 갈등을 일으킬만한 상황이나 정신·사회적 스트레스가 있었을 때 잘 발생한다.

유뇨증 소아에서 빈뇨나 급뇨와 같은 문제를 같이 가지고 있는 경우도 있다. 발달장애와 다른 정신과적 장애가 동반되는 경우가 보고되는데 유분증, 야경증, 수면 중 보행장애, 주의력결핍·과잉운동장애 등이다.

4) 감별진단

갑상선기능항진증이나 중추신경호르몬의 분비이상과 같은 의학적 문제가 감별되어야 한다. 또한 이뇨제나 항정신병약물(예 : thioridazine, clozapine)의 복용, 비뇨기계 감염, 방광생리기능의 변화 등에 의한 유뇨증상도 구별되어야 한다. 또한 비뇨생식기계의 이상, 당뇨나 요붕증과 같이 소변량이 많은 경우, 간질이나 몽유병으로 인한 의식이나 수면장애 시에도 유뇨증 소견을 보일 수 있다.

원인

방광훈련은 보통 18개월에서 2세 사이에 시작하며 배뇨기능이 점진적으로 발달한다. 이 질환의 생리적 현상은 광범위한 병인이론이 나오게 하였다.

1) 심리적 요인

사회·문화적 요인과 정신·사회적 스트레스, 인격요인 등이 관여한다. 사회·문화적 요인은 지나치게 이른 배변훈련, 무관심 속에서 성장한 경우 등이다. 정신·사회적 스트레스는 입원, 이사, 사고, 동생의 출생, 엄마와의 이별, 가정파괴(죽음, 이혼), 입학, 전학 등이다. 인격요인은 피동공격형 인격, 충동조절장애가 있는 경우, 의존적이고 미성숙하고 수줍어하는 소아에서 유뇨증이 많다.

2) 비뇨기계의 이상

기능이상이나 비정상적 방광을 가진 소아는 유뇨증을 설명할 수 있는 공존행동 문제가 없는 소아이고, 정신병리의 토대에서 설명되는 유뇨증이 있는 소아는 정상적인 방광을 가질 것이라고 직관적으로 기대된다. 야뇨증 소아에서 기능적 방광용적이 의미 있게 작고 발달 지연이 있는 경우도 있다. 유뇨증과 방광염 사이에는 명백한 상관관계가 있었다. 그러므로 비뇨생식기 감염은 기능성 유뇨증 진단 전에 반드시 배제되어야 한다.

야뇨증의 치료에서 desmopressin acetate의 개발은 일부 야뇨증 소아가 밤사이에 만들어지는 소변을 농축하거나 소변의 양을 감소시키는 능력이 저하되어 있다는 것을 알게 되었다.

3) 발달지연

유뇨증 소아에서 또래 소아에 비해 운동기능, 언어능력, 뼈 연령 등이 지연되었거나 뇌파검사 소견에서 서파가 더 많이 나타난다. 발달지연은 중추신경계의 조절기능 성숙을 지연시켜서 방광조절기능을 저하시키거나 억제할 수 없는 방광수축을 일으켜 유뇨증과 다른 행동학적 장애를 초래한다. Touchette 등(2005)의 연구에서는 야뇨와 발달지표 간에 연관성을 보고하였다.

4) 유전적 원인

유뇨증은 유전되는 경향이 있다고 오래전부터 알려져 왔다. 일란성 쌍생아에서 68%의 일치율이, 이란성 쌍생아에서 36%의 일치율이 보고되고 있고 부모 중 한 명 이상이 야뇨증이 있었던 경우 43~77%의 소아가 야뇨증을 보였다. 야뇨증 소아의 75%에서 가족력이 있다. 가족력이 있는 경우 긍정적인 치료반응과 관련되어 있다. 지금까지 밝혀진 염색체에는 13q, 12q, 8, 그리고 22번 염색체가 있다. 몇몇 가족들에서는 상염색체 우성 전달이 90% 이상의 침투도를 나타낸다.

5) 수면장애

수면 중 야뇨삽화의 발생은 야뇨는 '깊은' 수면상태에서 이루어지며, 이것은 꿈과 동등한 의미를 가진다는 학설을 가져왔다. 이러한 학설은 야뇨가 각성 시의 장애라는 시각을 제공하였다.

6) 정신장애

유뇨증 소아의 20~40%에서 정신장애를 가진다. 여아, 주·야간형 및 고연령에도 증상이 지속되는 소아에서 정신장애와 연관되는 경우가 많다. 또한 발달지연, 퇴행, 불안장애, 우울증, 충동조절장애와 같은 행동장애 소아에서 유뇨증이 많이 보고되고 있다. 야뇨증 소아에서 위축, 사회적 미성숙, 주의집중문제, 비행, 공격성, 외현화 문제의 척도에서 높은 점수를 보였다.

치료

1) 생물학적 치료

약물치료

야뇨증 소아에서 약물이 어떤 치료보다도 효과적이다. 그러나 약물치료가 소아에게 있어서 반드시 우선적으로 시도하는 방법은 아니다. 유뇨증상이 너무 심해서 학교생활이나 일상적인 기능을 할 수 없을 정도이거나, 주간 야뇨증이 있는 경우, 다른 치료방법으로 효과가 없는 경우, 기분장애나 불안장애가 동반되어 있는 경우 등에 약물을 시도하고 있다.

약물로 효과 면에서 가장 좋다고 인정받고 있는 것이 이미프라민(imipramine)이다. 약리작용은 알파 및 베타 아드레날린성 작용과 항콜린성 작용으로 효과가 나타난다고 하지만 약물효과가 중추신경효과인지 또는 말초효과인지에 대해서도 논란이 많다. 치료를 시작하여 1~2알 정도의 소량(25~50mg)에서 효과가 나타나는 소아도 있지만, 75~125mg까지도 사용하고 있다. 용량은 몸무게에 따라 조절하는데 5mg/kg이 상한 용량이다. 그러나 3.5mg/kg을 넘어가면 심장독성 때문에 심전도를 자주 해야 한다. 만약 과다복용이 발생한 경우에는 증상에 따라 대증요법을 사용하고 심하면 피소스티크민(physostigmine)을 사용한다.

약물농도가 증가하면 치료효과가 높다고 알려졌으며, 80ng/ml 이상이 되면 효과가 높다고 보고한 논문도 있다. 치료효과를 보지 못한 경우 대부분 약물용량을 적게 사용하였기 때문이라고 밝혀지고 있으므로 충분한 용량을 사용하여야 한다. 치료적인 면에서는 40~60% 이상에서 효과가 나타나며, 80~90% 이상은 최소한 빈도가 줄어든다고 보고되고 있다. 그러나 약물을 유지하다가 끊은 경우에 50% 이상에서 재발하며, 입 마름, 심장독성, 경련역치의 저하 등의 부작용이 있으며, 돌연사를 일으켰다는 보고도 있어서 투여하는 데 있어 심전도 확인, 병력조사 등을 사전에 실시하여야 할 필요가 있다. 또한 유뇨증 자체가 자연회복률이 높으므로 항상 3~5개월의 치료 후에 재평가를 시행하여 약물의 지속 여부를 결정하는 것이 좋다.

다른 일차 선택약물로는 데스모프레신(Desmopressin)이 있다. 65~85%에서 증상의 호전이 있다. 5세 이상에게 취침 시 데스모프레신 acetate를 0.2mg 경구 투여한다. 효과가 충분하지 않을 경우는 0.6mg까지 증량할 수 있다. 약물의 효과는 10~12시간 정도 지속된다. 이미프라민이나 행동치료방법으로 치료되지 않았던 많은 소아에게서 효과가 있으나 일정 기간 지속하다가 끊은 경우에 재발하는 확률이 높은 것이 단점이다. 일차성 야뇨증과 나이 든 소아에게서 더 도움이 된다고 한다.

이 외에 사용되는 약물로는 방광용적을 증가시켜 방광 충전을 보조하는 약물이 있는데 대표적인 것이 항콜린제이며 그 외 삼환계 항우울제, 칼슘길항제, 알파 차단제, 베타아드레날린 작용제 등이 사용된다. 그리고 방광의 출루저항을 증가시켜 방광충전을 보조하는 약물도 사용할 수 있는데, 알파 및 베타아드레날린 작용제가 그것이다. 최근 들어 항콜린성/항진경성약물 중 옥시부티닌(oxybutynin hydrochloride)이 유뇨증상 조절에 가장 많이 사용되고 있다.

2) 생물학적 치료 외의 치료

5~13.8세 사이의 159명의 야뇨증 소아에서 행동치료만으로도 30.9%의 소아에서 호전되었다는 보고가 있다.

① 배변 훈련

유뇨증을 일으키는 기질적인 문제가 없다고 확인되었다면 가장 먼저 배변훈련을 시도하는 것이 좋다. 첫째, 가장 기본이 되는 것은 환자교육이다. 교육을 통해 방광을 포함한 배설에 관여하는 기관의 기능에 대한 정보를 주고 충분히 치료될 수 있다는 것에 대해서도 자신감을 길러줄 필요가 있다. 그리고 면담을 통해 죄책감을 줄여주어야 하며, 저절로 좋아지는 경우도 많다는 희망을 주는 것도 중요하다. 둘째, 자극적인 음식을 피하도록 하는 식이습관의 변화와 가능한 최소한의 수분 섭취를 하도록 유도하여야 한다. 셋째, 낮 동안에는 소변이 마려운 것을 참도록 하면서 배뇨시간 간격을 점차 늘리거나 수분섭취를 많이 하도록 하는 방광훈련법을 이용한다. 넷째, 방광 내 압력과 용량을 적정수준으로 유지시키도록 배뇨시간을 고정시켜서 일정 시간마다 배뇨하게 하는 시간제 배뇨방법도 사용할 수 있다. 또한 소아에게는 표를 만들어 직접 소변을 가린 날을 기록하게 하여, 의식적인 수준에서 조절을 하도록 시도한다.

저녁 시간에는 특히 잠자리에 들기 전까지는 최대한 수분 섭취를 줄이며, 유뇨증 증상이 있는 밤중 시간에 확실하게 깨워서 오줌을 누인다. 오줌을 누이는 데, 소아가 깊은 잠을 자는 소아인 경우 확실하게 깨워서 오줌을 누이지 않으면 얼마 있지 않아서 소변을 다시 지리는 경우가 흔히 있기 때문이다. 이렇게 간단하고 원칙적인 방법만으로도 큰 효과를 볼 수 있다.

② 행동치료

우리나라 부모는 혐오적 치료방법을 시도하는 경우가 많았다. 그러나 이 방법은 소아에게 수치심과 모멸감을 주어서 자존심에 상처를 줌으로써 효과를 보지 못하는 경우가 더 많다. 따라서 소변을 가렸을 때 적절한 보상을 주는 긍정적 강화법이 더 효과적이다. 부모와 소아가 함께 상의하여 표를 만들고, 소변 실수가 없는 날에는 스티커를 주어서 직접 붙이도록 하며 정해놓은 분량의 스티커를 붙였을 때 미리 약속한 선물을 주는 방법을 사용한다. 이때 주의할 점으로는 모든 가족이 관심을 가지고 볼 수 있도록 집안의 가장 잘 보이는 곳에 표를 붙여 놓으며, 보상으로 선택한 선물은 소아로 하여금 동기를 부여할 수 있는 마음에 드는 것이어야 한다는 것이다. 또한 보상은 특히 다음으로 미루지 않아야 한다.

행동치료 기법의 하나로, 조건화 이론을 적용한 전자식 경보장치(bell and pad)와 벨알람, 부착형 벨알람 등이 있다. 이 장치는 팬티에 부착하여 소변을 감지하는 감지기와 몸의 어깨부위에 부착시켜 벨소리가 나게 되는 기계로 구성되어 있다. 이 장치는 유뇨에 대한 혐오적 결과로서 벨을 울리게 하여 소아로 하여금 벨소리를 피하기 위해 배뇨를 억제하도록 하는 회피반응을 훈련시키는 원리를 적용한 치료방법이다. 50~60% 이상에서 치료효과가 있다고 보고되고 있지만 재발률도 높고 경보장치의 고장이 잦다는 문제점도 가지고 있다. 또한 소아자신이 소변을 지리는 경우 울리게 되는 벨을 의식하여 자기 전에 일부러 꺼놓거나 감지기를 빼버리는 경우가 잦고, 특히 밤에 깊은 잠을 자는 소아의 경우 벨소리를 듣지 못하고 계속해서 잠을 자서 전혀 치료적 성과를 거둘 수 없는 경우도 있다. 약물치료에 비하여 재발률이 낮지만 장기간의 치료기간으로 인해 순응도가 낮은 단점이 있다.

③ 정신치료

일차성 유뇨증에는 효과가 별로 없고, 부모의 이혼이나 동생의 출생과 같은 분명한 심리적 원인이 있는 이차성 야뇨증에 특히 도움을 준다. 또한 유뇨증증상 때문에 부모와 갈등이 있는 경우에는 반드시 정신치료를 이용한 적극적인 개입이 있어야 한다.

④ 기타 요법

최면치료가 시도되고 있으며, 최근의 실험적 치료방법으로는 천골신경을 소작하거

나, 음경결찰, 질부위에 풍선을 삽입하여 팽창시켜 방광을 압박하는 방법, 외음부의
전기충격요법 등이 시도되고 있다.

3) 예후

유뇨증상은 자아이질적인 증상이므로 문제가 해결되면 자아존중감과 자신감이 향
상된다. 대개는 5~7세 사이와 12세 이후에 정신과적 후유증 없이 자연적으로 완화
될 확률이 높으므로, 치료를 시작하기 전에 7세까지는 기다려 보는 것도 좋다. 의도
적으로 소변을 못 가리는 경우와 청소년기 이후에 유뇨증이 시작된 경우에서 더욱
심각한 정신병리를 가지고 있고, 청소년기 이후에 유뇨증이 시작된 경우에 예후가
더욱 좋지 않다.

재발은 자연치유된 경우와 약물이나 행동수정요법 등의 치료방법을 사용하여 치
유되었던 경우 모두에서 일어난다.

결론

유뇨증은 단일한 원인과 발병기전으로 규명되기 어려운 복합적인 질병이다. 많은
원인이 제기되고 있으나 아직까지 확실하게 규명된 것은 없다. 그러나 최근 들어
신경생리학과 신경내분비학 분야의 연구가 활발하게 이루어지고 있어서 이 분야에
대한 지식이 늘어나고 있으며, 치료방법 또한 많은 변화를 보이고 있다.

성장하면서 자연적으로 치유되기도 하지만, 이차적으로 심리적 문제나 다른 질환
을 동반하고 있는 경우도 많으므로 반드시 적극적인 치료가 필요하다. 그리고 교육
적, 행동학적, 생리학적인 모든 방법을 동원한 종합적인 치료가 요구된다.

유분증

개념

유분증은 4세 이상이 되었고 대변을 못 가릴 신체적 질환이 없음에도 부적절한 장
소에 반복적으로 배변하는 것으로 정의된다. 일차성 유분증은 출생 후 현재까지 대
변 가리기가 이루어지지 않은 상태이고, 이차성 유분증은 적어도 1년 이상 대변을
잘 가려오던 소아가 다시 유분증을 나타내는 경우를 말한다. DSM-IV부터 일차성과
이차성을 구분하지 않게 되었다.

임상특징

1) 역학

대개 4세 이전에 약 95%의 소아가, 5세가 되면 99%의 소아가 대변을 가리는 것으로 보고되고 있다. Bellman(1966)은 유뇨증에서와 마찬가지로 소아의 나이가 많아질수록 발생빈도는 낮아져서 7~8세의 소아에게서 1.5%의 빈도를 보이고 남아 대 여아의 비율은 3 : 1 이상이었고 하였다. Rutter 등(1981)은 10세에서 12세의 소아에서 남아의 1.3%가 한 달에 1회 이상 실금을 하는 반면 여아에서는 0.3%가 그렇다고 하였다.

우리나라의 경우는 초등학교 소아에서 2.4%의 유병률이 보고되었으며, 일반 소아의 1.4%가 가끔, 0.6%가 자주 지리는 증상이 있다는 보고도 있다. 또한 유분증이 있는 소아의 약 1/3~1/4 정도는 유뇨증을 같이 가지고 있으며, 그 외 정신지체, 반항장애, 주의력결핍·과잉운동장애, 불안장애, 우울장애 등의 공존질환이 있는 것으로 알려졌다.

2) 진단기준(DSM-5)

① 유분증(307.7 F98.1)
- 불수의적이든 의도적이든, 적절치 않은 장소(예 : 옷, 마루)에 반복적으로 대변을 본다.
- 그러한 사건이 적어도 3개월 동안 매달 적어도 1회 발생한다.
- 생활연령이 적어도 4세(또는 이에 해당하는 발달수준)이다.
- 이 행동은 물질(예 : 하제)이나 변비에 관여하는 기전 외의 다른 의학적 상태의 생리효과로 인한 것이 아니어야 한다.
변비 및 대변실금이 있는 것 : 신체진찰이나 병력에서 변비의 증거가 있음
변비 및 대변실금이 없는 것 : 신체진찰이나 병력에서 변비의 증거가 없음

3) 임상양상

유뇨증에서와 마찬가지로 일차성 유분증과 이차성 유분증으로 나눌 수 있다. 그리고 정체성 유형과 비정체성 유형으로 나누는데, 정체성 유형은 주기적으로 며칠 동안 대변을 장내에 정체시키고 있다가 고통스럽게 배출하는 양상을 반복한다. 이때 대변 덩어리가 커지면서 항문 입구를 막게 되므로 그 주변으로 대변의 수분 성분이 흐르는 현상을 초래한다. 비정체성 유형은 변비 현상이 없이 정신적인 혹은 신체적

인 이유로 배변조절을 못하는 것이다.

　유분증을 나타내는 증상의 형태에 따라서 구분을 하기도 하는데, 첫째, 대변을 적절하게 가릴 수 있는데도 적절하지 못한 곳에 지리는 경우, 둘째, 전혀 대변에 대한 변의를 느끼지 못하고 변이 나오는 것조차도 느끼지 못하거나, 변이 나오는 것을 느끼지만 조절능력이 없는 경우, 셋째, 정체성 유형으로 대변이 장내에 축적되어 대장이 계속 확장되고, 이로 인하여 장벽의 수축력이 약화되고 변이 쌓이게 되어 변비가 오는 경우, 넷째, 화장실을 사용하는 것에 대한 공포감이 있어서 적절한 장소에서 대변을 보지 못하는 화장실 공포증에 해당되는 아이들로 나눌 수 있다.

4) 감별진단

유분증은 먼저 내과적 질환인 선천성 거대결장이나 항문 또는 직장의 협착, 평활근의 장애, 내분비이상 등을 배제하여야 한다. 또한 간혹 주의력결핍 · 과잉운동장애 소아에게서 배변에 대한 자극에 미처 주의를 기울이지 못하거나 뒤늦게 화장실로 가는 중에 변을 지리는 경우도 있으므로 주의할 필요가 있다.

원인

1) 부적합한 배변훈련

소아가 12개월이 되면 방광이나 장에 배설물이 꽉 차있다는 것을 알고 배설하고 싶은 생각이 들게 된다. 18개월이 되면 괄약근을 능동적으로 조절할 수 있는 능력이 생겨서 잠시 참을 수 있고 기본적인 운동발달이 나타난다. 적절한 배변훈련을 해주지 못했거나 너무 무리하게 강압적인 방법으로 훈련을 강요한 경우에 배변의 습득이 연기된다. 강압적인 대변훈련에 대항하여 소아는 적대감을 갖게 되는데, 엄격한 부모의 말을 안 듣는 방법의 하나로 변을 지리는 증상으로 표현한다는 것이다.

2) 생리학적 요인

Loening-Baucke(1987)는 지속적인 유분증 소아의 56%에서 직장 풍선을 배변할 수 없으며, 이 소아의 대부분에서 외항문괄약근의 비정상적인 수축을 발견하였다. 초기 평가 시 항문괄약근을 이완하지 못하는 환자는 13%만이 1년 뒤 호전되었지만 항문괄약근을 이완할 수 있는 환자는 70%가 1년 뒤 증상 호전이 되었다. 변비 소아는 대조군과 비교하여 대변을 참는 동안 더 넓은 범위의 생리적 변화가 일어난다. 내항문괄약근 활동이 만성적인 대변정체와 유분증과 연관이 있을 것으로 생각된다.

3) 정신역동적 원인

배변훈련은 소아가 태어난 후 처음 맞게 되는 자율성을 시험하고 터득하는 기회이다. 이 과정에서 부모와 소아 간의 힘 겨루기로 인해서 유분증증상이 나타난다. 특히 소아가 수동-공격성 성격인 경우 부모에 대한 불만을 이렇게 간접적인 방법으로 표현하는 것으로 주장되고 있다. 또한 유분증 소아에게서 무관심한 아버지와 신경질적인 어머니가 많았다는 사실을 예로 들면서 원인을 부모와 소아의 관계이상으로도 설명하고 있다.

4) 환경적 요인

환경적 요인은 Freud와 Burlingham(1943)의 관찰을 통해 제2차 세계대전 동안 부모와 분리된 소아에게서 변 지림, 야뇨증의 비율이 더 높게 나타난다고 밝혀졌다. 특히 이차성 유분증 소아는 더 많은 정신·사회적 스트레스와 더 높은 비율의 품행장애를 경험하기 쉽다. 생활사의 변화로 인한 불안, 분노, 공포감이 생길 때, 질병으로 인한 입원 그리고 부모와 이별하거나 학교에 입학하는 등의 스트레스를 받는 경우에 퇴행현상으로 나타나는 경우이다. 재래식 화장실의 경우 공포감을 초래하여 화장실 가는 것을 기피하고 참음으로써 유분증이 나타나는 경우도 있다.

5) 유전적 요인

Klages 등(2005)은 대조군과 비교하여 사춘기 전과 초기 사춘기의 양극성장애 형질을 가진 소아에게서 야뇨증과 유분증 모두 높은 비율로 나타난다는 것을 보고하였다.

치료

1) 생물학적 치료

약물치료

유뇨증과는 달리 약물치료의 효과는 제한되어 있다. 이미프라민(imipramine)은 유분증에도 유용한 것으로 밝혀지고 있는데 대개 수일에서 2주 내에 효과가 있고 25~75mg의 용량을 사용하고 있다. 또한 아미트리프틸린(amitriptyline)이나 키사프라이드(cisapride)를 장기간 사용하여 효과를 보았다는 보고도 있다.

2) 생물학적 치료 외의 치료

① 바이오피드백 치료

항문괄약근 조절기능을 상실하거나 변실금을 보이는 유분증 소아에게 시행한다. 소아는 배변실금과 함께 배변 횟수의 감소, 배변 시의 통증이나 장기적인 분변의 저류를 호소한다. 직장·항문 생리가 치료 이후에 어떻게 변하는지는 아직까지도 뚜렷이 규명되어 있지 않다. 바이오피드백 훈련은 여타의 보존적 치료에도 반응하지 않는 8살 이후의 아이에서 골반저 근실조가 뚜렷이 확인될 때 적용하는 것이 좋다.

② 교육적, 심리적, 행동적 접근

치료는 교육적, 심리학적, 행동학적 접근방법을 시도한다. 교육적 접근에서는 먼저 전반적인 대장기능에 대해서 교육을 시행하며, 이후 대장을 정화시키고 변비가 생기지 않도록 식사의 변화와 변비약을 투여하는 유지치료를 한다. 또한 부모와 소아에게 이러한 증상이 단순히 잘못된 습관이나 사소한 문제가 아닌 질환이라는 것을 인식시켜 주어야 하며, 유분증상으로 인해 야기되었던 긴장을 풀어줄 필요가 있다. 특히 소아에게는 저하된 자존심과 관련하여 안심과 격려가 필요하다. 이 과정에서 바람직한 행동과 협조가 이루어졌을 때 충분한 보상을 하는 행동수정요법을 도입하여 치료의 효과를 높이기도 한다.

③ 정신치료 및 부모-자녀관계 치료

유분증에서는 유뇨증의 경우보다는 기질적 원인에 의한 경우보다는 심리적 요인이 작용하는 경우가 더 많으며, 대개 부모-자녀 관계에 심각한 문제가 있는 것이 특징이다. 따라서 정신치료를 통해 유분증증상이 소아의 내면 갈등의 한 형태로 파악하거나, 부모를 치료목표로 하여 부모의 소아에 대한 태도변화를 같이 이루도록 권고하고 있다. 또한 병적 모자관계나 가족 내 문제를 해소하여야만 치료 성과가 있는 것으로 보고되고 있다.

3) 예후

예후를 결정짓는 요인의 원인과 증상의 지속기간, 공존하는 행동문제, 부모의 치료 협조 여부 등이다. 특히 생리학적 요인이 작용하는 경우에는 치료가 더욱 어렵다. 여러 연구에서 교육적, 심리적, 행동적 접근을 복합하였을 때 60~80%의 성공률을 보고하고 있으며. 비교적 치료에 잘 반응하는 것으로 보인다. 역학적인 자료를 보면 유뇨증에서와 마찬가지로 신체적, 정신적 성숙에 따른 자연 경감도 상당 부분 존재하고 있다.

결론

유분증은 심각하고 장기간에 걸쳐서 소아뿐만 아니라 가족에게까지도 영향을 줄 수 있는 소아기의 기능이상이다. 이 질환은 생리적인 기능이상이 부적절한 배변훈련, 정신·사회적 문제, 생활 속 스트레스사건, 발달학적 요소의 상호작용에 의해 나타나는 대표적인 경우라고 할 수 있다. 따라서 정신과만의 배타적인 치료적 접근만 유용한 것이 아니라 복합적이고 상호협조적인 치료적 방침 아래 장기간 관심을 갖고 치료에 임하여야 한다.

참고문헌

남민. (2005). 배설장애. In 홍강의(Ed.), *소아정신의학*, pp. 379-392. 서울: 중앙문화사.

대한신경정신의학회. (2005). *신경정신의학(2판)*, pp. 574-577. 서울: 중앙문화사.

이강균 이현정 임윤주 권덕근 김은진 배기수. (2007). 야뇨증 치료 반응 예측에 관계하는 평가지표. *J Koreana Soc Pediatr Nephrol, 11*, 272-280.

이현정 이강균 김은진 배기수 이상돈. (2008). 야뇨증 역학조사 보고: 2개 초등학교 대상 *Korean J Pediatr, 51*(5), 518-522.

조수철, 김재원, 신민섭, 황준원, 한상원, 박관현, et al., (2005). 야뇨증 아동들의 심리사회적 특성에 대한 다기관 연구: 행동 및 정서 문제를 중심으로. *J Korean Neuropsychiatr Assoc, 44*, 730-735.

American Academy of Child and Adolescent Psychiatry. (2004). Practice Parameter for the Assessment and Treatment of Children and Adolescents With Enuresis. *J Am Acad Child Adolesc Psychiatry, 43*(12), 1540-1550.

American Psychiatric Association. (2013). *Diagnostic and statistical manual of mental disorders(5th ed.)*. Washington, DC: Author.

Baek, M., Park, K., Lee, H. E., Kang, J. H., Suh, H. J., et al., & The Korean Children's Continence and Enuresis Society. (2013). A Nationwide Epidemiological Study of Nocturnal Enuresis in Korean Adolescents and Adults: Population Based Cross Sectional Study. *J Korean Med Sci, 28*, 1065-1070.

Bellman, M. (1966). Studies on encopresis. *Acta Paediatr Scand Suppl, 170*.

Brazelton, T. B., Christophersen, E. R., Frauman, A. C., Gorski, P. A., Poole, J. M., Stadtler, A. C., Wright, C. L. (1999). Instruction, timeliness, and medical influences affecting toilet training. *Pediatrics, 103*, 1353-1358.

Foreman, D. M., Thambirajah, M. S. (1996). Conduct disorder, enuresis and specific developmental delays in two types of encopresis: A case-note study of 63 boys. *Eur Child Adolesc Psychiatry, 5*, 33-37.

Freud, A., Burlingham, D. T. (1943). *War and Children.* New York : Medical War Books.

Gastaut, H., Broughton, R. (1964). A clinical and polygraphic study of episodic phenomena during sleep. In: Wortis, J. (Ed.), *Recent Advances in Biological psychiatry* (pp. 196-221). New York: Plenum.

Hansson, S. (1992). Urinary incontinence in children and associated problems. *Scand J Urol Nephrol, 141*, 47-55.

Hogg, R. J., Husmann. D. (1993). The role of family history in predicting response to desmopressin in nocturnal enuresis. *J Urol, 150*, 444-445.

Howe, A. C., Walker, C. E. (1992). Behavioral management of toilet training, enuresis, and encopresis. *Pediatr Clin North Am, 39*, 413-432.

Klages, T., Geller, B., Tillman, R., Bolhofner, K., Zimerman, B. (2005). Controlled study of encopresis and enuresis in children with a prepubertal and early adolescent bipolar-I disorder phenotype. *J Am Acad Child Adolesc Psychiatry, 44*, 1050-1057.

Loening-Baucke, V. A. (1987). Factors responsible for persistence of childhood constipation. *J Pediatr Gastroenterol Nutr, 6*, 915-922.

Loening-Baucke, V. A., Cruikshank, B. M. (1986). Abnormal defecation dynamics in chronically constipated children with encopresis. *J Pediatr, 108*, 562-566.

Loening-Baucke, V. (1996). Biofeedback training in children with functional constipation. *Dig Dis Sci, 41*, 65-71.

Mark, L. W. (2003). *Guide to toilet training.* New York: American Academy of Pediatrics, 1-89.

Mikkelsen, E. J. (2002). Modern approaches to enuresis and encopresis. In Lewis, M(Ed.), *Child and adolescent Psychiatry : A comprehensive textbook(3rd ed.)* (pp. 700-711). Philadephia, PA : Lippincott Williams & Wilkins.

Mikkelsen, E. J. (2007). Elimination disorders : enuresis and encopresis. In Martin, A., & Volkmar, F. R.(Eds.), *Lewis's child and adolescent psychiatry(4th ed.).* Philadephia, PA : Lippincott Williams & Wilkins. pp. 655-669.

Miller, K., Atkin, B., Moody, M. L. (1992). Drug therapy for nocturnal enuresis : Current treatment recommendations. *Drugs, 44*, 47-56.

Neveus, T., von Gontard, A., Hoebeke, P., Hjamas, K., Bauer, S., et al., (2006). The standardization of terminology of lower urinary tract function in children and adolescent: Report from the standardization committee of the international children's continence society. *J Urol, 176*, 314-324.

Pierce, C. M., Whitman, R. M., Mass, J. W., Gay, M. L. (1961). Enuresis and dreaming: Experimental studies. *Arch Gen Psychiatry*, 166-170.

Reiner, W. (2010). Management of Elimination and other pelvic disorders: enuresis, encopresis, and psychopharmacological effects on sexual function. In Martin,A., Scahill, L., & Kratochvil, C.J.(Eds.), *Pediatric Psychopharmacology: Principles and Practice(2nd ed.)* (pp. 682-693). New York: Oxford University Press.

Rutter, M. (1989). Isle of Wight revisited: Twenty-five years of child psychiatric epidemiology. *J Am Acad Child Adolesc Psychiatry, 28*, 633-653.

Rutter, M., Tizard, J., Whitmore, K. (1970). *Education, Health and Behavior.* London: Longman.

Rutter, M. L., Yule, W., Graham, P. J. (1973). Enuresis and behavioural deviance : some epidemiological considerations. *Clin Dev Med 48, 49*, 137-147.

Shaffer, D., Gardner, A., Hedge, B. (1984). Behavior and bladder disturbance of enuretic children: A rational classification of a common disorder. *Dev Med Child Neurol, 26*, 781-792.

Touchette, E., Petit, D., Paquet, J., Tremblay, R. E., Boivin, M., Montplaisir, J. Y. (2005). Bed-wetting and its association with developmental milestones in early childhood. *Arch Pediatr Adolesc Med, 159*(12), 1129-1134.

Vande Walle, J., Rittig, S., Bauer, S., Eggert P., Marschall-Kehrel, D. Tekgul, S. (2012). Practical consensus guidelines for the management of enuresis. *Eur J Pediatr, 171*, 971-983.

von Gontard, A., Eiberg, H., Hollmann, E., Rittig, S., Lehmkuhl, G. (1999). Molecular genetics of nocturnal enuresis: Linkage to a locus on chromosome 22. *Scand J Urol Nephrol, 202*, 76-80.

von Gontard, A., Hollmann, E. (2004). Comorbidity of functional urinary incontinence and encopresis: somatic and behavioral associations. *J Urol, 171*, 2644-2647.

von Gontard, A., Schaumburg, H., Hollmann, E., Eiberg, H., Rittig, S. (2001). The genetics of enuresis: a review. *J Urol, 166*(6), 2438-2443.

배설장애는 외견상 일상적인 행동의 복잡함으로 강조된다. 배설장애는 주로 소아 인구에 제한되며 배변훈련 후의 단기간으로 인식된다. 이러한 행동을 잘 이해할 수 있는 강력한 자료가 부족하다. 발달학적 관점에서 취약성은 자존감, 부모-소아 관계와 정신건강에 해롭다.

방광과 직장기능이 변화함에 따라 배설장애는 시간에 따라 변한다. 원인은 나이에 적절한 표준과 성 특이성에 따른 표준의 부족으로 인하여 혼동된다. 배설장애의 병태생리를 이해하여 적절하고 개인화된 치료 계획을 세워야 한다.

제25장

수면-각성장애

박태원
전북대학교병원 정신건강의학과

개요

수면문제는 소아·청소년기에 흔하며 정서 또는 행동 문제를 동반하기 때문에 정신건강의학적 진단과 치료에서도 중요한데, 수면문제를 개선하는 것이 다른 정신건강의학적 문제를 조절하는 데 기여하기도 한다. 따라서 수면과 관련된 제반 문제나 수면발달 문제에 대한 지식은 소아·청소년 정신건강 문제를 진단하고 치료하는 데 있어 초석이 된다 할 것이다.

소아·청소년의 수면문제는 수면-각성(sleep-wake)과 관련된 중추신경계의 조절이상 문제인 기면병(narcolepsy)부터 단순한 수면위생과 습관의 문제 등 다양하게 분포한다. 단순해 보이는 수면행동 문제라 할지라도 때로는 소아·청소년과 가족에게는 심각한 스트레스로 작용할 수 있다.

역학

수면장애는 생애발달주기와 관련된다. 부모보고나 자기보고 설문지를 비롯해 액티그래피(actigraphy)나 수면다원검사(polysomnography)와 같은 객관적인 수면측정법에 이르기까지 다양한 방식의 연구가 진행되었다. 수면문제와 관련되어 나타나는 행동증상으로는 수면보행, 잠꼬대, 코골이, 수면무호흡, 지나친 낮잠 등을 들 수 있다. 소아의 1/4에서는 발달과정 중에 수면 관련 문제를 경험하는데, 학령기 소아에서는 거의 50%에서 수면문제를 동반하기도 한다. 청소년에서는 만성적 수면 부족으로 수면의 시작 및 유지, 과도한 주간졸림이 높게 나타난다. 청소년에서 불면은 평균적으로 11세에 시작하여 청소년기 동안 10%의 유병률을 보고하였는데, 이러한 청소년의 절반 정도가 정신·건강적 문제를 동반했다. 소아·청소년의 수면 문제는 만성적인 내과적, 신경발달학적, 정신건강의학적 문제를 동반하는 경우에 더욱 증가하는데, 지적장애를 가진 소아의 30~80%와 자폐스펙트럼장애 소아의 50~70%에서 수면문제가 있는 것으로 알려져 있다.

병태생리

수면의 생리와 구성, 기능

일반적으로 수면은 크게 급속안구운동수면(rapid eye movement, REM)과 비급속안구운동수면(non-REM, NREM)으로 나뉜다. REM 수면은 각성 시와 비슷한 탈율동적인 피질 뇌파의 출현, 근육긴장도 소실, 불규칙한 심장박동과 호흡, 주기적인 안구운동의 출현이 특징적이다. 이에 비해 NREM 수면은 낮은 주파수와 높은 전압의 뇌파를 보이고, 낮은 근육긴장도와 눈동자의 움직임이 없는 것을 특징으로 한다. REM 수면의 경우, 뇌간(brainstem)이 주로 관여해서 원시적 형태로 조절하는 것에 비해 NREM 수면의 조절에는 상위 중추신경체계인 대뇌피질이 좀 더 관여한다. NREM은 다시 네 가지 단계로 구분한다. NREM 수면의 1단계 과정은 전체 수면의 5%를 차지하는데 각성에서 수면으로 이행하는 과정이다. 2단계는 전체 수면의 약 50%를 차지하며 뇌파 상에서 수면방추파(sleep spindle)와 K-complex라는 높은 전압의 느린 극파(spike)가 특징적이다. 3단계와 4단계의 수면은 수면의 가장 깊은 단계로서, 서파수면(slow wave sleep, SWS) 또는 델타수면(delta sleep)이라고도 불리는데, 전체 수면의 15~20%를 차지하며 가장 느린 주파수 범위에서 높고 큰 뇌파 활성을 보인다.

수면-각성 주기(sleep-wake cycle)의 모형으로 두 과정 모형(two process model)이라는 가설이 제기되었다. 즉 항상성 수면과 수면의 일주기 과정이 상호작용하여 수면과 각성을 조절한다는 것이다. 먼저 'S 과정(process S)'은 수면-각성에 의존적인 수면의 항상적 요소로서, 각성 기간 동안 그 영향력이 증가하고(수면압력) 수면을 취하면 비로소 이러한 항상적 요소는 점차 감소하게 된다. 이러한 수면압력은 잠들기 직전에 최고조에 달했다가 깨나기 직전에 최소가 되는 것이다. S 과정은 일종의 뇌의 복원과정으로서, 이러한 수면 항상성이 학습과 신경형성에 관련되며, 각성 기간 동안 일어나는 신경회로(neural circuit)를 더욱 강화시켜주는데, 주간에는 이러한 시냅스 강화가 증가하고 수면 중에는 감소하게 되는 것이다. 특히 발달 초기에는 이런 수면의 항상성이 3단계와 4단계 수면을 통해 주로 나타난다. "C 과정(process C)"은 일주기 혹은 생체 리듬에 대한 요소로서, 24시간 수면 성향, 체온의 주기나 수면시작·종결 등에 관여하는 요소이다. 일주기 리듬을 주관하는 생물학적인 부위는 시상하부의 시신경교차상핵(suprachiasmatic nuclei, SCN)에 위치한다. 이러한 SCN의 일주기 리듬 조절에는 적어도 10개 이상의 유전자가 관여하는 데, SCN에는 멜라토닌 수용체를 포함하고 있고 대뇌와 말초의 일주기를 통제하는 등 포유류의 행동, 생리, 대사에 관여하고 있다(Kwon 등, 2011). SCN의 진동주기는 24시간보다는 약간 긴 편으로 일주기 리듬은 동조(entrainment)라는 과정을 통해 외부환경 신호와 맞추는데, 광선, 식사시간, 운동, 사회적 활동, 온도 등이 외부환경 자극으로 작용한다.

수면의 발달학적 특성

수면과 일주기성 리듬은 중추신경계의 성숙도를 반영하며, 소아기에서 성인기까지 계속 발달해 나간다. 수면발달에 있어 가장 극적인 변화는 생후 1년 동안 발생한다. 신생아는 급속안구수면(REM) 수면상태를 거친 다음 수면에 들어가며, 신생아의 REM 수면시간은 전체 수면시간의 약 절반 이상을 차지하는데 20%대인 성인보다 훨씬 길다. REM 수면은 생후 12개월에 이르러 전체 수면의 30~35%로 감소한다. 유아기에는 REM과 NREM 수면이 대략 50분 주기로 반복되는데, 이러한 생체 리듬은 성인에서는 평균 90분 단위로 증가한다. 발달시기에 따라 수면시간이 변하는데, 걸음마기의 수면은 24시간 중 한 번의 낮잠을 포함하여 평균적으로 대략 12시간이다. 영아는 하루 2~3회의 낮잠을 자지만 생후 5년까지 낮잠의 비율이 점차 감소하여, 5세 이후 소아에서는 거의 낮잠을 자지 않는다. 생후 6개월까지 영아의 일주기성 구조가 명확해지는데, 낮과 밤의 동조(entrainment)는 엄마의 멜라토닌의 영향으로 이미 자궁에서 시작한다. 체온의 일주기성 리듬은 생애 첫 주부터 등장한다. 점차 멜라토닌 분비가 증가하면서 생후 2개월 경에는 수면의 일주기성 리듬을 따르게 된다. 6개월이 되면 대개 빛-어둠의 주기와 가정의 사회적 리듬을 따르게 된다. 서파수면은 10세 경에 최고조에 이르고 이후에는 점차 감소한다. 사춘기가 되면 수면 항상성과 일주기 구조에 많은 변화가 온다. 청소년기 동안 평균적인 수면 요구량은 지연된 수면과 기상을 따르는 경향을 가진다. 청소년기의 평균 수면시간은 9.5시간 정도인데 학교 일정과 수면 스케줄이 서로 맞지 않아 문제가 발생할 수 있다. 발달적 측면에서 보면 항상적이고 일주기적인 과정은 현저하게 성숙하는 양상을 보이는데, 이러한 발달적 변화는 임상적으로 매우 중요하다. 멜라토닌 같은 일주기 형성에 관여하는 물질은 사춘기의 수면-각성 패턴에 이전 발달시기보다 더 많이 관여하는데, 청소년은 소아기에 비해 오래 깨어있고 늦게 잠드는 특성을 보인다.

학습과 감정발달에 수면이 미치는 영향

수면은 소아·청소년의 주요발달 과제인 학습에 많은 영향을 주는데, 특히 학습의 강화 측면으로 수면을 이해할 수 있다. 수면이 뇌의 신경가소성(neuroplaciticity : 특정한 경험과 환경적 유입에 따라 순응적이고 성형적으로 두뇌가 변화)을 용이하게 해준다는 가설이 제기되었는데, 수면부족과 기억력 강화 간의 연구가 이를 뒷받침하고 있다. 즉 수면이 초기의 정보 주입과정에도 영향을 주지만 교육 후에 일어나는 기억력 강화에도 영향을 미친다는 점이다. 일부 연구는 수면이 유아의 언어학습에 관여한다고 보고하고 있다. 이런 결과는 학습을 통한 지속적인 신경의 변화에 적당량의 수면이 필요하다는 것을 의미한다.

수면이 인간 정서에 영향을 주고, 반대로 정서적 요인이 수면을 방해하기도 한다는 증거가 있다. 수면박탈(sleep deprivation)은 이러한 상호관계를 잘 보여주는 사례인데, REM 수면이 인간의 감정형성과 정동조절기능에 관여하고 있음을 시사한다. 양극성장애 성인연구에서 수면부족은 주간에 일어나는 조증증상과 관련된다. 또한 양극성장애에서 수면장애는 조증기의 가장 흔한 전구증상이자 우울기의 전구증상 중 하나이다. 양극성장애를 가진 소아가 수면장애를 동반하는 경우는 약 40%에 이른다. 수면박탈이 때로 공격적 행동으로 이어진다고 알려져 있는데, 소아·청소년의 경우에도 수면박탈은 불안과 공격성을 증가시킨다.

수면장애의 평가

1) 수면력(sleep history)

소아 · 청소년의 수면력을 충분히 평가하는 것은 매우 중요하다. 특히 다른 정신과적 장애가 함께 있는 경우가 많기 때문에 다른 정신건강의학적 이유로 소아 · 청소년이 방문했을 때, 이러한 수면력을 함께 조사하는 것이 필요하다. 소아의 취침시간, 과도한 주간졸음, 각성, 수면 규칙성, 코골이 등을 비롯해, 주중과 주말의 수면 패턴 차이, 잠에서 깨는 횟수, 수면 관련 이상행동 등 소아의 수면습관과 형태를 세심하게 파악하는 것이 필요하다. 아울러 정신의학적 병력, 신체 병력, 신경발달 병력 등도 포괄적인 수면문제를 다루기 위해서는 필수적이다.

2) 이학적검사

수면에 영향을 주는 신체적 요인을 검사하고 평가하는 것이 필요하다. 신경학적, 내과적 검사를 비롯한 다양한 신체 문제에 대해 조사해야 한다.

3) 액티그래프(actigraph)와 수면다원검사(polysomnography)

액티그래프는 특별히 제작된 알고리즘을 이용하여 시간에 따른 대상의 움직임을 기록하는 동작 감지기로서 휴대가 가능하다. 일반적으로 비우세(non-dominant) 손목에 차고 연속적으로 전체 수면시간, 수면의 효율성, 잠에서 깨는 빈도와 시간 등의 자료를 모으는 것이다. 이를 통해 수면의 변동성을 측정할 수 있으며 미묘한 일주기성 수면장애를 알아낼 수 있다. 야간 수면다원검사는 소아 · 청소년의 수면장애를 진단하고 심한 정도를 평가하는 가장 중요한 검사이다. 소아의 경우에 야간 수면다원검사 시에 검사실에서 부모 또는 양육자 1명이 소아와 밤을 지내는 것이 필요할 수 있다. 수면다원검사는 소아에서 폐쇄성 수면무호흡증, 중추성 무호흡증, 폐포성 저환기, 코골이, 상기도 저항증후군 등을 진단하는 데 유용하다. 수면잠복기 반복검사(multlple sleep latency test, MSLT)는 주간 수면을 평가하는 데 이용된다. 방법은 아침에 깬 후 2시간 후부터 시작해서 2시간 간격으로 4~5회 동안에 실시한다. 평균 입면 잠복시간이 5분 이하라면 주간졸림증이 있다고 할 수 있는데, 입면 시에 REM 수면이 반복해서 등장하는 것은 기면병을 비롯한 이상소견으로 볼 수 있다.

수면장애의 분류(classification of sleep disorder)

수면장애에는 미국수면장애학회(2005)에서 발간한 국제수면장애분류(international classification of sleep disorders, ICDS)와 미국정신의학회에서 발간한 정신장애 진단 및 통계편람(diagnostic and statistical manual, DSM)이라는 두 개의 중요한 분류 기준이 있다. 아울러 3세 이하 소아는 영유아기 정신건강 및 발달장애 진단분류(diagnostic classification : 0~3)에서 수면행동장애와 조절장애에서 수면문제를 간단하지만 별도로 기술하고 있다. ICDS는 매우 다양한 수면관련 상태를 포함하는데 DSM 체계보다 포괄적으로 분류하고 있다. DSM-IV-TR(American Psychiatric Association, 2000)에서는 일차성 수면장애(primary sleep disorder)로 수면이상(dyssomnia)과 사건수면(parasomnia)을 포함시켰고, 다른 정신질환과 관련된 수면장애, 기타수면장애(일반 의학적 상태에 의한 수면장애와 물질에 의한 수면장애) 등 총 세 부분으로 크게 분류했다. DSM-5(American Psychiatric Association, 2013)로 오면서 DSM-IV와 달리 큰 폭의 변화가 있었는데, DSM-IV에서 다른 정신질환과 관련된 수면장애와 기타수면장애로 구분해오던 것을 없애고, 이러한 동반상태(coexisting condtion)를 각각의 수면-각성장애의 세분화 항목에 포함시켰다(표 25.1). 이는 수면장애를 하나의 독립된 질환으로 인정하면서 다른 의학적, 정신과적 질환의 영향과 상호작용하는 것으로 인정한 것이다. 또한 DSM-5에서는 수면장애를 수면각성장애로 명칭을 바꿨고, 일차성 수면장애라는 용어를 폐기했다. 불면증은 불면장애(insomnia disorder)로 이름을 바꿨는데, 이러한 불면장애로 진단 내리기 위해서는 불면증 기간이 1개월에서 3개월로 늘었고 주 3회의 불면증상이 나타나야 한다는 점을 강조하는 등 불면증을 장애 개념으로 변화시킨 점이 주목할 만하다(표 25.2).

수면장애의 임상적 특징과 치료

불면장애

1) 개요

불면장애는 수면저항, 야간수면 시 각성, 다른 행동학적 수면문제 등을 포함하는데, 학령전기 소아에서 수면의 시작과 유지와 관련된 불면은 25~30%의 유병률을 보이며, 13~16세 소아·청소년에서는 11%의 유병률을 보인다. 정신·사회적으로는 부모와의 분리문제, 어둠과 관련된 수면에 대한 공포, 발달 초기의 불안정한 애착관계

표 25.1 수면–각성장애의 분류(DSM-5)

불면장애(insomnia disorder)

과다수면장애(hypersomnolence disorder)

기면병(narcolepsy)

호흡 관련 수면장애(breathing-related sleep disorder)

   폐쇄성 수면무호흡/저호흡(obstructive sleep apnea hypopnea)

   중추성 수면무호흡(central sleep apnea)

   수면관련 저환기(sleep-related hypoventilation)

일주기 리듬 수면–각성 장애(circadian rhythm sleep-wake disorder)

   수면위상 지연형(delayed sleep phase type)

   수면위상 전진형(advanced sleep phase type)

   불규칙 수면–각성형(irregular sleep-wake type)

   교대근무형(shift work type)

사건수면(parasomnias)

   비급속안구운동수면 각성장애(non-rapid eye movement sleep arousal disorder)

     수면보행증(sleepwalking)

     야경증(sleep terror)

   악몽장애(nightmare disorder)

   급속안구운동수면 행동장애(rapid eye movement sleep behavior disorder)

   하지불편증후군(restless leg syndrome)

물질/약물에 의한 수면장애(substance/medication-induced sleep disorder)

기타 특정 불면장애(other specified insomnia disorder)

불특정 불면장애(unspecified insomnia disorder)

기타 특정 과다수면장애(other specified hypersomnolence disorder)

불특정 과다수면장애(unspecified hypersomnolence disorder)

기타 특정 수면–각성장애(other specified sleep-wake disorder)

불특정 수면–각성장애(unspecified sleep-wake disorder)

등이 거론되는데 특히 나이 어린 소아의 행동학적 불면장애의 원인으로 거론되고 있으며, 나이가 어릴수록 부모의 관점이 진단에 많은 영향을 준다는 점에 유의해야 한다(Owens & Mindell, 2011). 특히 발달학적 관점으로 이해하는 것이 중요한데 영아기에는 수면과 관련된 요인(association)이나 야간수유 등이 관련되고, 걸음마기 소아에서는 수면과 관련된 제한설정(limit setting)이나 공포가 원인일 수 있으며, 청소년의 경우에는 수면–각성 주기의 지연 등이 관여한다(Pelayo & Dubik, 2008). 임상에서 접하는 불면증은 상당 부분 정신건강 문제와 관련된 불면증이다. 피로감, 짜증, 활력 부족, 인지기능저하, 학업능력저하, 가족기능저하 등 일상생활에 문제를 일으킨다.

표 25.2 불면장애의 진단기준(DSM-5)

A. 주된 호소가 수면의 양이나 질에 대한 불만족이며 아래 사항 중 한 가지 이상에 해당한다.
　1. 잠들기 어려움(소아의 경우에는 양육자의 도움 없이는 잠들기가 어려움).
　2. 잠을 유지하기 어려움, 자주 깨거나 다시 잠들기 어려움을 특징으로 함(소아의 경우에는 양육자의 도움 없이는 다시 잠들기 어려움).
　3. 아침 일찍 깨서 다시 잠들지 못함.

B. 수면의 장애는 사회적 기능, 직업, 학업, 행동적 기능, 그 외 중요한 기능적 영역에 임상적으로 의미 있는 스트레스나 장애를 초래한다.

C. 수면의 어려움이 적어도 주 3회 이상 발생한다.

D. 수면의 어려움이 지난 3개월 동안 있었다.

E. 적절히 수면을 취할 수 있는 기회가 있었지만 수면의 어려움이 발생한다.

F. 불면증은 다른 수면-각성장애에 의해 설명되지 못하며 다른 수면-각성장애에 국한해서 발생하지 않는다.

G. 불면증은 물질의 생리학적 효과에 기인하지 않는다(예 : 약물남용, 약물 등).

H. 동반되는 정신장애나 신체적 상태가 불면증의 주된 호소를 적절히 설명할 수 없다.

세분화 코드
　물질 사용장애를 비롯하여 수면장애가 아닌 정신장애를 동반
　다른 신체질환을 동반
　다른 수면장애를 동반

세분화 코드
　삽화성 : 증상이 1개월 이상 3개월 미만 지속
　지속성 : 증상이 3개월 이상 지속
　반복성 : 1년 동안에 2번 이상의 삽화

2) 일반적 치료원칙

비약물학적 중재법을 우선적으로 고려한다. 행동적 중재로는 부모교육, '수면위생', 소거, 점진적인 소거, 계획된 기상 그리고 분명한 취침 규칙, 인지 행동적 치료가 포함된다. 부모와 소아의 기대, 소아에 맞는 수면패턴 등을 고려하여 치료적 목표를 적절하고 현실적으로 설정해서 시작하는 것이 필요하다. 학교 스케줄과 과외활동도 치료원칙을 설정할 때 고려해야 할 것이다. 규칙적인 취침과 기상 시간을 설정하고 보강하는 것은 매우 중요한데, 아침 기상 시간은 수면-기상 주기의 동조에 영향을 주는 강력한 생물학적 자극이기 때문이다. 또한 확실하고 편안하게 취침 규칙을 알려주는 것이 소아의 취침 준비에 중요하며, 저녁 시간에는 TV, 컴퓨터, 비디오게임 등을 제한하는 등 적절한 수면환경을 제공할 필요가 있다. 무엇보다 중요한 것은 이런 과정이 일관성 있게 진행돼야 한다는 점이다. 적절한 낮잠 시간을 설정

하는 것은 수면시작과 수면시간에 영향을 주기 때문에 매우 중요하다. 소아의 바람 직하지 않은 행동을 무시하는 소거기법 등 행동학적 방법도 동원될 수 있는데, 쉽게 실행할 수 있는 것은 아니므로 점진적인 소거가 임상환경에서는 더 자주 사용된다. 인지치료 또한 소아와 청소년의 불면을 치료하기 위해 사용될 수 있는데, 생각과 태도의 재정립, 구조적인 탈감작, 긍정강화와 이완기술 등의 인지적 전략을 사용한다.

3) 약물치료

소아에서 수면과 관련하여 잘 통제된 연구는 거의 없는 편이며, 소아 불면에서 사용 가능한 FDA 승인 약물도 없다. 따라서 소아 불면에 대한 약물학적 중재의 효과, 안정성 및 내성과 관한 임상자료는 매우 제한적이고 소아에 관한 자료는 대부분 성인의 자료나 소아에 대한 사례연구 형태이다. 즉 소아에서는 약물치료의 안정성과 효능에 대한 증거가 부족하며, 제약회사는 소아의 수면유도에 필요한 약물용량을 기재하지 않는다. 따라서 임상에서는 성인 용량의 상대적 비율을 토대로 계산해서 소아에게 사용하는 경우가 많다.

성인과 마찬가지로 소아에서도 약물 상호작용에 주의를 기울여야 한다. 알코올이나 마약류 등의 기분전환용 물질이 항불안제/수면제와 함께 사용될 때 상승효과를 보일 수 있기 때문에 특히 청소년에서는 사전에 상세하게 조사할 필요가 있다. 삼환계 항우울제처럼 높은 독성 수준을 나타내는 경우 약물과다복용의 위험성과 심장독성 등에 주의해야 한다. 졸피뎀(zolpidem)과 같은 약물은 어린 소아에서 성인과 다르게 대사되는데, 수면을 유도하기에 적절하지 않은 용량을 사용하게 되면 의식을 혼미하게 만들거나 탈억제현상을 유발할 수 있다. 일부 약물은 수면보행이나 주간졸림증 같은 동반된 수면문제를 악화시킬 수 있는데, 갑작스럽게 이런 약물을 중단하는 것도 수면문제를 악화시킬 수 있다. 예를 들어 REM 수면을 억제하는 약물을 갑자기 끊었을 때 REM 수면 반동의 결과로 악몽이 증가할 수 있다. 성인처럼 소아의 경우에도 불면 외에 다른 수면장애를 흔히 동반한다는 점에 유의해야 한다. 폐쇄성 수면무호흡증이 있는 불면증 환자라면 호흡저하 성분(예 : 벤조디아제핀 약물)이 있는 안정제/수면제는 피해야 하며 체중 증가를 유발할 수 있는 약물[예 : 머타자핀(mirtazapine)]도 마찬가지이다. 또한 진정효과가 있는 SSRI계열 약물은 하지불안증후군의 증상을 증가시키므로 주의를 요한다. 소아에서 특히 중요한 것은 약물을 적정하게 사용해야 한다는 점인데, 너무 낮은 용량을 사용한다면 효과는 없고 부작용만 초래할 수 있기 때문이다(Pelayo & Dubik, 2008). 소아 · 청소년 불면증에 흔히 사용되는 약물과 그 특징은 다음과 같다.

항히스타민제제 : 많은 수면보조제에는 디펜히드라민(diphenhydramine)이나 독실라민(doxylamine) 같은 항히스타민 성분을 포함하고 있는데, 항히스타민제제는 불면증과 관련해서 소아에게 가장 많이 사용되는 일반의약품이다(Pelayo & Dubik, 2008; Owens et al., 2010). 항히스타민제제는 쉽게 뇌혈관장벽(blood brain barrier, BBB)를 통과하여 H1 수용체에 결합한다. 항히스타민제제는 정신장애를 가진 성인을 포함한 임상연구에서 수면지연을 줄이는 데 효과가 있다고 입증되었다. 디펜히드라민의 이중맹검 위약대조연구에서는 일부 효과가 있다는 보고도 있었지만 수면의 질이나 유지에 있어 효과가 없다는 보고도 있어 일관성 있는 결과를 얻지는 못했다.

멜라토닌과 멜라토닌 수용체효현제 : 생물학적 수면-각성 주기를 결정하는 데 작용하는 멜라토닌은 송과체(pineal body)에서 분비되는 호르몬이다. 송과체는 뇌혈관장벽이 없으므로 송과체는 말초에서 작용하는 약물도 영향을 미치게 된다. 복용 용량과 시기에 따라, 멜라토닌은 생물학적 수면-각성주기와 관련된 불면장애에 효과적이며 진정효과도 지닌다(Owens & Mindell, 2011). 수면위상이 지연된 성인에서 멜라토닌을 수면시작 5~6시간 전에 0.5mg 정도를 소량으로 복용하면 효과적이라고 알려졌다. 반면, 복용 1시간 안에 멜라토닌의 혈청 농도가 최고가 되기 때문에 취침 무렵에 공복 상태에서 1~6mg 정도의 고용량을 복용하는 것은 일주기지연과 무관한 수면지연의 경우에 특히 효과적이다(Kotagal & Broomall, 2012). 다른 약물에 비해 소아에서 멜라토닌 사용의 안정성과 효능을 살펴본 연구는 비교적 많은 편인데 ADHD, 발달장애, 시차적응이 어려운 일반 소아 등 다양한 집단에서 수면지연을 줄이는 데 있어 효과적이었다(Van der Heijden et al., 2006). 그러나 시상하부-성선축(hypothalamic-gonadal axis)을 억제하고, 면역장애가 있거나 면역억제 약물을 복용 중인 소아에서 면역 반응성을 증가시킨다. 멜라토닌은 FDA에 의해서 규제받는 약물이 아니므로 멜라토닌의 강도와 순도는 다양하다. 흔히 사용되는 멜라토닌 용량은 유아 1mg, 소아 2.5~3mg, 청소년 5mg 정도이지만, 나이와 상관없이 0.5~10mg까지 범위의 용량을 사용한다. 전술했듯이 수면위상이 지연된 경우에는 희망하는 취침시간 전 5~6시간에 적은 용량으로 효과적일 수 있다. 레멜테온(ramelteon)은 멜라토닌 수용체효현제로서 MT1 멜라토닌 수용체에 대한 결합력(affinity)은 멜라토닌의 6배에 달하며, 멜라토닌 효현제 중 유일하게 FDA에서 불면증에 대한 치료 적응증을 획득했다. 약물작용 기전으로 시신경교차상핵(suprachiasmatic nuclei, SCN)이 수면에 영향을 주는 기전에 이 약물이 영향을 준다고 알려졌다.

벤조디아제핀 및 비벤조디아제핀 수면제 : 벤조디아제핀처럼 GABA type A

receptor에 작용하는 약물은 입면 잠복기를 줄이고, 전체 수면시간을 늘리며, NREM 수면 유지를 증진시키고, 서파수면은 억제한다. 또한 근육이완, 항불안, 항간질성 성분을 가지고 있다. 짧은 작용시간을 보이는 벤조디아제핀은 수면시작지연을 치료하는 데 사용된다. 반감기가 긴 약물은 수면유지에 흔히 사용된다. 하지만 오래 작용하는 벤조디아제핀은 주간졸림증을 유발하여 주간활동을 어렵게 만들고 전향적 기억상실이나 탈억제를 유발할 수도 있다. 일반적으로 이런 종류의 약물은 단지 짧은 기간 사용되거나 항불안 효과가 보다 요구되는 임상상황에서 사용한다. 서파수면억제 효과 때문에 야경증이나 수면보행증과 같은 사건수면(parasomnia)에서 사용되기도 한다. 그러나 이 약물은 금단뿐만 아니라 습관성과 중독의 위험성이 있어, 소아·청소년에서 사용이 제한적이다. 벤조디아제핀계열이 아니면서 GABA 수용체 복합체에 작용하는 졸피뎀(zolpidem) 계열 약물은 성인에서는 벤조디아제핀처럼 FDA 승인을 받았으나 소아에서는 승인받지 못했고 아직까지 연구결과는 제한적이며, 재플론(zaeplon)은 졸피뎀처럼 비벤조디아제핀 수면제로서, 짧은 반감기를 보여 주로 수면유도에 사용되었는데 소아에서는 이에 대한 연구가 거의 없다 (Zammit et al., 2006; Hollway & Aman, 2011).

알파 2 노르아드레날린 수용체효현제 : 성인에서는 수면조절에 사용되지 않지만 ADHD를 비롯한 소아에서는 흔히 사용되고 있는 약물이다. 효과에 비해 상대적으로 적은 부작용을 보고했지만, 클로니딘(clonidine)은 상대적으로 좁은 치료범위 (therapeutic window)를 가지고 있기 때문에 심장독성과 급사를 유발할 수 있는 과다복용에 유의해야 한다. 클로니딘은 빠르게 흡수되어 1시간 이내에 작용을 시작하며 2~4시간에 최고의 효과를 가진다. 진정효과는 시간이 지나면서 감소되는 경향이 있고, 내성을 보이기도 한다. 수면구조에 대한 영향은 적지만, REM 수면과 서파수면을 감소시키기도 한다. 그러므로 약물중단은 이런 수면단계에서 반동효과를 유발할 수 있으며 잠재적인 부작용으로 저혈압, 서맥, 항콜린성 효과, 과민함, 불쾌감 등이 있다. 갑작스러운 중단으로 반동고혈압이 발생할 수도 있으며, 당뇨나 레이노이드증후군(raynaud syndrome) 환자에서는 금기이다. 구판피신(gufanficine)이 소아 수면장애에 어떤 영향을 주는지에 대한 연구는 현재까지 거의 없었다.

항우울제 : 진정효과가 있는 비전형적 항우울제, SSRI계열 약물, 삼환계 항우울제 등은 성인과 소아 집단 모두에서 불면치료로 많이 사용된다. 항우울제는 수면과 기상을 조절하는 non-GABA 신경전달물질의 활성에 영향을 줌으로써 수면을 증진시키는 것으로 알려져 왔다. 대부분의 항우울제(특히 항콜린성 효과를 가지는 경우)는 REM 수면을 억제하거나 지연시키므로 갑작스러운 중단은 악몽을 증가시킬 수 있다. 임상에서 흔히 사용되긴 하지만, 소아나 성인에서 항우울제의 사용에 대한

연구는 부족하다. 따라서 불면에서의 항우울제 사용은 때로 기분장애의 치료가 수면을 개선시킬 수 있으므로, 기분장애가 동반된 경우로 제한된다. 반대로 성공적인 수면 중재는 때로는 기분을 개선시킬 수도 있다. 그러나 과다수면이 우울증의 임상적 특징이라면, 진정효과를 가진 항우울제의 사용이 주간졸림증을 증가시킬 수 있다. 불면에서 사용되는 항우울제 용량은 기분장애 치료용량보다 적은 편이다. 머타자핀(mirtazapine)이나 트라조돈(trazodone)과 같이 진정효과가 있는 비전형적 항우울제는 소아기 불면을 치료하기 위해 흔히 사용되며, 특히 trazodone이 소아에서 효과적이고 가장 안전하다는 주장도 제기되었다(Hollway & Aman, 2011). SSRI 약물은 REM 수면을 억제하고, 때로는 REM 수면시작을 지연시키거나 REM 수면의 빈도를 증가시키며 서파수면을 억제하는 경향이 있다. 삼환계 항우울제는 정도의 차이는 있지는 대개 진정효과가 있는데, 잠재적인 REM 억제제이기 때문에 갑작스러운 중단은 REM 반동을 초래하고 악몽이 증가한다. 또한 어린소아에서 특히 문제가 되는 서파수면을 억제하는 경향이 있다. 만성적인 사용 이후의 갑작스러운 중단은 서파수면 반동과 사건수면(예 : 수면보행증, 야경증)의 증가를 초래한다. 흔한 부작용으로는 항콜린성 효과(흐려진 시야, 입마름, 요정체, 기립성 저혈압) 뿐만 아니라, 불안과 초조가 있다. 특히 사춘기 전 소아에서 심장독성의 위험성이 있으므로 과다복용에 주의해야 한다.

기타 약물 : 항간질약[카바마제핀(carbamazepine), 발프로에이트(valproic acid), 토피라메이트(topiramate), 가바펜틴(gabapentin)], 비전형적 항정신병약물[리스페리돈(risperidone), 올란자핀(olanzapine), 쿠에타핀(quetiapine)]과 클로랄 하이드레이트(chloral hydrate) 등이 여기에 해당하며, 임상에서 자주 사용됐다. 대부분의 이런 약물은 다른 적응증으로 사용되는데, 부작용으로 발생하는 진정효과를 이용해서 불면치료에 사용되기도 한다. 반면 이런 진정효과 때문에 소아 불면증의 경우 주의를 기울여 사용해야 한다. 성인이나 소아 모두에서 이 약물의 적용 시 안정성과 내성에 관련된 자료는 거의 없거나 제한적이다. 비전형 항정신병약물은 체중 증가를 유발하므로 폐쇄성 무호흡증이 함께 있는 경우 이를 악화시킬 수 있다. 대부분의 항정신병약물은 수면시작지연을 줄이고, 수면연속성을 증가시키며, 고용량에서 REM 수면을 억제한다. 이런 약물의 사용으로 수면을 방해해 왔던 정신병적 증상이 줄어들면서 불면증이 개선되기도 한다. 항경련제는 비록 효과에 대한 내성이 발생하긴 하나 일반적으로 용량-의존성 진정효과를 보인다. chloral hydrate는 고용량에서도 효과적이고 부작용이 적은 것으로 알려졌으나 다양한 부작용이 존재하기 때문에 단기간의 사용을 제외하고는 소아에서 사용하지 않는 것을 원칙으로 하고 있다(Pelayo & Dubik, 2008).

기면병과 과다수면장애

성인에서 기면병의 유병률은 대략 인구 만 명당 2~5명으로 알려졌는데, 소아에서는 성인의 절반 정도로 추정된다. 기면병은 주간졸림증, 탈력발작(웃음과 같은 감정적 각성에 의해 유발되는 근육 톤의 갑작스런 소실), 입면환각과 수면마비(깨어난 후 움직일 수 없는 현상) 등을 임상특징으로 한다. 그러나 이러한 증상 네 가지를 모두 보이는 전형적인 기면병은 소아에서는 드문데 소아보다는 청소년기에 흔하다. 기면병은 임상특징, 수면다원검사, 수면잠복기 반복검사(MSLT) 등의 소견을 토대로 진단한다. 그러나 8세 미만 소아에서는 입면잠복기검사에 대해 잘 입증되지 않았고 소아에서는 탈력발작이 저명하게 드러나지 않기 때문에 진단에 어려움이 있다(American Academy of Sleep Medicine, 2005). 특발성 과다수면장애는 기면병의 배제 진단으로 내리게 되는데, 입면시 REM 수면 출현이 없으면서 오래 잠을 자지만 개운하지 않은 수면을 특징으로 한다. 기면병의 원인으로 hypocretin-orexin 체계의 이상이 거론되는데 바깥 시상하부에서 hypocretin 분비 세포가 90% 감소되어 뇌척수액에서 hypocretin이 낮게 측정되기도 한다. 10%가량의 기면병 환자에서 기면병의 가족력을 보이긴 하지만, 이를 유전적 원인만으로는 설명하기 어렵다. 최근에는 H1N1 인플루엔자 감염이나 H1N1 백신과 관련된 자가면역기전이 거론되기도 하는데 아직 면역요법이 효과를 발휘한다는 증거는 없다(Sullvan, 2012).

기면병과 특발성 과다수면장애의 치료는 서로 유사한데, 약물학적 치료와 행동치료적 중재가 이에 해당한다. 규칙적인 수면-각성 일정과 좋은 수면습관은 과도한 주간졸림증상을 개선하는 데 필수적이다. 미리 계획한 15~20분의 낮잠을 한두번 취하는 것이 주간각성을 증가시키는 데 도움이 될 수 있다. 환자는 알코올이나 기분전환 물질을 피해야 하고, 운전이나 기계를 다룰 때 주의해야 한다. 약물의 장기간 복용은 때로는 수면을 줄이고 주간각성을 향상시키는 데 필요하다. 가장 흔히 사용되는 약물로 모다피닐(modafinil)을 들 수 있는데 16세 이상에서만 미국 FDA 승인을 받은 약물이다. 중추신경자극제와 다른 기전으로 작동할 것으로 추정되는데 시상하부의 각성증진회로에 작용할 것으로 추정된다. 기면병과 특발성 과다수면을 보이는 소아에서 아침 투여로 하루 종일 효과를 발휘하며, 하루 200~600mg의 용량을 사용한다. 메틸페니데이트(Methylphenidate)나 덱스트로앰패타민(dextroam-phetamine)과 같은 중추신경자극제는 단독으로 사용되거나 소아에서 과도한 졸림을 치료하는데 모다피닐과 함께 사용할 수도 있다. 최근에는 감마 하이드록시부티레이드(gamma hydroxybutyrate, GHB)가 16세 이상에게서 FDA 승인을 받은 바 있다. GHB는 중추신경계에 존재하는 대사물질로 주로 시상하부와 기저핵에 높은 농도로 분포하며 GABA-B 수용체를 비롯하여 다양한 신경전달물질 체계에 영향을 미친다. 일부 연구에서는 약 85%의 소아에서 주간졸림증, 탈력발작 등이 호전된다고 보고하고 있다(Aran et al., 2010). 탈력발작 치료를 위해 유일하게 FDA 승인을 받은 약은 oxybate인데 oxybate가 도입되기 전에 주로 사용했던 약물은 삼환계 항우울제[클로미프라민(clomipramine), 이미프라민(imipramine), 프로트립틸린(protriptyline)]였다. 그 외에 벤라팍신(venlafaxine), SSRI계열 약물, 아토목세틴(atomoxetine) 등도 탈력발작, 수면마비, 입면환각증상 등에 효과적이다.

호흡관련 수면장애

1) 폐쇄성 수면무호흡

습관적인 코골이는 소아의 10% 정도에서 보고되고 있지만 소아의 폐쇄성 무호흡증상은 그보다는 훨씬 적어 대략 1~3%이다. 잠자는 동안(특히 REM 수면 동안)에 근육의 긴장도는 떨어지는데, 이러한 긴장도 감소는 기도를 유지하는 근육과 숨을 쉬도록 도와주는 근육에 영향을 미친다. 특히 민감한 사람들에서는 이런 생리적 변화가 폐쇄성 수면무호흡을 일으킬 수도 있다. 성인에서는 전형적으로 뚱뚱하고 잠이 많은 사람이지만, 소아의 경우 폐쇄성 수면무호흡의 가장 일반적인 원인은 아데노이드와 편도의 비대이다. 소아가 깨어있을 때에는 숨 쉬는 데 지장이 없지만 잠자는 동안 근육의 긴장도가 줄어들게 되면 기도가 작아지게 되고 기도의 저항이 늘면서 숨 쉬는 것이 힘들어진다. 특히 신경근과 두개안면부 이상을 가진 아이들에서는 유병률이 더욱 높다. 폐쇄성 수면무호흡 증상은 지속적인 코골이, 무호흡, 불안한 수면과 야간 발한 등이며, 주관적으로 보고하는 주간졸림과 소아의 부주의나 과활동을 포함하는 신경인지적 증상도 관련될 수 있다. 수면장애의 국제분류(International Classification of Sleep Disorders)에서는 소아의 폐쇄성 수면무호흡 진단기준이 성인과 다른데, 성인에서 시간당 5회 이상의 무호흡·저호흡 증상(Apnea Hypopnea Index, AHI≥5)을 보여야 하지만 소아에서는 AHI가 1회 이상이면 진단이 가능하다.

일반적인 수술적 치료방법으로 아데노이드 구개편도적출술(adenotonsillectomy)이 대표적인데, 그 외에 교정치과적(orthodontic) 치료를 적용하기도 한다. 알러지성 비염이나 부비동염에서는 흡입성 비강스테로이드, 항히스타민 약물, 비충혈약물 등도 기도의 염증을 줄여서 효과를 발휘하는데, 기도염증이 증상과 관련된다는 폐쇄성 무호흡 소아에서 생물학적 증거로는 C-reactive protein(CRP)의 상승이나 싸이포카인(cyfokine)의 변화가 관찰된다는 점을 들 수 있다. 지속성 비강양압법

(continuous positive airway pressure, CPAP)은 수술중재가 실패하거나 수술적응증이 되지 않으면 시도할 수 있는데, 착용하기 불편하고 성장기에 있는 소아의 얼굴 변형을 유발 가능성도 있다(Sullivan, 2012).

일주기 리듬 수면–각성장애

일주기 리듬 수면–각성장애는 수면–각성을 조절하는 내적인 신체 리듬의 문제로서, 정상적 수면 구조를 보이지만 적절하지 않은 시간에 수면–각성이 이뤄지는 수면으로 정의한다. 일주기성 수면리듬장애의 소아 유병률은 약 10% 정도로 추정된다. 특히 지연형 수면위상 타입(delayed sleep phase type)은 청소년에서 흔하고, 전진형 수면위상 타입(advanced sleep phase type)은 학령전기 소아에서 흔히 발생한다. 지연형 타입은 사춘기 동안에 발생하는 수면 항상성 조절이나 체내시계의 정상적 변화와 관련되는데, 이러한 생리적 변화가 흔히 청소년에서 어두움과 빛의 주기와 관련된 수면 위상의 지연을 유발한다. 즉 체온과 신경내분비기능의 내적인 주기가 늦은 취침 — 기상 시간으로 빠르게 초기화하는 만큼 청소년의 활동 체계는 느려진 주기에 쉽게 적용한다. 따라서 학교를 다니는 동안 청소년이 아침에 일찍 일어나는 것은 수면부족을 유발할 수 있고 특히 아침 시간에 과도한 주간졸음이 발생한다. 이런 수면문제는 학업, 기분, 주의력 등에 문제를 유발하며 때로 가족 간 갈등상황도 생길 수 있다. 이런 경우 주말에 '그동안 못 잔 것을 만회하려는 수면'으로 보충하려고 하는데, 이는 극단적인 위상지연 형태라 할 수 있다. 이러한 지속적인 수면부족은 우울증상과도 높은 연관성을 보였다.

  치료로는 수면위생 준수, 소아와 가족에 대한 교육, 수면위상을 점진적으로 전진시키는 것 등을 들 수 있다. 수일에 걸쳐 아침에 시행하는 광선치료(5,000~10,000 lux)가 위상을 전진시키는 데 도움이 될 수 있고 취침 한 시간 전에 멜라토닌을 복용하는 것도 효과적이다. 심한 지연형 수면위상을 보이는 청소년의 경우에는 입면시간을 매일 뒤로 3시간씩 점차적으로 증가시키면서 원래 리듬을 찾도록 하는 방법도 사용한다. 지연형의 경우에는 전진시키는 것보다 뒤로 늦추는 것이 수월하기 때문에 이런 치료에 보다 쉽게 적응하기 때문이다.

사건수면

수면보행증, 야경증, 악몽장애와 같은 사건수면(parasomnia)은 사건수면은 야간운동형태로 수면 도중에 발생하는 중추신경계의 부분적 각성현상이라 할 수 있다. 수면보행, 잠꼬대, 야경증, 혼돈 각성, 야뇨증과 같은 증상은 서파수면 동안에 발생한다. 소아는 대개 다음 날 지난밤에 발생했던 이런 사건을 기억하지 못한다. 악몽과 REM 수면행동장애는 REM 수면에서 발생하고 대개 생생한 꿈의 회상과 연관된다. 수면보행증과 REM 수면행동장애는 일반적으로 자신이나 타인의 상해와 관련될 수 있으므로 잠재적으로 위험한 상태라 할 수 있다. 이러한 사건수면이 양성적인 발달 상태를 의미할지라도 사건수면은 심각한 수면 교란으로 이어지고 소아와 가족에게 고통을 유발하며 주간졸림증을 일으킬 수 있다.

수면보행증과 같은 사건수면은 성인보다는 소아에서 훨씬 더 자주 나타난다는 점에서 이를 정상적인 신경생리학적 발달현상으로 보기도 하지만, 발달장애가 흔히 동반된다는 점에서 수면성숙의 이상으로 보는 견해도 있다. NREM 수면과 관련된 사건수면으로는 소아에서는 수면보행증이 가장 흔한 형태인데 10세에 13.5%로 피크를 보인 후 감소하여 성인에서는 2~4%에서 나타난다. 사건수면은 정신과적, 신경학적 장애를 가진 소아에서 더 흔하고, 정신약물에 의해 악화되거나 유발될 수도 있다. 원인적으로는 유전적인 요인이 거론되는데, 수면보행증을 보이는 소아에서 가족력이 흔하고(80%의 가족에서 수면보행증이 관찰되며, 소아의 경우 일란성 쌍생아의 일치율이 이란성보다 1.5배 높고 성인에서도 5배 정도 높다) HLA-DQB1 유전자가 발병원인이라는 보고가 그 대표적인 예이다(Hughes, 2007). 신경생화학적으로는 GABA나 콜린성 신경전달시스템의 억제가 불충분하거나 적절하지 못하다는 견해가 있다.

사건수면은 흔히 교란된 수면 요인으로 촉발되기 때문에 수면위생의 준수가 중요하다. 수면박탈, 스트레스 상황, 취침시간에 임박한 카페인 등은 사건수면을 악화시킬 수 있으므로 피해야 한다. 아울러 동반된 다른 수면장애나 정서/행동문제에 대한 치료는 사건수면의 빈도와 강도를 줄이는 것으로 알려졌다. 잠자리 근처에 부딪힐 수 있거나 위험한 물건은 소아의 손이 닿지 않는 곳에 두는 것이 필요하며, 그 외에 잠재적으로 위험한 물건을 치우고, 현관문과 창문을 잘 잠그며, 침실에 알람장치를 설치하는 것 등이 사고예방에 도움이 된다. 사건수면이 심각한 경우는 벤조디아제핀계열 약물[예 : 클로나제팜(clonazepam), 다이아제팜(diazepam), 로라제팜(lorazepam) 등]과 삼환계 항우울제 등이 효과적일 수 있다. 이 두 가지 약물은 수면 도중의 각성을 줄이고 깊은 수면단계인 NREM 수면 4단계를 얕게 해준다. 감별진단으로는 부분복합발작에서의 자동증, 틱장애, REM 수면 행동장애 등을 들 수 있는데, 뇌파검사나 수면다원검사를 통해 감별한다.

하지불편증후군은 흔한 감각운동장애로 성인에서는 5~10%, 소아 집단에서는 2%의 유병률을 보인다. 하지불편장애는 다리의 불편감과 불쾌한 느낌을 동반하면서 다리를 계속 움직이는 증상이다. 소아는 종종 성인과 다르게 증상을 호소하기 때문에 성인보다 진단이 어렵다. 하지불편증후군은 낮은 페리틴(ferritin) 농도, 가족력, ADHD, 정서장애 등과 관련된다고 알려졌다(Sullivan, 2012). 하지불편증후군은 흔히 주기적 사지운동장애(periodic limb movement, PLM)를 동반한다. 하지불편증후군의 치료로서는 행동학적 중재와 약물치료가 있다. 행동학적 중재법은 주로 안정적인 수면-각성 스케줄을 유지하고, 수면박탈을 피하며, 카페인 섭취를 줄이고 흡연과 알코올은 금하며 취침시간에 가까울 때 자극적 행동을 피하는 것에 중점을 둔다. 근육운동과 관련된 치료로 마사지나 주기적인 운동이 도움이 되지만 계속 앉아서 하는 작업은 증상을 악화시킬 수 있다. 약물학적 중재로 철분 보충이 있는데, 성인과 소아에서 혈청 페리틴 농도가 낮은 경우(50mcg/L 미만)에 철분보충이 효과적이라는 보고가 있으나 장기적인 효과에 대한 연구는 부족하다. 파킨슨 치료제인 카비도파/레보도파(carbidopa/levodopa) 등도 사용되며, 프라미펙졸(pramipexole), 로피니롤(ropinirole)과 같은 선택적 도파민 수용체효현제가 소아의 하지불편장애에 효과적이라고 알려져 있으나 성인과 달리 소아에서는 미국 FDA의 승인을 받지 못했다. 그 외에 3세 이상 뇌전증에서 FDA 승인을 받은 gabapentin도 사용될 수 있는데, 성인 하지불편증후군에서 FDA 승인을 받은 바 있으며 소아에서 효과적이라고 알려져 있다. 그 외에 클로나제팜(clonzaepam), 클로니딘(clonidine), 카바마제핀(carbamazepine)과 같은 약물도 소아의 하지불편증후군에 사용할 수 있다.

결론

소아·청소년에서도 성인과 마찬가지로 다양한 수면-각성문제가 발생한다. 소아·청소년에서 발생하는 수면관련 문제는 성인과 다른 임상특징을 보일 수 있는데, 발달학적으로 수면의 생리적 변화가 매우 빠른 시기고 성인과 다른 생물학적, 사회적 상황에 처해 있기 때문이다. 소아·청소년에서 흔히 대두되는 수면-각성장애로는 불면장애, 과다수면장애, 일주기 리듬-각성장애, 사건수면장애 등을 들 수 있다. 수면장애의 치료는 환경적, 행동학적, 약물학적 치료에 대해 임상가가 잘 이해하고 적용할 수 있어야 한다. 그러나 성인과 달리 소아에서는 수면과 관련하여 FDA 승인을 받은 약물이 없고 약물치료의 효과나 부작용에 대한 연구도 매우 부족하다. 많은 경우 성인의 연구결과를 그대로 소아·청소년에 적용하는데, 이에 관한 근거 자료가 부족하다. 따라서 임상에서 사용할 때는 소아·청소년의 생물학적 발달상태, 동반질환, 사회적 상황 등을 고려하여 꼭 필요한 경우에 사용해야 하며 약물의 효능뿐만 아니라 약물상호작용과 부작용 등을 고려한 세심한 용량조절이 필요하다.

American Academy of Sleep Medicine. (2005). *International classification of sleep disorders: diagnostic and coding manual, 2nd ed.*, Weschester, IL.

American Psychiatric Association (APA). (2000). *Diagnostic and Statistical Manual of Mental Disorders (DSM-IV), 4th ed.*, text revision, Washington, DC.

American Psychiatric Association (APA). (2013). *Diagnostic and Statistical Manual of Mental Disorders (DSM-IV), 5th ed*, Washington, DC.

Aran, A., Einen, M., Lin, L., et al. (2010). Clinical and therapeutic aspects of childhood narcolepsy-cataplexy: a retrospective study of 51 children. *Sleep, 33*, 1457-1464.

Hollway, J. A., Aman, M. G. (2011). Pharmacological treatment of sleep disturbance in developmental disabilities: a review of the literature. *Res Dev Disabil, 32*, 939-962.

Hughes, J. R., (2007). A review of sleepwalking (somnambulism): The enigma of neurophysiology and polysomnography with differential diagnosis of complex partial seizures. *Epilepsy & Behavior, 11*, 483-491.

Kotagal, S., Broomall, E., (2012). Sleep in children with autism spectrum disorder. *Pediatr Neurol, 47*, 242-251.

Kwon, I., Choe, H. K., Son, G. H., et al., (2011). Mammalian molecular clocks. *Exp Neurobiol, 20*, 18-28.

Owens, J. A., Rosen, C. L., Mindell, J. A., et al., (2010). Use of pharmacotherapy for insomnia in child psychiatry practice: national survey. *Sleep Med, 11*, 692-700.

Owens, J. A., Mindell, J. A., (2011). Pediatric insomnia. *Pediatr Clin N Am, 58*, 555-569.

Pelayo, R., Dubik, M., (2008). Pediatric sleep pharmacology. *Semin Ped Neurol, 15*, 79-90.

Sullivan, S. S., (2012). Current treatment of selected pediatric sleep disorders. *Neurotherapeutics, 9*, 791-800.

Van der Heijden, K. B., Smits, M. G., Gunning, W. B. (2006) Sleep hygiene and actigraphically evaluated sleep characteristics in children with ADHD and chronic sleep onset insomnia. *J Sleep Res, 15*, 55-62.

Zammit, G. K., Corser, B., Doghramji, K., et al. (2006). Sleep and residual sedation after administration of zaleplon, zolpidem, and placebo during experimental middle-of-the night awakening. *J Clin Sleep Med, 2*, 417-423.

제26장

신체형 장애

김승곤
조선대학교병원 정신건강의학과

개념 및 정의

신체화(Somatization)라는 용어는 주관적인 신체증상이 충분한 의학적 평가로 설명 되지 않거나 또는 생물신체적 과정(biophysical process)이 주관적인 신체증상이나 영향에 대해 충분히 설명되지 않는 증상을 의미한다. 과거 '기능적(functional)'이라 고 명명하기도 하였으며(Kellner, 1986; Lipowski, 1988), 그 외 '심인성(psycho-genic)', '비 기질적(nonorganic)', '히스테리성(hysterical)'이라는 용어를 사용하기 도 하였다. 신체증상은 말초감각(지각적 요소)과 말초감각으로부터의 대뇌피질과의 복잡한 과정(반응적 요소)으로 나타나지만, 환자가 경험하는 주관적 고통의 신체증 상과 명백한 실제질환 사이에서의 심각도는 일치된 소견은 없다.

정신신체증상(Psychosomatic symptoms)은 소아 및 청소년에게 흔히 보고되며, 이러한 증상으로 인해 일상생활 및 학교 적응에 어려움을 야기한다(Kelly et al., 2010). 신체형 장애를 가진 환자는 정신과 진료보다는 일차의료기관인 내과, 소아 과, 가정의학과 등을 먼저 내원하는 경우가 많아(Garralda, 2010), 반복적인 입원 및 검사 등 의료자원의 과다한 이용으로 인한 의료전달체계에 상당한 부담을 야기한 다(Sumathipala et al., 2008).

DSM-IV의 신체형 장애(somatoform disorder)는 DSM-5에서는 신체증상과 증상과

연관된 장애(somatic symtoms and related disorders)로 바뀌었다. DSM-IV의 신체형 장애는 용어 자체가 혼란감을 줄 수 있고, 각 세부질환 간에 중복되는 항목이 많아 진단 자체의 명확성이 부족했다. 현재의 DSM-5는 질병의 총 개수 뿐만 아니라 하위 항목의 내용을 줄임으로써 내용을 재조직화하였다. 과거 DSM-IV에서는 의학적으로 설명이 불가능한 증상들에 대한 중요성을 강조했다. 하지만 새롭게 개정된 DSM-5에서는 신체적 증상에 대한 의학적 설명의 부재보다는 양성증상 및 징후(예 : 고통스러운 신체적 장애와 함께 그 증상에 대한 비정상적 사고, 감정, 행동)에 근거한 진단을 강조하고 있다. DSM-5에 의한 신체증상 및 연관된 질환(somatic symptoms and related disorders)은 신체증상 장애(somatic symptoms disorder), 질병불안장애(illness anxiety disorder), 전환장애(conversion disorder), 다른 신체적 질환에 영향을 끼치는 심리적 인자(psychological factors affecting other medical condition), 인위성 장애(factitious disorder), 다른 분류에 해당되는 신체증상 및 연관된 장애(other Specified somatic symptoms and related disorders), 달리 분류되지 않는 신체증상 및 연관된 장애(unspecified somatic symptoms and related disorder)로 분류하고 있다. 하지만 소아·청소년인 경우 소아·청소년 진단기준을 따로 두지 않고 성인용 기준을 사용하고 있기 때문에 이런 기준이 발달 단계에 적합한 것인지에 대해 여전히 논란이 제기되고 있다. 따라서 이 장에서는 소아·청소년에서 의학적으로 충분히 설명되지 않는 흔한 신체적 증상에 대한 전반적인 이해와 평가 및 치료적 접근에 대해 언급하고자 한다.

역학

소아·청소년에서 의학적으로 설명할 수 없는 신체증상에 대한 호소는 흔하다. 하지만 다수의 연구는 몇 가지 신체적 증상에 초점을 맞춰져 있거나 표준화된 연구 방법을 사용하지 않아 유병률 등에 대한 연구가 부족한 편이다.

과거 Garber 등(1991)과 Domenech 등(2004)은 학령전기 및 학령기 소아의 절반이 과거 2주 동안 하나의 신체증상을 보고하며, 대략 15%는 최소 네 가지 증상이 있다고 하였으며, Belmaker 등(1985)은 청소년의 경우 10~15%에서 다발성의 빈번한 신체증상 호소가 있다고 보고했다. 최근의 연구에 따르면, 청소년에서의 정신신체증상은 학교환경에서 스트레스와 특별한 상관관계를 가지며, 문화적 배경에 따라 다르게 보고되고 있다(Hesketh et al., 2010). 일차의료에서, 신체적 증상을 호소한 환자의 20~50%는 의학적으로 설명할 수 없는 증상을 가진 것으로 분류될 수 있다

(Van Ravesteijn et al., 2009).

소아 · 청소년에서 가장 흔한 신체적 증상은 동통, 피로와 소화기관 문제이며 (Janssens et al., 2009), 만성 정신신체 동통은 청소년 내과 및 류마티스 의료기관에서 상당한 분포를 보이고 있다(Griffin et al., 2008). 재발성 복통은 소아과 외래방문의 5%로 추정되며, 소아기에 호소하는 가장 흔한 통증으로 보고하고 있다(Dufton et al., 2009). 모든 소아의 20~55%는 두통 증상을 경험하며, 10대의 10%는 잦은 두통, 흉통, 오심과 피로를 보인다. 다른 신경학적 증상[가성발작(pseudoseizure), 무감각(numbness)]은 청소년 시기에 나타나는 경향이 있다(Silber, 2011).

원인

생물학적 요인

1) 자율신경계의 생리적 각성

신체화 증상은 이론적으로 과도한 생리적 활동의 결과이다. 이로 인해 신체신호 지각에 대한 과도한 반응과 지각에 대한 정보의 출처를 잘못 기억하는 오귀인 (misattribution) 경향이 증가한다. Pennebaker(1982)의 모델에서 신체적 증상의 지각은 외부자극의 강도와 구분되는 내부수용신호(interoceptive signal) 자체의 강도에 의해서 결정된다고 하였다. 이 모델은 생리적 신호의 강도와 신체증상의 심각도의 직접적인 관계를 제시하고 있다. 그러므로 생리학적 과도한 활성은 신체증상 발달의 위험인자가 될 수 있다.

2) 내분비계

내분비계 특히 시상하부뇌하수체부신축(hypothalamic-pituiatery-adrenal axi, HPA축)은 스트레스에 의해 활성화되고 통증지각을 유발한다. 스트레스와 통증은 둘 다 신체화장애에 관여한다.

HPA축과 관련된 호르몬 중 지금까지 코르티솔(cortisol)이 가장 많이 연구되었다. 그러나 일관된 소견을 보이고 있지는 않다. 일부 연구에서는 외상후스트레스장애 환자와 비교 시 설명되지 않는 신체화 증상을 보이는 군에서 코르티솔 농도가 더 낮았고(Heim et al., 2000), 다른 연구에서는 우울감을 보정했음에도 신체화 증상을 보이는 군에서 그렇지 않은 군에 비해 유리 코르티솔이 정상이거나 또는 더 높았다고 보고하였다(Rief et al., 2000). Gabb 등(2002)은 HPA축의 활성화는 스트레스의 시각표(time table)에 따라 달라지는데, 즉 급성이냐 또는 오랫동안 지속되는 만성 스트레스냐에 따라 변한다고 하였다. 이러한 변화차이는 증상과 통증지각의 변화와 관계할 수 있는데, 급성 스트레스인 경우에는 통각감퇴(hypoalgesia), 만성적으로 지속되는 경우에는 통각과민(hyperalgesia)이 된다. 신체화 증상에 대한 HPA축의 관련성은 여전히 불명확하다. 그러나 HPA축 활성은 중요한 역할을 하며, 이 역할은 아마도 비특이적이고 경과에 의존하며 다각적이다.

3) 신체형 증상과 면역학

면역 자극은 통각상실과 통각과민 회로를 활성화하는 것 같다. 몇몇 면역 매개요인이 주관적인 질병과 연관되어 보이는데, Lekand 등(2004)은 자기보고 건강 척도와 시토카인(cytokaines)의 농도와 상관성이 있음을 증명하였다. 하지만 이 연구에서 진행하는 질병에 대한 교란요인 효과는 불명확하다.

면역계의 활성화는 우울증이나 신체화에서 보이는 질병행태와 유사한 행동패턴을 유도하는 것처럼 보인다. Danzer 등(1998)은 전염증성 시토키닌 인터루킨-1(proinflammatory cytokine IL-1)을 쥐의 뇌에 주입하여 사회적 위축, 신체활동의 감소 같은 질병행태를 보인다고 하였다. 이러한 결과는 면역변화가 신체화 증상과 관련된 행동의 변화를 유발한다는 것을 제시하고 있다. 하지만 이러한 인과관계가 쌍방향인지 그리고 인간에게 신체화 증상의 유발과 유지에 영향을 끼치는지에 대해서는 불명확하다.

4) 모노아민산, 신경전달물질

세로토닌은 편두통 같은 다양한 통증상태에 주요한 역할을 한다. 우울증처럼 세로토닌과 연관된 질환은 전형적으로 통증지각역치의 변화와 연관된다. 또한 신체적 쇠약 및 탈진, 피로는 뇌신경계 뿐만 아니라 근육의 에너지 대사와 같은 말초계로부터도 영향받는다.

Rief 등(2004)은 신체화 증상군과 우울증군 그리고 건강한 대조군에서 branched chain amino acids(BCA : valine, leucine, isoleucine) 농도를 측정하여 각 군마다 다르다는 것을 증명하였다. 임상군에서 농도가 건강한 군에 비해 농도가 낮았고, 우울집단보다 신체화 증상군에서 더 심각하게 낮았다고 보고하였다. 이러한 아미노산은 혈관뇌장벽(blood brain barrirer)에서 작용은 하는 트립토판(tryptophan)같은 아미노산과 경쟁할 뿐만 아니라 근육의 에너지 대사와도 관계한다. 그러므로 이러한 점은 아마도 만성피로증후군 같은 신체화 관련된 장애나 신체화 증후군의 전형적인 증상인 주관적인 피로감과 상관성이 있다. 신경전달물질에 관련된 모노아민산인 티록신(thyroxine)과 트립토판에 대해서는 신체화장애의 세로토닌계의 연관성을 시사하는 트립토판의 영향과의 관련성이 보고되었다. Schwarz 등(1999)은 5-하이드록시인돌초산(5-hydroxyindoleacetic acid, 5-HIAA)와 트립토판의 농도의 감소는 섬유근육통(fibromyalgia) 환자에서 더 높은 통증점수와 연관 있었고, 또한 뉴로펩타이드 substance P의 높은 농도 및 통증점수와도 연관이 있다고 하였다.

세로토닌 운반유전자의 발단부의 기능적인 다형성은 신경성 및 불안특성과 연관이 있으며(Greenberg et al., 2000), 성인에서는 기능성 복통과 연관이 있다(Camilleri et al., 2002). 특정한 신경전달물질의 대사에 중요한 유전인자의 다양성은 신체형 질환의 감수성과 연관되는데, 여기에는 통증민감도와 catecholamine-O-methyl transferase(COMT)에서의 다형성, 신체적 불안과 세로토닌의 생합성에 있어 속도를 조절하는 효소인 tryptophan hydroxylase를 코딩하는 유전자의 다형성이 있다. 최근 Silber(2011)는 가족 구성원에서 우울과 불안이 높을 뿐만 아니라 일란성 쌍생아에서 신체화의 유전적 경향이 더 높다고 보고하였다.

5) 뇌기전

증상의 의식적인 지각은 뇌에서 일어난다. 유발전위(evoked potentials)는 주의력과 여과처리(filtering process)를 반영한다. 현재 뇌영상기술은 주로 통증연구에 활발히 진행되었고, 그 외 신체형장애에서는 거의 연구가 이루어지지 않았다. 통증연구를 통해 시상과 체성감각피질 뿐만 아니라 척수, 뇌간, 시상하부, 편도/해마, 전전두엽과 대상회를 포함하는 '통증기질(pain matrix)'의 존재가 널리 받아들여지고 있다(Jones et al., 2003). 따라서 이 부위 중 어느 부위는 신체형 증상에 관여하는 것으로 예측할 수 있다.

신체화장애에서 주의력과 지각과정은 뇌파검사 유발전위(EEG evoked potentials)를 통해 연구되었다(Gorden et al., 1986; James et al., 1990). 이 연구에서 신체화장애 환자에서 N1 유발전위 성분의 증가와 MMN(mismatch negativity)이 감소되었는데, 이것은 여과처리(filtering process)의 결손을 의미한다고 볼 수 있다.

신체화 증상에 대한 뇌영상을 통한 연구는 아직 시작에 불과하다. 체성감각부위나 전전두엽 그리고 우측 두정엽 부위가 주의력과 각성의 과정을 통합하는 신경망이 있는 부위라고 여겨진다. Hakala 등(2002)은 양전자단층촬영술(Positron emission tomography)을 이용하여 다발성 신체화 증상군과 건강한 군과 비교하였는데, 신체화 증상군을 가진 군에서 양측 미상핵(caudate nuclei), 좌측 조가비핵

(putamen) 그리고 우측 중심앞이랑(precentral gyrus)에서 당 대사율이 낮았다. 환자들은 또한 미상핵의 크기가 양측으로 큰 소견을 보였다(Hakala et al., 2004). 미상핵의 이상소견은 또한 신체이형장애에서도 같은 결과를 보였다(Rauch et al., 2003). 아직까지 신체화장애에 대한 뇌연구는 개시에 불과하다. 몇몇의 연구가 진행되긴 했지만 이러한 소견의 특이성은 불명확하다.

6) 신체화 증상의 신호-여과 모델(signal-filtering model)

신체화장애는 신체신호의 지각의 장애로 이해될 수 있다. 그러므로 모든 생물학적인 접근은 신체 신호에 영향을 미칠 수 있는 가능한 모든 인자에 대해 고려해야 한다. Ingvard(2005)는 신호발달(signal development), 여과(filtering) 그리고 지각(perception)으로 구성된 모델을 제안하였다(그림 26.1). 이 모델에서는 신체화 장애에 끼치는 가능한 정신생물학 그리고 심리적 영향이 증강된 신호와 여과감소효과를 나누어 보여주고 있다. 대부분의 신체 부분은 뇌에 감각신호를 보낸다. 신경여과과정을 통해서 이러한 신호의 대부분은 건강한 사람에게 의식화되지는 않는다. 이것은 또한 통증연구분야에서 관문통제설(gate-control thoery)의 근거가 된다. 신체화장애의 경우, 신체감각은 인식되고 계획된 행위나 의도적인 사고를 하는 데는 방해가 된다. 따라서 이러한 잘못된 지각 때문에 증강된 감각신호(예 : 강한 감각입력)가 되거나 여과능력은 감소된다. 또한 건강불안이나 감염 중 면역학적인 변화 이유로 신호강도나 감각 여과의 능력에 영향을 미치게 된다.

신체화장애에서 민감화(sensitization)가 중요한 역할을 한다(Ursin, 1997). 민감화는 같은 신호를 점점 더 큰 지각으로 증강시킨다. 비록 신체신호가 진폭크기에 있어 미미하겠지만, 점점 더 강렬한 것으로 인식할 수 있다. 감각의 출처에 대한 불확실성과 함께 신체신호의 반복된 지각은 정상적으로 예측했던 습관화(habituation)에 영향을 끼친다. 이러한 모델의 인지적 요소는 체성감각증폭모델(somatosensory amflication model)에 잘 묘사되고 있다(Barsky, 1992). 그러나 민감화 또한 신경과정의 일부이다.

결론적으로 신체화 증상은 인지적, 행동적 그리고 감정적인 면에 악순환을 발생시키는 생물학적인 요소를 가지고 있다. 그러나 지금까지 연구의 대부분은 특이성이 부족하다.

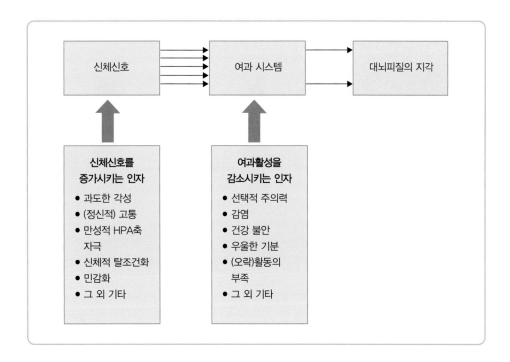

그림 26.1　신체화 증상의 여과 모델(the filter model for somatoform symptoms)(Ingvard Wilhelmsen, 2005)

심리사회적 요인

1) 증상 모델링

가족 구성원이나 친밀한 지인이 신체적 질환을 가졌을 때 때때로 현저하게 유사한 증상을 보이는 신체화 증상의 유병률이 증가하며, 이는 신체화가 학습된 행동임을 설명한다(Silber, 2011).

2) 신체질환

사고나 바이러스질환 등을 경험한 경우, 신체화 증상이 시작될 수 있으며 질환 자체가 완치되었다고 해도 신체화 증상은 재발되거나 회복이 지연될 수 있다. 전염성 단핵구증(infectious mononucleosis)과 같은 감염성 및 수많은 다른 바이러스성 질환들은 소아에서 만성 피로증후군(Garralda, 2010)이나 다른 정신신체질환을 유발할 수 있다. 의학적 명백한 원인 없이 반복되는 신체적 호소의 과거력 또한 위험인자이다.

3) 발달학적 요인

초기 청소년기는 특히 신체적, 인지적 그리고 사회적 변화를 경험하는 시기이므로, 매우 스트레스에 취약한 시기이다. 스트레스 요인으로는 사춘기, 자기 정체성의 발달, 책임과 독립심 그리고 미래 지향적인 목표 등을 포함한다. 나이, 성별 그리고 지역의 특성 등은 청소년이 경험하는 스트레스요인뿐만 아니라 스트레스를 다루는 데 유용한 인지적, 사회적 자원에 영향을 미친다(Christiansen et al., 2008).

4) 학교 스트레스요인

학교 스트레스와 가족상황의 변화는 신체적 장애의 발생과 지속의 가장 흔한 환경적 요인으로 알려졌다(Teo et al., 2008). 학교문제와 학업성취도 그리고 만성 통증 간의 연관성은 여러 문헌에서 보고하였다(Bursch et al., 2008). 중국의 경우 청소년의 높은 스트레스는 경쟁적인 교육적 환경의 높은 압력을 반영하고 있고(Hesketh et al., 2010), 반면에 일본의 경우, 학교 공포증과 또래관계 문제는 소아에서 신체적 증상을 유발하는 것으로 나타났다(Oki, 2010).

5) 비기능적 가족패턴

비기능적 가족패턴은 신체형 장애의 발생과 지속에 영향을 미치는 인자 중 하나이다(Aamir et al., 2009). 가족의 만성적 질환으로 볼 수 있는 이러한 비기능적 가족패턴은 지속적인 일상적인 생활스트레스요인으로 작용하고, 이는 다른 중요한 스트레스요인보다 신체화 증상에 더 크게 작용하는 것으로 밝혀졌다(Garralda, 2010).

6) 부모의 과잉보호

몇몇의 단면적 연구에 따르면 부모의 과잉보호는 기존의 의학적 상태로 증상이 악화되거나, 아이의 건강호소의 우연한 강화(inadvertent reinforcement)와 상관없이 궁극적으로 소아와 청소년에 대한 나쁜 건강결과를 초래할 수도 있음을 제시한다(Janssens et al., 2009). 또한 부모의 과잉보호는 청소년이 그들의 신체적 증상에 대한 적극적인 대응 전략을 하는 데 방해가 될 뿐이다(Janssens et al., 2009).

7) 이차적 이득

환자행동의 강화는 주위의 공감, 관심유발, 그리고 지지, 어떤 문제나 책임감에서의 회피 등을 통해 더욱더 강력해진다. 소아 · 청소년의 신체화 증상은 감정적인 고통 또는 부정적인 감정(예 : 불안, 질투감, 분노 등)을 표현하기보다는 더 쉽게 인식되고 받아들여질 수 있는 가족 내에서 시작한다(Silber, 2011).

8) 대응기제

Dufton 등(2009)은 건강한 대조군에 비해 반복적인 복통을 호소하는 아이들에게서 평균 6배 또는 그 이상의 내재화된 대응 양식이 있다고 보고했다. 통증에 대한 스트레스의 영향은 아이의 대응양식과 통증경험을 조절하려는 자기효능감에 의해 조절된다고 알려졌다(Schulte et al., 2010).

9) 감정표현불능증

감정적인 고통을 언어적으로 묘사하고 인식하는 어려움을 감정표현불능증(alexithymia)라고 정의한다. 감정표현불능증으로 인해 심리적 문제가 적절히 표현되지 못하고, 신체적 증상으로 나타나기 쉽고, 감정표현불능증과 신체증상의 발달은 강한 상관관계가 있다고 보고하고 있다(Wood et al., 2009).

10) 정신과적 동반이환

신체적 증상은 종종 특정의 정신과적 질환의 진단기준의 일부이다. 예를 들어 신체적 증상(예 : 두통, 복통, 오심 등)이 주된 애착대상과 분리가 예상될 때 나타난다면 분리불안장애라고 할 수 있을 것이다. 정신신체통증증후군은 소아 · 청소년에게 불안, 우울, 행동장애와 강한 연관성이 있다고 알려졌다(Dufton et al., 2009). 불안장애는 일차진료에서 기능성 복통을 호소하는 청소년의 대략 3/4에서 진단 내릴 수 있으며, 특히 우울증은 기능적인 신체적 증상으로 호소하는 청소년에서 흔하다. 기침과 호흡곤란 같은 호흡기증상은 일반적으로 정신질환의 존재와 연관될 수 있고, 우울장애, 공황장애, 주의력결핍 · 과잉운동장애, 물질사용장애와 같은 특정 장애의 존재와 관련이 있다(Goodwin et al., 2004).

11) 외상 경험

다양한 부정적 경험과 스트레스요인은 소아기와 청소년기에 모두 신체화 증상 경험과 연관이 있으며, 가장 잘 알려진 것이 소아학대이다. 성적학대는 소아기와 청소년기에서 기능적인 신체증상의 발생을 예측할 수 있고, 성인이 되어서도 영향을 미친다. 또한 소아기에 부모의 방임에 노출되거나 부적절한 돌봄은 향후 신체적 증상과 연관이 있다. Silber 등(2011)은 신체적, 성적학대 및 왕따 경험은 신체적 증상으로 나타날 수 있고, 종종 신체화장애로 발전한다고 하였다.

평가

철저한 평가가 환자, 가족, 전후 상황, 의료진의 경험과 자원에 따라 융통성 있고 개별화되어야 한다. 우선적으로 임상가는 숙련되어야 하고 진정성을 가지고 환자와 가족의 치료에 접근해야 한다. 이러한 임상가의 숙련됨과 진정성을 통해 환자의 증상에 대한 중요한 질문을 놓치지 않고, 가족이 의료진의 충고에 오해받지 않고, 실제 존재하는 의학적 질환을 놓치지 않도록 하여야 한다. 아이는 통증에 집착하고 취약하며 두려움을 느낄 수 있다. 부모는 아이의 증상에 걱정, 불안 및 분노감 등을 가지며 그들 자녀에 대한 돌봄과 그들 자신의 양육 기술에 대해 걱정을 한다. 또한 생명에 위협하는 무서운 질환을 가졌다고 걱정을 하며, 과거 의료진이 잘못 진단을 내리지 않았나 생각한다.

전형적으로 일차의료진이 정신과 자문 전에 의학적 검사가 시행된다. 하지만 모든 의학적 검사결과가 음성이 나올 때까지 기다리는 것보다 정신건강 자문, 즉 정신의학적 개입이 동시에 이루어지는 것이 바람직하다(Coskun et al., 2009). 평가과정의 일부로서 정신건강 자문, 즉 정신과적 개입이 환자 및 가족에 대한 낙인, 불신을 최소화시킬 수 있다. 의학적 일련의 검사에는 진단과 치료에 도움이 될 만한 신체적 병력, 이학적 검사, 혈액학적 검사, 뇌영상 등이 시행된다. 현재 진행되고 있는 평가나 다양하고 심각한 신체적 질병을 배제하기 위해 철저한 의학적 검사가 필요하지만, 불필요하고 해가 될 수 있는 위험한 검사는 피하는 등 신중하고 균형 있는 접근이 중요하다.

임상가는 다양한 신체적 증상을 유발하는 신체 및 정신과 진단감별을 하는 것이 중요하다. 감별해야 할 주요 신체적 질환으로는 근 질환(myopathy), HIV/AIDS, 급성 간헐성 포르피린증(acute intermittent porphyria), 다양한 감염(various infections), 길링-바레증후군(Guillain-Barre syndrome), 갑상선 또는 부갑상선질환(thyroid or parathyroid disease), 편두통(migraines), 다발성 경화증(multiple sclerosis), 중증근무력증(myasthenia gravis), 전신홍반성 루푸스(systemic lupus erythematosus), 심장부정맥(cardiac arrhythmia), 자율신경실조증(autonomic dysfunction) 그리고 경련(seizure) 등이 있다(Shaw et al., 2010). 감별해야 할 주요 정신과 질환으로는 인식되지 않는 신체질환(unrecognized medical disease), 인식되

지 않는 기분장애(우울장애, 불안장애) Unrecognized mood disorder(depression, anxiety), 신체적 상태에 영향을 미치는 심리적 인자(psychological factor affecting a medical condition), 인위성 장애(factitious disorders), 꾀병(malingering) 등이 있다.

임상가는 근본적으로 신체적 증상을 호소하는 아이와 부모에 대한 정신과적 평가 시, 증상이 환자에게 실제 증상이고, 환자에게 매우 심한 일상생활 기능상에 손상을 끼치며, 고통스럽고, 환자가 인위적으로 증상을 조절할 수 없다는 것을 기억해야 한다. 신체질환은 확인되어야 하고 적절히 치료를 받아야 하는 반면에, 신체적 증상은 다른 정신과적 질환의 일부인 경우가 많기 때문에 전적으로 신체형 장애만 배제되어서는 안 될 것이다.

정신과 의사는 모든 과거 의학적 병력과 기록을 점검해야 한다. 때때로 내재된 신체질환을 놓칠 수 있고, 새로운 신체적 질환이 시간에 따라 다양한 신체증상과 함께 나타나기도 한다. 또한 신체적 증상 자체가 변화하기도 한다. 통합적 정신과적 병력 청취가 중요한데 다양한 신체적 증상에 대한 정보, 가족의 신체적 및 정신과적 병력, 불안 및 우울증상에 대한 질문, 최근 또는 과거 외상에 대한 질문 그리고 신체적 및 성적학대의 가능성에 대한 정보를 얻어야 한다. 기질, 의학적 질병 그리고 초기 소아기 때 양육자와 분리불안, 학교생활 및 학업성적, 또래관계 그리고 신체적 증상에 대한 아이의 이차적 이득에 대한 신호나 통찰에 대해서도 관심을 기울여야 한다. 또한 정신신체증상에 대한 환자의 소인인자, 악화인자 그리고 유지인자에 대한 다양한 정보를 알아야 하며, 생물학적, 심리학적, 사회적 그리고 발달학적 영역에서 각각을 관련지어 접근하여야 한다.

평가도구로는 소아·청소년을 위한 표준화된 자가평가척도(the children somatization inventory: Walker et al., 2009)인 질병태도척도(illness attitude scale), 그리고 The SOMA Assessment Interview(Parental interview questionnaire, SAI)(Rask et al., 2009)가 있다. 소아 신체화와 기능적 장해도구(the childhood somatization and functional disability inventories)는 비간질성 경련과 간질의 경련을 감별하기 위해 사용된다(Salpekar et al., 2010).

중재와 치료

통합적, 의학적, 정신과적 개입이 중요하다. 경과가 좋은 치료의 특징으로는 환자에 대한 소아과 의사와 정신과 의사의 긴밀한 의사소통, 의료진과 환자의 신뢰관계, 나타나고 있는 증상에 대한 가족의 심리적인 이해 그리고 신체적인 면에 대한 치료이다(Griffin et al., 2008; Masia et al., 2009). 부가적으로 가족에게 이 질환에 대한 원인이나 예후 등을 포함한 교육을 제공하는 것은 중요하다.

의학적 및 심리학적 평가가 끝나면, 통합적인 방법으로 환자와 가족들에게 결과를 전달하는 것은 중대한 일이다. 많은 환자와 가족에게 신체형 장애의 진단은 받아들이기 어려울 수 있으며 많은 부정적인 반응(방어, 분노, 불안 등)을 야기할 수 있다. 의사는 그들의 증상에 대한 내재된 원인을 이해할 수 있도록 환자 및 가족에게 통합적인 생물정신사회적 공식화(biopsychosocial formulation)를 통해 설명해야 한다. 단지 신체적 검사결과상 이상이 없다는 것에만 초점을 맞추게 되면, 환자와 가족은 혹시 모를 다른 원인이 있을 거라는 두려움을 가질 수도 있으며, 환자의 증상에 대한 불신이 야기되어 오히려 치료동맹에 영향을 끼치거나 결국 치료가 시작되기 어려울 수 있다. 치료팀은 환자와 가족이 증상의 원인을 찾는 것보다 환자의 기능을 향상시키는 것으로 접근하는 방법을 바꾸도록, 그리고 치료과정에서 중요한 가족구성원을 적극적으로 참여하도록 도와주어야 한다(Karterud et al., 2010; Griffin et al., 2008). 신체화 증상을 보이는 소아·청소년의 임상적인 치료적 개입 모델 요소는 다음과 같다.

1) 솔직하고 명료하게 접근

환자와 가족 그리고 양육자 사이 협력의 중요성을 강조하고, 공통된 목표를 확인하며, 증상의 완벽한 회복 대신 향상시켜야 할 기능에 초점을 맞춘다.

2) 안심시키기

아이와 그들의 가족에 신체적 증상이 생명을 위협하는 치명적이거나 또는 신체 조직의 손상과 연관되지 않는다는 것을 초기에 설명함으로써 안심시켜야 한다. 불안이나 걱정을 완벽하게 없애주라는 말은 아니다. 임상가는 직접적으로 증상에 대한 불안과 두려움에 대해 설명해 줄 필요는 있다.

3) 인지행동요법

인지행동요법의 특징은 내적인 갈등을 극복하고 스트레스요인을 이해하고 설명하는데 있고(Masia et al., 2009), 적극적인 대응전략(예 : 문제해결, 감정조절)을 제공한다(Bursch et al., 2008). 과거 연구에 의하면 인지행동요법이 정신신체장애를 가진 소아·청소년 환자에게 도움된다는 보고가 있었다. 종합적인 치료계획의 일부분으로서의 인지행동요법은 반복적 복통을 호소하는 치료에 성공적이었다(Finney et al., 1989; Sanders et al., 1994). 그 외 통증 호소, 학교 결석 그리고 빈번한 건강 서비스 이용 등에 인지행동요법이 적용될 수 있다. 증상의 치료에 대한 행동적 접근은 환자 역할이 아닌 건강에 초점을 둔 행위를 강화시키는데 중요하다. 향후 인지행동요법과 다른 치료와의 효과뿐만 아니라 인지행동요법의 효율성과 효과에 대한 부가적인 연구가 필요하다.

4) 재활적 접근

재활적 접근은 환자의 증상과 장해가 완벽하게 관해가 되지 않더라도 증상에 대한 대처와 환자 역할 행위를 감소시키는 데 초점을 둔다. 문제초점전략을 통해 증상에 대처와 극복은 치료의 목표가 된다. 전환장애(conversion disorder)의 경우 도움이 되고, 부가적으로 신체치료(physical therapy)가 부가적으로 개입이 되면 좀 더 큰 효과를 볼 수 있다(Schulman, 1998).

5) 조작적행동 중재

이 개입의 목표는 아이에게 건강한 행위에 대해서는 강화시키고, 신체화 증상에 내재하는 비적응적 행위에 대한 강화는 감소시키는 것이다. 치료 팀은 아이와 그들의 부모를 함께 치료에 참여시켜 통증으로 얻게 되는 이차적 이득이나 질병추구행위를 감소시켜야 한다. 환자의 부모는 자신의 아이가 선천적으로 불안한 성향을 가지고 있다고 생각하고, 부지불식간에 보상을 주어 질병추구행위를 강화시키는 점을 고려할 때 부모훈련은 필수적이다. 이러한 개입은 전환증상과 두통을 가진 청소년에게 도움된다(Fritz et al., 1997; Campo et al., 1994).

6) 자기관리와 그 외 개인적 전략

바이오피드백(biofeedback), 최면(hypnosis) 그리고 이완기술(relaxation techniques)이 신체형 장애에 도움이 된다. 심상(imagery) 및 이완(relaxation)은 오심, 두통 그리고 요통 치료에 도움되고, 부가적으로 환자가 자기관리교육을 받으면 치료효과가 증가된다(Looper et al., 2002).

7) 가족 및 집단 중재

가족치료는 만성적이고 심각한 신체적 증상을 호소하는 환자에 있어서 환자 및 가족 구성원에게 도움이 된다. 점진적으로 가족은 가족 구성원 전체가 바람직한 유익한 건강 태도 및 행위를 증가시키는 일에 참여하게 된다. 첫째로 모든 가족 구성원에게 가족의 갈등이나 논쟁되는 부분을 언급하는 것은 환자의 신체화 증상에 기여하는 갈등을 완화시킬 뿐만 아니라 가족 구성원 모두에게 도움이 되는 일이다(Wood, 2001). 소아 신체화장애에 대한 집단치료는 관심을 받고는 있지만, 아직까지 활발히 연구되지는 않고 있다.

8) 의사소통

환자와 개입되고 있는 타 전문과와 조기에 그리고 정규적으로 의사소통하는 것은 긍정적 치료결과를 위해 필수적이다. 치료하고 있는 정신과 의사는 신체화 증상을 보이고 있는 환자의 관리와 평가에 개입하고 있는 일차의료진, 간호팀, 다른 전문가와 의사소통을 위한 통신망을 유지해야 한다. 학교 관계자와 친밀한 협력 관계는 대처 및 재활 효과를 증가시키고, 학교 결석 등을 감소시킴으로써 학교생활에 대한 적응력을 증가시킬 수 있다.

9) 동반이환된 정신과적 문제에 대한 적극적 치료

신체화 증상은 다른 공존질환과 강하게 연관되는데, 특히 불안이나 우울증 같은 감정적 장애와 연관이 높다. 정신과 의사는 이러한 공존질환에 대한 면밀히 파악해야 하고 적응증이 된다면 향정신성 약물을 도입해야 한다.

10) 정신약물학적 중재를 고려

소아·청소년 신체화장애에 대한 향정신성 약물치료에 대한 가이드라인은 제한적이고, 임상군을 대상으로 한 무작위 대조군 연구도 거의 없다. 약물치료는 일차적으로 사용되지는 않지만, 공존하는 우울 또는 불안이 있을 때 사용될 수 있다. 세로토닌 선택적 재흡수차단제(SSRI)가 세로토닌 신경전달물질의 불균형이 위장관과 감정 증상에 관여한다는 근거에 입각해 반복적인 복통을 호소하는 환자에게 사용되고 있다(Garralda et al., 2010). 신체화 증상을 보이는 소아·청소년 환자의 경우 동반 정신병리에 대해 주의를 기울이는 것이 중요하다고 볼 수 있다. 다음 〈표 26.1〉은 소아·청소년 기능성 신체형 장애를 위한 항우울제 약물 기본원칙이다.

11) 추적평가

임상가는 환자와 가족에게 그들의 삶의 모든 영역이 중요하다는 것 그리고 가정, 대인관계, 학교에서의 사회적 기능, 의료건강 서비스 이용 등을 포함한 호전되어야 할 기능이 재평가되어야 함을 주지시킬 필요가 있다. 또한 향후 신체적 질병에 대

표 26.1 기능성 신체형 장애를 위한 항우울제 약물*

기본원칙

'낮은 용량으로 시작하고 천천히 증량'

시작용량에 문제가 없다면 7일 이내에 목표 용량까지 증량

목표용량에 도달 후 3~4주 후에 용량을 재평가

Drug class	Drug	Starting dose (mg/day)	Target dosage (mg/day)	Maximum dosage (mg/day)
SSRI	Citalopram	10	20	40
	Escitalopram	5	10	20
	Fluoxetine	10	20	40
	Fluvoxamine	25	100	300
	Paroxetine	10	20	40
	Sertraline	25	100	200
SNRI	Venlafaxine	37.5	75	375
	Duloxetine	20	40	120
Other	Mirtazapine	7.5	30	45

주석 : 기능성 신체장애를 가진 소아·청소년에서 FDA에 승인이 되었거나 무작위 대조연구를 통해 증명된 약물은 없다. SNRI=serotonin-norepinephrin reuptake inhibitor; SSRI=selective serotonin reuptake inhibitor

* 출처 : Robert, L. (2008). : Clinical manual of Child and adolescent Psychopharmacology. p. 383.

한 객관적 징후에 대해 주기적으로 재평가 되어야 함을 알아야 하고, 만약에 신체적 질병이 확인된다면 적절한 치료를 받도록 설명해야 한다.

결론

정신신체증상은 소아와 청소년에서 흔하게 발생하며, 또한 신체형 장애는 불안장애 및 우울장애가 흔히 동반된다. 소아·청소년의 경우 스트레스에 취약하며, 신체적 또는 다른 스트레스요인에 반응하여 신체적 증상을 발달시키는데 생물학적 취약성을 가지고 있다. 따라서 소아·청소년의 발달과정과 삶의 질에 손상을 미치고 장기간 부정적인 영향을 미칠 수 있다. 위험인자에 대한 지식과 평가는 포괄적인 생물정신사회적 공식화에 도움이 되고, 통합되고 종합적인 재활치료가 권장된다. 현재 소아·청소년의 신체형 장애에 대한 개념과 분류의 모호성으로, 소아·청소년에게 적용되는지에 대해 어려움이 많다. 향후 소아·청소년 신체형 장애에 대한 새로운 개념화가 필요할 것이며, 지역사회 및 의료환경에서 관련된 질환의 유병률, 심각도,

공존질환을 비교할 수 있는 역학연구가 필요하다. 또한 소아·청소년 신체형 장애에 대한 종적연구와 공존질환에 관련성, 생물학적 측면 그리고 치료의 효율성에 대한 연구를 통해 신체증상과 정신과적 동반 질환을 감소시키는 데 도움이 될 것이다.

참고문헌

Aamir, S., Jahangir, S. F., Farooq, S. (2009). Family functioning among depressive and dissociative(conversion) patients. *J Coll Physicians Surg Pak, 19*, 300-303.

American Psychiatric Association. (2013). *Diagnostic and Statistical Manual of Mental Disorders, 5th ed.*, Washington DC: American Psychiatric Association

Belmaker, E., Espinoza, R., Pofrund, R. (1985). : Use of medical services by adolescents with nonspecified somatic symptoms. *Int J Adolesc Med Health, 1*, 150-156.

Bursch, B., Lester, P., Jiang, L., et al, (2008). Psychosocial predictors of somatic symptoms in adolescents of parents with HIV: a six-year longitudinal study. *AIDS Care, 20*, 667-676.

Camilleri M, Atanasova E, Carlson P, et al (2002) : Serotonin-transporter polymorphism pharmacogenetics in diarrhea predominant irritable bowel syndrome. *Gastroenterology, 123*, 425-432.

Campo, J. V., Fritsch, S. L. (1994). Somatization in children and adolescents. *J Am Acad Child Adolesc Psychiatry, 33*, 1223-35.

Christiansen, L. M., Copeland, E. P., Stapert, E. B. (2008). Predictors of somatic symptoms in younger rural adolescents. *Adolescence, 43*, 791-806.

Coskun, M., Zoroglu, S. (2009). Long-lasting conversion disorder and hospitalization in a young girl: importance of early recognition and intervention. *Turk J Pediatr, 51*, 282-286.

Dantzer, R., Bluthe, R. M., Laye, S., et al. (1998). Cytokines and sickness behavior. Ann. NY Acad. *Sci, 840*, 586-590.

Domenech-Llaberia, E., Jane, C., Canals, J., Ballespi, S., Esparo, G., Garralda, E. (2004). Parental reports of somatic symptoms in preschool children: Prevalence and associations in a Spanish sample. *J Am Acad Child Adolesc Psychiatry, 43*, 598-604.

Dufton, L. M., Dunn, M. J., Compas, B. E. (2009), Anxiety and somatic complaints in children with recurrent abdominal pain and anxiety disorders. *J Pediatr Psychol, 34*, 176-186.

Finney, J. W., Lemanek, K. L., Cataldo, M. F., et al. (1989). Pediatric psychology in promary health care: brief targeted therapy for recurrent abdominal pain. *Behav Ther, 20*, 283-291.

Fritz, G. K., Fritsch, S., Hagino, O. (1997). Somatization disorders in children and adolescents: a review of the past 10 years. *J Am Acad Child Adolesc Psychiatry, 36*, 1329-1338.

Gaab, J., Hüster, D., Peisen, R., et al. (2002). Hypothalamic-pituitary-axis reactivity in chronic fatigue syndrome and health under psychological, physiological, and pharmacological stimulation. *Psychosom. Med, 64*, 951-962.

Garber, J., Walker, L., Zeman, J. (1991). Somatization symptoms in a community sample of children and adolescents: Further validation of the Children's Somatization Inventory. Psychological Assessment: *J Consult Clin Psychol, 3*, 588-595.

Garralda, M. E. (2010). Unexplained physical complaints. *Child Adolesc Psychiatr Clin N Am, 19*, 199-209, vii.

Goodwin, R., Lewinsohn, P., Seeley, J., Respiratory symptoms and mental disorders among youth. (2004). Results form a prospective, longitudinal study. *Psychosom Med, 66*(6), 943-949.

Gordon, E., Kraiuhin, C., Kelly, P., Meares, R., Howson, A. (1986). A neurophysiological study of somatization disorder. *Comp Psychiatry, 27*, 295-301.

Griffin, A., Christie, D. (2008). Taking the psycho out of psychosomatic: using systemic approaches in a paediatric setting for the treatment of adolescents with unexplained physical symptoms. *Clin Child Psychol Psychiatry, 13*, 531-542.

Greenberg, B., Lucas, F., et al. (2000). Association between the serotonin transporter promoter polymorphism and personality traits in a primarily female sample. *Am J Med Genet, 96*, 202-216.

Hakala, M., Karlsson,, H., et al. (2002). Severe somatization in women is associated with altered brain metabolism. *Psychol. Med. 32*, 1379-1385.

Hakala, M., Karlsson, H., Kurki, T., et al. (2004). Volumes of the caudate nuclei in women with somatization disorder and healthy women. *Psychiatry Res. Neuroimaging, 131*, 71-78.

Heim, C., Ehlert, U., Hellhammer, D. (2000). The potential role of hypocortisolism in the pathophysiology of stress-related bodily disorders. *Psychoneuroendocrinology, 25*, 1-35.

Hesketh, T., Zhen, Y., Lu, L., et al. (2010). Stress and psychosomatic symptoms in Chinese school children: cross-sectional survey. *Arch Dis Child, 95*, 136-140.

Ingvard, Wilhelmsen. (2005). Biological sensitisation and psychological amplification: Gateways to subjective health complaints and somatoform disorders. *Psychoneuroendocrinology, 30*, 990-995.

James, L., Gordon, E., Kraiuhin, C., Howson, A., Meares, R. (1990). Augmentation of auditory evoked potentials in somatization disorder. *J Psychiatr Res, 24*, 155-163.

Janssens, K. A., Oldehinkel, A. J., Rosmalen, J. G. (2009). Parental overprotection predicts the development of functional somatic symptoms in young adolescents. *J Pediatr, 154*, 918-923.

Jones, A. K. P., Kulkarni, B., Derbyshire, S. W. G. (2003). Pain mechanisms and their disorders. Br. Med. *Bull, 65*, 83-93.

Karterud HN., Knizek BL., Nakken KO. (2010). Changing the diagnosis from epilepsy to PNES: patients' experiences and understanding of their new diagnosis. *Seizure, 19*, 40-46.

Kellner, R. (1986). *Somatization and Hypochondriasis.* New York: Praeger.

Kelly, C., Molcho, M., Doyle, P., et al. (2010). Psychosomatic symptoms among school children. *Int J Adolesc Med Health, 22*, 229-235.

Lekander, M., Elofsson, S., et al. (2004). Self-rated health is related to levels of circulating cytokines. *Psychosom Med, 66*, 559-563.

Lipowski, Z. (1998). Somatization: The concept and its clinical application. *Am J Psychiatry, 145*(11), 1358-1368.

Looper, K. J., Kirmayer, L. J. (2002). Behavioral medicine approaches to somatoform disorders. *J Consult Clin Psychol. 70*, 810-827.

Masia Warner, C., Reigada, L. C., Fisher, P. H. et al. (2009). CBT for anxiety and associated somatic complaints in pediatric medical settings: an open pilot study. *J Clin Psychol Med Settings, 16*, 169-177.

Oki, J. (2010). Care continuity for children with psychosomatic disorders (in Japanese). *Nippon Rinsho, 68*, 97-102.

Pennebaker, J. W. (1982). *The Psychology of Physical Symptoms.* New York: Springer.

Rask, C. U., Christensen, M. F., Borg, C., et al. (2009). The Soma Assessment Interview: new parent interview on functional somatic symptoms in children. *J Psychosom Res, 66*, 455-464.

Rauch, S. L., Phillips, K. A., et al. (2003). A preliminary morphometric magnetic resonance imaging study of regional brain volumes in body dysmorphic disorder. *Psychiatry Res. Neuroimaging, 122*, 13-19.

Rief, W., Auer, C. (2000). Cortisol and somatization. *Biol Psychol, 53*, 13-23.

Rief, W., Pilger, F., Ihle, D, et al. (2004). Psychobiological aspects of somatoform disorders: contributions of monoaminergic transmitter systems. *Neuropsychobiology, 49*, 24-29.

Salpekar, J. A., Plioplys, S., Siddarth, P, et al. (2010). Pediatric psychogenic nonepileptic seizures: a study of assessment tools. *Epilepsy Behav, 17*, 50-55.

Sanders, M. R., Shepherd, R. W., Cleghorn, G., et al. (1994). The treatment of recurrent abdominal pain in children: a controlled comparison of cognitive-behavioral family intervention and standard pediatric care. *J Consult Clin Psychol, 62*, 306-314.

Schulman, J. L. (1998). Use of a coping approach in the management of children with conversion reactions. *J Am Acad Child Adolesc Psychiatry, 27*, 785-788.

Schulte, I. E., Petermann, F., Noeker, M. (2010). Functional abdominal pain in childhood: from etiology to maladaptation. *Psychother Psychosom, 79*, 73-86.

Schwartz, M. J., Späth, M., Müller-Bardorff, H., et al. (1999). Relationship of substance-P, 5-hydroxyindole acetic acid and tryptophan in serum of fibromyalgia patients. *Neurosci. Lett, 259*, 196-198.

Shaw, R. J., Spratt, E. G., Bernard, Rs. et al. (2010). Somatoform disorders. In: Shaw, R. J., DeMaso, D. R., editors. Textbook of pediatric psychosomatic medicine (pp. 121-139) Arlington (VA): American Psychiatric Publishing.

Silber, T. J. (2011). Somatization disorders: diagnosis, treatment, and prognosis. *Pediatr Rev, 32*, 56-64.

Sumathipala, A., Siribaddana, S., Hewege, S. et al. (2008). Understanding the explanatory model of the patient on their medically unexplained symptoms and its implication on treatment development research: a Sri Lanka study. *BMC Psychiatry, 8*, 54.

Teo, W. Y., Choong, C. T. (2008). Neurological presentations of conversion disorders in a group of Singapore children. *Pediatr Int, 50*, 533-536.

Ursin, H., Eriksen, H. R. (2004). Review: the cognitive activation theory of stress. *Psychoneuroendocrinology, 29*, 567-592.

Van Ravesteijn, H., Wittkampf, K., Lucassen, P. et al. (2009). Detecting somatoform disorders in primary care with the PHQ-15. *Ann Fam Med, 7*, 232-238.

Walker, L. S., Beck, J. E., Garber, J. et al. Children's Somatization Inventory. (2009). psychometric properties of the revised form (CSI-24). *J Pediatr Psychol, 34*, 430-440.

Wood, B. L. (2001). Physically manifested illness in children and adolescents : a biobehavioral family approach. *Child Adolesc Psychiatric Clin N Am, 10*, 543-62

Wood, R. L., Williams, C., Kalyani, T. (2009). The impact of alexithymia on somatization after traumatic brain injury. *Brain Inj, 23*, 649-654.

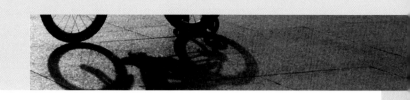

찾아보기